Michaela Huber
Multiple Persönlichkeiten
Seelische Zersplitterung nach Gewalt

Ausführliche Informationen zu jedem unserer lieferbaren und geplanten Bücher finden Sie im Internet unter www.junfermann.de. Dort können Sie auch unseren kostenlosen Mail-**Newsletter** abonnieren und sicherstellen, dass Sie alles Wissenswerte über das JUNFERMANN-Programm regelmäßig und aktuell erfahren.

Besuchen Sie auch unsere e-Publishing-Plattform www.active-books.de.

Michaela Huber

Multiple Persönlichkeiten
Seelische Zersplitterung nach Gewalt

Durchgesehene Neuauflage

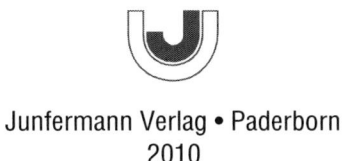

Junfermann Verlag • Paderborn
2010

© Junfermannsche Verlagsbuchhandlung, Paderborn 2010
© Coverbild: Marlene Biberacher
Covergestaltung/Reihenentwurf: Christian Tschepp

Bei dem vorliegenden Buch handelt es sich um eine durchgesehene Neuauflage der erstmals 1995 bei Fischer erschienenen Ausgabe.

Satz: JUNFERMANN Druck & Service, Paderborn

Bibliografische Information der Deutschen Bibliothek

Die Deutsche Bibliothek verzeichnet diese Publikation in der Deutschen Nationalbibliografie; detaillierte bibliografische Daten sind im Internet über http://dnb.ddb.de abrufbar.

ISBN 978-3-87387-645-3

Inhalt

Für meine Mutter, die mir mit Liebe das Leben schenkte und mein Lernen förderte.

Für meine Großmutter, die mir das Leben rettete und mir ihr Temperament vererbte.

Für meinen Vater, der mir die Liebe zur Musik nahebrachte.

Für meine FreundInnen und KollegInnen, die mein Leben bereichern.

Für Jutta, stolz, klug, erfolgreich – und ehemals multipel.

Für Irma, natürlich.

In tiefer Dankbarkeit. *Michaela Huber*

Vorbemerkung

In der Nacht hatte ein Sturm an der Küste gewütet. Am Morgen fand ich am Strand einen mächtigen schwarzen Stein, von der Wucht der Sturmflut in zwei Teile zerborsten.

Dicht daneben lag eine kleine Muschel, halb geöffnet, doch noch in beiden Hälften zusammenhängend. Vorsichtig hob ich sie auf, spähte hinein – und fand eine noch kleinere Muschel darin, zartrosa schimmernd und völlig unversehrt.

Auch Menschenkindern gelingt dieses Wunder manchmal. Vor der Wucht der erlittenen Gewalt beschützen sie ihren zarten Wesenskern, indem sie ihn durch die Schaffung neuer »Personen« in sich umschließen.

Mögen multiple Persönlichkeiten mit Behutsamkeit und Respekt behandelt werden, wie es ihrem bewundernswert kreativen Überleben gebührt.

Einleitung zur Neuauflage

Wer kann sich schon vorstellen, was geschieht, wenn ein Buch zu den LeserInnen kommt? Man hofft, es möge etwas bewirken; man fürchtet Entwertung; und man weiß nichts. Erst einmal.

Als das hier noch einmal gründlich durchgesehene Buch 1995 zum ersten Mal erschien, war die Resonanz geradezu überwältigend. »Na, haben Sie im Lotto gewonnen oder was zu verschenken?« scherzte der Postbote, als er Tag um Tag die vielen, häufig handbeschriebenen, Umschläge bei mir ablieferte. Früher hatte ich skeptisch geschaut, als ich gelegentlich las, jemand habe »Waschkörbe voll Post« bekommen. Jetzt wusste ich, das gibt es wirklich. Beim Sortieren fiel mir auf: Ungefähr die Hälfte der Briefe kam von Betroffenen, die andere Hälfte von professionellen HelferInnen. Manchmal war jemand beides oder befürchtete, aufgrund schwerer dissoziativer Zustände vielleicht irgendwann nicht mehr funktionieren zu können.

Haupttenor der Betroffenen-Briefe war: Endlich. Endlich verstehe ich, was ich vorher nicht verstehen konnte. Endlich spricht jemand aus, dass ich nicht verrückt bin, sondern »nur« in mir zerrissen, in verschiedene Anteile aufgespalten, die ich bislang nicht (genug) unter Kontrolle habe. Endlich sagt jemand, dass man das ändern kann. Angefügt waren meist äußerst anrührende Lebensgeschichten, die deutlich machten, dass vielleicht nicht alle, die mir schrieben, selbst multipel waren, aber dass sie doch in sich eine Spaltung wahrnahmen, die sehr leidvoll für sie war. Viele hatten bereits eine Odyssee durch das Gesundheitswesen hinter sich; häufig über einen Zeitraum von mehr als zehn Jahren. Viele berichteten von schrecklichen therapeutischen Erfahrungen, in der Psychiatrie zum Beispiel (Fixieren, wirkungslose Medikamente, massive Einschüchterungen und Entwertungen etc.). Auch ambulante Therapieerfahrungen schienen oft gescheitert zu sein, wie etwa in diesem Brief geschildert: »Mein Verhaltenstherapeut hat mit mir trainiert, aber es kam doch immer wieder zu massiven Rückfällen; er wollte mir nicht glauben, dass ich mich sehr anstrenge, aber einfach ›Filmrisse‹ bekomme, und dann war ›es‹ wieder passiert.« Oder in diesem: »Meine Analytikerin sagt, multiple Persönlichkeit gibt es gar nicht, das ist eine Mode-Diagnose aus den USA. Seitdem gibt es innen einen absoluten Boykott dagegen, noch mal zu ihr hinzugehen; ich mag aber doch die TherapeutIn sehr und bin ganz verzweifelt, aber es passieren Dinge wie: Plötzlich ist der Therapietermin vorbei, ich entschuldige mich, die TherapeutIn sagt, ich soll ›meinen Widerstand bearbeiten‹, und ich glaube, sie versteht etwas nicht. Aber wie soll sie auch, ich habe ja auch noch nicht so viel verstanden, was mit mir los ist ...« Es gab erschütternde Briefe, etwa von Transsexuellen, die sich hatten »umoperieren« lassen – nur um dann festzustellen, dass der innere Geschlechterstreit nicht aufhörte. Einer schrieb: »Als ich Ihr Buch las, war es plötzlich, als ob in einem dunklen Raum jemand die Rollläden hochzieht.« Dieser Mensch hatte auch chirurgische Verstümmelungen hinter sich, um sich in ein anderes Geschlecht zu verwandeln, war aber immer noch stark gespalten und sehr unglücklich. Ich habe ihm eine PsychotherapeutIn empfohlen und bekam später einen Brief mit der Nachricht, es gehe ihm gut, seitdem er mit sich als einem Persönlichkeitssystem umgehen gelernt habe – »endlich«.

Glücklicherweise gab es zu diesem Zeitpunkt schon den Vielfalt e.V. in Bremen, sodass ich Betroffene dorthin verweisen konnte, um sich nicht mehr so allein zu fühlen. (die Website des Vereins: www.vielfalt-info.de). Inzwischen gibt es auch etliche weitere Web-Seiten, auch von Betroffenen bzw. Selbsthilfegruppen; darunter www.multicorner.de, www.dissoziation.org und viele andere.

Kommentare von KollegInnen

Auf die Kommentare der KollegInnen war ich natürlich auch sehr gespannt, denn zum Zeitpunkt der Veröffentlichung des Buches war die Diagnose der multiplen Persönlichkeit – die gerade umgetauft worden war in »dissoziative Identitätsstörung« – noch sehr umstritten. Doch diejenigen, die mir schrieben, waren durchweg zumindest neugierig und interessiert (»Wo gibt es Fortbildungen dazu? Bieten Sie welche an?«), manche begeistert (»Habe ich mir auch schon gedacht; schon etwas davon gehört; habe eine KlientIn, auf die das zutrifft«) und zustimmend (»Es ist, als ob Sie das Buch über meine Patientin geschrieben hätten, dabei habe ich immer gedacht, sie ist sicher ein seltener Sonderfall«). Der Tenor war hier: »Ich fühle mich bestätigt darin, dass es diese Diagnose gibt, dass man mit diesen Menschen anders umgehen muss als mit Menschen, die eine solche tief gehende Persönlichkeitsspaltung nicht haben.« Und vor allem: Bitte mehr Information, mehr Forschung, mehr Publikationen, mehr Aus- und Fortbildungen dazu!

Diesem Wunsch konnte in den nächsten Jahren entsprochen werden, auch wenn wir momentan vermutlich nur etwa 10 % der Betroffenen wirklich ein adäquates stationäres und ambulantes Angebot machen können. Viele Menschen mit schweren Dissoziationen bemühen sich sehr um ein gutes stationäres oder ambulantes Behandlungsangebot – aber solche sind selten und so überlaufen, dass in der Regel unzumutbar lange Wartezeiten – nicht selten über ein Jahr! – in Kauf genommen werden müssen.

Die Situation der Betroffenen

Unendlich viele Betroffene »tingeln« bis heute von ambulanter Psychotherapie zu ambulanter Psychotherapie mit intermittierend stationären Aufenthalten in der Psychiatrie (zur Krisenintervention) bzw. einer psychosomatischen oder psychotherapeutischen Klinik (zur Intervall-Therapie) und sind häufig nicht zufrieden damit, wie mit ihnen umgegangen wird, wie u.a. eine Umfrage des Vereins Vielfalt e.V. vor wenigen Jahren ergeben hat. Viele TherapeutInnen, die um einen Vorgesprächstermin gebeten werden, rufen nicht einmal zurück. Grund ist – das weiß ich aus Gesprächen mit unzähligen KollegInnen: Wer sich mit dem Thema einigermaßen auskennt, ist im Nu ausgebucht. Komplex traumatisierte Menschen, wie Multiple es sind, brauchen in der Regel einen verlässlichen regelmäßigen therapeutischen Kontakt über einige Jahre, und die Kapazität jeder PsychotherapeutIn ist begrenzt.

Zudem geht es in der ersten Zeit der Therapie häufig darum – sobald die verlässliche längerfristige Arbeitsbeziehung zu einer TherapeutIn hergestellt ist –, sich aus der Verstrickung mit (ehemals) misshandelnden Partnern, Familienangehörigen oder aus einem Täter-Ring zu lösen. Dieses »Aussteigen« aus destruktiven Bindungen kann Jahre dauern; häufig ist erst dann eine ausreichende Stabilisierung erreichbar, die es dann ermöglicht, die Persönlichkeit weiter koordinieren zu helfen. Immer noch viel zu wenige professionelle HelferInnen finden sich bislang bereit, diesen oft langen Weg mitzugehen. So gewinnen viele Betroffene den – zutreffenden – Eindruck, dass die Kassenfinanzierung dieser Therapien nicht stimmt: Viel zu wenige Therapiestunden werden bezahlt, häufig werden Therapieanträge von Krankenkassengutachtern abgelehnt, weil diese der Ansicht sind, die Betroffenen seien mit ihrer »Störung nicht therapierbar«. Dabei gibt es zahlreiche Forschungs- und Fachveröffentlichungen, auch in Deutschland, die anderes belegen, etwa das Buch von Reddemann, Hofmann & Gast: »Psychotherapie der dissoziativen Störungen« (2004), das »Handbuch Trauma und Dissoziation. Interdisziplinäre Kooperation für komplex traumatisierte Menschen«, herausgegeben von Fliß und Igney (2008); »Dissoziative Störungen und Konversion« von Fiedler (2008) und zahlreiche Veröffentlichungen in Fachzeitschriften.

Und inzwischen wissen auch viele Betroffene: Wer einen eisernen Willen hat – »Ich will das schaffen« –, kann tatsächlich sehr viel an heilsamer Veränderung erreichen. Das erkennen glücklicherweise auch immer mehr Gutachter an. Heute werden einige Hundert, vielleicht einige Tausend (»Ex-)Multiple« in Deutschland leben, die dank einer sorgfältigen Arbeit so gesund sind wie niemals zuvor – weil sie ihre Brüche und Gedankensprünge, ihre abrupten Zeitverluste in den Griff bekommen haben, unterstützende soziale Beziehungen eingegangen sind und ein wesentlich ausgeglicheneres und damit froheres Leben führen können. Ob sie dann immer »eine« geworden sind oder ob sie sich nach wie vor als »viele« empfinden, ist, wenn die quälenden Symptome wesentlich gebessert sind, sekundär.

Die Entwicklung des Therapieangebotes seit Erscheinen der Erstauflage

Insgesamt ist die Versorgungssituation heute mit der damals nicht mehr vergleichbar. Seit Erscheinen des Buches sind etliche tausend BeraterInnen, BetreuerInnen, BegleiterInnen und PsychotherapeutInnen im wertschätzenden und sorgfältigen Umgang mit hoch dissoziativen Menschen geschult worden. Allein in meinen Fortbildungs-»Jahresgruppen« zum Thema sind inzwischen mehr als 400 KollegInnen gewesen, viele Tausend andere habe ich in Einzelseminaren und Vorträgen gesehen und mit ihnen gearbeitet. Andere psychotherapeutische AusbilderInnen haben sich des Themas ebenfalls angenommen, darunter Luise Reddemann, Lutz Besser, Ulrich Sachsse, Helga Matthess, Arne Hofmann, Ursula Gast und viele andere. Zwei Fachgesellschaften beschäftigen sich mit der Thematik: Die Deutschsprachige Gesellschaft für dissoziative Störungen mit dem ISSD e.V.[*], die aus der internationalen Gesellschaft für dissoziative Störungen hervorgegangen ist, und die Deutschsprachige Gesellschaft für Psychotraumatologie[**]. Beide veranstalten regelmäßig Kongresse, bei denen es auch um die langfristigen psychischen Folgen von frühem komplexem Trauma geht. Es gibt heute kaum noch ein Ausbildungsinstitut, gleich welcher Ausrichtung der Psychotherapie, in dem nicht einiges über die Posttraumatische Belastungsstörung, über komplexe PTBS und auch über dissoziative Störungen vermittelt wird. Zweimal haben Wildwasser-Gruppen Kongresse zum Thema veranstaltet und die Ergebnisse dokumentiert: Einmal Wildwasser Bielefeld 1994 (daraus entstand das Buch »Der aufgestörte Blick«) und einmal Wildwasser Marburg (der Tagungsband hierzu heißt »Bube, Dame, König – DIS«).

Immer wieder in der Kritik ist die ambulante und stationäre Psychotherapie dissoziativer Menschen. Im Folgeband zu diesem Buch werden wir beschreiben, was sich hier in den letzten Jahren getan hat. Es ist viel, aber noch lange nicht ausreichend, zumal das Verständnis dafür, dass man bei komplexen Traumastörungen nicht gleich das Trauma »in Angriff nehmen« kann, sondern eine sorgfältig aufgebaute therapeutische Vorgehensweise braucht, sich erst allmählich herumspricht. Immer wieder verleitet der Zwang, möglichst rasch möglichst viele PatientInnen zu behandeln – etwa im Zuge der Privatisierung der stationären Versorgung – dazu, entweder ein »Hau-Ruck-Verfahren« anzuwenden (Tenor: »Wir brauchen keine Stabilisierung, wir prozessieren das Trauma gleich«) oder umgekehrt die PatientInnen geradezu zum Schweigen zu verurteilen, nach dem Motto: »Möglichst nicht über das Trauma reden, das könnte gefährlich sein«. Der Bedarf nach Fortbildungen und Supervision auch im stationären Bereich ist sehr hoch. In mehreren Dutzend Kliniken habe ich in den letzten 15 Jahren die Gelegenheit gehabt, KollegInnen zur Fall-Supervision zu sehen. Nicht selten habe ich dort auch direkt mit PatientInnen gearbeitet, in Anwesenheit des Behandlungsteams, wenn dies von den

---

[*]   Kontakt: www.dissoc.de oder über die Website der Autorin: www.michaela-huber.com.
[**]   Kontakt: www.degpt.de.

PatientInnen und KollegInnen gewünscht wurde. Und nicht selten habe ich erlebt, dass die KollegInnen wie die PatientInnen davon sehr profitieren konnten.

Auch die ambulanten KollegInnen brauchen dringend Unterstützung und Vernetzung. So fahre ich seit Jahren regelmäßig zu ambulanten Supervisionsgruppen in Deutschland, Österreich, der Schweiz und in anderen Ländern, um den KollegInnen den Rücken zu stärken in ihrer oft schweren Arbeit mit hoch dissoziativen Menschen.

Das Leiden der Betroffenen

Ja, diese Arbeit ist schwer. Denn die Menschen – meist Mädchen und Frauen, aber zunehmend kommen auch mehr dissoziative Jungen und Männer zu uns – leiden oft massiv. Sie haben in der Regel, bevor sie eine adäquate Psychotherapie bekommen, selbst sehr lange versucht, mit ihren »Brüchen« klarzukommen. Doch meist verursachen schwere Dissoziationen in der Folge gravierende Symptome. Manche Betroffene müssen z.B., um überhaupt schlafen zu können, schwere Schlafmittel oder Drogen nehmen, massiv Alkohol trinken oder sich auf andere Weise »wegbeamen«. Sie fühlen sich ständig innerlich aufgeregt und unruhig und kommen nicht zur Ruhe. Grund ist eine chronische Übererregbarkeit aufgrund der komplexen posttraumatischen Dissoziationen. Andere »kommen nicht hoch«: Sie erleben Phasen von schweren depressiven Einbrüchen. Ihnen ist »alles egal« oder sie bemerken, dass lange Zeit vergangen ist, während derer sie – ohne dass sie es gewollt hätten – einfach die Wand angestarrt haben. Diese Phänomene von »Untererregung« können sich auch mit Phasen von Übererregung abwechseln. In beiden Fällen geschieht etwas mit einem Menschen, ohne dass er sich dagegen wehren kann. Es »passiert einfach«, man hat keine Kontrolle darüber. Das macht sehr verzweifelt. Ganz abgesehen davon, dass es manche Persönlichkeiten gibt, die Dinge getan haben, von denen sie sagen würden: »So etwas tue ich nie.« Sie finden sich an Orten wieder, ohne zu wissen, wie sie dort hingekommen sind. Sie werden angesprochen und erkannt von Leuten, die sie nicht zu kennen glauben. Sie finden Gegenstände in ihrem Besitz, die sie offenbar vor Kurzem gekauft haben, ohne dass sie sich daran erinnern könnten. Und das alles, auch ohne dass sie Drogen oder Alkohol oder schwere Medikamente genommen hätten.

Zu diesem Buch

Von Menschen mit solchen »Filmrissen«, solchen Spaltungen, die auf gravierende, meist in früher Kindheit begonnene, traumatische Erfahrungen zurückgehen, handelt dieses Buch.

Als die 30.000 Exemplare der ersten Auflage im Fischer-Verlag verkauft waren, hatte dieser Verlag längst die Reihe eingestellt, in der das Buch erschienen war. Und ich hatte in Junfermann inzwischen einen neuen Verlag gefunden, der inzwischen eine ganze Reihe meiner Bücher herausgebracht hat[***]. Mit meiner Lektorin Heike Carstensen, der ich für ihre Sorgfalt, ihren Humor und ihre guten Ideen sehr dankbar bin, habe ich beraten, wie wir das »Multiplen-Buch« neu herausbringen könnten. So sind wir dazu gekommen, das Buch noch einmal so zu veröffentlichen, wie es war, nur leicht gekürzt und gründlich durchgesehen – und mit diesem neuen Vorwort und einem Nachtrag von Betroffenen und KollegInnen. Und einen zweiten Band hinzuzufügen, der die neueren Entwicklungen in Theorie und Verständnis der schweren dissoziativen Zustände ebenso berücksichtigen kann wie neue Ansätze der ambulanten und stationären Therapie.

Warum dieses Buch noch einmal drucken? Weil es für viele Menschen offenbar so etwas wie der »Ur-Faust« ist und weil viele das Buch gern im Original haben möchten. Es war das erste Buch zu diesem Thema in Deutschland, das sich ernsthaft und allgemein verständlich mit dem Hintergrund und der Psychotherapie des traumabedingten »Viele-Seins« auseinandersetzte. Wenn ich es heute wieder lese, dann stelle ich fest, dass die Emphase, mit der ich es damals verfasst habe, natürlich inzwischen einer ruhigen Selbstverständlichkeit gewichen ist. Dennoch erlebe ich, dass viele – Betroffene wie Fachleute – dieses Buch genau deswegen so gern haben: Weil es die Entdeckungsfreude enthält, die Begeisterung des Erkennens, was Multipel-Sein eigentlich ist, wie es sich äußert; die Betroffenheit darüber, was die »Vielen« erlebt haben – und nicht zuletzt: die handfeste Schilderung dessen, was TherapeutInnen so alles passieren kann, wenn sie das erste Mal mit einer multiplen Persönlichkeit arbeiten.

Erlebnisse mit multiplen Persönlichkeiten

Auch heute noch ist es für zahlreiche KollegInnen ein völlig neues Erlebnis, wenn sie einer Person gegenübersitzen, die keine einheitliche, kohärente Persönlichkeit ist, sondern aus vielen – wie man heute sagt – »Ego-States« besteht, die sie nicht koordinieren kann, vielleicht sogar nicht einmal kennt. Erst neulich erzählte mir wieder eine Psychiaterin, die schon 30 Jahre Berufserfahrung hat, dass sie immer gedacht hat, es »gäbe keine Multiplen«. Bis zu einem bestimmten Augenblick in der Traumatherapie, in der sie mit einer Patientin eine EMDR-Sitzung begann. EMDR ist ein spezifisches traumatherapeutisches Verfahren, bei dem z.B. schnelle Augenbewegungen ausgelöst werden, um die Verarbeitung einer Erfahrung anzuregen. Die Kollegin hatte die Frau gebeten, auf ihre Finger zu schauen und begonnen, diese in raschem Tempo horizon-

---

[***] Darunter das zweibändige Lehrbuch „Trauma und die Folgen" sowie „Wege der Traumabehandlung"; das Übungs-Buch „Der innere Garten" mit CD sowie die beiden mit der Schriftstellerin Pauline C. Frei zusammen herausgebrachten Bücher „Leiden hängt von der Entscheidung ab" sowie „Von der Dunkelheit zum Licht".

tal vor dem Gesicht der Patientin hin- und herzubewegen und löste damit rasche Augenbewegungen bei der Patientin aus. Diese folgte den Fingerbewegungen eine kurze Zeit, dann wich sie plötzlich zurück, starrte die Kollegin an und fragte: »Wer bist du denn?« Die Kollegin hielt inne, setzte sich ihrerseits etwas zurück und fragte: »Können Sie sagen, was jetzt ist?« Woraufhin die Patientin, sie weiterhin erkennbar verwirrt und skeptisch anschauend, mit Kinderstimme entgegnete: »Ich weiß nicht, wer du bist!« Die Kollegin stellte sich ihr daraufhin mit Namen vor, beschrieb, wo die beiden sich gerade befanden und dass sie dabei seien, eine schwierige Situation aus der Kindheit der Frau zu bearbeiten, und dass es vielleicht deshalb zu einer Verwirrung gekommen sei. Daraufhin die Patientin, immer noch mit Kinderstimme, diesmal aber fest entschlossen: »Ich habe meinem Papi versprochen, dass ich nichts sage.« Sprach's, verschränkte die Arme und schwieg. So. Da saß meine Kollegin nun, versuchte, ihrer Verwirrung Herr zu werden, holte tief Luft und meinte: »Ja, dann wollen wir doch mal hören, was du dazu meinst. Wie alt bist du denn?« ... Seither behandelt sie die Patientin als das, was sie ist: ein System aus unterschiedlichen Persönlichkeitsanteilen, welche erst vorsichtig die Therapeutin und einander kennenlernen müssen, um dann Schritt für Schritt die Therapie weiter fortzusetzen. Dazu werden auch verschiedene Verhandlungen »auf der inneren Bühne« gehören, zum Beispiel darüber, wann welche Geheimnisse gelüftet werden dürfen.

Und als ob es keine Zufälle gäbe: Gerade habe ich diese Sätze geschrieben, da klingelt das Telefon. Am anderen Ende entschuldigt sich ein Mann für die späte Störung und bittet darum, mir kurz sein Dilemma als Partner einer multiplen Persönlichkeit schildern zu können. Er sei seit vielen Jahren in einer Wochenendbeziehung mit einer Frau. Vor Jahren seien sie einmal auf Verabredung so eingeschlafen, dass beide in ihren jeweiligen Wohnungen noch den Hörer in der Hand hielten. Da habe er nach einer Weile plötzlich aus dem Hörer die verfremdete Stimme seiner Freundin gehört. Es war, als habe sie mit einer Kinderstimme gesprochen, sehr ängstlich und aufgeregt »brabbelte« sie, und er habe versucht, sie zu beruhigen. Daraufhin sei eine klare Stimme zu hören gewesen, die sagte: »Wer ist denn da?« Er habe gedacht, seine Freundin habe wohl einen Albtraum, und habe beruhigend auf sie eingeredet, habe sie mit ihrem Namen angesprochen – nichts habe so recht geholfen. Schließlich habe er aufgelegt. Die Freundin konnte sich am nächsten Tag nicht mehr erinnern, habe aber dieses »Spiel«, mit dem Hörer neben sich jeweils einzuschlafen, wiederholen wollen. Wiederholt stellte sich dieser andere kindliche Zustand ein. Als Erwachsene »leugnete« seine Freundin diese Zustände, und schließlich habe er, als sie sich trafen, gezielt »die Kleine« angesprochen und sie mit »der Großen« bekannt gemacht – was auch geklappt habe. Eine Weile sei es zu seiner Beruhigung gelungen, dass seine Freundin sich mit ihrer inneren Kleinen habe verständigen können. Durch ein Schockerlebnis, das seine Freundin vor Kurzem in ihrer Familie erlebte, sei jetzt aber wieder eine ihm rätselhafte Verwandlung mit ihr vorgegangen: Plötzlich rede seine Freundin sehr hart und grob (»Sie benimmt sich fast wie ihr Vater, der sie wohl sehr schlimm behandelt hat. Und manchmal denke ich, sie sieht in letzter Zeit auch ein bisschen so aus.«), und aus kleinsten Anlässen würde sie einen Streit mit ihm vom Zaun brechen, als wollte sie die Beziehung zu ihm abbrechen. Was könne er tun? Ich habe ihm natürlich geraten, den jetzigen Zustand seiner Freundin nicht für »das Eigentliche« zu nehmen, weil sie offenbar doch mehrere unterschiedliche Zustände hat, die sie nicht so gut kontrollieren kann. Vielleicht könne er seine Freundin zu einem Beratungsgespräch bei einer entsprechend qualifizierten KollegIn motivieren? Darauf er: »Sie ist seit dem Schockerlebnis in einer Psychotherapie, aber sie hat vergessen, dass sie mal unterschiedliche Anteile hatte oder darum wusste. Deswegen kann sie das auch ihrer TherapeutIn nicht sagen. Ich versuche mal, mit ihr vorsichtig darüber zu sprechen, dass sie ihrer TherapeutIn das sagt, und dann kann ich nur hoffen, dass die sich damit auskennt.«

Vielleicht verstehen Sie, wenn Sie diese Beispiele und dann das restliche Buch lesen, warum fachliche Hinweise zu diesem Thema für viele Menschen so wichtig sind.

Wir alle neigen ja dazu, jemanden, dem wir begegnen, als eine zusammenhängende Persönlichkeit zu betrachten. Wir sind es nicht gewohnt, jemanden als ein Persönlichkeitssystem zu sehen, das in alle Himmelsrichtungen unterschiedlich denken, fühlen und handeln kann. Wenn wir nicht per Zufall darauf stoßen, dass jemand noch »jemand anderes« sein kann, glauben wir in der Regel auch nicht, dass es so etwas überhaupt gibt. Das ist vermutlich eine Schutzreaktion, denn wenn wir bemerken, dass beispielsweise eine liebevolle Person sich plötzlich in jemand Hasserfülltes verwandeln kann oder ein Erwachsener in ein Kind; eine lebenskluge Frau in ein »naives« oder angstschlotterndes oder blindwütig »trotziges« Mädchen, dann lässt uns das schon sehr erschrecken. Noch mehr erschrecken wir, wenn wir bemerken, dass der »vernünftige« Teil dieser Persönlichkeit gar nichts mitbekommen hat von dem »Ausbruch« des oder der anderen Zustände oder Anteile. Das können wir dann oft gar nicht fassen. Was war das denn? Was hat sie/er denn? Ist sie schizophren? Hat er einfach zu viel getrunken? Was um alles in der Welt hat diesen Filmriss, der vielleicht sogar immer wieder auftritt, denn bewirkt?

Dieses Buch versucht, darauf einige Antworten zu geben. Es beschreibt das Abenteuer einer Entdeckung. Der Entdeckung, was Vernachlässigung und brachiale Gewalt aus einem Kind machen können, dem keine Chance gelassen wird, in Ruhe heranzuwachsen: einen tief gespaltenen Menschen.

Dissoziation ist ein Stressphänomen. Dissoziation verhindert zusammenhängendes Denken, Fühlen und Verhalten. Sie alle kennen Alltagsphänomene, die unter Stress auftreten können: Sie können nicht mehr zusammenhängend denken (»Was wollte ich gerade tun?« – »Wo habe ich mein Portemonnaie hingelegt?«), zuhören (zum einen Ohr rein, zum anderen wieder raus ...), sehen (als wäre ein Schleier oder ein Nebel vor den Augen) oder den Körper wahrnehmen (z.B. Schmerzen erst bemerken, wenn die Anstrengung vorbei ist). Neben diesen einfachen dissoziativen Phänomenen gibt es aber ein viel tiefer gehendes Phänomen, das die Kollegen Onno van der Hart, Ellert Nijenhuis und Kathy Steele »strukturelle Dissoziation der Persönlichkeit« nennen. Ihr Buch »Das verfolgte Selbst« (auf Deutsch 2008 in diesem Verlag erschienen) kann ich all denen nur ans Herz legen, die ein tieferes theoretisches Verständnis für stressbedingte Persönlichkeitsspaltung entwickeln wollen.

Strukturelle Dissoziation bei einem durch seine Bindungspersonen vernachlässigten und gequälten Kind bedeutet: Das Kind kann seine Verhaltenszustände nicht integrieren. Es bleibt zustandsabhängig. Zudem entwickelt es in unterschiedlichen Zuständen unterschiedlich »geprägte« Muster des Denkens, Fühlens und Verhaltens, die später immer wieder in ähnlichen Situationen auftauchen werden. Und es bedarf einer sicheren Bindungserfahrung und sorgfältigen Begleitung, um die abgespaltenen Bereiche später integrieren zu können. Die gute Nachricht jedoch lautet: Es geht! Man kann nachreifen. Man kann lernen, sich selbst so zu koordinieren, dass man keine solch radikalen Brüche im Erleben und der Erinnerung mehr hat. Das ist eine wirklich gute Nachricht.

Das vorliegende Buch beschreibt den Erkenntnisstand aus der Zeit seiner Entstehung. In einem Folgeband werde ich, gemeinsam mit einigen KollegInnen, beschreiben, wie wir heute unsere Theoriebildung verbessert haben, was wir inzwischen über multiple Persönlichkeiten wissen, wie wir ihnen ambulant und stationär Unterstützung geben können, wie sie sich selbst sehen, was ihnen hilft und was daraus werden kann, wenn es so gut wird, wie es nur werden kann.

Eine der ersten multiplen KlientInnen, die mich aufgesucht haben, hatte unendliches Leid durch eine organisierte kriminelle Gruppe erfahren, zu der auch Teile ihrer Familie gehörten. Sie hat neulich einer Frau geschrieben, die noch in einem Täterring festgehalten wird und nicht weiß, ob sie den Mut aufbringen soll, dort auszusteigen. Diesen Text hat sie mir zur Verfügung gestellt, und ich möchte mich auch hier sehr bei ihr und allen anderen (ehemals) multiplen Menschen bedanken, durch die und mit denen ich lernen und die ich begleiten durfte. Hier der Text, den sie geschrieben hat:

Brief einer Ausgestiegenen an eine mitten im Aussteige-Prozess

Liebe L,
Sie fragen: Ob es sich lohnt? Ob die Liebe wirklich trägt?
Nach fast 20 Jahren »draußen« möchte ich Ihnen kurz antworten: Liebe ist alles.
Es lohnt sich, nicht jeden Morgen aufzuwachen und sich zu fühlen, als wäre ich vom Lastwagen überfahren worden.
Es lohnt sich, nicht jeden Tag unter Flashbacks zu leiden.
Es lohnt sich, nicht regelmäßig gefoltert zu werden.

Es lohnt sich, nicht regelmäßig andere Menschen und/oder Tiere quälen zu müssen.
Es lohnt sich, Menschen zu kennen, von denen ich mich geliebt fühle und die ich liebe.
Es lohnt sich, die zarten, sanften Seiten des Lebens zu genießen!
Es lohnt sich, sich nicht als Täter oder Monster zu fühlen.
Es lohnt sich, ein eigener Mensch zu sein!
Es lohnt sich, der Liebe zu vertrauen.
Die Liebe ist nichts für Feiglinge!!!
Seit meinem Ausstieg vor fast 20 Jahren hat sich jeder Atemzug, jede investierte Mark/jeder Euro, den ich in meine Therapie und meine Entwicklung gesteckt habe, gelohnt. Ich lebe heute ein freies, sicheres Leben. In jeder Hinsicht. Das können Sie glauben oder nicht. Ich WEISS, dass es so ist. Es ist schließlich mein Leben. Das sich lohnt! Ohne Punkt und Komma.
Sie haben heute die Freiheit der Wahl. Von dort, wo Sie sich jetzt befinden, können Sie sich in jede denkbare Richtung bewegen. Und das wissen Sie auch.
Ich WEISS, dass sich mein Einsatz, all meine Anstrengung, mehr als gelohnt hat. Wenn ich spüre, wie sich diejenigen in mir, die sich wie Monster fühlten, sich heute frei und sicher und wie ein Mensch fühlen, weiß ich hundertprozentig: Es hat sich gelohnt.
Wer will schon gerne in einem offenen KZ mit Freigang leben und für den Vermögenszuwachs der jeweiligen organisierten kriminellen Vereinigung verkauft werden? Sie? Ich wollte das nicht! Im Leben nicht!!
Letztendlich sind Sie heute für Ihr Leben verantwortlich. Und Sie haben gute Unterstützung gefunden. Sie haben Kraft und Mut. Sie wären ja nicht dort, wo Sie sich jetzt befinden, wenn Sie nicht glauben würden, dass es einen Weg hinaus gibt, nicht wahr?!
Mein Weg war nicht leicht, nicht billig zu haben – und heute habe ich ein wirklich freies Leben, bin ich wirklich ein eigener Mensch.
Ich wünsche Ihnen von Herzen alles Gute! Von ganzem Herzen – das kann ich heute aufrichtig sagen und meinen.

Unbekannterweise von Aussteigerin zu Aussteigerin

Mögen sich viele davon angesprochen und ermutigt fühlen, den Weg »heraus« zu suchen und zu finden, woraus auch immer sie sich befreien möchten. Und möge ein respektvolles und achtsames Umgehen mit dissoziativen Menschen es ihnen leichter machen, diesen Weg der Befreiung zu gehen. Es wäre schön, wenn dieses Buch (weiterhin) dazu beitragen könnte.

Göttingen, im Frühjahr 2010
Michaela Huber

Einleitung

Zu Beginn eine Warnung. Für dieses Buch brauchen Sie starke Nerven. Es könnte sein, dass die Lektüre Ihnen auf den Magen schlägt. Noch wahrscheinlicher jedoch ist es, dass Sie es vorziehen werden, immer wieder »auszusteigen« und zu denken: »Das kann ich gar nicht glauben!« oder: »So etwas gibt es doch gar nicht! Da hätte doch jemand eingreifen müssen!« Nun, ich will Ihnen das Aussteigen etwas schwerer machen, indem ich Ihnen eine alltägliche bzw. allnächtliche Geschichte erzähle:

Stellen Sie sich vor, es ist kurz vor Mitternacht. Vater kommt, wie mehrmals in der Woche, betrunken nach Hause. Ein kleines Mädchen liegt im Kinderzimmer in seinem Bett und hält die Luft an. Es weiß, was gleich passieren wird, denn das Gleiche ist schon so oft passiert. Leise öffnet sich die Tür, ein Lichtschimmer lässt die Gestalt im Türrahmen riesig erscheinen. Das kleine Mädchen ist wie gelähmt vor Angst. Es kneift die Augen zu, spürt Bier- und Nikotinatem, hört eine Flüsterstimme, halb zärtlich, halb drohend durch das Dröhnen des eigenen Herzschlags. Große Hände streicheln, packen zu, dringen ein, tun weh, halten fest; eine Hand auf dem Mund unterdrückt den Schrei, als das Mädchen nach Luft ringt. Und dann liegt der Vater auf ihm, bewegt sich ruckartig, stöhnt – und dann …

Plötzlich hat das Mädchen ein merkwürdiges Gefühl. Ganz leicht fühlt es sich. Alle Geräusche verblassen, alle Schmerzen sind fort. Von weit oberhalb des Bettes aus sieht das Mädchen, nein, es spürt mehr, dass da unten etwas Furchtbares geschieht. Das kleine Mädchen da unten, das so starr daliegt, mit geschlossenen Augen, kommt ihm bekannt vor … Wieder wird dem Mädchen schwindelig.

Noch lange Zeit später wird sich das Mädchen an nichts mehr erinnern. Vielleicht hat es hin und wieder Albträume, in denen ein bedrohlicher schwarzer Schatten vorkommt, oder es kann schlecht einschlafen oder es bekommt Essstörungen, Kopfschmerzen, später vielleicht schwere Schmerzen bei der Menstruation oder sexuelle Probleme. Doch ob es sich jemals an das Trauma wieder erinnern wird, ist fraglich.

Wozu erzähle ich Ihnen das alles, werden Sie sich vielleicht fragen. Will ich Ihnen hiermit etwa die Entstehung einer multiplen Persönlichkeit erklären? Nicht unbedingt. Ein Trauma wie das oben beschriebene kommt in jedem Jahr Hunderttausende von Malen in Deutschland und – soweit wir wissen – in allen anderen Ländern vor. Es ist grauenhaft. Aber nicht grauenhaft genug. Damit ein kleines Mädchen hoch dissoziativ, hier: multipel wird, muss noch sehr viel länger, sehr viel häufiger sehr viel Schrecklicheres geschehen.

Deshalb diese Warnung: Seien Sie darauf gefasst, dass es Ihnen schlecht wird. Rechnen Sie damit, von Grausamkeiten zu erfahren, von denen Sie auch in Ihren schrecklichsten Albträumen noch nicht heimgesucht wurden (es sei denn, Sie haben selbst etwas Derartiges erlebt).

Dieses Buch ist jedoch auch nichts für Voyeure, die sich gern sadistische Horrorszenen »reinziehen«, auch wenn alle Zutaten vorhanden sind: Schlagen und Fesseln, Auspeitschen und Prostituieren, Vergewaltigen und Quälen. Auch Morde werden nicht fehlen. Doch das Grauen wird aus der Sicht der Opfer, der Überlebenden geschildert – eine Sichtweise, die Voyeure gewöhnlich wenig goutieren. Lust wird nur selten, wenn überhaupt, eine Rolle spielen. Dafür geht es um seelische Qualen, um höllische Schmerzen, um die Panik, verrückt zu werden oder zu sein, um Selbstmordversuche und das ständige Leben in Angst und Schrecken.

Was eine multiple Persönlichkeit durchgemacht hat

Das folgende Beispiel sollten Betroffene nur lesen, wenn sie sich innerlich vorher darauf vorbereitet haben. Es ist die Schilderung einer Traumatisierung, die eine Multiple im Laufe der Psychotherapie zusammengetragen hat. Solche Entsetzlichkeiten werden in bieder wirkenden Häusern begangen. Es handelt sich um die Schilderung einer sadistisch-rituellen »Party«, auf der »gut situierte Bürger« für viel Geld Mädchen quälen und über dem Feuer »rösten« dürfen. Eine Situation von vielen, die vielleicht mehr als tausend Worte erklärt, warum sich ein Kind in eine multiple Persönlichkeit aufspalten muss.

Diese multiple Persönlichkeit war schon als Säugling einer germano-faschistischen »Sekte« ausgeliefert und dort auf jede erdenkliche Weise gequält und missbraucht worden, woraufhin sie sich in über 50 Anteile, gefühlt als »Personen«, aufspaltete. Die Täter »liehen« später das »abgerichtete« Kind an andere sadistische Tätergruppen »aus« und kassierten das Geld von den »Kunden«.

Das Aufschreiben dieses Traumas war mühsam, die daran beteiligten »Innenpersonen« der KlientIn mussten dazu kooperieren und ihre jeweiligen Erinnerungen zusammentragen. Brüche in der Schilderung sind dadurch zustande gekommen, dass eine oder mehrere »Innenpersonen«, die an dem Trauma beteiligt waren, zu diesem Zeitpunkt der Therapie noch nicht identifiziert werden konnten. Aufgeschrieben wurde es von einer 16-jährigen »Innenperson« in einer inzwischen über 30-jährigen multiplen Frau.

Sie haben mich nach (Ort) gebracht. Zu dieser Heilpraktikerin, die in den hinteren Räumen – riesige Räume – diese miesen Dinge inszenierte. Nur nach vorne raus gab es zwei kleine »Arztzimmer«. Sie hat mir links eine Spritze gegeben. Sie hat mir eine schwarze

Maske angezogen mit Nadeln innen und ein OP-Hemd umgebunden und mich in die hinteren Räume gebracht. Ich hab sehr gefroren. Dort war es dann sehr heiß, und mehrere Männer saßen da schon herum oder standen und haben irgendwas getrunken.

Ich muss über glühende Kohlen gehen. Das OP-Hemd ist jetzt weg. Der Raum dunkel. Wie eine Höhle. Ein Metalltisch. Ein großes Kohlefeuer. Vier Stäbe drumherum. Sehr dicke. Fackeln an den Wänden und im Boden. Sie streichen mit den Fackeln so an mir lang.

Ich muss zu den Männern hingehen, und sie verbrennen mich ein bisschen mit den Fackeln. Meine Brustwarzen werden auch angebrannt. Tut sehr weh ...

Mir wird ganz komisch, und alles tut sehr weh, so weh, dass ich nicht mehr denken kann.

Dann binden sie mich fest an den vier Stäben mit Händen und Füßen über den glühenden Kohlen.

Sie stecken mir Holzstäbe in den Mund und zwischen die Beine. Das schmerzt, und ich kann keine Luft mehr kriegen, und mein Gaumen ist irgendwie zerrissen und wund.

Von unten ist es tierisch heiß. Mein Gesicht glüht. Mein Bauch und die Arme und die Oberschenkel. Ich hab furchtbaren Druck auf den Ohren.

Die Männer kommen und brennen mit den Fackeln wieder so am Rücken und Bauch, und es wird noch heißer und tut wieder so weh.

Die Frau redet ihnen zu: Das will die doch. Die findet das gut, sonst wäre sie gar nicht da. Manche wollen das so. Dabei ist gar nichts Schlimmes ... Mehr solchen Mist. Aber nur kurz. Die Männer lassen sich schnell überzeugen.

Die Frau holt die Stäbe aus mir raus, und die Männer stecken ihre Geschlechtsteile in mich rein. Sie feuern sich ein bisschen an. Mein Mund und mein unterer Bauch, alles tut weh. Ich denk, ich muss ersticken. Meine Hände werden eiskalt, weil da kein Blut mehr hinkommt. Auch die Füße.

Sie holen mich da runter, nicht wegen den kalten Händen, und ich lieg noch ein bisschen in den heißen Kohlen mit Busen und Bauch und Oberschenkel, denn ich hab keine Kraft mehr in den Armen und Beinen. Aber weh tut schon fast nichts mehr. Zum Schluss krieg ich noch eine grade gelöschte Fackel in den Mund und auf die Brüste. Sie heben mich da weg auf diesen Tisch und stecken mir so Nadeln in den Bauch. Ach ja, sie haben die Kohlen gelöscht, als ich da lag. Ich hab saumäßige Erstickungsanfälle gekriegt. Aber das erhöht das »Aroma«, sagte dieses miese Weib.

Also ich lieg auf dem Rücken mit den dünnen Nadeln in mir, und da obendrauf sind so rote Kügelchen, und sie kippen ganz heißes Zeug über mich. So rötlichen heißen Alkohol. Sherry oder was weiß ich. Heiß jedenfalls. Sauheiß. Aber mir tut eh schon alles weh, und rühren kann ich mich auch nicht mehr, und das Rote waren kleine Kirschen, die sie dann während der nächsten Vergewaltigungen abgegessen haben und sich köstlich amüsierten, während ich diese höllischen Schmerzen hatte. Es war so furchtbar. So furchtbar. Die Männer hatten nicht viel an. Nur so kleine Ledertangas. Wie immer.

Als sie weg sind, macht dieses üble Weib die Lichter wieder an. Neon. Ich will mich von dem Tisch wegbewegen. Aber es geht noch nicht. Sie haben vorher die Piekser rausgeholt. Aber bewegen ist noch schwer. Sie holt mich da runter. Ich will mich setzen, aber es geht nicht. Ich hab zu dolle Schmerzen. Ich lieg da Stunden auf dem Boden, kommt mir jedenfalls so vor ...

Dann liege ich auf dem Behandlungstisch. Dem von vorhin. Sie schmiert mir auf die Brüste und auf alles, was kaputt ist, irgendein Zeug drauf. Sie gibt mir eine Spritze. Ich kann immer noch nicht sitzen. Ich weiß nicht, wie ich da weggekommen bin.

Aber zwei von den Männern habe ich später wiedergesehen. Den Vater eines Freundes, diese miese Kreatur. Und den Architekten, »Herr« ... (Name). Mit offenem Hemd und dickem Goldkreuz und Ferienhaus am (...) See und Kind und Frau und sauviel Geld. Diese miesen Schweine haben mich so sehr verletzt und dürfen jetzt unbehelligt herumlaufen und so tun, als wären sie »wohlanständige« Bürger und dürften von ihren »Untergebenen« Respekt erwarten. Ich könnte kotzen, wenn ich nur daran denke. Das darf auf keinen Fall so bleiben. Niemand darf uns so verletzen und dann lustig weiterleben.

Nein, niemand darf ein Kind so verletzen und dann unbehelligt weiterleben. Doch es geschieht. Überall. Wahrscheinlich in jeder Nacht mehrfach in diesem Land. Es muss viel geschehen, damit solche Verbrechen aufgeklärt und die Täter zur Rechenschaft gezogen werden.

Doch dieses Buch ist kein »J'accuse – Ich klage an«. Es ist ein Buch über die Entstehung und Behandlung einer schweren Identitätsstörung. Ein Therapie-Handbuch. Denn dies ist der erste Schritt: Erst muss ein so gequältes Opfer die Möglichkeit haben, sich nach und nach an das Grauen zu erinnern und es zu bearbeiten. Erst muss die durch die Grausamkeiten zersplitterte Identität des Opfers wieder zusammengefügt werden. Danach kann diese Person darangehen, ihre Peiniger anzuzeigen. Allerdings: Dann ist es häufig zu spät, die Verjährungsfrist abgelaufen. So verständlich das Rachebedürfnis aufseiten des Opfers und auch aufseiten der TherapeutIn sein mag, die mit der KlientIn durch deren erlittene Qualen noch einmal hindurchgeht – an erster Stelle steht der Schutz und die Behandlung des Opfers.

Was muss denn nun genau geschehen, damit ein Mädchen multipel wird? Oder ein Junge, denn von zehn Multiplen ist im Schnitt einer männlich. Nüchtern gesagt: Die körperliche, seelische und/oder sexuelle Gewalt muss sehr früh beginnen – schon im Kleinkindalter –, muss sich über Jahre häufig wiederholen, und wenn beide Eltern vernachlässigend oder ausschließlich offen feindselig sind und das Kind wirklich niemanden hat, an den es sich wenden kann – dann wendet es sich an sich selbst, indem es sich in mehrere Identitäten aufspaltet. Vorausgesetzt, es besitzt die Fähigkeit, sich auf-spalten zu können, im Fachausdruck: die Fähigkeit, extrem zu *dissoziieren*.

»Was ist Multiple Persönlichkeitsstörung? Eine Multiple ist ein kleines Mädchen, das glaubt, der Missbrauch passiert jemand anderem«[1], hat der kanadische Psychiater Co-lin Ross einmal gesagt. Vielleicht sollten wir es noch genauer sagen: Eine Multiple ist eine Frau, die sich als kleines Mädchen aufgrund der (sexuellen) Misshandlung in mehrere »Personen« aufgespalten hat, die später nacheinander die Kontrolle über ihr Denken, Fühlen und Verhalten übernehmen und sich als eigenständiges »Ich« fühlen. Um Ross' Ausspruch abzuwandeln, könnte man sagen: Eine erwachsene Multiple ist eine Frau, die (seltener auch: ein Mann, der)

⟶ ein kleines Mädchen (Jungen) in sich hat, das nichts von dem Missbrauch weiß;
⟶ und ein anderes kleines Mädchen, das nicht weiß, wer dieses Tier in Menschenge-stalt ist, das nachts über es herfällt;
⟶ und einen kleinen Jungen, der unverwundbar ist und immer mit Papi auf den Fuß-ballplatz ging;
⟶ und ein Mädchen, das sich als Mamis Liebling nie die Kleider schmutzig macht;
⟶ und ein Mädchen, das die fremde Frau hasst, die immer mit Mami angeredet wer-den will, aber es entwertet und quält;
⟶ und einen zynischen männlichen Motorradfreak, der – obercool, wie er ist – gar nichts an sich heranlässt;
⟶ und eine gut organisierte junge Frau, die stets Spitzenleistungen in ihrem Beruf er-bringt;
⟶ und eine junge Trebegängerin, die schon öfter als Prostituierte gearbeitet hat;
⟶ und eine Instanz, die Kommentare aus dem Hintergrund abgibt;
⟶ und, und, und ...

Die genannten »Personen« kommen zwar nicht in jeder, aber doch in vielen DIS-KlientInnen vor. Ich schreibe »Personen« in Anführungszeichen, denn die Multiplen erleben ihre Innenwelt zwar als in viele verschiedene Personen aufgespalten, tatsäch-lich aber haben sie noch eine gemeinsame Hülle, eine Gesamtpersönlichkeit. Sie haben sich aufgespalten, um zu überleben. Ihre »Personen« sind in Wirklichkeit abge-spaltene Persönlichkeitsanteile. Die Abspaltung findet statt, weil die Ereignisse uner-träglich sind. Jede neue »Person« wird in einer Situation »geboren«, die eine Todesnä-he-Erfahrung bedeutet hat. Dies gilt zumindest für die ersten Aufspaltungen: Das kleine Mädchen, Papis Liebling, das auf dem Weg zum Fußballplatz vom Vater durch extreme Gewalt in eine Todesnähe-Erfahrung gebracht wird (etwa indem er es verge-waltigt), verwandelt sich in ein schmerzgepeinigtes Mädchen, das nicht weiß, wie ihm geschieht, das sich wiederum, nachdem es die Situation als inneres »Schwarzwerden« erlebt hat, in den kleinen Jungen verwandelt, der stolz darauf ist, dass der Vater ihn zum Fußballspielen mitnimmt (und der z.B. keinerlei Schmerzen empfindet und sich wundert, dass ihm »rote Farbe« das Bein herunterläuft).

Später kommen »Personen« hinzu, die nicht in Traumasituationen entstanden sind, sondern bestimmte Funktionen innerhalb des Persönlichkeitssystems erfüllen: »BeziehungsexpertInnen« etwa, die dazu da sind, jede unübersichtliche Situation »glattzubügeln«; »BeschützerInnen«, die in Gefahrensituationen reflexartig auftauchen und sofort reagieren, auch wenn sie gar nicht wissen, wieso; »BeobachterInnen«, die koordinierend im Innern der Betroffenen wirken, das äußere Geschehen kommentieren und den »Innenpersonen« erklären; innere »Helferinstanzen« wie »die weise Frau«, »der Magier« etc.

Wie gesagt: Jede der »Personen« erlebt sich als »Ich«. Manche spüren oder wissen, dass da noch andere in ihrem Innern sind, andere wiederum haben das Gefühl, völlig allein in ihrem Körper zu sein.

Wenn die Traumatisierungen jahrelang andauern (und je überraschender sie stattfinden, umso häufiger spaltet sich das Kind), verselbstständigen sich die »Erinnerungs- und Funktionspakete« und werden immer eigenständiger. So entstehen völlig verschiedene Persönlichkeitsanteile, die eine je eigene Handschrift haben, andere Gedanken und Vorlieben und Gefühlszustände und Fähigkeiten ihr Eigen nennen, einen individuellen Kleidungsstil haben, einen eigenen Freundeskreis, Bildungsgrad, Lebenswandel etc. und möglicherweise auch ein eigenes Geschlecht. Da gibt es Zwei-, Fünf-, Acht- und Zehnjährige, Pubertierende, junge Erwachsene und schließlich – vielleicht, aber nur vielleicht – »Personen«, die so alt sind wie der Körper selbst.

Nicht alle DIS-KlientInnen sind so stark aufgespalten. Von dissoziativer Identität wird auch dann schon gesprochen, wenn es zwei Persönlichkeitsanteile gibt, die so voneinander verschieden sind, dass sie zu mehreren Gelegenheiten jeweils die Kontrolle über den Körper übernehmen, aber deutlich eigene Wahrnehmungen, Gedanken, Gefühle und Verhaltensweisen haben. Das kann ein Gut/Böse-Schema sein wie bei »Dr. Jekyll und Mr. Hyde« oder – was häufiger ist – eine Erwachsene und ein Kind. Doch die meisten Multiplen sind viel mehr. Im Schnitt, so fanden Forscher heraus, gibt es zwischen sechs und zwölf »Kernpersönlichkeiten«, um die sich andere, kleinere und nicht so individuell ausgeformte Persönlichkeitsteile gruppieren.

Die Geschichte der Multiplen Persönlichkeitsstörung

Seit Menschen Aufzeichnungen ihrer Erlebnisse hinterlassen haben, also seit den frühesten Höhlenzeichnungen, gibt es die Grundformen multipler Persönlichkeit, etwa indem sich Schamanen in andere Wesen wie Tiere verwandeln oder Geister verkörpern.[2] Und bis heute herrscht in vielen nicht-westlichen Kulturen (und bis vor wenigen Jahrzehnten auch in den westlichen Gesellschaften) die Vorstellung vor, Menschen könnten von Dämonen, Toten, Tieren etc. »besessen« bzw. deren spirituelle »Medien« sein.[3]

In seinem Buch »Die Entdeckung des Unbewussten« rekonstruiert Henry F. Ellenberger einige historisch dokumentierte Fälle von »Besessenheit« und kommt zu der Schlussfolgerung: »Das Phänomen der Besessenheit, das jahrhundertelang so häufig war, kann man sehr wohl als eine Variante der ›multiplen Persönlichkeit‹ ansehen. Wir haben die zwei Formen der Besessenheit ... genannt: *luzide Besessenheit* (in der der Mensch wahrnimmt, wie die zwei Seelen in seiner Brust miteinander ringen) und *somnambule Besessenheit* (bei der der Mensch das Bewusstsein seiner selbst verliert, während ein geheimnisvoller Eindringling von seinem Körper Besitz ergreift und als ein Individuum spricht, von dem der Mensch nichts weiß, wenn er zum Bewusstsein zurückkehrt). Man sieht, welche Parallele diese beiden Formen von Besessenheit zu ... der ›multiplen Persönlichkeit‹ bilden.«[4]

Wir können vermuten, dass viele Frauen, die im Mittelalter als »Hexen« verbrannt wurden, weil sie »in fremden Zungen redeten« oder vom Teufel besessen schienen, in Wirklichkeit eine dissoziative Identität hatten. Es gibt eine Reihe von Fallgeschichten über multiple Persönlichkeiten aus den letzten Jahrhunderten. So veröffentlichte schon 1791 der Anthropologe Eberhardt Gmelin einen Fall von »umgetauschter Persönlichkeit«[5], den Ellenberger in seinem Buch ebenfalls schildert: »1789, am Anfang der Französischen Revolution, kamen aristokratische Flüchtlinge in Stuttgart an. Beeindruckt von ihrem Anblick, ›vertauschte‹ eine 20-jährige junge Deutsche plötzlich ihre eigene Persönlichkeit gegen die Manieren und Verhaltensweisen einer französischen Dame; sie ahmte sie nach, sprach perfekt Französisch und das Deutsche so, wie eine Französin es getan hätte. Diese ›französischen Zustände‹ wiederholten sich. Als französische Persönlichkeit hatte die Frau alles, was sie in ihren vorherigen französischen Stadien gesagt und getan hatte, vollständig im Gedächtnis. Als ›Deutsche‹ wusste sie nichts von ihrer französischen Persönlichkeit. Gmelin konnte sie mit einer Handbewegung leicht dazu bringen, von einer Persönlichkeit zur anderen überzuwechseln.«[6]

Von 1880 bis 1920 gab es eine Zeit verstärkten Interesses am Studium dissoziativer Störungen und multipler Persönlichkeiten; zahlreiche Studien von Psychiatern, Psychologen und Philosophen widmeten sich dem Thema, vermutlich auch dadurch bedingt, dass sich die Hypnose als Therapiemethode steigender Beliebtheit erfreute. Hervorzuheben sind vor allem die Arbeiten des französischen Psychiaters Pierre Janet, deren Bedeutung erst heute zunehmend erkannt wird.[7] Der berühmteste Fall einer Multiplen Persönlichkeitsstörung war damals die in ihrer Kindheit schwer traumatisierte »Christine Beauchamp«, über die Morton Prince 1906 in seinem Buch »Dissociation of a Personality« berichtete.[8] Zwei Theoriemodelle wurden diskutiert: Der »Dipsychismus« nahm an, das Gehirn sei geteilt in ein »oberes Bewusstsein« und ein

»Unterbewusstsein«; der »Polypsychismus« ging davon aus, das Gehirn sei in viele Sektionen eingeteilt, jedes mit einem »Subego« ausgestattet, die alle zusammen unter der zentralen Kontrolle eines »regierenden Egos« stünden. Solche Modelle ebneten den Weg für die »Entdeckung des Unbewussten« durch Sigmund Freud.[9]

Mit Sigmund Freud begann die Verdrängung der Realität aus der Therapie. Zunächst jedoch erkannte Freud an, dass seine »hysterischen« Patientinnen reale Traumata erlebt hatten; diese Erkenntnis gipfelte in seinem Buch »Zur Ätiologie der Hysterie« darin, dass er »die Behauptung« (aufstellte), »zugrunde jedes Falles von Hysterie befinden sich – durch die analytische Arbeit reproduzierbar, trotz des Dezennien (Jahrzehnte) umfassenden Zeitintervalls – *ein oder mehrere Erlebnisse von vorzeitiger sexueller Erfahrung,* die der frühesten Jugend angehören«.[10]

Doch schon ein Jahr später verwarf er diese Theorie – reale, frühkindliche Traumata in Gestalt sexueller Gewalt als Ursache hysterischer Erkrankungen – wieder. Stattdessen erfand er die »Verführungstheorie«: Demnach *wünschten* die Patientinnen, vom Vater »verführt« zu werden, und wurden aufgrund der pathologischen Verformung dieses Inzestwunsches zu Hysterikerinnen.

Warum die theoretische Verlagerung realer Traumata in den Bereich der Phantasie? Die amerikanische Traumaforscherin Judith Herman kam nach Durchsicht der aus der damaligen Zeit (um die Wende zwischen 19. und 20. Jahrhundert) vorliegenden (Fach-)Literatur zu folgender Schlussfolgerung: »Aus seinen (Freuds) Briefen geht hervor, dass ihn die drastischen sozialen Konsequenzen, die seine Hypothese nahelegten, zunehmend beunruhigten. Weibliche Hysterie war weitverbreitet. Wenn seine Patientinnen die Wahrheit gesagt hatten und seine Theorie stimmte, blieb nur die Folgerung, dass das, was er ›Perversion gegen Kinder‹ nannte, weit verbreitet war. Solche Dinge kamen demnach nicht nur im Pariser Proletariat vor, wo er die Hysterie zuerst erforscht hatte, sondern auch unter geachteten bürgerlichen Familien in Wien, wo er mittlerweile praktizierte. Dieser Gedanke war schlichtweg unannehmbar. Er überstieg das Vorstellungsvermögen. Konfrontiert mit dem Dilemma, gab es Freud auf, seinen Patientinnen zuzuhören ...«[11]

Ein weiterer Grund mag wohl gewesen sein, dass einige der Täter, von denen seine Patientinnen berichteten, zu Freuds Bekanntenkreis gehörten; manche seiner befreundeten Kollegen gingen auch sexuelle Beziehungen zu ihren Patientinnen ein, die er aufgrund seiner ersten Theorie – zu Recht! – als »sexuellen Missbrauch in der Therapie«, also als eine erneute Traumatisierung der Frauen hätte brandmarken müssen.

Freuds Formulierung der Verführungs- und der Ödipustheorie bedeutete, dass in der Folgezeit, in der sich die Psychoanalyse als eine Haupttheorie der Psychotherapie etablierte, den Patientinnen nicht mehr geglaubt wurde, wenn sie von erlebter sexueller Gewalt in der Kindheit berichteten. Ihre Schilderungen wurden in den Bereich der

Phantasie und der inzestuösen Wünsche verbannt – für Generationen von traumatisierten Frauen, die sich einer psychoanalytischen Therapie unterzogen, eine verhängnisvolle Entwicklung.

Von 1920 bis 1970 gab es – vermutlich aus dem gerade genannten Grund – wenig Literatur über multiple Persönlichkeiten; offenbar war das Interesse des Fachpublikums abgeflacht. Dennoch ist aus dieser Zeit ein Buch besonders hervorzuheben: »The Three Faces of Eve« von Thigpen und Cleckley, erschienen 1957.[12] Auch in dieser Fallgeschichte wurde deutlich, dass schwere frühkindliche Misshandlungen die Ursache für die Persönlichkeitsaufspaltung waren. Übrigens haben Chris Sizemore und Elen Pittillo später »Eves« Autobiographie herausgebracht, die darin berichtet, dass sie nicht nur »drei Gesichter«, also drei abgespaltene Persönlichkeitsanteile hatte, sondern mehr als 20.[13] Insgesamt jedoch war dies eine Zeit konservativer und skeptischer Kommentare mit der Grundaussage: Multiple Persönlichkeitsstörung sei ein Artefakt der Hypnose; in Trancezuständen würden die abgespaltenen »Personen produziert«. (Dieser Vorwurf wird bis heute gelegentlich vorgebracht.)

Ein weiterer Faktor für das vorübergehende Abflauen an Literatur über die dissoziative Identität war die zunehmende Beliebtheit der von Bleuler schon 1908 vorgeschlagenen Diagnose »Schizophrenie«, unter die immer mehr Fälle von Multipler Persönlichkeitsstörung subsumiert wurden.[14] Diese Entwicklung ist heute noch wirksam: Rund 40 % aller als »schizophren« diagnostizierten Psychiatrie-Patienten haben vermutlich in Wirklichkeit eine dissoziative Identität.[15]

Und der dritte bedeutende Faktor für die Vernachlässigung der Diagnose und Behandlung multipler Persönlichkeiten war die Entwicklung von Psychopharmaka wie den Neuroleptika, die den Schwerpunkt von der psychotherapeutischen Behandlung psychischer Störungen und Erkrankungen auf die organisch-biologisch orientierte Psychiatrie verlegten. Dies ist besonders verhängnisvoll, da zum einen solche Psychopharmaka bei DIS entweder kontraindiziert sind oder nur sehr sorgfältig eingesetzt werden dürfen (durch die Abspaltung reagieren die »Personen« in einer Multiplen verschieden auf Medikamente); zum anderen dauert es oft eine längere Zeit, bis DIS-KlientInnen so viel Vertrauen zu ihrer BehandlerIn gefasst haben, dass sie dieser ihre Amnesien (»Ich habe nicht die ganze Zeit die Kontrolle über meinen Körper; oft weiß ich längere Zeit über nicht, was geschehen ist!«) und andere dissoziative Erfahrungen eingestehen können.[16] Durch das »Zudecken« mit Psychopharmaka statt psychotherapeutischer Gespräche wird eine korrekte Diagnose nicht selten erschwert.

In den 1970er-Jahren schließlich begannen – zunächst isoliert, dann durch Zusammenschluss und Kooperation in organisierter Form – viele PsychiaterInnen und ForscherInnen mit der Re-Etablierung von Diagnostik und Behandlungskonzepten für die schweren dissoziativen Störungen einschließlich der multiplen Persönlichkeitsstörung, die schließlich auch von der akademischen Gemeinde anerkannt wurde.[17] Höhepunkt dieser Entwicklung war 1980 die Aufnahme einer separaten diagnostischen Kategorie »Dissoziative Störungen« in das internationale Diagnostik-Handbuch DSM.

Einen Durchbruch für die öffentliche ebenso wie die Fachdiskussion über Multiple Persönlichkeiten stellte das Buch »Sybil« dar, die von der Journalistin Flora Rheta Schreiber verfasste Dokumentation der psychoanalytischen Therapie einer Multiplen bei der seither legendären, 1991 verstorbenen Cornelia Wilbur. Hier wurde zum ersten Mal deutlich, wie frühkindliche Traumatisierungen zu einem ganzen Spektrum dissoziativer Störungen bei »Sybil« führten, darunter Amnesien und Fugue-Episoden, und zum Ausbilden einer multiplen Persönlichkeit.[18]

Nach zahlreichen Fallstudien in den 1970er-Jahren wurde in den 1980er- und 1990er-Jahren eine Reihe von standardisierten Testverfahren und Fragebogen (darunter SCID-D, DES, DDIS) entwickelt, um dissoziative Störungen und MPS (Multiple Persönlichkeitsstörung) adäquat erfassen und von anderen Störungen abgrenzen zu können. 1984 wurde in den USA die *International Society for the Study of Multiple Personality and Dissociation (ISSMP & D)* gegründet, die inzwischen mehr als 3000 Mitglieder hat und der beizutreten ich jeder/ jedem mit der Thematik befassten Fachfrau/mann nur empfehlen kann.[19] Im Mai 1994 wurde die Gesellschaft umbenannt in *International Society for the Study of Dissociation (ISSD),* 2008 in ISST-D. Sie hat damit der Umbenennung des Terminus »Multiple Persönlichkeitsstörung« in »Dissoziative Identitätsstörung« im internationalen Diagnostikhandbuch DSM IV Rechnung getragen.

In den USA und Kanada wurde eine Reihe von stationären Therapieprogrammen entwickelt, etliche Stationen und ganze Kliniken widmen sich speziell der Diagnostik und Behandlung von DIS. In Europa setzte diese Entwicklung nur zögernd ein, vorbildlich sind in dieser Hinsicht die Niederlande, in der es bis zur Jahrtausendwende eine Klinik mit zwei Stationen für Multiple gab sowie etwa 100 gut ausgebildete ambulante PsychotherapeutInnen.

Zur Verbreitung von Multipler Persönlichkeitsstörung in der Allgemeinbevölkerung sowie unter Psychiatrie-PatientInnen gibt es bislang nur wenige epidemiologische Studien aus Nordamerika (neuere Studien siehe Folgeband).

Sie zeigen: Vermutlich haben – wenn sich die Ergebnisse auf westeuropäische Verhältnisse übertragen lassen – rund 10 % der Bevölkerung eine dissoziative Störung, etwa 1 % könnte eine dissoziative Identität sein.[20] Bei ambulanten und stationären Psychiatrie-PatientInnen scheint die Rate weitaus höher zu liegen, nämlich zwischen 5 und 15 %.[21]

Heutige Definition der Multiplen Persönlichkeitsstörung

Im DSM-III-R, dem 1987 in überarbeiteter Fassung erschienenen internationalen Diagnostikhandbuch für psychische Störungen, wurde Multiple Persönlichkeitsstörung so definiert:

a) Existenz von zwei oder mehr unterschiedlichen Persönlichkeiten oder Persönlichkeitszuständen innerhalb einer Person (jede mit einem eigenen, relativ überdauernden Muster, die Umgebung und sich selbst wahrzunehmen, sich auf sie zu beziehen und sich gedanklich mit ihnen auseinanderzusetzen).

b) Mindestens zwei dieser Persönlichkeiten oder Persönlichkeitszustände übernehmen wiederholt die volle Kontrolle über das Verhalten des Individuums.[22]

Beide Voraussetzungen sind wichtig. Die erste beschreibt die Abspaltung (Dissoziation) in verschiedene »Personen«, die ein »Eigenleben« entwickeln. Die zweite Voraussetzung macht deutlich, wo der Unterschied liegt zu vielen anderen Menschen, die z.B. ein »inneres Kind« haben, das sich ihnen manchmal zeigt: Bei Multiplen übernehmen die »Innenpersonen« jeweils die volle Kontrolle über das Verhalten, Denken, den Körper, die Gefühle. Das bedeutet häufig: Eine Person weiß gar nicht, dass sie (bzw. ihr Körper) gelegentlich etwas sagt, denkt, fühlt oder macht, das sie selbst »nie tun würde«. Sie hat dann für die Zeit, in der die andere Person »draußen« war, eine komplette Amnesie.

Beispiel:

Carola findet sich plötzlich am Fuß eines Abfahrtshanges wieder, auf dem Boden liegend, an einem Fuß Skischuhe und einen Ski, der andere Fuß offenbar gerade von der Socke befreit, mit schmerzendem Knöchel. Sie blickt sich verwirrt um: Wo bin ich? Wieso ist es schon Winter? (Ihre letzte Erinnerung betrifft einen Sommernachmittag, an dem sie vor ihrem Urlaubshotel aus ihr völlig unerfindlichen Gründen hingeschlagen war.) Wieso ist sie offenbar Ski gefahren, wo sie doch gar nicht Ski fahren kann? Nur kurz hält sie sich mit dieser Verwirrung auf. Offenbar ist sie nur dann »voll da«, wenn sie irgendetwas Tollpatschiges angerichtet hat. Nun ja, sie hat aufgehört, sich zu viele Fragen zu stellen. Es ist eben so. Seufzend reibt sie sich den Knöchel, schaut verstohlen auf die Uhr und versucht in ihrer Umgebung ein bekanntes Gesicht zu entdecken ...

Das »Ich«, das da in Carola »zu sich kommt«, immer wenn es um Unfälle oder plötzliche Schocks geht, nach denen ein ruhiges und vernünftiges Handeln erforderlich ist – dieses »Ich« weiß nichts von den anderen »Personen« in Carola, und es wird sehr lange dauern, bis sie sie eines Tages im Laufe der Psychotherapie »kennenlernt«.

Ein Überblick über dieses Buch

In diesem Buch erfahren Sie, wie es dazu kommen kann, dass ein kleines Mädchen oder ein kleiner Junge multipel wird. Da die übergroße Mehrheit multipler Persönlichkeiten weiblichen Geschlechts ist, werde ich oft die weibliche Form verwenden; multiple Jungen und Männer mögen sich mitgemeint fühlen. (Ähnliches gilt für Therapeuten: Auch hier verwende ich überwiegend die weibliche Form.)

In Kapitel 1 wird erläutert, warum es so viele Mädchen trifft und was dies mit unserer Gesellschaft und der von ihr vorgeschriebenen Frauenrolle zu tun hat. Sie werden etwas mehr darüber lesen können, was ein schweres Trauma ist und wie es sich auf die Psyche eines Kindes auswirkt, wenn beide Eltern einmal lieb, das andere Mal böse oder nur böse oder abwechselnd böse und gleichgültig sind. Ich hoffe, es wird mir gelingen, Ihnen etwas von der unendlichen Einsamkeit einer multiplen Persönlichkeit zu vermitteln. Eine doppelte Einsamkeit: zum einen, weil niemand ihnen in ihrer Kindheit geholfen hat und sie sich daher selbst helfen mussten, indem sie sich aufspalteten. Zum anderen, weil sie sich – zu Recht – nicht vollständig fühlen. So leben fast alle Multiplen ständig in Angst und sind gezwungen, biografische oder Tageszeit-Lücken durch erfundene Geschichten zu füllen, um nicht aufzufallen. Das innere Erleben bei einer DIS wird Ihnen in einem gesonderten Kapitel (4) nahegebracht.

Wer sind die Täter? Wie lässt sich erklären, dass ein Kind bestialisch gequält und gefoltert oder extrem vernachlässigt wird von Menschen, die es doch beschützen und lieben müssten? Kapitel 2 wird Ihnen die Täter vorstellen. Doch erwarten Sie nicht, hinterher mehr verstanden zu haben als vorher. Es wird letztlich immer unbegreiflich bleiben, wie ein erwachsener Mensch sich so »vergessen« oder sich so, im Vollbesitz seiner geistigen Kräfte, sadistisch ausleben kann an einem wehrlosen Kind. Wir können erklären, aber ob wir es je verstehen können?

Schmerzlich ist auch die Auseinandersetzung mit der Täterschaft und Mittäterschaft von Frauen. Auch für Feministinnen ist das eine wichtige Auseinandersetzung, um nicht »auf einem Auge blind« zu sein. Die Mehrzahl der sexuellen und physischen Gewalttaten wird zwar von Männern ausgeübt, aber auch Frauen können entsetzlich sein, wie es u.a. das oben zitierte Beispiel zeigt. Oder wenn sie wegsehen, wenn ihr Kind misshandelt wird. Wenn sie schweigen. Wenn sie selbst quälen und missbrauchen. Auch hier bleibt die Frage offen: Wir können es erklären – aber können wir es je verstehen? Besondere Vorsicht empfehle ich allen, die sich psychisch nicht sehr stabil fühlen, beim Lesen von Kapitel 3. Nirgendwo nämlich wird auf so bestialische Weise gefoltert und getötet wie in destruktiven Kulten. Häufig sind ganze Familien in die Aktivität dieser Kulte verwickelt, und in einer Generation nach der anderen werden schon Kleinkinder der Gruppe zugeführt. Dort werden sie körperlich, seelisch und oft auch noch sexuell misshandelt und durch systematische Gehirnwäsche »programmiert«. Da wird ihnen u.a. unter Gewaltanwendung eingebleut, auf Stichwort bestimmte (sexuelle) Dienstleistungen zu erfüllen, sich widerstandslos quälen zu lassen und andere Lebewesen zu misshandeln oder sogar zu töten.

Wissen Sie, wie lästig es sein kann, wenn Sie häufig im Voraus wissen, was gleich passieren wird? Manche Menschen wünschen sich eine solche Fähigkeit, Multiple aber empfinden ihre außersinnlichen Erfahrungen oft nur als weiteren Beweis dafür, dass sie »verrückt« sind. Und wenn sie dann auch noch ständig »Zeit verlieren« und Stimmen hören... Über das normal-verrückte Dasein bei DIS informiert Sie Kapitel 4.

Auch PsychotikerInnen und Schizophrene hören manchmal Stimmen, machen Weissagungen und wissen oft nicht, wo sie gerade sind. Sind Multiple »normal« und Schizophrene »verrückt«? Eine Diskussion und Hinweise zur Diagnostik der Dissoziativen Identität in Kapitel 5.

Kennen Sie das? Ihr temperamentvolles Gegenüber beschimpft Sie unflätig. Sie werden wütend und verbitten sich diesen und jenen Ausdruck. Plötzlich schaut sie Sie verwirrt an und meint: »Das habe ich nie gesagt!« Bevor Sie Ihr Gegenüber für verrückt erklären oder in ihr eine Lügnerin sehen, empfehle ich Ihnen, Kapitel 6 zu lesen. Dort finden Sie einige Hinweise zum Verständnis und zum Umgang mit einer Multiplen.

Kapitel 7 bis 11 sind für alle diejenigen von besonderer Bedeutung, die psychotherapeutisch mit DIS arbeiten (wollen), sowie für Betroffene, die sich informieren möchten, wie eine solche Therapie aussehen könnte bzw. sollte.

Vielleicht finden es manche erstaunlich, dass dem Thema »Aufbau der therapeutischen Beziehung und Stabilisierung« ein eigenes Kapitel (7) gewidmet ist. Nun, ich kenne keine KlientInnen, die – zu Recht – misstrauischer sind als die multiplen. Sie haben zu Schreckliches erlebt, sind immer wieder von den Menschen, zu denen sie eigentlich ein »Urvertrauen« aufbauen bzw. behalten sollten, betrogen und gequält worden. Warum sollten sie also der TherapeutIn trauen? Und warum sollten sie riskieren, ihr bis dahin wenigstens einigermaßen geordnetes Chaos in ein – wie sie fürchten – vollständiges Chaos zu verwandeln? Eine nicht unberechtigte Befürchtung, wenn in der Therapie auf einmal alle »Personen« »durcheinanderpurzeln«, weil auch alle diejenigen Anteile (z.B. die »Kinder«) »herauskommen« wollen, die sonst fast immer versteckt waren. »Leben Sie mal mit 90 anderen Leuten in einem Körper. Einen Sack Flöhe hüten ist nichts dagegen!« schleuderte mir einmal ein mir (zunächst) feindselig gesonnener »Beschützer« in einer Multiplen entgegen. Recht hatte er. Ich musste wirklich erst lernen, so behutsam interne und äußere Stabilisierungen herbeiführen zu helfen, dass ein Bearbeiten der Traumata überhaupt möglich wurde.

Und noch ein weiterer, unter Umständen sogar zwei weitere Schritte sind notwendig, um sich diesem Ziel zu nähern, wie Kapitel 8 und 9 näher erläutern. Zum einen müssen die »Innenpersonen« sich untereinander besser kennenlernen, sich miteinander bekannt und vertraut machen. Wie die TherapeutIn diesen Prozess erleichtern und fördern kann, schildert Kapitel 8.

Das folgende Kapitel ist unerlässlich für die Arbeit mit Überlebenden destruktiver Kulte. Es schildert, wie die »Selbstzünder«, die inneren Minen, welche die Täter in den Opfern gelegt haben (z.B. sich umbringen zu müssen, sobald sie sich an bestimmte Namen erinnern), entschärft werden müssen, damit die Erinnerungsarbeit erfolgreich durchgeführt werden kann.

Dann folgen die für die ambulante Psychotherapie mit multiplen Persönlichkeiten wichtigsten Kapitel dieses Buches, in denen die Möglichkeiten der Traumabearbeitung und der Integration der »Personen«, also der Innenanteile, geschildert werden (Kapitel 10 und 11). Die Persönlichkeitsspaltung bei DIS ist ja durch und in Traumata geschehen. Sie kann rückgängig gemacht werden.

Das ist die wichtigste Botschaft: *Multiple haben die Spaltung in verschiedene »Personen« gelernt, und sie kann verändert werden.*

Dieses »Verändern« in Form der Traumabearbeitung und Integration muss sehr sorgfältig therapeutisch begleitet werden. Denn für die Betroffenen bedeutet dies: Sie müssen das Grauen, die Traumata noch einmal in sehr kontrollierter und geschützter Form anschauen. Damit dies keine endlose Quälerei wird und die Betroffenen nicht von den Traumainhalten – die ja Todesnähe-Erfahrungen darstellten und von starken Schmerzen und buchstäblich unerträglichen Gefühlen begleitet waren – überflutet werden, muss die TherapeutIn genau wissen, was eine »kontrollierte Abreaktion« bzw. »Traumasynthese« ist und wie sie vorbereitet, ausgelöst, begleitet und beendet werden kann. Glücklicherweise stehen uns eine Vielzahl von Techniken zur Verfügung, entwickelt von internationalen Experten, die schon seit Jahrzehnten solche Traumabearbeitungen bei DIS durchführen.

Wie wird aus den vielen wieder eine Persönlichkeit? Welche »Innenperson« kann welche anderen in sich aufnehmen? Was passiert, wenn sich manche Anteile gar nicht integrieren (lassen) wollen? Und wie fühlt es sich für die Betroffenen an, plötzlich »zu wissen, was passiert ist«? Solchen Fragen widmet sich das Kapitel 11. Es wird vielleicht all diejenigen zunächst enttäuschen, die glauben, eine DIS sei erfolgreich therapiert, sobald jemand nicht mehr multipel ist. Dies ist nicht der Fall, sondern es muss dann in der Regel noch eine ganze Menge Arbeit geleistet werden. Die »Gesamtpersönlichkeit« muss sich damit auseinandersetzen, was ihre Teile erlebt und getan haben. Gefühle wie Trauer, Wut und Schuld, die Angewohnheit, bei Krisen mit (weiteren) Spaltungen zu reagieren, Fehlverhalten, das sich aufgrund der Spaltungen ergeben hat – all das wird TherapeutIn und KlientIn beschäftigen müssen. Häufig haben die (Ex-)Multiplen aufgrund ihres Multipel-Seins PartnerIn, FreundInnen und ihre Arbeit verloren;

hier müssen neue Strukturen aufgebaut werden. Erst im Laufe dieses integrativen und post-integrativen Arbeitens beginnt ihr »Leben danach«.

Dies ist ein Handbuch für Betroffene und TherapeutInnen. Das bedeutet: Ich habe mich bemüht, eine Sprache zu finden, die sowohl gut lesbar ist für all diejenigen, die selbst multipel sind bzw. eine DIS-Persönlichkeit kennen, als auch für diejenigen, die therapeutisch mit ihnen arbeiten. Gleichzeitig wird auch der aktuelle Stand der wissenschaftlichen und fachlichen Diskussion wiedergegeben.

Es gibt eine Reihe von Zielen, die ich beim Verfassen dieses Buches im Sinn hatte:
- DIS-KlientInnen die Furcht zu nehmen, »verrückt« zu sein oder eine unbehandelbare psychische Erkrankung zu haben;
- Angehörige und FreundInnen von Multiplen Informationen an die Hand zu geben, um die oft bizarren Verhaltensweisen bei DIS verstehen zu können;
- einen weiteren, sehr konkreten feministischen Blick auf die sexuelle Zurichtung von Frauen und deren Folgen zu werfen und damit zu einer Diskussion innerhalb und außerhalb der Frauenbewegung beizutragen;
- BeraterInnen und TherapeutInnen zu ermutigen, sich an die schwierige, aber Erfolg versprechende Behandlung von Multiplen heranzutrauen;
- FachkollegInnen und StudentInnen der relevanten Studienzweige anzuregen, sich theoretisch und praktisch mit Entstehung, Diagnostik und Behandlung dissoziativer Störungen auseinanderzusetzen;
- die Notwendigkeit zu unterstreichen, dass adäquate ambulante und stationäre Behandlungsplätze eingerichtet werden müssen;
- Angehörigen von Strafverfolgungsbehörden den Blick zu schärfen für die Opfer von sexuellen Misshandlungen, Kinderpornografie und germano-faschistischen und destruktiven Kulten und sie anzuregen, sich intensiver um die Aufklärung dieser Verbrechen und das Unschädlichmachen der Täter zu bemühen.

Dies ist das erste deutschsprachige Sachbuch zum Thema dissoziative Störungen und Multiple Persönlichkeit. Ich hoffe sehr, es möge einige seiner zahlreichen Ziele erreichen. Ich wünsche mir eine angeregte Diskussion und freue mich über Rückmeldungen.

Zum Schluss möchte ich mich bei allen bedanken, die zum Entstehen dieses Buches beigetragen haben:
- Den FreundInnen, die geduldig meine »Horrorstorys« anhörten und mir halfen (und helfen), mich immer wieder von dem enormen Druck zu entlasten, den die Arbeit mit Schwertraumatisierten mit sich bringt.
- Den KollegInnen aus den USA und Holland, die mich ermutigten und mit Informationsmaterial versorgten – insbesondere die Mitglieder der *International Society for the Study of (Trauma and) Dissociation.*

···⟫ Dem niederländischen Psychologen und Traumaforscher Professor Onno van der Hart, der in einer regelmäßigen fachlichen Korrespondenz geduldig all meine Fragen beantwortete, mich mit Artikeln und Literaturempfehlungen versorgte und den Kontakt zu anderen internationalen ExpertInnen vermittelte; seine engagierte, liebevolle und unterstützende Kollegialität hat mich sehr beeindruckt und ermutigt.

···⟫ Den deutschen KollegInnen, die mir entweder ungläubig zuhörten, dann aber nachfragten und irgendwann selbst den ersten Fall vorstellten oder die bereits vor mir mit der Behandlung Multipler begonnen hatten und von denen ich viel gelernt habe.

···⟫ Und vor allem: Den vielen Menschen, die mir schrieben, mit mir telefonierten oder zu mir in Behandlung kamen oder von deren Schicksal ich durch Dritte erfuhr.

Besonders meinen ersten beiden multiplen KlientInnen bin ich zu großem Dank verpflichtet. Sie haben mich »mit der Nase draufgestoßen«, dass sie multipel waren – obwohl ich bereits die einschlägigen Bücher »Ich bin viele«, »Sybil« und »Aufschrei« gelesen hatte. Dennoch traf mich die Erkenntnis relativ unvorbereitet. Diese beiden Frauen, die den Mut hatten, sich mir zu offenbaren und den mühsamen Erkenntnis- und Therapieprozess zu entwickeln, wie er in diesem Buch beschrieben ist, haben mich noch einmal auf etwas Wesentliches aufmerksam gemacht:

Die menschliche Psyche arbeitet ökonomisch. Sie entwickelt immer adäquate Abwehrmechanismen gegen traumatisierende Ereignisse. Starke Dissoziationen bis hin zur Entwicklung einer multiplen Persönlichkeit sind äußerst anstrengende, aber auch äußerst wirkungsvolle Möglichkeiten, die Psyche der Person vor dem Zerfall bzw. vor der Selbstzerstörung zu bewahren. Multiple Persönlichkeiten sind oft hochintelligent und kreativ; mit ihnen zu arbeiten bedeutet eine enorme Herausforderung, aber auch eine große Freude.

Keine KlientInnengruppe hat mich so sehr wie die Multiplen gelehrt, welche bestialischen Grausamkeiten manche Kinder ertragen und verarbeiten müssen. Und keine hat mich mehr Respekt und Ehrfurcht vor den Möglichkeiten der menschlichen Psyche gelehrt, mit solchen Grausamkeiten umzugehen.

Die dissoziative Identität ist – bei aller Faszination für die Kreativität der Psyche im Schaffen neuer »Personen« – eine schwere psychische Störung, die unbedingt behandelt werden muss, da sie sonst für die erwachsene Persönlichkeit mehr Probleme schafft, als sie je gelöst hat. Es freut mich, Ihnen im Folgenden vorstellen zu können, was Wissenschaft, Frauenbewegung und KlinikerInnen entwickelt haben, um Multiple Persönlichkeitsstörung zu erklären und erfolgreich zu behandeln.

Also: Auch wenn Ihnen vielleicht zwischendurch schlecht wird, weil Ihnen all die Grausamkeiten, die Multiple erlebt haben, auf den Magen schlagen – wenn Sie zur Zielgruppe dieses Buches gehören, möchte ich Sie ermutigen: Halten Sie durch.

Kapitel 1:
Wie entsteht eine
multiple Persönlichkeit?

Dass Menschen in Extremsituationen geraten können, in denen sie »nicht mehr wissen, was sie tun«, ist bekannt, und Sie werden das vermutlich auch schon an sich selbst erlebt haben: Der »Filmriss« nach einem Übermaß an Alkohol; das »Ausrasten«, bei dem Sie Gegenstände zerbrochen oder jemanden körperlich attackiert haben; Heimfahrten »per Autopilot«, nach denen Sie sich an die zurückgelegte Strecke nicht mehr erinnern konnten; »ausgeflippte« Situationen (etwa auf Feten oder im Urlaub), in denen Sie sich auf eine Art und Weise »gehen lassen« konnten, die Sie nie für möglich gehalten hätten; Tränenausbrüche im Kino; sexuelle Exzesse, bei denen Sie heute noch rote Ohren bekommen, wenn Sie daran denken; Todesnähe-Erfahrungen, bei denen Sie – etwa im Zusammenhang mit schweren Operationen – das Gefühl hatten, aus Ihrem Körper herauszutreten ...

In gewisser Weise sind dies alles hysterische Reaktionen: Da kommt etwas in Ihnen zum Vorschein, und da wird etwas ausagiert, das Sie lange in sich trugen; Seiten in Ihnen, die Sie im Alltag als »nicht zu mir gehörig« betrachten; und es kann durchaus sein, dass Sie sich hinterher kopfschüttelnd fragen: »Wer war das denn? Das war doch nicht ich? So kenne ich mich ja gar nicht. *Ich* würde so etwas nie tun!« Es kann aber genauso gut sein, dass Sie sich hinterher an nichts mehr erinnern können und erstaunt reagieren, wenn Sie jemand darauf anspricht.

Und schließlich gibt es – wahrscheinlich eher, wenn Sie Ihre Erlebnisse positiv bewerten – auch noch die Möglichkeit, dass Sie sie im Nachhinein als eine Bereicherung erleben und jetzt wissen: »Auch *das* gehört also zu mir!« Was ich Ihnen damit sagen will? Dass wir *alle* die Grundvoraussetzung dazu besitzen, multiple Persönlichkeiten zu werden: Wir können *dissoziieren*, das heißt, wir können Gefühle, Erlebnisse, sogar Verhaltensweisen von unserem *Wissen* trennen, sie »verdrängen« oder »abspalten«, in unserem Gedächtnis einen »Filmriss« haben oder unter Amnesien leiden, was diese Erlebnisse anbetrifft – wie auch immer wir es nennen wollen.

Warum werden wir dann nicht alle multipel? Nun, ich behaupte: In den meisten von uns stecken uns weitgehend unbekannte Erlebnisse und Fähigkeiten, die in Extremsituationen zum Vorschein kommen können. Wir alle hüten die Erinnerung an unbewältigte Kindheitserlebnisse, von denen wir nur einen Bruchteil je als Erwachsene erinnern und durcharbeiten. Viele von uns können mühelos zwischen mehreren »Ichs« in sich unterscheiden: das Berufs-Ich, das Familien-Ich, das Ausgeh-Ich, das Kind-Ich (im Zusammensein mit den Eltern), das Sportvereins-Ich etc.

Soziologen und Sozialpsychologen haben dieses Phänomen untersucht; und es scheint so zu sein, dass diese kreative Fähigkeit, sich in verschiedenen Umgebungen jeweils angepasst zu verhalten, in westlichen Industriegesellschaften immer stärker verlangt – und auch erbracht wird.[23] Der Münchner Sozialpsychologe Heiner Keupp spricht sogar von »Patchwork-Identität«. Bei den meisten von uns hängen diese »Patches«, also die verschiedenen Bestandteile unserer Identität, zusammen. Manche sehen wir, andere nicht. Doch wir erleben uns als *ein* zusammengehörendes Selbst. Anders ist es bei der dissoziativen Identität (DIS): Hier sind die »Patches«, also die Stücke der »Identitäts-Decke«, voneinander abgetrennt. Wie stark dies sein muss, damit man von DIS sprechen kann, definiert das internationale Diagnose-Handbuch für Psychotherapeuten. Lesen Sie diese wichtige Definition noch einmal:

a) Existenz von zwei oder mehr unterschiedlichen Persönlichkeiten oder Persönlichkeitszuständen innerhalb einer Person (jede mit einem eigenen, relativ überdauernden Muster, die Umgebung und sich selbst wahrzunehmen, sich auf sie zu beziehen und sich gedanklich mit ihnen auseinanderzusetzen).

b) Mindestens zwei dieser Persönlichkeiten oder Persönlichkeitszustände übernehmen wiederholt die volle Kontrolle über das Verhalten des Individuums.

Worauf ich hier hinauswill, ist Folgendes: Wir besitzen alle die Kapazitäten, multipel werden zu können. Aber die meisten werden es nicht. Wir haben verschiedene Persönlichkeitsanteile, aber keine unterschiedlichen »Personen« in uns; wir hören keine Stimmen, die Kommentare abgeben zu dem, was wir tun. Wir haben keine vollkommen verschiedenen Handschriften. Wir haben keine Kleidungsstücke im Schrank, bei denen es uns schwerfällt, uns zu erinnern, dass und wie wir sie erworben haben. Auch das sind Punkte, die eine multiple Persönlichkeit kennzeichnen. Doch vor allem ein Merkmal ist es, das eine Unterscheidung zwischen Multiplen und Nichtmultiplen ermöglicht: Zeitverlust.

Multiple verlieren Zeit. Ihre Persönlichkeitsanteile sind so voneinander abgespalten, dass sie oft nichts voneinander wissen. Das heißt: Das »Ich«, das gerade »draußen« ist und fühlt, denkt und handelt, glaubt sich allein – stellt aber entsetzt oder überrascht fest, dass Zeit vergangen ist – Minuten, Monate, manchmal Jahre, von denen es nichts weiß. Wenn Sie also öfter einen »Filmriss« bekommen, auch wenn Sie keinen Alkohol getrunken haben – dann könnte es sein, dass Sie eine multiple Persönlichkeit sind.

Multiple haben häufig so zahlreiche »Filme«, dass sie, wenn sie von den anderen »Personen« (also den abgespaltenen Persönlichkeitsanteilen) in sich erfahren, ungläubig reagieren: Diese vielen verschiedenen Geschichten sollen alle in dem einen Kopf und Körper zu Hause sein? Mehr über das Lebensgefühl Multipler und die Diagnosestellung erfahren Sie in den Kapiteln 4 und 5.

Hier soll uns zunächst eine Frage beschäftigen: Was muss geschehen, damit ein ganz normales Kind sich im Innern so stark aufspaltet, dass es eine dissoziative Identität entwickelt? Die Antwort lautet: Es benutzt eine ganz normale Fähigkeit in einer Extremsituation. Hören wir dazu einen der Pioniere der modernen DIS-Forschung, den kanadischen Psychiater Colin Ross: »Jede normale hochsuggestible Psyche besitzt die Fähigkeit, amnestische Barrieren zu errichten ... Multiple Persönlichkeitsstörung ist eine gesunde, vernünftige [amerik.: common sense] Störung, die aus den Fähigkeiten der normalen Psyche entsteht ... Sie ist keine fantastische Kuriosität, bei der es mehr als eine Person im selben Körper gibt. Es gibt nur eine Person – eine Missbrauchsüberlebende –, die sich vorgestellt hat, es gäbe andere Leute in ihrem Innern, um zu überleben. Dies ist eine der Anpassung dienende Verwendung der menschlichen Vorstellungskraft, die zumindest rudimentär anscheinend in einem großen Teil der Bevölkerung vorhanden ist. Da sexueller und körperlicher Missbrauch in der Kindheit so verbreitet ist und die Fähigkeit, andere Persönlichkeitsanteile zu schaffen, so verbreitet ist, sollte DIS alles andere als selten sein.«[24]

Drei Bedingungen für die Entstehung multipler Persönlichkeiten möchte ich besonders herausheben: die Tatsache, als Mädchen auf die Welt zu kommen; eine besonders gute Fähigkeit zu dissoziieren und schwerste Traumata in der Kindheit. Denn nur, wer sehr früh sehr viel Gewalt erlebt, wird multipel.

Erste Voraussetzung: Weibliches Geschlecht

Frauen sind das gequälte Geschlecht. Männer das quälende. Ausnahmen bestätigen die Regel. Seit das Patriarchat regiert – und wie Gerda Lerner so anschaulich beschrieben hat[25], ist das seit nun beinahe fünftausend Jahren so –, sind Frauen zum Objekt der Männer geworden. Sie machen zwar die Mehrheit (52 %) der Bevölkerung aus, und doch sind sie – und das gilt heute nach wie vor, aller Erfolge der Emanzipationsbewegungen zum Trotz – der Gewalt von Männern, mindestens aber ihrer Bevormundung, in einem Ausmaß ausgesetzt, wie das umgekehrt nie der Fall ist. Das gilt finanziell – Frauen in vergleichbaren Berufen bzw. Tätigkeiten verdienen mindestens ein Drittel weniger als ihre männlichen Kollegen, und auch die Armut ist weiblich (Alleinerziehende, SozialhilfeempfängerInnen, RentnerInnen mit Niedrigeinkommen – weit überwiegend sind das Frauen); es gilt in der Rechtsprechung (Scheidungsrecht, § 218 etc.); es gilt in den Hierarchien der Behörden und Betriebe (Vorgesetzte sind immer noch weit überwiegend männlich). Vor allem aber gilt es für den Bereich der körperlichen Gewalt. Verurteilte Täter, die körperlich Gewalt angewendet haben, sind zu weit über 90 % Männer. Ihre Opfer dagegen zum allergrößten Teil Mädchen und Frauen.

Die Dunkelziffer ist vor allem hoch bei allen Gewalttaten, die nicht im öffentlichen Raum verübt werden. Also bei Misshandlungen von Frauen und Mädchen im Privatraum der Familien sowie unter Freunden.

Schätzungsweise jedes dritte Mädchen ist, bevor es volljährig wird, sexueller Gewalt ausgesetzt. Wie gesagt, neun von zehn Tätern sind Männer, und am häufigsten sind es die Väter. Es gibt kaum eine Frau, die als Erwachsene noch keine Erinnerung an körperliche Gewalt durch Männer hat: Väter, die prügeln, Zoten reißen, sich in Gegenwart des Mädchens befriedigen bis hin zum Geschlechtsverkehr; Babysitter, Lehrer, Onkel, Brüder, Großväter, die schlagen oder sexuell misshandeln; Chefs, durch deren Betten Frauen sich den Weg nach »oben« erkämpfen müssen; Kollegen, die grapschen und die Frau sexuell bedrängen; Partner, die misshandeln und vergewaltigen – bis hin zum fremden Vergewaltiger. Die Tatsache, Gewalt erlebt zu haben (und die Glücklichen, die sie nicht am eigenen Leib erlebt haben, kennen genügend andere Mädchen und Frauen, denen »es passiert ist«), lässt keine Frau ohne Adrenalinstoß eine dunkle Straße oder eine Tiefgarage durchqueren. Es ist eigentlich erstaunlich, dass sich so viele auf vertrauensvolle, auch sexuelle, Beziehungen zu Männern in ihrem Privatleben einlassen.

Zu der Tatsache, real Objekt der körperlichen bzw. sexuellen Gewalt von Männern zu sein, kommt hinzu, dass Frauen ständig *psychologisch* zum Objekt gemacht werden.

Wer Frauenzeitschriften und Männerzeitschriften aufmerksam betrachtet, wird bei allen Unterschieden ein gemeinsames Thema entdecken, gleichgültig, ob im redaktionellen Teil oder in den Werbeanzeigen: *Die Frau ist für den Mann da.* Sie macht sich für ihn attraktiv und entwickelt Fähigkeiten und Kenntnisse, ihn zu gewinnen und zu halten, einschließlich sämtlicher »Beziehungsarbeit« (Frauenzeitschriften); sie ist dazu da, von ihm in Besitz genommen zu werden, man muss nur aufpassen, sich von ihren »weiblichen Listen« nicht einwickeln zu lassen (Männerzeitschriften). Ähnliche Botschaften überall, vom Schulbuch über den Kinofilm bis zum Horrorvideo.

Von der Wiege bis zur Bahre sind wir dieser tatsächlichen und psychologischen Gewalt gegen Frauen ausgesetzt. Es ist also kein Wunder, dass die Psychotherapie-Klientel zum größten Teil aus Frauen besteht. Dass es fast so viele Frauenhäuser in der Bundesrepublik gibt, in denen misshandelte Frauen und ihre Kinder aufgenommen werden, wie Tage im Jahr: 362 – alle bis zum Überquellen überfüllt. Kein Wunder, dass Frauen die Arztpraxen bevölkern, dass die meisten Frauen mehrmals in ihrem Leben gynäkologische Probleme haben, dass die weit überwiegende Mehrzahl der Beruhigungs-, Schmerz- und Schlafmittel von Frauen eingenommen wird. Etc., etc.

Kein Wunder auch, dass alle psychischen Störungen, die als Folgen schwerer Traumatisierungen (im Sinne von Gewalterfahrungen) gelten, zum allergrößten Teil Frauen betreffen. Dazu gehören die sogenannte Posttraumatische Belastungsstörung, die Borderline-Störung, alle Störungen, die mit schweren Ängsten, Depressionen, Drogenabhängigkeit und Essstörungen einhergehen. Und selbstverständlich auch die dissoziativen Störungen, wozu auch die Multiple Persönlichkeitsstörung gerechnet wird,[26] mit der die genannten anderen Störungen übrigens häufig einhergehen.[27]

Ich will allerdings nicht verschweigen, dass es unter ExpertInnen eine Kontroverse um das Geschlechterverhältnis bei der multiplen Persönlichkeitsstörung gibt. Ross z.B. vertritt die Ansicht: »Zwar beträgt das Verhältnis Frauen zu Männer bei DIS in klinischen Untersuchungen 9:1.[28] Doch viele Männer mit DIS sind wahrscheinlich im Gefängnis oder gehen nicht zum Arzt, also ist das Verhältnis in der Allgemeinbevölkerung vermutlich geringer.«[29] An anderer Stelle meint er sogar: »Das Verhältnis Frauen zu Männer bei DIS in der Allgemeinbevölkerung liegt wahrscheinlich eher bei 1:1 als bei 9:1 ... Das Geschlechterverhältnis sollte eigentlich dasselbe sein wie dasjenige bei sexueller Misshandlung (irgendwo zwischen 1:1 und 9:1).«[30]

In der Tat: Da die meisten Multiplen sexuell misshandelt wurden, da Männer aber in den seltensten Fällen – weder in repräsentativen Umfragen noch in Psychotherapien – daraufhin befragt werden, ob sie sexuelle Misshandlungen am eigenen Leib erlebt haben, müssen wir hier von einer großen Dunkelziffer ausgehen. Näheres über die Traumatisierungserfahrungen Multipler im nächsten Abschnitt.

Was die Prävalenz (das Vorkommen) sexueller Misshandlungen bei Frauen und Männern angeht, noch ein Ergebnis der Hamburger Sozialpsychologin Frauke Teegen: »Erhebungen zur Prävalenz [von sexuellen Misshandlungen, M. H.] zeigen, dass zwischen 6 und 70 % der Frauen (mittlere Prävalenzrate: 21 %) und 3 bis 30 % der Männer in ihrer Kindheit sexuell misshandelt wurden. Die große Streuung der Angaben beruht darauf, dass in klinischen und freiwilligen Stichproben, bei persönlichen Interviews und vor allem gegenüber kompetenten und vertrauenswürdigen InterviewerInnen häufiger über sexuelle Gewalterfahrungen berichtet wird als bei repräsentativen Untersuchungen, Fragebogen- oder telefonischen Erhebungen ... Nach heutigem Wissen werden Mädchen häufiger als Jungen Opfer sexueller Gewalt, neuere Studien belegen einen Anteil von 3:1 bis 2:1.«[31]

Doch auch diese Ergebnisse lassen darauf schließen, dass mindestens zwei- bis dreimal so viele Frauen wie Männer sexuellen Misshandlungen ausgesetzt waren. Vermutlich sind daher auch weitaus mehr Frauen als Männer multiple Persönlichkeiten.

Zweite Voraussetzung: Gut dissoziieren können

Hinsichtlich ihrer Dissoziierungsfähigkeit scheinen sich Männer und Frauen nicht wesentlich zu unterscheiden. Ich habe schon mehrfach erwähnt, was Dissoziieren bedeutet, im Folgenden soll es aus fachlicher Sicht erklärt werden.

Damit Sie jedoch die Fachdiskussion zu diesem Thema verstehen können, hier zunächst ein Beispiel, das verdeutlichen soll, auf welch dramatische Weise multiple Persönlichkeiten das Erlebte verdrängen, abspalten – eben dissoziieren. Das Beispiel selbst ist relativ harmlos, die Dramatik liegt allein in der Dissoziierung.

Jan kommt zu sich, wie er das heimlich für sich nennt. Er ist im Garten, die Sonne scheint, ein Ball rollt auf ihn zu; sein Freund Peter, der seit Kurzem zwei Straßen weiter wohnt, scheint ihn ihm zugeworfen zu haben. »Los, komm, wir gehen auf den Bolzplatz!« ruft Peter. Angewidert schaut Jan an sich herunter. Schon wieder trägt er so ein doofes Kleid. »Warte, ich zieh mich bloß schnell um!« ruft er zurück und rennt ins Haus. »Jeannette, beeil dich, wir essen gleich!« Die Stimme aus der Küche kommt von der komischen Frau, die auch hier wohnt und die er immer mit »Mama« anreden soll. Doch sie scheint ihn nicht gemeint zu haben. Er läuft die Treppe hinauf in sein Zimmer, reißt die Schranktür auf und wühlt nach seiner Lederhose. Alles umgeräumt. Ganz hinten, zusammengeknüllt, findet er seine Hose, zieht sie an, sucht nach einem Hemd, findet schließlich ein T-Shirt und flitzt wieder die Treppe hinunter. Die Frau steht am unteren Absatz und kräuselt die Lippen, als sie ihn sieht. »Jeannette, was soll das! Du gehst sofort wieder hoch und ziehst dich um!« Jan will sie ignorieren, da packt sie ihn an den Haaren, weiß vor Wut, und schreit: »Wenn du jetzt nicht sofort…« Mehr hört Jan nicht, weil ihm schwarz vor Augen wird.

Jeannette fasst sich an den schmerzenden Kopf. Sie sieht ihre Mutter vor sich; die scheint böse mit ihr zu sein; irgendetwas scheint sie falsch gemacht zu haben. »Bitte, Mama, lass los, sei wieder gut, ja?« bettelt sie. Ihre Mutter lässt überrascht die Hand sinken. »Hast wohl wieder geträumt, was? Also gut, jetzt zieh dir aber rasch was Anständiges an. Du willst dich doch wohl nicht so an den Mittagstisch setzen?!« – »Wieso?« will Jeannette fragen, da bemerkt sie entsetzt, in welchem Aufzug sie dasteht. »Tut mir leid, Mama. Ich weiß gar nicht …« – »Los, los, beeil dich, das Essen steht schon auf dem Tisch!« unterbricht ihre Mutter sie. Verwirrt rennt Jeannette die Treppe hinauf. Als sie wieder in ihrem Sonntagskleid herunterkommt, sieht sie einen Jungen mit einem Ball im Garten stehen. Der sieht aus wie ein Zigeuner, ganz dreckig. Sie zeigt ihm eine lange Nase und hüpft in die Küche. Der Junge zuckt mit den Achseln, nimmt seinen Ball, und während er sich langsam davonmacht, nimmt er sich vor: Mit diesem komischen Kind will er nichts mehr zu tun haben.

Anhand dieses kurzen Ausschnittes aus dem Leben der zehnjährigen Jeannette möchte ich einige der Prinzipien erläutern, die mit dem Konzept der Dissoziation verbunden sind. Zunächst aber möchte ich erklären, warum ich diesen Begriff und die dahinterstehende Theorie für so wesentlich halte.

Statt das Mädchen Jeannette für »verrückt« zu erklären, ihm eine Schizophrenie oder eine juvenile Psychose zuzuschreiben, könnten wir auch Folgendes vermuten: Jeannette macht das, was wir alle tun – wir trennen Zusammengehörendes und speichern es in verschiedenen Hirnregionen –, aber sie macht es auf so dramatische Weise, dass sie sich von einem Teil ihres Erlebens dauerhaft »abschneidet« und daher vieles, was sie tut, nicht mitbekommt. Sie dissoziiert sozusagen überstark. Wenn wir das annehmen und weiterhin davon ausgehen, dass dieses Verhalten nicht angeboren, sondern erworben wurde, müssten wir danach suchen, was in Jeannettes Umwelt ihr eine konsequente Identitätsentwicklung zu einem einheitlichen »Ich« unmöglich gemacht und sie stattdessen gezwungen hat, amnestische Barrieren (so etwas wie innere »Trennscheiben des Nicht-Wissens«) zu errichten. Und wir würden mehr als genug finden: einen Vater, der seine Tochter schon mehrfach vergewaltigt hat und sie brutal schlägt, wenn sie weint; der sie nur akzeptiert, wenn sie sich wie ein kleiner Junge benimmt. (Woraufhin Jeannette sich gespalten hat und ein Junge – Jan – entstanden ist, der auf alle Auslösesignale hin erscheint, die mit »Jungenhaftem« zusammenhängen. Hier war es der Fußball seines neuen Freundes.) Eine Mutter, die zwischen extremen Gefühlen hin und her schwankt und sich für das Kind völlig unberechenbar verhält. Einmal liebkost sie es für ein bestimmtes Verhalten, ein andermal wird Jeannette für dasselbe Verhalten misshandelt. Es kommt sogar vor, dass die Mutter, wenn sie schlechte Laune hat, irgendeinen Anlass dafür im Verhalten ihrer Tochter sucht und diese dann systematisch quält. So kündigt sie etwa an: »Dafür gibt es jetzt einen Satz auf die Ohren«, und das bedeutet: zehn Schläge mit der flachen Hand auf das rechte Ohr, dann die Frage: »Bist du Mamas liebes Mädchen?«, und wenn Jeannette (oder der Teil, den sie später als Erwachsene »Mamas Liebling« nennen wird) nicht sofort: »Ja, Mama, ich bin dein liebes Mädchen« sagt, erhält sie zehn Schläge mit der flachen Hand auf das linke Ohr. Manchmal wandelt die Mutter ihre Quälereien ab: einmal rechts, einmal links. Manchmal packt sie den Kopf des Kindes und schlägt ihn zehnmal gegen die Wand. Als Jeannette noch kleiner war, konnte es auch vorkommen, dass die Mutter, bevor sie ihren heimlichen Liebhaber empfing, das Kind hochnahm, liebevoll mit ihm redete und es dann die Kellertreppe hinuntertrug, wo sie es in die Holzkiste legte, in der im Winter die Kartoffeln gelagert wurden. Sie verschloss dann den Deckel und holte das Kind erst wieder heraus, wenn ihr Liebhaber fort war. Und dann konnte es sein, dass sie es erst einmal schlug, weil es sich »das Kleidchen beschmutzt« hatte.

Niemand hat Jeannettes Wimmern und Schreien gehört, niemand hat ihr je geholfen. Kein Wunder, dass sie sich selbst helfen musste, indem sie Teile ihres Erlebens, die einfach zu grauenhaft waren, um sie ständig als Wissen mit sich herumzutragen, abgespalten – eben dissoziiert hat.

Nun also zu dem, was die Fachleute zum Thema Dissoziation zu sagen haben. Zunächst wieder das schon zitierte internationale Diagnostik-Handbuch DSM, das sich zu diesem Thema sehr vage ausdrückt: »Hauptmerkmal (der dissoziativen Störungen) ist eine Störung oder Änderung der normalerweise integrativen Funktionen der Identität, des Gedächtnisses oder des Bewusstseins. Die Änderung kann plötzlich oder allmählich auftreten und vorübergehend oder chronisch sein. Wenn sie primär die eigene Identität betrifft, wird die eigentliche Identität zeitweilig vergessen, und eine neue Identität kann angenommen oder aufgedrängt werden (wie bei der Multiplen Persönlichkeitsstörung).«[32]

Außer der Multiplen Persönlichkeitsstörung (MPS oder DIS) unterscheidet das Diagnostikhandbuch noch andere Formen von dissoziativen Störungen, die hier zunächst nur erwähnt werden sollen, da sie später in ein Gesamtkonzept eingefügt werden: Da gibt es die sogenannte *Psychogene Fugue,* die dadurch gekennzeichnet ist, dass die betreffende Person sich gelegentlich irgendwo wiederfindet, ohne zu wissen, wie sie dorthin gekommen ist, und/oder eine neue Identität annimmt. Diese Störung tritt häufig im Zusammenhang mit DIS auf, kann aber auch unabhängig von ihr existieren.

Unter *Psychogene Amnesie* fasst das DSM Gedächtnisprobleme zusammen, die dadurch gekennzeichnet sind, dass sich jemand an wichtige Lebensdaten nicht erinnern kann, ohne dass dies mit normaler Vergesslichkeit oder einer Hirnschädigung oder einer Alkoholvergiftung erklärbar wäre. Auch hier wird darauf hingewiesen, dass dies bei DIS ebenfalls häufig auftritt, aber auch bei Nichtmultiplen vorkommen kann.

Eine weitere dissoziative Störung ist, laut internationalem Diagnostikhandbuch, die *Depersonalisationsstörung oder -neurose.* Sie ist häufig verbunden mit sogenannter *Derealisation.* Beide kennzeichnen eine Verzerrung des Wirklichkeitsgefühls: Bei Depersonalisation wird die eigene Person als unwirklich wahrgenommen (roboterhaft oder so, als würde man sich von außen beobachten oder auf andere Weise vom Körper losgelöst sein), bei der Derealisation ist es die Umwelt, die als fremd und unwirklich wahrgenommen wird. Bei beiden bleibt ansonsten den Betroffenen die Möglichkeit erhalten, durchaus angemessen auf ihre Umwelt zu reagieren und Kontrolle über das eigene Verhalten auszuüben. (Viele Menschen kennen ein derartiges Phänomen: Wer z.B. aus dem Kino kommt, dort ganz in die Handlung »versunken« war und Schwierigkeiten hat, sich umzustellen, mag die Welt vor dem Lichtspieltheater vorübergehend als fremd und unwirklich erfahren. Von einer Störung wird daher auch erst gesprochen, wenn die Depersonalisation für die/den Betreffende/n mit sehr viel innerem Leid verbunden ist.)

Und letztlich wird im DSM noch eine *Nicht näher bezeichnete Dissoziative Störung* erwähnt, die ein Bündel von Symptomen enthalten kann und dadurch gekennzeichnet ist, dass es unterschiedliche Persönlichkeitszustände gibt, die aber nicht unabhängig davon die volle Kontrolle über das Verhalten des Individuums übernehmen. Zum Symptomkatalog gehören:

···⫶ die vorhin schon erwähnte Derealisation, aber ohne Depersonalisation;

···⫶ das Gansersyndrom: ungenaue Antworten auf Fragen, ausgelöst durch Amnesie (Gedächtnisverlust), Desorientiertheit, Wahrnehmungsstörungen etc.;

···⫶ Trancezustände, also veränderte Bewusstseinszustände, in denen man die Umgebung nur noch schemenhaft wahrnimmt und nur noch auf wenige, bewusst oder unbewusst ausgewählte Reize reagiert. Hier erwähnt das DSM: »Bei Kindern kann dies nach Misshandlungen oder Traumen auftreten.«[33]

···⫶ Und schließlich: »Zustände der Dissoziation, die bei Personen auftreten, welche einem langen und intensiven Prozess von Zwangsmaßnahmen zur Veränderung von Einstellungen ausgesetzt waren (z.B. Gehirnwäsche oder Indoktrination während einer Gefangennahme durch Terroristen oder Anhänger eines Kults).«[34]

Im Diagnostik-Kapitel werde ich ausführlich darauf eingehen, wie die verschiedenen Symptombündel auseinandergehalten werden und wie Betroffene feststellen können, ob sie nun wirklich multipel sind oder nicht. Hier kommt es mir nur darauf an, die Vorstellung davon zu fördern, was Dissoziation so alles sein und mit sich bringen kann.

Nach so vielen Auflistungen von Störungsformen werden Sie sich vielleicht fragen: Wieso soll Dissoziation ein normales und alltägliches Phänomen sein? Dies hatte ich ja schon verschiedentlich behauptet. Es gibt inzwischen zahlreiche Belege für diese Behauptung. Ross schreibt dazu in seinem Lehrbuch über DIS kurz und klar [Hervorhebungen von M. H.]: »*Ich betrachte Spaltung und Dissoziation als Synonyme* und ... bevorzuge eine einfache Definition von Dissoziation: *Dissoziation ist das Gegenteil von Assoziation* ...«[35]

So einfach kann es sein. Und doch ziemlich revolutionär. Es bedeutet: Wenn wir verstanden haben, wie eine multiple Persönlichkeit ihre Erfahrungen dissoziiert hat, könnten wir ihr helfen, diese Erfahrungen wieder zu assoziieren. Die Persönlichkeitsspaltung könnte dann durch gezielte Assoziation aufgehoben werden.

Auch dies klingt einfach, und es könnte eine Hoffnung sein für all diejenigen, die unter den Folgen schwerer Traumata leiden. Es bedeutet vor allem: Schwer Traumatisierte mit einer Fülle von Alltags- und Identitätsproblemen brauchen nicht zu befürchten, »verrückt« zu sein. Sie haben lediglich unbewusst gelernt, in unerträglichen (=Trauma)Situationen eine Notreaktion – Dissoziation – einzusetzen, um ihr Bewusstsein von einer ständigen Wiederholung (Assoziation) des Traumas zu schützen. Wenn es gelingt, in einer sicheren Umgebung vorsichtig die Traumabestandteile wieder zu assoziieren und auf »gute Weise« (was das heißt, werde ich in späteren Kapiteln erläutern) noch einmal zu durchleben, kann die Spaltung der Persönlichkeit aufgehoben werden, und die Person kann lernen, als eine vollständige Gesamtpersönlichkeit zu empfinden, zu denken und zu handeln. Natürlich sind damit nicht all ihre Probleme gelöst. Doch sie hat dann keine schwere dissoziative Störung mehr, d.h. z.B., sie ist nicht mehr multipel. Statt also, wie es häufig geschieht, als schizophren fehldiagnostiziert in der Psychiatrie zu landen (ca. 40 % aller Schizophrenen sind, mehreren nordamerikanischen Studien zufolge, in Wirklichkeit multipel) und dort mit schweren Psychopharmaka »behandelt« – eher: ruhiggestellt – zu werden, könnten sie besser und Erfolg versprechend psychotherapeutisch behandelt werden! Dies betrifft, ebenfalls nordamerikanischen Studien zufolge, bis zu 15 % aller Psychiatriepatienten.

Was genau geschieht, wenn das menschliche Gehirn Informationen assoziiert bzw. dissoziiert? Da unser Gehirn ein neurochemischer »Großcomputer« von bislang unausgeloteter Komplexität ist, können wir seine Geheimnisse nicht vollständig ergründen. Wir können nur grob beschreiben, was sich bei diesen beiden Prozessen ungefähr im Gehirn abspielt. Hören wir dazu noch einmal Colin Ross: »Das normale Gehirn führt eine unendliche Zahl von Assoziationen und Dissoziationen als Teil seiner alltäglichen Funktionen aus. An einem Tag zum Beispiel können der Duft eines Parfüms, die Erinnerung an ein romantisches Abendessen und finanzielle Überlegungen über die Kosten für Auslandsreisen im nächsten Jahr im Bewusstsein eng miteinander verknüpft sein. Am nächsten Tag werden diese drei Elemente dissoziiert worden sein, um später mit denselben oder anderen Elementen wieder neu kombiniert zu werden. Dissoziation ist ein laufender dynamischer Prozess in der normalen Psyche, der Modulation und Kontrolle durch zahlreiche andere psychische Inhalte ausgesetzt ... Dissoziation kann in verschiedener Form auftreten. Zwei Elemente, die normalerweise miteinander verbunden sind, können aufgespalten und getrennt werden. Ein häufiges Beispiel dafür bei DIS sind die Gefühle der KlientIn für ihren Vater und ihre Erinnerung an den Inzest. Die Gastgeberpersönlichkeit [das ist der Teil der Gesamtpersönlichkeit, der im Alltag die meiste Kontrolle über den Körper hat, M. H.] kommt vielleicht in Therapie mit konfliktfrei positiven Gefühlen ihrem Vater gegenüber und einer kompletten Amnesie für den Inzest.«[36]

Mit anderen Worten: Eine Dissoziationsstörung ist dadurch gekennzeichnet, dass der normale Ablauf, ein Erlebnis im Nachhinein rekonstruieren zu können, gestört ist. »Man kriegt es nicht mehr zusammen« – diese Formulierung aus dem Alltagsleben zeigt, dass es oft schwierig sein kann, wieder zu assoziieren, was einmal gemeinsam »da« war (wie in Ross' Beispiel der Duft eines Parfüms, Bestandteile eines »romantischen Abendessens« und das Nachdenken über eine Auslandsreise im nächsten Jahr). Eine Dissoziierungsstörung entsteht aber nicht »einfach so«. Sie entsteht dann, wenn *verhindert werden muss, dass das Dissoziierte wieder assoziiert werden kann.* Das Gehirn »merkt«: Es wäre völlig überfordert, wenn das komplette Ereignis (das Trauma) wieder assoziiert ins Bewusstsein gelangen würde. Wenn dies doch geschieht – was die Betroffenen oft als eine Art »Flashback« erleben (plötzlich ist die Szene wieder da, samt der Todesangst und den Schmerzen ...) –, dann sorgt das Gehirn dafür, es so rasch wie möglich erneut zu dissoziieren und in die »hinteren Hirnregionen« zu verbannen.

Dissoziation ist also ein Abwehrmechanismus, eine Schutzfunktion des Unbewussten, mit deren Hilfe alles, was das Bewusstsein überfordern könnte, daran gehindert werden soll, ins Bewusstsein zu geraten und dort möglicherweise eine Katastrophe auszulösen in der Form, dass das Bewusstsein seine Funktion nicht mehr ausüben kann. Denn da unser Bewusstsein, wie Freud ganz treffend bemerkte, wie eine Nussschale auf dem Meer des Unbewussten schwimmt, darf es nur solche Inhalte bearbeiten, die es für die unmittelbare Alltagsbewältigung benötigt. Das Unbewusste »verdaut« den Rest, und das Unverdauliche wird durch extrem starke Dissoziation gut »weggepackt«. Allerdings neigt das Unverdauliche dazu, wie Entzündungen im Innern »Eiterblasen« zu bilden, die das Unbewusste dazu veranlassen, das Bewusstsein immer wieder »anzustoßen«. Wenn es das in Worte fassen könnte, würde es vielleicht sagen: »Hey, hier ist etwas, das kann ich nicht verdauen, das muss noch einmal durch dich hindurch, damit es besser verarbeitet und im Langzeitspeicher aufgehoben werden kann!«

Solche »Eiterblasen« des Unbewussten, die das Bewusstsein direkt oder indirekt mitbekommt, können zum Beispiel Erinnerungsbruchstücke sein, die mit heftigen negativen Gefühlen gekoppelt sind. So neigen viele Missbrauchsopfer dazu, im Dunkeln Angst zu haben, ohne genau zu wissen, warum eigentlich. Diese Dunkelangst ist so verbreitet, dass sie sogar als typisch weiblich gilt und auf diese Weise schon wieder als etwas ganz »Normales«. In Wirklichkeit deutet sie darauf hin, dass sehr viele Frauen in ihrer Lebensgeschichte Schlimmes im Dunkeln erlebt haben. Andere Beispiele sind: »unerklärliche« Aversion gegen Milch und Milchprodukte (dass sie häufig an unangenehme Erinnerungen z.B. mit Sperma geknüpft ist, weiß das Bewusstsein zunächst nicht); Schmerzen im Unterleib, Verfolgungs- und Vergewaltigungsträume, heftige Kopfschmerzen (die unverdauten Traumabestandteile, die ständig aus dem Bewusstsein ferngehalten werden müssen, verursachen dem Unbewussten »Kopfzerbrechen«) etc. Selbstverständlich können alle diese dem Bewusstsein zugänglichen Informationen auch andere Ursachen haben – deswegen ist es ja häufig so schwierig, sie angemessen zu entschlüsseln.

Aus all dem geht hervor: Dissoziationen sind zunächst Alltagsphänomene. Eine Dissoziationsstörung entsteht erst dann, wenn so viel Unerträgliches erlebt wird, dass das Unbewusste all das Schreckliche, das ein Trauma bedeutet hat, unmöglich zur Assoziation im Bewusstsein freigeben kann.

Dies wiederum – die dauerhafte Dissoziation von Traumainhalten – verursacht eigene Probleme. Eines davon ist die für das Bewusstsein kaum oder gar nicht zu entschlüsselnde Botschaft aus nur einem oder zwei an die Oberfläche dringenden Traumabestandteilen, z.B. Gefühlen: Schmerz und Angst, Aversionen und Entsetzen, Unbehagen und Wut, Lust und Ekel etc. Oder Gedanken: »Alles wird nur schlimmer werden«, »Ich bin ein Versager«, »Glaub bloß nicht, dass dir jemand hilft« etc. Oder – was die Betroffenen oft als noch bedrohlicher erleben – Verhaltensweisen und Automatismen: jemanden anschnauzen oder körperlich angreifen, Zwänge und Süchte, selbstzerstörerische Handlungen aller Art etc.

Irgendein Auslöser kann diese – als völlig unzusammenhängend erlebten – Glieder der Assoziationskette ins Bewusstsein schwemmen und eventuell sogar Verhaltensweisen erzwingen, welche die Betreffenden »gar nicht beabsichtigt« haben. Es gibt zwei Arten von Auslösern: innere und äußere. Zu letzteren gehören: der Anblick eines bestimmten Menschen, ein spezifischer Geruch oder Geschmack, ein plötzliches Geräusch, eine Berührung ... Innere Auslöser können sein: ein bestimmtes Körpergefühl (etwa Schmerzen), ein Traum, ein Gedanke, eine Emotion, ein Erinnerungsdatum etc.

Derart dem dissoziierten und nur in Bruchteilen im Bewusstsein assoziierten Erinnerungsmaterial ausgeliefert zu sein bringt große Verunsicherungen mit sich. Häufig besteht ein Großteil psychotherapeutischer Arbeit darin, der KlientIn zu helfen, die Bruchstücke derart dissoziierter Traumata behutsam aus dem Unbewussten ins Bewusstsein zu heben.

Die Dissoziationsstörung bedeutet jedoch noch etwas anderes: Hier betrifft das »Vergessen« – also das Nicht-Assoziieren dissoziierter Erlebnisinhalte – so viele Bereiche des Lebens, dass es auch im Alltagsbewusstsein zu einer Spaltung kommt: Entweder werden große Teile der Vergangenheit komplett »vergessen«, oder es entwickeln sich unterschiedliche »Identitäten«, die recht separat voneinander existieren. Je separater diese Teile sind, desto mehr verdichten sie sich tendenziell zu verschiedenen »Personen«, die sich jeweils als eigenständig fühlendes, denkendes und handelndes »Ich« erleben. Letzteres ist dann eine multiple Persönlichkeit. Hier erstreckt sich die Dissoziation nicht nur auf die Erinnerungen, sondern auch auf die gesamte *Identität*. In der überarbeiteten Fassung des internationalen Diagnostikhandbuchs DSM wird folgerichtig dann auch statt von Multipler Persönlichkeitsstörung von *Dissoziativer Identitätsstörung* gesprochen.

Colin Ross ordnet in einer Tabelle die dissoziativen Störungen nach ihrem Schweregrad, von normaler Dissoziation über Psychogene Amnesie, Psychogene Fugue, teilweise Multiple Persönlichkeitsstörung, duale Persönlichkeit (Spaltung in zwei sich als völlig voneinander verschieden wahrnehmende und oft nichts voneinander »wissende« Persönlichkeitsanteile wie bei »Dr. Jekyll und Mr. Hyde«), komplexe DIS bis zur polyfragmentierten DIS, bei der es eine Fülle von Persönlichkeits-»Splittern« gibt, von denen viele sich als eigenständiges »Ich« erleben.[37]

Diese Auflistung reicht also von der alltäglichen und notwendigen Dissoziation von Ereignissen bis zur schweren Identitätsstörung kurz vor dem Zerfall jeglichen Identitätsgefühls, wenn sich das Gefühl dafür, »wer ich bin«, völlig auflöst.

Nach außen hin wird der »Switch«, also der »Wechsel« der Persönlichkeitsanteile (»Personen«), oft gar nicht bemerkt, und auch den Betroffenen selbst bleibt häufig lange verborgen, dass sie eine multiple Persönlichkeit entwickelt haben. Sehr oft nämlich wirken die anderen »Personen« sozusagen »hinter der Szene« und durch die jeweils nach außen agierende »Person« hindurch, die dann nur das Gefühl hat, sich »anders« zu verhalten, »anders« zu denken und zu fühlen, als »sie« es jeweils tun würde. Und auch, dass sie Amnesien hat, also »Zeit verliert«, bleibt ihr nicht selten verborgen; dieses Phänomen nennt man »Amnesie für die Amnesie«.[38]

Dritte Voraussetzung: Schwerste Kindheitstraumata

In ihrem Nachwort zu der sehr eindrücklichen Schilderung der Multiplen Joan Frances Casey in »Ich bin viele« schreibt die Psychiaterin Frances Howland: »Multiple Persönlichkeitsstörung »wird [in der psychiatrischen und psychotherapeutischen Fachwelt] weitgehend noch immer nicht als das gesehen, was sie ist – eine legitime posttraumatische Stressreaktion, ausgelöst durch eine anhaltende, übermächtige, lebensbedrohliche Gefahr, die in der frühen Kindheit einsetzt«.[39]

Damit hat sie die wichtigsten Merkmale eines schweren kindlichen Traumas benannt: Es ist eine schreckliche, überwältigende Erfahrung, der das Kind nicht ausweichen kann, gegen die es nicht ankämpfen kann, die seine bis dahin in seiner psychischen Entwicklung gewonnenen Abwehrmöglichkeiten eindeutig übersteigt und als eine Todesnähe-Erfahrung erlebt wird.

Eines der schwersten Traumata ist die Erfahrung sexueller Gewalt, da sie nicht nur psychisch verheerend ist, sondern auch die körperliche Integrität des Kindes zerstört. Fast alle Multiplen haben als Kind sexuelle Gewalt erlebt.

»Multiplizität stellt also«, so Howland weiter, »eine extreme Form des Selbsterhaltungstriebes dar. Offenbar besteht das psychische Äquivalent zum ›Kämpfen oder Flüchten‹ für viele missbrauchte Kinder, die zu beidem noch zu klein sind, in einer Dissoziation, die bewirkt, dass die originäre Persönlichkeit zeitweilig ›nicht da‹ und damit gegen Angst und Schmerz abgeschottet ist. Dieser dramatische Überlebensmechanismus erfordert ein hohes Maß an Wachsamkeit und feinste Antennen für die Umgebung. Man muss verschwinden, ehe es zu spät ist, und man muss auf der Hut sein, weil man manchmal so tun muss, als wäre man da, wenn man es gar nicht ist. Dieser Ablauf entzieht sich zum größten Teil der bewussten Wahrnehmung – man erinnert sich nur, dass man Angst hatte, und dann an gar nichts mehr.«[40]

So ist es. In mehreren Beispielen wurde hier in diesem Buch bereits dissoziatives Denken, Fühlen und Verhalten beschrieben. Nun kann deutlich werden, warum ein Kind den Abwehrmechanismus der Dissoziation braucht: Es wäre gar nicht in der Lage, das Trauma bewusst zu verarbeiten. Daher spaltet sein Unbewusstes zunächst das Trauma auf. Anschließend aber – besonders, wenn sich das Trauma häufig wiederholt oder andere Traumata hinzukommen – spaltet sich auch die Identität des Kindes.

Kennzeichnend für eine dissoziative Identität ist, dass die erste Spaltung sehr früh eingesetzt haben muss. Nämlich in einer Zeit im Leben des Kindes, als dieses dabei war, seine Identität – zunächst rudimentär – zu finden und zu entwickeln.[41] In der Regel wird davon ausgegangen, dass eine Multiple spätestens bis zum fünften Lebensjahr derart intensiven und häufigen Traumata ausgesetzt war, dass sie schon damals begonnen hat, sich zu spalten oder Teile gar nicht erst zusammengewachsen sind. Nehmen wir einmal an, es handelt sich um das übliche Trauma bei Multiplen: sexuelle Gewalt. Eine Szene, wie sie in der Einleitung zu diesem Buch beschrieben wurde, könnte eines der Traumata sein, die ein Mädchen dazu veranlassen können, sich zu spalten. Die geschilderte Szene enthält zahlreiche Bestandteile, von denen normalerweise eines genügen würde, um den ganzen Rest aufzurufen und das Bewusstsein damit zu überfluten: nachts im Bett aufwachen, ein Lichtstreifen unter der Tür, ein Schatten im Zimmer, jemand beugt sich über die Schlafende, Geruch nach Alkohol und Nikotin, sich gelähmt fühlen, Herzrasen, große Hände auf dem Körper, Flüsterstimme (eines Mannes), Eindringen eines Fingers in die Scheide, Druckgefühl und Schmerzen im Bauch und in der Vagina, schreien wollen und es nicht können, ruckartige Bewegungen (eines Mannes) an oder auf ihr, Stöhnen (eines Mannes) etc.

Tatsächlich kommt es bei vielen, die ein derartiges Trauma erlebt haben, häufig zu solchen »Flashbacks«, bei denen eines oder mehrere dieser visuellen, auditiven, kinästhetischen, olfaktorischen oder emotionalen Signale genügt, um das Trauma noch einmal – ganz oder in Teilen – in seiner Entsetzlichkeit zu durchleben. Besonders sexuelle Gewalt enthält – da sie physisch und psychisch einen extremen Eingriff darstellt – sehr viele dieser »multisensoriellen« Reize (d.h., alle Sinneskanäle werden angesprochen und auf unangenehmste Weise mit Traumabestandteilen überflutet). Dissoziation zerlegt das Trauma in zahlreiche Bestandteile und, um es umgangssprachlich auszudrücken, »packt es in die hintersten Schubladen weg«.

Um eine Reassoziierung (also ein erneutes Zusammenfügen) der Traumabestandteile zu verhindern, werden nicht nur zwischen der Erinnerung und dem Tagesbewusstsein »Gedächtnishindernisse« errichtet, sogenannte amnestische Barrieren, sondern die einzelnen Bestandteile werden auch *voneinander* getrennt, damit nicht ein wiedererlebter Traumabestandteil (z.B. nachts im Bett aufwachen) sofort die anderen Bestandteile zur Assoziation ins Tagesbewusstsein »nachzieht«.

Bei einer dissoziativen Identitätsstörung geschieht jedoch noch mehr. Etwas, das wir einen »Quantensprung« in der Dissoziation nennen könnten: Das gesamte Ich(-Gefühl), das dem Trauma ausgesetzt war, wird mit einer amnestischen Barriere vom Rest der Persönlichkeit abgespalten. Es gibt dann eine »Person«, die das Trauma erlebt hat, und eine »Person«, die es nicht erlebt hat. Und um die Sache noch zu komplizieren: Häufig finden solche Identitätsspaltungen aufgrund der Unerträglichkeit des Traumas bereits *während* des Traumas statt, sodass es mehrere Anteile gibt, erlebt als »Ichs« oder »Personen«, die jeweils nur einen Teil des Traumas erlebt haben.

So hat das Mädchen in dem in der Einleitung angeführten Traumabeispiel vor der Identitätsspaltung alles erlebt bis zum Stöhnen des Vaters. Durch Depersonalisation und Derealisation – von außerhalb des Körpers aus und oben auf dem Schrank »schwebend« – erlebt ein anderer Persönlichkeitsbestandteil, dass dem Mädchen »da unten« etwas Schreckliches geschieht. Die »Person«, die da unten im Bett liegt und dann z.B. auch noch die Penetration ihres kleinen Körpers durch den Penis des Vaters erleiden muss, ist ein dritter Persönlichkeitsanteil.

Nun könnte es sein, dass sich diese drei Persönlichkeitsanteile später im Leben wieder integrieren. Es kann aber genauso gut geschehen, dass sie zu völlig verschiedenen Ich-Identitäten – »Personen« – heranreifen, von denen jede ein eigenes »Ich-Gefühl« hat und von den anderen entweder gar nichts weiß oder zwar von ihnen weiß, aber ihr Verhalten, Fühlen und Denken nicht beeinflussen kann.

Kompliziert, nicht wahr? Ich muss zugeben: Wir wissen aufgrund der ungeheuren Komplexität des menschlichen Gehirns heute erst zu einem Bruchteil, wie Dissoziation und zumal die dissoziative Identitätsspaltung wirklich funktioniert. Was ich hier ausführe, ist der Versuch, mit Begriffen, Bildern und Metaphern einen hoch komplizierten Prozess zu beschreiben. Ein Prozess, der auf der neurologischen und physiologischen Ebene noch näher untersucht werden muss.

So wissen wir zwar heute, dass die dissoziative Identitätsspaltung unter anderem die erstaunliche Konsequenz hat, dass eine multiple Persönlichkeit völlig verschiedene Hirnwellen-Muster im EEG (Elektroencephalogramm) produziert – je nachdem, welche »Person« gerade die Kontrolle über den Körper hat. Diese EEGs sind so verschieden, als stammten sie von völlig unterschiedlichen Menschen.[42] Wir wissen, dass die verschiedenen »Personen« in einer Multiplen sich unterscheiden können hinsichtlich einer Fülle von körperlichen Merkmalen: Die einen sind z.B. gegen Bienengift allergisch, die anderen nicht[43]; die einen sind drogenabhängig, die anderen nicht; die einen haben eine vereiterte Mandelentzündung, die anderen nicht; die einen haben blaugraue Augen, die anderen braune – alles zur gleichen Zeit im gleichen Körper.

Nun werden Sie möglicherweise denken, das sei doch vollkommen unmöglich. Mir ist klar, dass es schwierig ist, daran zu glauben, wenn Sie Derartiges noch nicht selbst an sich oder an einer (anderen) Multiplen beobachten konnten. Doch ich kann Sie nicht nur auf die einschlägige wissenschaftliche Literatur verweisen.[44] Ich kann Ihnen auch versichern: Bis ich fast alle der oben genannten Unterschiede in einer – multiplen –

Persönlichkeit mit eigenen Augen sehen konnte, habe ich auch nicht daran geglaubt. Und ich war ungeheuer erleichtert, bei anderen Multiplen ähnlich verblüffende »Unmöglichkeiten« zu entdecken, von KollegInnen ähnliche Erlebnisse mit »ihren« Multiplen zu hören und Berichte in der Fachliteratur darüber zu lesen. Ich hätte es sonst auch nicht geglaubt, denn es widerspricht vielem, was wir für selbstverständlich gehalten haben. Die Augenfarbe zum Beispiel gilt schließlich als »unveränderliches Kennzeichen« (und eine meiner multiplen KlientInnen hatte deshalb bei einer Fahrzeugkontrolle schon einmal erhebliche Schwierigkeiten, der Polizei zu erklären, dass sie »jetzt gerade« blaue Augen hatte, wo doch in ihrem Ausweis »Augenfarbe Braun« stand!). Wie heißt es in solchen Fällen in der Wissenschaft immer: »Further research is needed« – es ist dringend nötig, weiter zu diesem Thema zu forschen.

Eines jedenfalls wird aus solchen Befunden offenkundig: Die Dissoziation, die eine Identitätsspaltung bewirkt, hat enorme Auswirkungen auf die gesamte Persönlichkeit.

Nun habe ich vorhin darauf hingewiesen, dass ein Trauma wie die sexuelle Gewalt, die das kleine Mädchen im Einleitungs-Beispiel erfahren hat, zwar zunächst eine Identitätsdissoziation bewirkt, dies aber nicht notwendigerweise bedeuten muss, dass das Mädchen später auch multipel wird. Damit aus dem einen sich gerade herausdifferenzierenden Ich des Mädchens dauerhaft verschiedene »Personen« werden, also verschiedene »Ichs«, muss noch etwas Viertes als Bedingung hinzukommen:

Vierte Voraussetzung: Niemand hilft

Das vierjährige Mädchen im bunten Sonntagskleid, das halb zerrissen und blutbefleckt ist, läuft schreiend zur Hintertür herein. »Mama, Mama, hilf, bitte, Mama, hilf!« Gerade hat sein Vater es im Auto vergewaltigt. Das Kind ist völlig aufgelöst, es rennt, stolpert, fängt sich wieder, kann durch den Tränenvorhang kaum etwas sehen. Schließlich findet es die Mutter in der Küche, läuft schluchzend auf sie zu. Die Mutter dreht sich um, das Kind will in ihre Arme laufen. Sie stößt es von sich. »Wie siehst du denn aus? Hast du schon wieder dein Kleidchen schmutzig gemacht, du böses Kind?!« Das Kind holt Luft, will etwas hervorstoßen, da kommen schon die ersten Schläge. »Dir werd ich helfen!«, schreit die Mutter. »Mama, Mama, Papa hat ...« – »Willst du wohl still sein? Auch noch frech werden, na warte!« Und wieder prasseln Schläge auf das Kind ein.

Es dürfte kaum eine Multiple geben, die eine solche oder ähnliche Horrorszene in ihrer Kindheit nicht erlebt hat. Denn nur wenn niemand, wirklich niemand hilft, muss sich das Kind in seiner Verzweiflung selbst helfen, indem es sich aufspaltet. Nein, Mama hilft nicht. Sie ist kalt, krank oder misshandelt selbst. Es gehört zu den größten Tabus in unserer Gesellschaft, dass ein Großteil der Kindesmisshandlungen von Müttern ausgeübt wird. Auch wenn die *sexuelle* Gewalt oft eine Männerdomäne ist, so misshandeln Mütter doch auch. Körperlich und seelisch. Sie schimpfen und schlagen, vernachlässigen und hänseln, demütigen und können urplötzlich – aus aufflackernden Liebes- oder Schuldgefühlen – wieder ganz liebevoll sein. Häufig erhält das Kind für das gleiche Verhalten das eine Mal eine liebevolle, das andere Mal eine strafende oder sogar traumatisierende Reaktion aufseiten der Erwachsenen. So weiß es nie, wie es »richtig« ist. Infolgedessen spaltet es sich auf – in das »liebe« Kind und das »böse« Kind – und switcht (wechselt) von der einen zur anderen Identität, je nachdem, wie die Reaktion bei seinem Gegenüber aussieht. Dies ist ein hilfloser Versuch, endlich eine einheitliche Identität zu haben, jemand »Richtiges« zu sein. Nein, Mama hilft nicht. Sie ist nur lieb zu ihrem Kind, wenn es sich »brav« verhält – und selbst dann lässt sie ihre Wut noch oft genug an ihm aus. Wut über diese verpfuschte Ehe, ihr nicht gelebtes Leben, das vielleicht so schön hätte werden können, wenn sie nicht dieses Kind hätte. Dieses komische Kind, das so gar nicht dem entspricht, was sie sich vorgestellt hat. Ein Kind, das schon als Säugling wimmert und schreit (schon früh hat sich vielleicht der Vater an das Kind in sexueller Absicht herangemacht, aber das weiß die Mutter nicht oder sie will es nicht wissen). Ein Kind, das bettnässt und ständig Fieber hat, das nörgelt und nachts nicht allein schlafen will, das sich abwechselnd extrem zurückzieht und sich an sie anklammert, das schreit, wenn sie es in die Badewanne steckt, und sich bei den unmöglichsten Gelegenheiten zwischen die Beine fasst, weil es »da juckt«. Nein, die Mutter hilft nicht, weil sie dieses Kind so, wie es ist, nicht will. Und mit zunehmendem Alter wird ihr dieses Kind immer rätselhafter. Es scheint manchmal »wie ausgewechselt« zu sein (eine recht zutreffende Formulierung): Das eine Mal krabbelt es herum und brabbelt in Kleinkindsprache, das andere Mal benimmt es sich wie ein »frühreifes Früchtchen«, klettert jedem Mann auf den Schoß und will mit ihm »schmusen«. Manchmal tut es so, als würde es sich nicht erinnern, was es gerade eben gesagt oder getan hat – was einen erneuten Wutanfall der Mutter provoziert. In der Schule ist es manchmal gut, manchmal schlecht, Freundschaften verliert es, weil es so »komisch« ist, oft hat es so einen glasigen Blick, als wäre es gar nicht da, dann wieder ist es fröhlich und unkompliziert.

Nein, Mama hilft nicht. Und auch Oma und Opa helfen nicht, die »halten sich da raus«, ebenso wie Tanten und Onkel, Vettern und Cousinen, Nachbarn und Lehrer. Die meisten mögen dieses blasse, merkwürdige Mädchen einfach nicht, bei dem man nie weiß, woran man ist. Und schließlich – Erziehung ist Elternsache.

Und so spaltet sich das Kind – und spaltet sich – und spaltet sich. Am Ende der Pubertät haben viele Multiple ein Dutzend oder mehr Identitäten entwickelt, die sich nach verschiedenen Funktionen im Persönlichkeitssystem ordnen lassen. Da gibt es:
- Kinder beiderlei Geschlechts (die Jungen, die per Definition »nicht missbraucht« worden sind, sondern stark sind und sich oft den Vater zum Vorbild nehmen; die

Mädchen, die Opfer sind oder »Mamas Liebling«, also brav und möglichst pflege-leicht);

⋯⟩ täteridentifizierte Anteile, die nach dem Vorbild des jeweiligen Täters gestaltet sind und im Inneren weiteren Schaden anrichten oder anderen – Tieren, Kindern, anderen hilflosen Personen – das antun, was ihnen angetan wurde;

⋯⟩ Beobachter, die einfach nur registrieren, was außen und im Innern vor sich geht;

⋯⟩ Helfer»persönlichkeiten«, die über Tricks und Fähigkeiten verfügen, Gefahren möglichst frühzeitig zu erkennen und abzuwehren oder ihre Konsequenzen im In-nern abzumildern; einige davon sind in die Persönlichkeit integrierte »imaginäre Spielgefährten«[45];

⋯⟩ »Personen«, die Traumainhalte gespeichert haben, darunter viele innere »Kinder«;

⋯⟩ »Personen« oder Persönlichkeitssplitter, die bestimmte Funktionen erfüllen (etwa handwerkliche oder kommunikative);

⋯⟩ und eine »Person«, die derzeit am meisten nach außen agiert und oft von den ande-ren Personen im Innern nichts weiß, während diese sich vielleicht untereinander kennen oder zumindest ahnen, was noch so alles ohne ihr Zutun in und mit diesem Körper »passiert«.

Wie kann eine solche Entwicklung unbemerkt bleiben? Irgendjemand müsste doch die Not des Kindes erkennen und eingreifen! So etwas werden Sie jetzt vielleicht den-ken. Ich kann darauf nur antworten: Ja, eigentlich müsste im Laufe der Entwicklung eines solchen Kindes nicht nur »jemand«, es müssten viele bemerkt haben, dass dieses Kind unter im wahrsten Sinne des Wortes unsäglichen Qualen leidet. Denn das Kind spricht nicht über seine Erfahrungen. Nicht mehr. Es hat versucht, sich mitzuteilen, und dieser Versuch ist sicherlich von ihm nicht nur einmal unternommen worden. Es hat extreme Hilfeschreie losgelassen, etwa in Form von Selbstbeschädigungen bis hin zu Suizidversuchen. Es hat Schlafstörungen, Kopfschmerzen, Konzentrationsschwie-rigkeiten, vielleicht (was häufig vorkommt) eine Essstörung etc.[46] Doch es hat ihm niemand zugehört. Niemand hat geholfen. Und deshalb ist es multipel geworden.

Kapitel 2: **Die Täter**

Wer macht so etwas? Wer vergewaltigt kleine Kinder? Wer quält ein Kind so, dass es sich im Innern in mehrere »Teil-Persönlichkeiten« aufspalten muss, nur um nicht vor Entsetzen und Schmerzen verrückt zu werden? Wer um alles in der Welt ist zu so etwas fähig? Antwort: Sehr viele Männer und auch weitaus mehr Frauen, als wir es je für möglich halten wollen.

Nachdem ich schon mit unzähligen Frauen gearbeitet hatte, die sexueller Gewalt ausgesetzt waren, und ich zum ersten Mal (vermutlich nicht zum ersten Mal, aber vorher war ich ahnungslos!) mit einer multiplen Persönlichkeit zu tun hatte, dachte ich: »Nein, das Geschilderte kann nicht wahr sein. Wie hätte diese intelligente, kreative und elegante Frau so viel Gewalt überhaupt überleben können?« Es war reine Abwehr. Im Laufe der Therapie mit dieser Frau, die in einem germano-faschistischen Kult seit frühester Kindheit auf alle nur erdenkliche Weise körperlich, seelisch und sexuell gequält worden war, begriff ich: Sie hatte ihre Talente nur entfalten können, weil sie die erlittene Gewalt komplett abgespalten und über 50 »Innenpersonen« geschaffen hatte.

Viele, sehr viele Männer und Frauen – so stellte sich in jahrelanger Arbeit heraus – sind offenbar an dieser Frau zu Tätern geworden. Der Vater, die Mutter, weibliche und männliche Verwandte, die in der Sekte waren und das Kind schon als Säugling dem Kult »opferten«. Später kamen andere hinzu. Täter vermittelten das Opfer, das inzwischen auf sexuelle Dienstleistungen »zugerichtet« war, an andere Täter weiter: An zahlungswillige Bewohner eines Männerwohnheimes, an Produzenten von Kinderpornos, an die Hersteller der härtesten Sorte Pornografie: »Snuff«-Filme, die real ausgeübten sadistischen Sex bis hin zu Morden zeigen. Sie wurde zur Prostitution gezwungen und arbeitete eine Weile als Domina, bis ihr mit 22 die Flucht gelang. Inzwischen weiß ich: Sie ist nicht die Einzige mit einem solchen Schicksal.

Multiple Persönlichkeiten haben sehr viel Gewalt erlebt. Sexuelle Gewalt ist so gut wie immer dabei, oft ist sie die erste und letzte Gewaltform: Von der frühen Vergewaltigung durch Familienmitglieder bis – häufig genug – zur erzwungenen Arbeit als Prostituierte.[47]

Zum Ersteren: Etwa 80 % der aktenkundigen Gewalt gegen Kinder wird im Elternhaus der Kinder verübt.[48] Zum Letzteren: Schätzungsweise 90 % aller Prostituierten waren schon als Kind sexueller Gewalt ausgesetzt. Und zum Thema Multiple und Prostitution: In einer groß angelegten Studie über Multiple Persönlichkeiten in Nordamerika gab jede Fünfte von 236 untersuchten Multiplen an, irgendwann in ihrem Leben als Prostituierte gearbeitet zu haben.«[49]

Damit deutet sich ein Kreis an. Alles kreist um die sexuelle Befriedigung von Männern. Viele Männer konsumieren Pornos und fantasieren dann über Sex mit Kindern oder Vergewaltigungen von Frauen. Millionen von Männern gehen zu Prostituierten, von denen zu erfahren ist, dass die Freier immer brutaler werden und mit ihnen das ausleben wollen, was sie in Pornoheften und -filmen gesehen haben. Wie viele Männer ihre Freundinnen und Ehefrauen vergewaltigen und quälen, lässt sich nur schätzen. Die Zahl dürfte in der Bundesrepublik ebenfalls in die Millionen gehen. Und in jedem Jahr werden in den alten Bundesländern schätzungsweise 300.000 Kinder sexuell misshandelt. »Davon sind 250.000 Mädchen.«[50] Nach verlässlichen Studien aus den USA werden 38 % der Frauen vor Erreichen des 18. Lebensjahres sexuell misshandelt. Es gibt keinen Grund anzunehmen, warum die Zahl in anderen westlichen Industrieländern niedriger liegen sollte.[51]

Wer also sind die Täter? Antwort: Viele »ganz normale« Männer – laut Bundeskriminalamt 98 % der Täter[52] – und etliche »ganz normale« Frauen. Und: Viele psychisch schwer gestörte Männer und Frauen – einige davon haben selbst eine dissoziative Störung, manche tun aber auch nur so (nach ihrer Verhaftung), um einer härteren Strafe zu entgehen.[53]

Sexuelle Gewalt ist alltäglich. Sie ereignet sich überall, vor allem hinter den Wohnungstüren »ganz normaler Familien«.

Sexuelle Gewalt ist alltäglich. Ihre Opfer sind meist weiblich. Es beginnt mit der Gewalt gegen Kinder; am liebsten mögen die Täter offenbar kleine Mädchen. Deren besonderes Kennzeichen: Niemand kümmert sich so recht um sie. Sollte das Kind auf die Idee kommen, über die erlittene Gewalt sprechen zu wollen, wird es in der Regel auf Ungläubigkeit stoßen, auf Weghören, auf Schweigen. Oder es wird ihm gesagt, das habe es sich nur eingebildet. Oder das könne doch so schlimm nicht gewesen sein. Oder es wolle sich nur interessant machen. Oder es stelle sich an. Man fährt ihm über den Mund. Oder es erhält Schläge und die Aufforderung, so etwas nie wieder zu sagen. Oder man beschimpft es als »kleine Hure«. Oder man sagt ihm, es sei selbst schuld.

Sexuelle Gewalt wird damit unsichtbar. Oder bagatellisiert. Und das Opfer wird schweigen. Wird versuchen, sich einzureden, dass es sich die Gewalt nur eingebildet hat. Oder dass alles nicht so schlimm war. Oder dass es sich nur interessant machen will. Oder dass es durch und durch ein »Früchtchen«, eine »Lolita«, eine »kleine Hure« ist. Es wird sich schuldig fühlen.

Das bedeutet: Die Opfer übernehmen – da die Gewalt schon so früh beginnt – mit ihrer Entwicklung auch die negativen Zuschreibungen bzw. die »Normalität« der Gewalt. Sie integrieren die Gewalt und die Ursachenzuschreibung in ihr Leben und ihre Identität. Und wenn sie nicht integrierbar ist, weil die Gewalt zu entsetzlich und absolut unerträglich ist, dann spalten sie eher ihre (gerade im Entstehen begriffene) Identität, als die Ursachenzuschreibung verändern zu können. Wenn sie dann – als Erwachsene – in der Lage sind zu erkennen, dass die Ursachen für die Gewalt nichts, aber auch gar nichts mit ihrer Persönlichkeit zu tun haben, sondern ausschließlich dem oder den Täter(n) zuzuschreiben sind, ist es längst zu spät. Die Täter rauben ihrem Opfer die Kindheit und die Möglichkeit einer gesunden psychischen Ich-Entwicklung. Folgerichtig spricht die Schweizer PsychotherapeutIn Ursula Wirtz in ihrem gleichnamigen Buch über sexuelle Gewalt von »Seelenmord«.[54]

Wenn wir konsequent sein wollen, müssen wir also feststellen: In allen westlichen Industrieländern wird täglich millionenfacher »Seelenmord« an Mädchen begangen. Dies ist offenbar so sehr Normalität, dass es kaum Literatur über die »Mörder« – die Täter – gibt. Sollen wir uns damit begnügen, einfach festzustellen: Jeder Mann ist ein potenzieller Vergewaltiger, wie das Frauen aus der Frauenbewegung seit den 1970er-Jahren zu tun pflegen? Ohne die Richtigkeit dieser Aussage bezweifeln zu wollen – ich bin dafür, doch etwas genauer hinzusehen. Selbst wenn jeder Mann ein *potenzieller* Vergewaltiger ist, lohnt es sich nachzuforschen: Welcher Mann ist ein *tatsächlicher* Vergewaltiger? Hier folgt nun das, was ich zu diesem Thema gefunden habe, sortiert nach der Art der Täter, die dem Mädchen, das multipel wird, im Laufe ihres Lebens begegnen.

Es bleibt alles in der Familie: Väter, Großväter, Brüder, Onkel ... als Täter

Als Vorbemerkung ließe sich zusammenfassen: Sexuelle Gewalt ist gesellschaftlich tolerierte Triebabfuhr für Männer. Gewalt gegen Mädchen und Frauen ist in jeder Form eine in unserer Gesellschaft weitgehend tolerierte Verhaltensweise; die Triebtheorie tut lediglich ihr Übriges dazu, dieser Gewaltalltäglichkeit den Nimbus einer biologischen Notwendigkeit zu verleihen. In Partnerschaften unter Erwachsenen gilt es längst nicht mehr als »Kavaliersdelikt«, wenn Männer ihre Freundin oder Partnerin vergewaltigen, und sie kommen auch nicht damit durch, wenn sie ihre Tat damit begründen, sie seien nun mal so, sie hätten nicht anders gekonnt, und die Frauen hätten sie ermutigt. »Wenn eine Frau Nein sagt, meint sie vielleicht ...« – damit kann mann sich heute nicht mehr herausreden. Auch die körperliche Gewalt gegen Frauen wird nicht mehr als »Möbel-Geraderücken« beschönigt, wie noch in den 1970er-Jahren, als die ersten Frauenhausinitiativen solch höhnischen Kommentaren von – natürlich damals ausschließlich männlichen – Offiziellen begegneten. Dennoch findet die Gewalt weiterhin statt. Unsere Gesellschaft ist zwar nicht mehr so bereit, diese Gewalt als rechtmäßig und angemessen hinzustellen. Doch sie toleriert sie.

Seltsamerweise: Mehr noch als unter Erwachsenen wird die Gewalt von Jugendlichen oder erwachsenen Männern gegenüber Mädchen bagatellisiert und schöngeredet. »Pädophile« – schon dies ein Euphemismus, verschleiernd, dass es sich um Männer handelt, die Kinder zu sexuellen Zwecken ausbeuten – dürfen in ihren Gesellschaften (z.B. »Arbeitsgemeinschaft Humane Sexualität«, AHS) und Gruppierungen durchaus auf offiziellen Zuspruch durch Professoren und »Sexualexperten« hoffen.[55]

Solche Männerkumpanei zulasten von Kindern (meist Mädchen) ist ein Skandal, der weitgehend unbemerkt bleibt oder lediglich Achselzucken hervorruft. Kein Wunder, wenn sich Männer in ihrer eigenen Familie an Kindern »bedienen«, die ihrem Einfluss und ihrer Gewalt unterstehen. Nach dem Motto: »Man darf sich nur nicht erwischen lassen.«

Von sexuellem Missbrauch, Vergewaltigung und sexueller Nötigung sind zu 75 % Mädchen unter 20 Jahren betroffen.[56] Die häufigsten Ersttäter, die Kindern sexuell Gewalt antun, sind zu 98 % Männer, zu 50 bis 75 % ist es der Vater oder Stiefvater.[57] Die Rechtsmedizin-Professorin Elisabeth Trube-Becker war eine der wenigen ExpertInnen, die das Unrecht beim Namen nannten: »Der sexuelle Missbrauch eines Kindes in der Familie, in der wir es wohlbehütet und geborgen wähnen, (ist) das Schlimmste, was einem Kinde geschehen kann. Dort, wo das Kind ein Recht auf Wärme, Fürsorge und Schutz hat, wird es als Objekt sexueller Befriedigung benutzt. Inzest ist ein unglaubliches Verbrechen, für das der Erwachsene allein die Verantwortung trägt.«[58]

Sie ist es auch, die seit vielen Jahren nicht müde wird, gestützt auf empirisches Zahlenmaterial, dem Vorurteil zu widersprechen, sexuelle Gewalt gegen Kinder komme nur in unteren sozialen Schichten vor und sei ein Ergebnis eines Milieus, in dem die Männer »demoralisiert« seien durch Arbeitslosigkeit, eigene Gewalterfahrung und Alkoholismus. Nein, das stimme nicht, betont die Rechtsmedizinerin: »Inzest kommt in allen sozialen Schichten ohne Rücksicht auf Religion oder Volksgruppe vor ... Opfer sind in den ersten Lebensjahren Kinder beiderlei Geschlechts. Vom 5. Lebensjahr an ist in 80-90 % der Fälle das Mädchen Opfer der Tat. Die sexuellen Handlungen beginnen – und das halte ich für die spätere Beurteilung für wichtig – oft schon im Säuglingsalter, begleiten, mehr oder weniger stark sexuell motiviert, das Kindesalter, mit dem Heranwachsen des Kindes an Intensität zunehmend, um später, und das naturgemäß beim Mädchen, zum vollendeten Geschlechtsverkehr zu führen oder bei Jungen zum Analverkehr.«[59]

Eine Szene, wie sie in der Einleitung beschrieben wurde, bei der der Vater des Nachts zu seiner Tochter ins Kinderzimmer kommt und ihr sexuell Gewalt antut, ist also tatsächlich »normal« in dem statistischen Sinne, dass sie in Deutschland an über 300.000 Mädchen in jedem Jahr (geschätzte Zahl) stattfindet.

Es gibt einige charakteristische Unterschiede in der Täterstruktur, wenn es um Gewalt gegen Mädchen im Vergleich zu der gegen Jungen geht. Rosemarie Steinhage, Mitbegründerin der Beratungsstelle »Wildwasser Wiesbaden« und Psychotherapeutin, fasst in ihrem Handbuch zum Thema die von ihr durchgesehene Fachliteratur wie folgt zusammen: »Mädchen werden überwiegend im engeren Familienkreis von Vätern, Stief-, Pflege-, Adoptiv- und Großvätern oder Brüdern zu sexuellen Handlungen gedrängt. Bei sexuellem Missbrauch an Jungen sind die Täter in der Regel ebenfalls Männer. Es sind jedoch seltener Vaterfiguren, sondern Personen aus dem weiteren Bekanntenkreis ..., zu denen die Jungen in einem Autoritätsverhältnis stehen, z.B. Lehrer, Pfarrer, Bademeister oder auch Nachbarn. Sexueller Missbrauch durch eine Vaterfigur richtet sich meist nur gegen eine Tochter in der Familie; erst wenn sie das Elternhaus verlassen hat oder aus anderen Gründen dem Täter sexuell nicht mehr jederzeit zur Verfügung steht, wird ihre Schwester ihre Rolle übernehmen ... Jungen, die innerhalb der Familie sexuell missbraucht werden, müssen häufig gleichzeitig körperliche Misshandlungen ertragen und sind selten die Einzigen, an denen sexuelle Handlungen verübt werden, meist sind die Geschwister, vorwiegend die Schwestern, gleichzeitig betroffen.«[60]

Wichtig ist hier Steinhages Hinweis auf die meist von der »Autoritätsperson« Vater vergewaltigte Tochter und Trube-Beckers Hinweis darauf, dass die sexuelle Gewalt an Kindern häufig schon im Säuglingsalter beginnt. Das »jus primae noctis«, das sich mittelalterliche Fürsten von den Töchtern ihrer Leibeigenen ausbedungen haben, wird weiterhin praktiziert. Heute, wie vermutlich auch schon in früheren Jahrhunderten, hauptsächlich in der Form: Der Vater nimmt sich das Recht heraus, seine sexuelle Befriedigung am und im eigenen Kind zu finden. Der Stief-, Pflege- oder Adoptivvater tut es ihm gleich, der Großvater bedient sich der Enkelin, der ältere Bruder kriecht zur Schwester ins Bett, der Onkel bedrängt seine Nichte. Die sexuelle »Zurichtung« der Mädchen beginnt früh. Offenbar haben die Jungen, wenn sie erst einmal das fünfte Lebensjahr erreicht haben, Ruhe vor den sexuellen Zudringlichkeiten des Vaters und sind nur in sehr viel geringerem Ausmaß als Mädchen in ihrem ganzen weiteren Leben sexueller Gewalt ausgesetzt – und wenn, dann von Männern aus ihrem weiteren Umkreis, die sie nicht lebenslang so begleiten, wie dies männliche Familienmitglieder tun. Mädchen dagegen haben »ihre« Täter lebenslang vor Augen. Sie sind also gezwungen, irgendeine Form des Umgangs mit diesen Tätern zu finden.

Ich persönlich habe es selten erlebt, dass es eine Tochter gewagt hat, ihrem Vater die bittere Wahrheit persönlich ins Gesicht zu schleudern: »Ich weiß, weil ich mich erinnere, dass du mir sexuell Gewalt angetan hast!« So mächtig ist der Vater, selbst wenn die Tochter sich längst weit von ihm entfernt hat.

Damit ist ein wichtiges Stichwort gefallen: Macht. Sehr oft nämlich ist die sexuelle Befriedigung für den Täter zweitrangig. Das primäre Motiv für seine Gewaltausübung ist die Ausübung von Macht. Der Mann lässt seinen Frust und seinen Zorn auf Frauen an dem Kind aus, er benutzt das Mädchen, den kleinen Jungen, er bedient sich ihrer. Er weiß, dass er Gewalt ausübt, und er will genau dies tun. Er benutzt die natürliche Neugier des Kindes und seine Sehnsucht nach Zärtlichkeit, um sich an ihm »abzureagieren«. Kinder zeigen in der Regel sehr genau, was ihnen gefällt und was nicht. Sie spüren auch sehr genau, wann das Verhalten eines Erwachsenen »in Ordnung« ist und wann nicht. Eine sexuelle Erregung eines Familienmitgliedes ist auf jeden Fall nicht »in Ordnung«, und jedes davon betroffene Kind weiß das. Meine Erfahrung ist: Selbst die Kinder, die schon weit vor der Pubertät abgestumpft sind, weil sie von Kleinkind an sexuelle Gewalt erdulden mussten, wissen sehr genau, dass dies nicht in Ordnung, sondern für sie ausgesprochen aversiv ist: »Wenn der Alte einen Steifen gekriegt hat und mit der Hand unter meinen Rock fuhr, hätte ich kotzen können.« – »Wenn der schon so komisch geguckt hat, hab ich angefangen, mich wegzubeamen – Südseestrand ...«

Ein weiterer Beleg dafür, dass auch noch so zahlreiche sexuelle Gewalterfahrungen nicht dazu führen, dass ein Kind diese besser erträgt, geschweige denn begeistert und lustvoll bei der Sache ist – wie »Pädophile« nicht müde werden zu beteuern –, ist die Tatsache, dass es so viele multiple Persönlichkeiten gibt. Denn wenn ein Kind sich im Inneren aufspalten muss (das kann ich nicht oft genug betonen), muss es die Gewalt – und so gut wie immer heißt das vor allem: sexuelle Gewalt – als eine Todesnähe-Erfahrung erlebt haben. Nur dann geht die Psyche bis zum Äußersten, um die Identität vor dem Zerfall zu schützen, und schafft eine so enorme dissoziative Barriere in der Psyche, dass eine komplett neue und andere »Identität« entsteht, ein alternatives »Ich«. Ja, sexuelle Gewalt ist wirklich »Seelenmord«.

Dennoch entsteht in der Öffentlichkeit der Eindruck, Inzest sei äußerst selten. Und die Doppelmoral schlägt dann voll zu. »So ein Schwein!« empört man sich über den überführten Täter – und übersieht gern, dass sexuelle Gewalt uns überall umgibt. Der Eindruck von Seltenheit kann nur deshalb entstehen, weil Inzest so selten angezeigt wird. Und nur in jedem zehnten der angezeigten Fälle kommt es zu einem Gerichtsverfahren. Davon wiederum enden nur wenige mit einer Verurteilung des Täters.[61] Einer der Gründe: Wenn das Kind bereits als Kleinkind oder Säugling begonnen hat, die sexuelle Gewalt des Familienmitgliedes ertragen zu müssen, und ihm niemand glaubt (oder es noch viel zu klein ist, um darüber sprechen zu können), wird es später erst recht schweigen.

Wir müssen davon ausgehen, dass Hunderttausende von Kindern (80-90 % davon Mädchen) in Deutschland mit dem Bewusstsein aufwachsen, dass es selbstverständlich ist, wenn ein Mann seinen After oder die Scheide mit Gegenständen penetriert; dass es vollkommen in Ordnung ist, wenn ein Erwachsener in seiner Gegenwart masturbiert; dass nichts dagegen einzuwenden sein kann, wenn ein männliches Familienmitglied es zwingt, seinen Penis »abzulecken«; dass es zwar furchtbar weh tut, aber offenbar unvermeidlich ist, wenn Vater oder Onkel oder Bruder seinen »Dicken« zwischen seine Beine und in seine Scheide steckt. Unfassbar? In der Tat. Doch wir sollten uns mit dieser Tatsache auseinandersetzen und mehr dafür tun, die direkten und indirekten Signale dieser gequälten Kinder zu verstehen.

Wer sind die Täter in den Familien? Nicht nur gewalttätige Schlägertypen aus allen sozialen Schichten, so viel steht fest. Auch die weichen und lieben Männer kommen als Misshandler durchaus infrage.

»So erfolgt«, kommentiert die Rechtsmedizinerin Trube-Becker staubtrocken, »sexueller Missbrauch von Kindern in der Regel durch unauffällige, psychisch nicht von der Norm abweichende Menschen, vor allem Männer, von Außenstehenden oft als fleißige und treusorgende Familienväter beurteilt, denen niemand den Missbrauch der eigenen Tochter zutrauen würde. *Die Täter empfinden ihr Verhalten selbst als harmlos, jedenfalls nicht als strafwürdig ...*«[62] (Hervorhebungen von M. H.).

Bereits in den 1970er-Jahren war in mehreren Untersuchungen festgestellt worden, dass die Täter sehr häufig keinerlei Unrechtsbewusstsein haben, da sie wirklich und wahrhaftig glauben, die sexuelle Benutzung ihrer Familienangehörigen sei ihr gutes Recht. Sie schämen sich nicht, sie bereuen in der Regel auch nicht.[63] Warum auch, wird doch weniger als jeder hundertste Täter einmal in seinem Leben verurteilt.[64] Mit anderen Worten: Sexuelle Gewalt ist ein Kavaliersdelikt. Mann darf sich nur nicht erwischen lassen ...

Es sollen auch andere ihren »Spaß« haben: »Kinderfreunde«, Kumpels, zahlende Fremde ...

Wer glaubt, die Aufklärungs- und Verurteilungsquote sexueller Gewalttäter steige mit zunehmender Entfernung vom innerfamiliären Kreis, die oder der irrt. Fast könnten wir sagen: im Gegenteil. Nehmen wir zum Beispiel den berühmten »fremden Onkel«, der dem Kind urplötzlich begegnet und Gewalt antut. Noch einmal Elisabeth Trube-Becker: »Der sexuelle Missbrauch von Kindern durch fremde Personen ist viel häufiger als bisher angenommen. Die Dunkelziffer ist schon wegen der Ermittlungsschwierigkeiten groß. Opfer dieses Deliktes sind nicht selten Kleinkinder, die einmalig einem solchen Erlebnis ausgesetzt worden sind. So vor allem, wenn ein Kind vom Spielplatz förmlich vor den Augen der strickenden oder sich unterhaltenden Mutter weggeholt wird, um eine Weile später zurückgebracht zu werden. Die Mutter merkt allenfalls an der falsch angezogenen Kleidung oder an Spuren von Samenflüssigkeit an der Wäsche des Kindes, dass mit dem Kinde etwas geschehen sein muss. Weil, wie so oft, körperliche Folgen nicht feststellbar sind, wird kein Arzt zugezogen, aber auch die Polizei nicht informiert. Etwaige Folgen interessieren ohnehin niemanden. Der Täter bleibt in der Regel unerkannt.«[65]

Ähnliches gilt für die sogenannten »Pädophilen«, also Männer (und sehr selten auch Frauen), die Kinder als Sexual»partner« vorziehen. Zwar ist sexueller Missbrauch an Kindern auch in Form der »freien Liebe« zwischen Kind bzw. Jugendlicher und Erwachsenem in § 176 StGB unter Strafe gestellt. Doch in zahlreichen Gesellschaften und Vereinigungen organisiert, kämpfen die Kinderschänder um den freien Zugang zu Kinderkörpern, der angeblich die freie Entfaltung der kindlichen Sexualität fördere, tatsächlich aber nur der freien Entfaltung der sexuellen Bedürfnisse des Erwachsenen und der Vergewaltigung (physisch, psychisch oder beides) der oder des Minderjährigen dient.

Pädophile haben einen ungeheuren Verschleiß an Kinderkörpern. Schon das zeigt, dass es ihnen nicht um »Liebe« geht, sondern nur um die Benutzung möglichst junger Mädchenkörper vor der Pubertät. Es kann davon ausgegangen werden, dass ein Pädophiler im Laufe seines Lebens Hunderte, nicht selten an die Tausend Kinder sexuell benutzt.[66]

Ein beliebter Schlupfwinkel, von dem aus immer neues »Futter« für die pädophile Unersättlichkeit geprüft und herangeschafft werden kann – zur eigenen Benutzung und/oder zur Weiterleitung an Freunde und zahlende Fremde –, sind pädagogische Tätigkeiten und Berufe aller Art. Babysitter, Erzieher, Lehrer, Jugendgruppenleiter, Sporttrainer etc. sind beliebte Täter-Tätigkeiten.

»Die beste Maske eines Täters ist die des Kinderfreundes«, hat die Pädagogin Ursula Enders, Mitbegründerin der Kölner Beratungsstelle »Zartbitter« und Herausgeberin eines sehr empfehlenswerten Ratgebers[67], festgestellt. Sie führt weiter aus: »Eine typische Täterstrategie [in pädagogischen Einrichtungen, M. H.]: Ehe du ein Kind missbrauchst, bau erst mal einen Kontakt zu den Eltern auf. Biete dich als Vertrauensperson an. Dann hat das Kind weniger Mut, sich den Eltern anzuvertrauen. Es fürchtet, dass sie ihm nicht glauben. In traditionellen Einrichtungen der Jugendhilfe bilden Pädophile oft Seilschaften. Wir beobachten immer wieder, dass Täter andere Täter nachziehen, die sich gegenseitig decken.«[68]

Die Täter gelten oft als gute Pädagogen, als sensibel, feinsinnig und einfühlsam. Den Kindern wird in der Regel nicht geglaubt. Sind sie sehr klein, gelten sie per se als unglaubwürdig. Sind sie größer (ab etwa acht Jahre), gelten sie als »Flittchen, junge

Hure, Lolita« etc. Und das Schlimmste ist: Die Kinder nehmen diese negative Zuschreibung auch an. Sie fühlen sich schuldig und schlecht, böse und so, als hätten sie ihr Lebensrecht verwirkt. Viele Jahre später kann diese »schwarze« Selbstzuschreibung zur depressiven Identität geworden sein, sie kann in suchtartige Selbstzerstörung münden. So wissen wir, dass über 90 % aller weiblichen »Junkies« (von harten Drogen Abhängige) in ihrer Kindheit sexuell misshandelt wurden. In der psychotherapeutischen Arbeit mit Überlebenden sexueller Gewalt fällt immer auf, dass sie unter extremen Hassattacken gegen den eigenen Körper bzw. bestimmte Persönlichkeitsanteile leiden. Bei multiplen Persönlichkeiten äußert sich dies oft im wütenden inneren Kampf verschiedener »Personen« gegeneinander, mit dem Ziel der gegenseitigen Zerstörung, wobei oft die Vorstellung besteht, nur die andere »Innenperson« würde Schmerzen leiden und/oder sterben, die aggressive »Person« jedoch nicht. Dies ist eine Wiederholung der traumatisierenden Erfahrung: Dem Täter ist ja auch in der Regel nichts passiert, während das Opfer an der Seele und auch oft am Leib (beinahe) tödlich verwundet wurde.

In einer weiteren Hinsicht spiegelt die spätere innere, häufig hasserfüllte Auseinandersetzung in multiplen Persönlichkeiten das Verhältnis Täter-Opfer wider: Es geht in der Tat um Hass und Macht. Die Täter lieben das Opfer nicht, obwohl sie vorgeben, es zu tun (und gelegentlich sogar selbst davon überzeugt sind). Sie hassen es. Sie wollen Macht, sie wollen das Kind unterwerfen, dienstbar machen, für ihre Bedürfnisse zurichten, es benutzen und anschließend wegwerfen wie ein Taschentuch, in das sie onaniert haben. Die Täter wollen keine »Beziehung« zum Opfer. Sie wollen etwas Reines zerstören. Sie wollen mit ihren Fingern, mit Gegenständen, mit ihrem Penis das Bild kindlicher Unschuld zerreißen – und sie tun es in Wirklichkeit. Die Kinder bluten, sie wimmern, sie schreien. Mit zunehmender Häufigkeit der Traumata gelingt es ihnen, so weit zu dissoziieren, dass sie mit leerem Blick stumm daliegen und alles mit sich machen lassen, so als könne nichts sie wirklich erreichen. Und wenn sie Glück haben und über eine sehr gute Dissoziierungsfähigkeit verfügen, dann spüren sie tatsächlich nichts mehr: keine Schmerzen, keine Demütigung, nichts von dem, was um sie herum geschieht. Viele Täter verstärken diesen Effekt dadurch, dass sie den Kindern Alkohol oder Drogen einflößen.

Doch vielen Kinderbenutzern genügt das nicht. Sie wollen nicht mit einer »toten Puppe vögeln«. Sie wollen eine »scharfe kleine Sau«, die sie (die Täter) für ihre (des Opfers) »Geilheit bestrafen« wollen. So legen sich die Täter das zurecht, so sehr verbiegen sie die Wirklichkeit – bis sie in ihr Bedürfnis nach »schuldloser« Sexualität passt. Bis ihre verbrecherischen Handlungen »gerechtfertigt« erscheinen. Woraufhin sich nicht selten die Täter »herausgefordert« fühlen, das Kind so lange zu quälen, bis es eine Reaktion zeigt. Daher lernen die Kinder in der dritten Phase der Traumatisierungen, so zu tun, als seien sie anwesend, auf keinen Fall durch zu viel Apathie zu »provozieren«, zu antworten, wenn sie gefragt werden: Ja, das mache ihnen Spaß; nein, das mache ihnen nichts aus; ja, sie seien »supergeil« etc. In Wirklichkeit ist so gut wie nie Lust bei den Kindern im Spiel, selbst wenn sie körperlich reagieren. Dazu hassen und verachten sie die Täter, die sie nur benutzen (das spüren die Kinder genau), zu sehr. Doch wie sollen sie verarbeiten, dass sie dieses Spiel mitgespielt haben, dass sie gelogen haben, nur um zu überleben? Viele werden trotzig und sagen (oft auch untereinander): Diese Schweine. Dennoch: Sie empfinden sich dann als Lügnerinnen, obwohl sie doch nur versuchen, ihre Position, extrem ausgeliefert zu sein, etwas, wenigstens etwas zu verbessern.

Doch es verbessert ihre Position nicht oder kaum. Genauso wenig wie die zweite Variante an evozierten (von Täterseite verlangten und ausgelösten) Reaktionen: um Gnade flehen. Sie schließt sich oft an das »Eingeständnis« angeblicher Lustgefühle an.

»Am liebsten haben sie es, wenn man ›Tu mir nicht weh, ich will nicht mehr‹ sagt, und wenn man dann noch ein bisschen ängstlich guckt und ein bisschen weint, sind die ganz schnell fertig [gemeint ist hier nicht: mit den Nerven, sondern: mit dem Sexualakt, M. H.] ... Die haben echt geglaubt, bei so einer Kleinen sind sie der Boss«, zitiert das Nachrichtenmagazin »Focus«[69] eine junge Prostituierte, die ihre Erfahrungen mit Kinderschändern schilderte.

Ist ein Kind erst einmal von Tätern aus der Familie oder dem Bekanntenkreis oder aus Kindergarten, Schule, Jugendgruppe etc. derart auf sexuelle »Benutzung« durch Männer zugerichtet, wird es häufig an die dritte Tätergruppe weitergereicht (vermietet, verkauft, im Tausch gegen andere kindliche Opfer »ausgeliehen« etc.).

Die Herren vom organisierten Verbrechen: Produzenten (und Kunden) von Kinderpornografie, Zuhälter, Dealer, Waffenschieber ...

Mit der Vermarktung von Kindern, besonders Mädchen, zum Zwecke der sexuellen Benutzung durch Männer werden in Deutschland (wie vermutlich in beinahe jedem Land der Welt) nicht nur Millionen, sondern Milliarden verdient. Denn die auf sexuelle Dienstleistungen zugerichteten, angeblich »willenlosen« (tatsächlich innerlich stark dissoziierenden) Opfer sind vielfältig einsetzbar: Da sie gewohnt sind, allen Befehlen widerstandslos zu gehorchen, spreizen sie die Beine für Nahaufnahmen ihrer Scheide und deren Penetration durch den Penis eines Erwachsenen. Auf Befehl nehmen sie jede beliebige Körperhaltung ein, lassen sich anal und oral vergewaltigen, ja sogar auspeitschen und mit scharfen Gegenständen ritzen. Sie lecken die Scheide einer erwachsenen Frau, haben »Sex« mit anderen Kindern, lassen sich von Tieren beschnuppern und vergewaltigen, lassen Spinnen, Mäuse und Ratten über ihren Körper und in dessen Öffnungen laufen, sich mit Elektroschocks foltern, sich Messer in die Scheide schieben ...

Und von all dem werden Fotos geschossen und Filme gedreht. Der unmittelbare Sex mit den Kindern bringt dabei für diejenigen, die das Kind zur Benutzung freigeben (oft die Eltern oder Verwandte), das wenigste Geld. Aber die Fotos, vor allem, wenn die Gesichter der Opfer zu sehen sind, und noch mehr die Filme, besonders diejenigen, bei denen die Gesichter der kindlichen Opfer voll erkennbar sind – damit lassen sich Millionen verdienen. Doch meist sind es nicht die Eltern des Opfers, die »das dicke Geld einstreichen«. Fotos und Videos sind dann in Internet-Tauschbörsen Gold wert – besonders wenn sie sehr brutale Szenen zeigen.

Je jünger die Opfer, je mehr vom Gesicht zu erkennen ist, je sadistischer die dargestellten Szenen, desto mehr Geld ist ein Pornofilm wert. Spitzenpreise von einigen Tausend Euro pro Video erzielen sogenannte »Snuff-Filme«, in denen reale Folterszenen gezeigt werden, die nicht selten mit dem Tod des Opfers enden. Und er bringt neue Kunden, auch zu »Live-Sessions«, die teuer bezahlt werden.

Kein Kind lässt so etwas freiwillig mit sich geschehen. Deshalb bevorzugen die Pornoproduzenten solche Kinder, die schon von ihren Eltern und anderen Tätern so zugerichtet wurden, dass sie sich nicht mehr wehren. Viele dieser Kinder sind bereits drogenabhängig oder werden es im Laufe der »Arbeit« für die Porno-Leute. Als »Lohn« erhalten die Kinder Spielzeug und Kleidung, Cola und Hamburger, Alkohol und harte Drogen, seltener auch kleine Mengen an Bargeld. Oft werden sie von einem der Täter, der ein bisschen »lieber« tut als die anderen, emotional abhängig, sodass dieser sie dann bequem ausbeuten (lassen) kann. Nicht selten werden die Kinder auch als Drogen- und Waffenkuriere eingesetzt, da sie bei polizeilichen Kontrollen nicht besonders auffallen oder gar nicht durchsucht werden.

Selbstverständlich ist das Verhalten der Täter strafbar. Sexuelle Nötigung, Körperverletzung, Drogenhandel, Waffenschmuggel – alles strafbar. Der Sex mit Kindern und die Herstellung sowie der Vertrieb und der Konsum von Kinderpornovideos sind allerdings am wenigsten strafbar. Bis Ende August 1993 drohte den Tätern als Höchststrafe für die Herstellung und Verbreitung von Kinderpornografie ein (!) Jahr Freiheitsentzug. Damit galt Kinderpornografie als »Bagatelldelikt«. Seit dem 1.9.1993 hat sich die Höchststrafe auf fünf Jahre erhöht. In einer WDR-Sendung über »Kinderpornografie in Deutschland«[70] wurde der für den Fall »Gresens« zuständige Kriminalhauptkommissar zitiert. Lothar Gresens hatte mehrfach kurze Haftstrafen wegen Herstellung und Verbreitung von Kinderpornofilmen abgesessen. Dennoch meinte Kommissar Mittler gegenüber dem WDR-Team über Gresens: »Er wird wieder in das Geschäft einsteigen«, dazu sei dieses viel zu »lukrativ«.

Wenn die Polizei schon so abgebrüht reagiert – wie wird es da wohl den Tätern ergehen, deren Millionengewinne mit nur einem kleinen »Restrisiko« versehen sind? Staatsanwälte klagen denn auch nach wie vor, bei einem Vergehen, das so wenig »strafbewehrt« sei, würden Durchsuchungs- oder Observationsanträge häufig wochen-

oder sogar monatelang auf den Richterschreibtischen schmoren, und wegen des »Erfolgsdruckes« der Strafverfolgungsbehörden würden stets Anträge vorgezogen, bei denen eine längere Haftstrafe droht.

Etwas Weiteres, mindestens ebenso Wichtiges kommt hinzu: Es gibt einen offensichtlichen Zusammenhang zwischen Kinderpornografie und Prostitution sowie Drogen- und Waffenhandel. Nicht selten werden die kindlichen Opfer zu Drogen- oder Waffenkurieren, manche sogar zu Killern »abgerichtet« (mehr über dieses »Abrichten«, von Fachleuten »Programmieren« genannt, im Kapitel 9). Damit gehört der Bereich Kinderpornografie zum organisierten Verbrechen. Und es ist bekannt, dass dort sehr, sehr viel Geld verdient wird. Mit einem Teil des Geldes werden Polizeibeamte bestochen und Politiker »gekauft«, dies gilt in allen Ländern der Welt und es gibt keinen Grund anzunehmen, es könne in der Bundesrepublik anders sein.

Eine aufschlussreiche Statistik über die enormen jährlichen Gewinne des organisierten Verbrechens veröffentlichte die *WOCHE*[71]. Demnach betrug der Jahresumsatz des organisierten Verbrechens 1991 rund 800 Milliarden DM; im Vergleich dazu nahmen sich sechs der damals weltgrößten Konzerne mit ihrem Jahresumsatz zwischen 99 Milliarden DM (Daimler-Benz) und 207 Milliarden DM (General Motors) wie eine Gruppe von Tellerwäschern aus. Nirgendwo, wirklich nirgendwo auf der Welt kann so viel verdient werden und sind die Gewinnspannen so lukrativ wie im organisierten Verbrechen. Hier funktioniert der Kapitalismus »at its best«: Wer nur skrupellos genug ist, kann in folgenden Bereichen am meisten verdienen (in Klammern die Jahres-Milliardengewinne 1991): Rauschgifthandel (400), Diebstahl/Hehlerei (63), Prostitution (54), Waffenhandel (52), Glücksspiel (38), Erpressung (14).

Deutschland spielt hier eine führende Rolle, die jährlich weiter ausgebaut wird (seit der »Öffnung« des Ostens wird die BRD zunehmend zur Drehscheibe des organisierten Verbrechens). Nach Recherchen des Bundeskriminalamtes werden jährlich Gelder im Gegenwert von einem Drittel des Bundeshaushaltes über deutsche Finanzmärkte geschleust und »gewaschen«. Den Grund dafür gab die *WOCHE* wie folgt an: »Für die Drogen-Mafia ist es ein Transfer ohne Risiko: Die deutsche Währung ist fest, die Fahndung schlapp ... Den Kampf gegen die weltweit operierenden Rauschgift-Clans geben Fachleute bereits verloren.« Die Fahndung ist nicht zuletzt deswegen so »schlapp«, weil Politiker sich erstaunlich (oder für Eingeweihte: wenig erstaunlich) zugeknöpft zeigen, wenn es um die Ausstattung beispielsweise der »Eurocops« geht. Fachleute sprechen unverblümt davon, dass es nicht nur in Italien eine ganze Menge bestochener Politiker gibt, die kein Interesse an einer Verbesserung der Strafverfolgung in Sachen organisiertes Verbrechen haben.

Was hat das alles mit multiplen Persönlichkeiten zu tun, werden Sie vielleicht fragen. Nun, ich persönlich kenne zahlreiche Multiple, die bereits als Kind auf den Bereich Kinderpornografie/Kinderprostitution abgerichtet wurden, die in der Regel selbst

Drogen bekommen haben und meist (phasenweise) drogenabhängig waren; von denen einige als Drogen- bzw. Waffenkuriere gearbeitet haben; viele haben als junge Erwachsene als Domina oder in anderen Bereichen der Prostitution gearbeitet; einige von ihnen haben auch getötet. Es sind Frauen aus allen Ecken der Bundesrepublik, inklusive der ehemaligen DDR. Sie erzählten erstaunlich ähnliche Geschichten, obwohl sie sich untereinander häufig nicht kennen, und auch ihre TherapeutInnen äußerten entsetzt, sie hätten solche Schilderungen »noch nie gehört«, einige weigerten sich, ihren Klientinnen zu glauben.

Die Täterkreise, in denen diese Frauen (oft seit früher Kindheit) auf ihre jeweilige »Verwendung« zugerichtet wurden, überlappen sich zum Teil. Man kann sich das so vorstellen:

Ein Baby wird geboren. Geschlecht: weiblich. Die Eltern haben wenig Geld und noch weniger Skrupel und gehören entweder selbst einem Kinderpornoring an oder werden von Tätern angesprochen. Sie verkaufen oder vermieten das Kind zur sexuellen Benutzung an Täter, die sich nicht nur selbst am Kind befriedigen, sondern auch Filme drehen und Fotos schießen, die sie tauschen oder verkaufen. Das Kind wird eingeschüchtert und erhält ein paar Talmi-Geschenke. Damit es nichts sagt, werden ihm die mit ihm gedrehten Filme vorgeführt, und man erzählt ihm, das sei etwas »Verbotenes«, es sei ein »ganz schlimmes kleines Luder« und dürfe niemandem von dem Geschehen erzählen. Das Mädchen gewöhnt sich daran, während der Taten, die an ihm begangen werden oder zu denen es gezwungen wird, stark zu dissoziieren. Auf diese Weise willenlos erscheinend, sich in der Gestalt der »Alltagsperson« an nichts erinnernd, ist das Mädchen bald »vielseitig verwendbar«. Auch die sadistischsten Folterszenen können mit ihm gedreht werden, ohne dass es sich wehrt. Partys für reiche Leute werden veranstaltet, bei denen gelegentlich auch Manager, hohe Militärs, Politiker und Richter viel Geld bezahlen (oder einen Abend als Geschenk erhalten, das sich für die Täter auszahlt: Dieser Mann ist in Zukunft erpressbar); auf solchen Partys werden Kinder zur beliebigen Benutzung feilgeboten, jeder auch noch so sadistische Wunsch wird erfüllt. (In der Einleitung wurde ein Fall geschildert, bei dem ein Mädchen über einem offenen Feuer »geröstet« wurde – die Haut gespickt mit kleinen »Cocktailspießen« – wie ein Spanferkel.) Falls ein Mädchen schwanger wird, zwingt man es entweder zum Abort oder dazu, das Kind auszutragen und sofort oder möglichst bis zum sechsten Lebensjahr (weil es in dieser frühen Zeit am besten »abgerichtet« werden kann) an die Täter auszuliefern. Falls ein Mädchen während der Tortur oder infolge der Qualen stirbt, garantieren die Täter dem zahlenden »Kunden« die gefahrlose »Entsorgung« der Leiche – manchmal wird das sogar im Voraus vereinbart, kostet dann aber den Kunden ein paar Tausender extra.

Die Mädchen gehen zur Schule, nur an Tagen nach besonders schlimmen Quälereien fehlen sie wegen »Krankheit«. Oft wissen sie nicht, warum sie krank sind, weil sie eine

Amnesie haben für das, was sich in den Folternächten abspielt. Manche Kinder werden früh alkohol- bzw. drogenabhängig und gehen auf den »Babystrich« (oder werden, in den meisten Fällen, von Tätern gezwungen, dorthin zu gehen), dann brechen sie über kurz oder lang ihre Ausbildung ab und arbeiten hauptsächlich auf der Straße oder in Bordellen und weiterhin als Modelle für die Pornofilmer; diese wollen allerdings am liebsten nur »junges Fleisch«; bereits mit der ersten Menstruation ist für viele Mädchen das Geldverdienen mühsamer, denn auch die Kunden wollen es gerne immer jünger, wie eine 22-jährige Prostituierte der Zeitschrift *FOCUS* berichtete: »Früher sei es einfacher gewesen, meint Rosi. Die ›Gäste‹, wie sie sie nennt, waren schon angeturnt, bevor sie sich auszog. ›Je älter man wird, desto mehr Arbeit hat man mit ihnen und weniger Geld‹, klagt sie ... Früher machten sich die Mädchen lieber älter, jetzt sind junge Mädchen gefragter denn je.«[72]

Und wenn das Mädchen erst einmal – oft schon in jungem Alter – ins Rotlichtmilieu aufgenommen wurde, kommt es oft genug vor, dass es willig Drogen schmuggelt (niemand schöpft Verdacht bei einem Kind) oder für Waffendealer Kurierdienste leistet. Und ist es nicht willig, so wird es gezwungen, meist durch Erpressung (»Du willst doch nicht, dass deiner Schwester was passiert?« – »Soll ich den Bullen mal eins von deinen Videos rüberschicken?« – »Und wenn ich dir keinen Stoff mehr mitbringe ...?«), durch physische Gewalt (das Mädchen weiß, dass der Mann, in dessen Begleitung es reist, ständig eine Waffe bei sich trägt) oder durch Auslösen eines speziell codierten »Programms« (siehe nächstes Kapitel und Kapitel 9).

Das Mädchen wächst in einem Klima ungeheurer Brutalität auf. Um das überhaupt aushalten zu können, muss es extrem dissoziieren, muss in manchen Persönlichkeitsanteilen manche Täter als »lieb« empfinden, während andere Persönlichkeitsanteile extrem misstrauisch und immer auf der Hut sind und wieder andere völlig unbelastet von all den Traumata zur Schule gehen oder stundenlang für sich allein mit imaginären Spielkameraden spielen (während das Mädchen in der Regel nur oberflächliche oder gar keine Freundschaften zu »echten Menschen« aufbauen kann). Es wird eine Fülle von Körpersymptomen haben – ständige Unterleibsbeschwerden, Entzündungen, Kopfschmerzen (aufgrund der Dissoziationen sowie der Drogen), Albträume etc. Es wird sich schlecht konzentrieren können – oder sehr gut dissoziieren und dadurch in der Lage sein, völlig schmerzfreie und »ungequälte« Persönlichkeitsanteile zu haben, die talentiert, fröhlich, intelligent sind und möglicherweise hervorragende akademische Leistungen erbringen. Wobei das Mädchen tief im Innern dauernd Panik hat, weil es merklich »Zeit verliert« und schemenhaft mitbekommt, dass da noch andere Teile in ihm sind, die sich gelegentlich »völlig anders« verhalten; entsetzt wird es gelegentlich Striemen, blaue Flecken und Ausfluss registrieren und versuchen, diese Symptome möglichst zu verstecken.

Die Heranwachsende wird an sich stark zynische Züge entdecken, sie wird ihr selbst unerklärliche Selbstverstümmelungs- bzw. Selbstmordneigungen und das Gefühl haben, in ihr sei alles »dunkelschwarz«. Sie wird sich »im Grunde böse« fühlen. Doch weil sie sich schon längst aufgespalten hat, wird sie sich gegen die Täter nicht zur Wehr setzen können. Andererseits wird sie nur den einen Wunsch haben: raus hier. Nichts wie weg. Und wenn sie Glück hat und über einen guten »Riecher« für Menschen verfügt, die ihr nicht schaden, sondern eventuell helfen könnten, wird sie – allein oder mit einem unbelasteten Freund – den Absprung schaffen, in eine andere Stadt gehen, vielleicht sogar einen neuen Namen und eine neue Identität annehmen, um von den Tätern (die natürlich einiges zu verlieren haben) nicht aufgestöbert werden zu können.

Und wenn sie sich – allen erlittenen Demütigungen zum Trotz – ernst genug nimmt, wird sie vielleicht versuchen, eine/n kompetente/n PsychotherapeutIn zu finden, mit der oder dem sie sich an das ungeheuerliche Abenteuer heranwagen kann, ihr Innenleben kennenzulernen und ihre traumatischen Erlebnisse zu verarbeiten.

Dabei wird sie allerdings mit großer Wahrscheinlichkeit zunächst einen Umweg machen: über eine Ärztin oder eine (Drogen-)Beraterin. Dort wird sie eine Weile über ihre Lebenssituation nachdenken, ihre Körpersymptome behandeln lassen und immer noch nicht wissen, warum sie sich an große Teile ihrer Kindheit nicht erinnern kann. In den USA zeigten umfangreiche Studien, dass eine multiple Persönlichkeit im Durchschnitt sieben Jahre lang Hilfe im Gesundheitssystem sucht, bis sie – wenn sie Glück hat – als Multiple erkannt und behandelt wird. In der Klinik für Multiple in den Niederlanden waren es bei den dortigen Klientinnen zwölf Jahre.[73] In Deutschland dürfte es aufgrund der Unwissenheit vieler TherapeutInnen bezüglich dissoziativer Störungen teilweise noch länger dauern.

Wie gesagt, mir sind zahlreiche multiple Frauen mit einer Lebensgeschichte bekannt, in der samt und sonders alle genannten Tätergruppen vorkommen (viel größer ist natürlich die Zahl derer, die »nur« innerhalb der Familie sexueller und anderer körperlicher und seelischer Gewalt ausgesetzt waren). Wie viele mögen es geschafft haben, die unendlichen Qualen zu überleben? Es geschafft haben, auszusteigen? Es geschafft haben, nicht als Langzeitpatientin in der Psychiatrie oder tot auf einem Bahnhofsklo zu landen? Es geschafft haben, Hilfe zu suchen? Es geschafft haben zu erkennen, dass ihnen weit mehr zugestoßen ist, als sie zunächst erinnern können? Es geschafft haben, eine/n kompetente/n TherapeutIn zu finden? Es geschafft haben, sich so lange mit ihrer Krankenkasse herumzuärgern, bis diese die Therapie bezahlt? Oder es geschafft haben, so viel Geld zu verdienen, dass sie die viele hundert Stunden dauernde psychotherapeutische Behandlung selbst zahlen können? (Während, wie es eine von ihnen völlig zutreffend beschrieb, »die Täter jede Prothese und jede Kur von der Kasse bezahlt bekommen«!)

Um eine Antwort auf meine selbst gestellten Fragen zu versuchen: Ich vermute, es werden insgesamt nicht allzu viele sein. Von Zigtausend Opfern. Seltsam: Jedes Erdbeben in Indien (ohne dessen verheerende Auswirkungen schmälern zu wollen) lässt Millionen von Bundesbürgern zum Portemonnaie greifen und ihre mitmenschliche Fürsorge (oder was sie auch immer damit ausdrücken wollen, wahrscheinlich auch ihre Schuldgefühle) empfinden und äußern. Doch die Qual von Kindern, die meisten von ihnen Mädchen, direkt im selben oder im Nebenhaus wird entweder übersehen oder ausgenutzt; die Täter werden kaum verfolgt und noch weniger bestraft. Wirklich seltsam, nicht wahr?

Frauen als Täterinnen und Mittäterinnen

Nicht nur Männer missbrauchen sexuell. Nicht nur Männer schlagen, foltern, morden. Frauen tun es auch. Allerdings in viel geringerem Ausmaß. 80 bis 90 % der Täter sind Männer. Das bedeutet aber immerhin: Jede fünfte bis zehnte Tat wird von einer Frau begangen. So hat der Kinderschutzbund Frankfurt in seiner Statistik für das Jahr 1990 folgende Zahlen zusammengestellt: »In 10,7 % der Fälle wurden die Kinder von Frauen missbraucht; auf die Mütter entfielen 6,8 %, auf Pflegemütter 1,5 %, auf Stiefmütter 0,8 %, auf weibliche Bekannte und Nachbarn sowie auf Professionelle jeweils 0,8 %.«[74]

Laut amerikanischen Studien werden zwischen 14 und 24 % der männlichen Opfer sexueller Gewalt und 13 bis 14 % der weiblichen Opfer von Frauen misshandelt.[75]

Doch es sind nicht nur Sadistinnen, die ihre eigenen oder anderer Leute Kinder misshandeln. Die Mehrzahl der nicht-sexuellen Kindesmisshandlungen wird von Frauen begangen, meist von den Müttern.[76]

Mehrfach habe ich bereits betont: Ein Kind, das eine »gute Mutter« hat, muss nicht multipel werden. Nun stehen Mütter allerdings unter Beobachtung durch andere Mütter, Nachbarn etc. Wenn sie ihre Kinder quälen, müssen sie ständig gewärtig sein, dies könnte auffallen. Doch bieten sich der geschützte Rahmen der eigenen Wohnung und die Hilflosigkeit des Kindes, das viele Mütter für ihr Unglück verantwortlich machen, als Möglichkeit der Aggressionsabfuhr an, ohne dass die Mütter Konsequenzen befürchten müssten.

Provokativ möchte ich aufgrund des Studiums der einschlägigen Fachliteratur und meiner beruflichen Erfahrungen behaupten: Männer quälen aus Lust, Frauen aus Frust. Bei beiden geht es um das Abreagieren von Machtgelüsten, aber sozusagen aus jeweils eigener Perspektive.

Doch zunächst zu der für die meisten Leserinnen wahrscheinlich naheliegendsten Frage: Wie *kann* eine Mutter ihr Kind quälen? Wie *kann* eine Mutter nur so sein? Nun, das, was wir heute für selbstverständlich halten – dass eine Mutter liebevoll und fürsorglich mit ihrem Kind umgeht, dass dies sozusagen ihrer »Natur« entspricht –, ist geschichtlich ein Novum. Noch bis menschheitsgeschichtlich »vor Kurzem«, also bis zur industriellen Revolution, als die »Kleinfamilie« entstand, war Mutterliebe etwas weithin Unbekanntes. Vor zwei Jahrhunderten etwa galt Folgendes als selbstverständlich: »Die meisten Mütter verloren sehr viele Kinder bei der Geburt oder spätestens im ersten Jahr, Frauen gehörten zum Eigentum des Mannes, Sexualität war von der Religion tabuisiert, Töchter wurden öfter misshandelt als Söhne. So ist es nicht verwunderlich, dass Mütter keine affektiven Beziehungen zu den Kindern herstellen wollten, aus Angst, Bindungen einzugehen, die sie bald wieder hätten lösen müssen.«[77]

Keine affektiven, also gefühlshaften Bindungen zu den eigenen Kindern einzugehen, insbesondere nicht zu den Töchtern, galt also bis ins 18. Jahrhundert hinein als ebenso selbstverständliche Muttersache wie heute die »Mutterliebe«. Wahrscheinlich sollten wir immer dann misstrauisch werden, wenn uns etwas als »natürlich« verkauft wird. Dass eine Mutter ihr Kind nicht vernachlässigt, nicht tötet, nicht weggibt oder verstößt, ist keineswegs »natürlich«, sondern ein Ergebnis der intensiven Ideologisierung der Mutterschaft in den letzten beiden Jahrhunderten. Dementsprechend ist eine Mutter, die all dies *doch* tut, nicht unbedingt »unnatürlich« in ihrem Verhalten, auch wenn uns dies heute so scheinen mag.

Dennoch ist es – von direkten Quälereien abgesehen – schon äußerst grausam, ein Kind, das doch ein »Nesthocker« ist und erst unter den »Fittichen« der Eltern »flügge« gemacht werden muss, zu vernachlässigen. Denn dann kann es sein, dass das Kind stirbt oder extreme psychische und physische Schäden davonträgt, die als »Hospitalismus« bekannt sind. In unserer Gesellschaft gilt als selbstverständlich, dass der Vater das Kind nach dem »Schlüpfen«, um im Vogel-Bild zu bleiben, nicht versorgt und wärmt, sondern dass er »draußen« ist. Ebenso gilt als selbstverständlich, dass die biologische Mutter auch die soziale Mutter ist. Das heißt: Die Frau, die das Kind gebiert, ist auch für sein Aufwachsen die Hauptbezugsperson.[78] Und das wiederum bedeutet: Das Kind ist auf Gedeih und Verderb auf die Mutter angewiesen. Ist sie gut zu ihm, kann es sich so entwickeln, wie es seinen Begabungen und angeborenen Fähigkeiten entspricht – bis zunehmend auch andere soziale Einflüsse (Kindergarten, Schule, Freunde, Fernsehen ...) wirksam werden. Ist sie jedoch nicht gut zu ihm, entstehen zahlreiche Schäden.

»Schon wieder heißt es, die Mutter sei an allem schuld«, klagen Feministinnen häufig. Das stimmt selbstverständlich nicht in dieser Ausschließlichkeit. Doch in einer Gesellschaft, in der ein Kind (da in einer Kleinfamilie – Vater, Mutter, Kind/er – aufwachsend) so stark in den ersten Lebensjahren auf die Mutter als Hauptbezugsperson angewiesen ist, kann eine versagende, vernachlässigende, entmutigende Mutter schon enorme Schäden verursachen. Erst recht gilt dies natürlich für eine Mutter, die misshandelt, missbraucht und quält.[79]

In gleichem Maße gilt es für die – wie man in den 1960er-Jahren sagte – »schizophrenogene Mutter«, die äußerst ambivalente Botschaften aussendet. Die etwa »Komm her« sagt und gleichzeitig »Geh weg« signalisiert. Heute wissen wir: Eine »schizophrenogene Mutter« wird bei ihrem Kind nicht Schizophrenie fördern – sie wird fördern, dass es dissoziiert. Denn die Tatsache, für das gleiche Verhalten bei der Mutter das eine Mal eine positive, das andere Mal eine extrem negative Reaktion zu ernten oder sogar beides gleichzeitig, diese Tatsache gilt heute als eine der Grundbedingungen für die Entstehung einer dissoziativen Identität[80] – dies allerdings nur im Zusammenhang mit einer Fülle von schweren Traumata, die dem Kind zugefügt werden – von der Mutter, dem Vater und/oder anderen wesentlichen Bezugspersonen (siehe hierzu Kapitel 1).

Was die für fast alle Multiplen entscheidende Traumatisierung, die sexuelle Gewalt, anbetrifft, so wird gerade hier deutlich, wie sehr für Täterinnen die Ursache »Frust statt Lust« gilt:
1. Es ist schwierig festzustellen, wo »normale Körperpflegemaßnahmen« enden und sexuelle Übergriffe durch die Mutter (oder Pflegerin etc.) beginnen;
2. Befragungen von Täterinnen ergaben: Mit dem sexuellen Missbrauch leben viele ihre Bedürfnisse nach Zärtlichkeit, Aufmerksamkeit und Zuwendung aus;
3. reagieren sie (oft gewalttätig) Ärger, Rache und Eifersucht an den Kindern ab.[81]

Im Ganzen gesehen ist noch viel zu wenig geforscht worden zum Thema »Frauen als Täterinnen«. Aus einigen Untersuchungen ergab sich: »Frauen missbrauchen sowohl Mädchen als auch Jungen, eigene wie auch fremde Kinder, Kleinkinder als auch Jugendliche sexuell. Die Täterinnen misshandelten die Kinder sowohl allein als auch gemeinschaftlich mit (oder in Abhängigkeit von) männlichen Tätern.«[82] Frauen sind – wohl häufiger, als dass sie Täterinnen sind – Mittäterinnen. Sie liefern ihre Kinder an die Täter aus, von denen der eigene Partner meist der Erste ist. Sie schweigen, sie lassen das Leid des Kindes an sich abprallen, sie helfen nicht, sie stellen sich nicht schützend vor das Kind. Nicht selten sind sie sogar froh, dass ihr Partner sie in Ruhe lässt und sich stattdessen am Kind vergeht. Oder sie sind eifersüchtig, beschimpfen die Tochter als »kleine Hure« oder »Flittchen«. Sie sind überlastet, überfordert, das Kind ist ihnen lästig. Sie stellen sich schlafend, wenn sie bemerken, dass ihr Partner zum Kind hinüberschleicht. Sie verdrängen oder bagatellisieren, fahren das Kind an, es solle sich nicht so anstellen, so schlimm sei es doch gar nicht.

Bei Fällen von Kinderpornografie sind es oft die Mütter, welche die Kinder an die Täter ausliefern und nicht selten bei den Misshandlungen mitmachen. Schätzungsweise 25-50 Prozent haben das gleiche Schicksal als Kind erfahren. Sie machen dasselbe, nur diesmal in der Mittäter- oder Täterrolle. Sie kennen es nicht anders.

Und was bedeutet es für ein Kind, von der eigenen Mutter so gequält zu werden? In einem Interview mit der Journalistin Ulla Fröhling hat der – als ausgesprochen »abgebrüht« geltende – amerikanische Rechtsanwalt Andrew Vachss, der ausschließlich misshandelte Kinder verteidigt (und in seiner Freizeit, um die Öffentlichkeit aufzurütteln, »knallharte« Krimis über seine Erfahrungen schreibt, die auch auf Deutsch erhältlich sind), zu diesem Thema gesagt: »Kinder werden beinahe noch mehr durch das verletzt, was ihre Mütter ihnen antun, als durch das, was ihre Väter mit ihnen machen. Denn irgendwie erwarten sie von ihren Müttern mehr. Ich habe mit Hunderten von jungen Frauen gesprochen, die Inzestopfer waren, und wenn sie den schlimmsten Schmerz beschrieben – dann war das nicht, vergewaltigt worden oder Sodomie ausgesetzt gewesen zu sein. Es war der Augenblick, als sie es ihrer Mutter erzählten und die sagte: ›Ach, geh weg!‹ Das war das Schlimmste. Das war der ultimative Schmerz. Wir erwarten in unserer Spezies, dass Frauen uns beschützen sollten ...«[83]

Damit soll nicht die Gewalt bagatellisiert werden, die Mädchen durch männliche Täter erleiden. Doch ich habe einen besonderen Schmerz in den Augen der Frauen gesehen, wenn sie berichteten, wie sie vergeblich versucht hatten, mit ihrer Mutter zu sprechen. Es war unübersehbar, welche Qual es für die Frauen bedeutet hat, dass ihre eigene Mutter sie so sehr schutzlos gemacht und verraten hat. Und in der Regel ist es nie, niemals mehr möglich, eine Versöhnung zwischen Mutter und Tochter herzustellen. Warum nicht?

Häufig habe ich erlebt: Wenn die Töchter die Mütter mit der erlebten Gewalt konfrontierten, reagierten diese mit Abwehr (»Das kann ich mir gar nicht vorstellen«), oder sie drängten die Tochter, darüber zu schweigen (»Aber sprich nicht darüber!« – »Man vergisst das am besten ganz schnell«), oder sie spielten das Grauen der Tochter herunter bzw. gaben ihr die Schuld (»Das kann doch gar nicht so schlimm gewesen sein« – »Du wirst doch auch deinen Spaß gehabt haben« – »Geschieht dir ganz recht, du Flittchen«). Oft reagierten sie gleichzeitig mit einer Art falscher »Überfürsorglichkeit« (versuchten, durch ständigen Kontakt – Briefe, Anrufe, Besuche, Geschenke – etwas »wiedergutzumachen« und dabei ihre Schuldgefühle loszuwerden, ohne offen darüber zu sprechen). Oder/und sie erklärten die Tochter für »überspannt« oder »verrückt«. Häufig waren sie eher bereit, den Kontakt zu ihrer Tochter ganz abbrechen zu lassen, als sich mit den Vorwürfen offen auseinanderzusetzen.

Es steht ja auch zu viel für sie auf dem Spiel: Sie müssten sich eingestehen, dass sie als Mutter in der Rolle der Beschützerin der Tochter versagt haben. Sie müssten sich mit ihrer eigenen Täter- bzw. Mittäterschaft auseinandersetzen. Sie müssten ihren Partner attackieren, ihn eventuell verlassen. Sie fürchten die soziale Ächtung (»Was sollen die Nachbarn denken«), den Skandal, den sozialen Abstieg. Und ihren eigenen Zusammenbruch (viele Mütter von Multiplen scheinen selbst schwer psychisch krank zu sein). Also schweigen sie. Lieber opfern sie ihre Tochter erneut.

Kapitel 3:
Das Grauen pur: Sekten, destruktive Kulte und rituelle Misshandlung

Vorbemerkung

Es gibt im Amerikanischen einen Fachbegriff, der sich RA abkürzt: Rituelle Misshandlung *(ritual abuse)* bzw. sadistisch-rituelle Misshandlung *(sadistic ritualistic abuse)*. In den letzten Jahren hat sich der Begriff rituelle Gewalt zunehmend eingebürgert, der ja vom Inhalt her auch der aussagekräftigere ist.[84]

Rituelle Formen von Misshandlungen finden überall statt, auch außerhalb der destruktiven (in Deutschland auch germano-faschistischen) Kulte und Gruppierungen.[85] Auch der Vater, der seine Tochter in immer demselben Zimmer zu immer derselben Stunde mit immer denselben Folterinstrumenten misshandelt, begeht eine rituelle Misshandlung.

Gewalt im Rahmen eines Rituals ausgesetzt zu sein bedeutet für das Opfer ein besonders schweres Trauma, da es den Eindruck bekommt, an einer Art »heiliger Handlung« teilzunehmen, in der es als Opfer »auserwählt« wurde. In der Regel wird das gesamte Ritual der Dissoziation anheimfallen und tief im Unbewussten des Opfers »vergraben« werden, samt der Verwirrung, der Überzeugung, »auserwähltes Opfer« zu sein, der Todesangst und aller mit dem Ritual verbundenen Emotionen und Schmerzen.[86]

Häufig werden sadistische Misshandlungsrituale von Tätergruppen begangen, die sich dazu spezielle Orte aussuchen (Keller, Scheunen, Kirchen, Dachböden, große Räume aller Art sowie »Kultstätten« unter freiem Himmel) und diese für ihre Zwecke herrichten.

Da gibt es neon-weiße Folterkeller, an deren Wänden die Instrumente hängen: Fleischerhaken, dicke Seile, Kruzifixe und Balken, Messer, Äxte, Dolche und Schwerter, Peitschen, Ketten und Handschellen, schwarze Umhänge, »Leibchen«, »Keuschheitsgürtel« und Dessous – und Masken, unter denen die Täter ihr Gesicht verstecken.

Häufiger werden die Räume schwarz gestaltet, mit Kerzen oder Fackeln ausgeleuchtet oder ein offenes Feuer entzündet. Auch laute Musik und Gesänge und langsame rituelle Tänze gehören für manche Gruppen zum Zeremoniell. Das alles dient zwei Zwecken: Die Täter fühlen sich in dieser Umgebung enthemmt; hier ist es erlaubt, all ihre sadistischen (seltener: ihre masochistischen) Wünsche auszuleben, anonymisiert unter dem Kleid und der Maske des Folterers. Und die (meist kindlichen oder jugendlichen, in der Regel weiblichen) Opfer werden desorientiert und in Todesangst versetzt. Sie werden häufig an anonymen Orten wie Bahnhöfen oder Flughäfen von den Tätern oder deren Komplizen abgeholt und herumgefahren oder es werden ihnen die Augen verbunden oder sie bekommen Alkohol oder Drogen – alles zu dem Zweck, dass sie den Tatort später nicht wiederfinden können. Wenn sie dann die Folterstätte betreten, könnte für sie der Spruch über dem Tor der Hölle aus Dantes »Inferno« zutreffen: »Ihr, die ihr hier eintretet, lasst alle Hoffnung fahren.« Das Szenario, dem sie ausgesetzt werden, ist in der Tat infernalisch. Es gibt keine Hoffnung für sie zu entrinnen, und das Einzige, das sie tun können – und die meisten tun es –, ist: dissoziieren, sich aufspalten, sich »wegbeamen«; und dann lassen sie alles mit sich geschehen, was auch immer die Täter ihnen antun wollen.

Ich werde mich in diesem Kapitel besonders mit rituellen Misshandlungen im Zusammenhang mit sogenannten „satanischen" Sekten oder Kulten auseinandersetzen, möchte aber darauf hinweisen, dass Ähnliches für viele andere Tätergruppen gilt, vor allem in der Auswirkung auf die Opfer.

Ein „satanisches" Ritual

Das folgende ausführliche Zitat entstammt einem amerikanischen Buch. Das darin geschilderte grausame Ritual an einer Fünfjährigen – ihre »sexuelle Initiation« durch einen satanischen Kult – habe ich ausgewählt, weil es in vielen Details Ähnliches berichtet wie das, was ich von Kultüberlebenden in Deutschland seit Jahren zu hören bekam. Mit anderen Worten: Das, was Sie im Folgenden lesen werden – wenn Sie beschließen, es zu lesen –, ist keine extreme Ausnahme. Das haben Hunderte, wenn nicht Tausende von Kindern hierzulande ebenfalls erlebt. Derartige Erlebnisse gehören zu den grausamsten, die Menschen (kleine Kinder!) überall dort erdulden müssen, wo Erwachsene in rituellem Gewand ihre sadistisch-sexuellen Bedürfnisse austoben.

Solche Tätergruppen sind gar nicht so selten. Es sind keine »harmlosen, religiös verirrten Spinner«, die da in Kellern, Kirchen, Scheunen oder auf dem freien Feld ihre »schwarzen Messen« abhalten. Sondern sehr häufig sind es Psychopathen, die solche »Sekten« oder »Kulte« dazu benutzen, Menschen in ihre Abhängigkeit zu bringen und aufs Grausamste zu quälen, zu ihrer eigenen sadistischen Befriedigung. Die die Frauen unter ihren Mitgliedern zwingen, ihre Kinder an sie auszuliefern (sie ihnen zu »weihen«, wie das euphemistisch genannt wird). Diese erwartet extremste Folter und nicht selten der »Opfertod«. Das Beispiel zeigt, wie ein Kind sich unter der Folter in mehrere »Kinder« aufspaltet, um die Qual überleben zu können.

Eine Warnung noch an diejenigen unter den Leserinnen, die selbst solche Erfahrungen als Folteropfer gemacht haben: Prüfen Sie genau, ob Sie sich zumuten wollen, den folgenden, kursiv gesetzten Text zu lesen. Wenn Sie Ihre Erlebnisse noch nicht in einer Psychotherapie aufgearbeitet haben, könnte es zu »Flashbacks« Ihrer eigenen traumatischen Erfahrungen kommen. Andererseits verspüren Sie vielleicht den verständlichen Wunsch, nachzulesen, wie es einem anderen Kind in einem anderen Land ergangen ist, und Sie werden mit Staunen, vielleicht sogar mit Erleichterung feststellen: »Sie hat ja etwas Ähnliches erlebt wie ich! Ich bin nicht verrückt, ich bilde mir das alles also nicht ein. Wenn das wahr ist, was da steht, dann ist es auch wahr, was ich im Kopf habe. Die Bilder, die Stimmen, die Schmerzen – sie sind Wirklichkeit gewesen.« Das kann gut für Sie sein, kann aber auch heftige Reaktionen und Gegenreaktionen in Ihrem Innern freisetzen. Warten Sie also am besten, bevor Sie den folgenden Text zu lesen beginnen, bis Sie sich ganz sicher sind, dass Sie mit Ihren inneren Reaktionen fertig werden und/oder sich Hilfe holen können.

Kalt. Kalt. Mein Gott, war der Stein kalt – so kalt wie die Kartoffelkiste im Keller, so kalt wie die Welt, wenn du unerwünscht geboren wirst. Jenny konnte die Kälte nicht ertragen, nicht noch einmal. Sie musste fort. Und als sie gegangen war, begann das Ritual.

Sandy nahm ihren Platz auf dem Altar ein. Sie zitterte, aber nicht vor Kälte. Sie hatte Angst. Sie spürte die raue Kälte der Granitplatte unter ihrem kleinen nackten Körper. Sie hatte schon andere auf dem Stein liegen sehen und das unterdrückte Stöhnen gehört, hatte das Aufblitzen des silbernen Dolches gesehen, ein dunkles Schimmern von Blut. Der Altar war zum Opfern da. Jetzt war sie an der Reihe.

Sie lag still und ergeben da und atmete den rauchigen Duft des Feuers, vermischt mit dem süßlichen Medizingeruch, der von den Schalen mit »Madonna« ausging, die am Feuer standen. Ihr Herz klopfte lauter, als sie die maskierten Gestalten sich nähern sah. Sie konnte nichts in den Gesichtern lesen, die manchmal im Schatten des flackernden Feuers lagen, manchmal als Silhouette vor dem Vollmond zu sehen waren. Sie hielt den Atem an, als sich ein großer Körper auf sie zu bewegte, sein scheußlicher Ziegenkopf fast ihr Gesicht streifte. Ihr angehaltener Atem verwandelte sich in einen Seufzer, als sie warmes Öl auf ihrem Körper fühlte.

Während der Hohepriester das Öl auf sie goss, begannen die anderen leise zu singen: »Kum-i-schi-la, La-schi-na, Pen-schi-i-ah, Kum-i-fa.« Sie schwankten und wiegten sich im Tanz um den Stein, wirbelten um das verwirrte Kind herum.

Sandy wusste, dass sie sich nicht bewegen, nicht schreien und weinen durfte. Sie hatte zu anderen Zeiten gelernt, als sie neben dem Altar stand und an Ritualen teilnahm, dass sie warten und alles akzeptieren musste. Sie fühlte nun die Kühle der Nachtluft, sah die Bäume am Rande der Lichtung, so nackt wie sie in diesem Spätherbst ... Das Singen verebbte, als der Hohepriester zu lesen begann ... Plötzlich klangen die Worte vertraut. Wäre Jenny da, wüsste sie, dass es dasselbe schwarze Buch war, aus dem der Priester in der Kirche vorlas, und dasselbe schwarze Buch, aus dem ihre Mutter zu Hause vorlas. Viele Male hatte Jenny die Zeilen aus dem Alten Testament gehört.

»Ein Bastard soll nicht in die Versammlung des Herrn aufgenommen werden; auch seine Nachkommenschaft bis ins zehnte Glied soll nicht in die Gemeinde des Herrn kommen.« (Fünftes Buch Mose, 23:2)

»Und ein Bastard soll in Aschdod wohnen, und ich werde die Pracht der Philister ausrotten [zum Verständnis des Zusammenhangs: In der englischen Übersetzung heißt es: den Stolz der Philister abschneiden, Anm. M. H.].« (Sacharja, 9:6)

Jenny wäre noch entsetzter gewesen, die Worte aus dem Munde dieses unheiligen Mannes zu hören, als sie es gewesen war, als ihre Mutter ihr dieselben Worte entgegengeschleudert hatte. Doch Jenny hörte die Worte hier an diesem Ort nicht, und Sandy verstand nicht, warum die Worte so vertraut klangen.

Am Ende der Lesung legte der Priester dem Kind die Hand auf die Stirn und intonierte: »Geist der bösen Kleinen komm heraus – und lege dein Gelübde ab, dein Diener zu sein.« Er salbte sie noch einmal, dann wickelte er sie in weißes Leinen.

Das Kind auf Armeslänge vor die Menge haltend, präsentierte der Priester ihr mit den Worten ihr neuestes initiiertes Mitglied: »Lasset die Kindlein zu ihm kommen, denn durch sie ist das Königreich der Hölle.«

Die Menge lächelte und antwortete: »Gepriesen sei Satan, denn er ist der Herr über alles. Verdammt sei Gott, denn er ist der Herr über nichts.«

Als starke Arme sie vom Altar hoben, fühlte Sandy sich erleichtert, glücklich. Sie hatte einen Vater. Sie gehörte dazu. Sie würde das Schicksal vollenden, das zu erfüllen sie geboren war. Doch sie wusste nicht, dass sie Jenny davon abhalten würde, herauszufinden, dass ihre Mutter ihren Körper bald verkaufen würde und ihre Seele bereits verkauft hatte.

Sandy spürte die Gefahr, als der Priester sie wieder auf den Altar zurücklegte. Er befahl ihr, sich hinzusetzen und aus dem Becher zu trinken, den er ihr hinhielt. Dann legte er das Kind hin und öffnete das weiße Leinentuch als Vorbereitung für die Vollendung des Rituals. Die Droge, die sie getrunken hatte, machte sie schwindelig. Sie sah die Klinge kaum, doch sobald sie den ersten Schnitt des Dolches spürte, entfloh Sandy, wie Jenny vor ihr, dem kalten, harten Stein.

Selena war nicht sehr überrascht, sich unter diesen Fremden mit ihren starrenden Augen und angemalten Gesichtern zu finden. Sie wusste, etwas Schlimmes würde geschehen. Das geschah ihr immer. Und der Schmerz und die Scham würden alles, wo auch immer sie war, ihr nur allzu vertraut erscheinen lassen. Selena hatte keine Drogen erhalten, die ihre Reaktionen hätten abtöten können. Sie war hellwach. Doch sie fühlte nichts, während der scharfe Dolch ihr zwischen die Beine schnitt und das Blut herauslief. Sie schmeckte nichts, als der Priester ihr lächelnd ihr eigenes Blut zu trinken gab. Und sie fühlte immer noch nichts, als Männer und Frauen in ihre Nacktheit eindrangen, mit bloßen Händen und seltsamen langen Gegenständen.

Selena wusste, dass die Dinge, die da geschahen, weh taten, doch sie fühlte keinen körperlichen Schmerz. Sie wusste, die Handlungen waren beschämend, aber sie fühlte keinen emotionalen Schmerz. Deshalb war sie ja gekommen. Sie fühlte keinen Schmerz, aber ihr war alles, was geschah, bewusst. Sie bemerkte sogar, dass Jennys Mutter sich nicht zurückhielt und an dieser sexuellen Initiation teilnahm.

Sobald die Erwachsenen es müde waren, das Kind zu quälen, wandten sie ihre Aufmerksamkeit, nun voll erregt, einander zu. Sie zogen sich in Paaren und Gruppen vom Feuer zurück. Sie tanzten und tranken mehr Wein und mehr von dem Trank, den sie Madonna nannten, und legten ihre schwarzen Wollkutten ab, um ihre Körper in sinnlichem Rasen aus Blicken und Berührungen und Gerüchen zu vereinen.

Die fünfjährige Selena war erschöpft. Sie kletterte vom Stein herunter und zog sich vom Feuerschein zurück, kauerte sich in die Ecke der Scheune. Jennys Mutter, irgendwo in der lachenden Menge verschwunden, würde sie finden, wenn es Zeit war, nach Hause zu gehen.

Jenny erwachte langsam in der Sicherheit der Dunkelheit im Schutze der Scheune. Sie dachte darüber nach, was sie gesehen hatte. Sie hatte kurz zwei Kinder auf dem Altar liegen sehen. Die Kinder waren ihr vertraut. Sie fühlte sich mit ihnen verwandt, doch war sie sich nicht bewusst, dass diese Kinder Teile von ihr waren. Obwohl jede abwechselnd ihren Körper bewohnte, während sie irgendwie einen Weg fand, ihn zu verlassen, betrachtete sie sie als von ihr getrennt, unterschiedlich in der Erscheinung und unabhängig von ihr in ihren Handlungen. Sie hatte die eine, die so aussah wie sie, schon viele Male zuvor und an vielen Orten gesehen. Es war diejenige, die immer kam, wenn es Schmerzen gab. Doch das Mädchen mit den langen dunklen Haaren hatte sie nur hier gesehen. Sie erinnerte sich an das erste Mal, dass sie das langhaarige Mädchen gesehen hatte, und das erste Mal, dass sie hierher gekommen war. Es war erst vor sechs Monaten gewesen. Doch das war eine lange Zeit im Leben eines kleinen Mädchens.[87]

Dieses ausführliche Zitat stammt aus der ersten Biografie einer rituell misshandelten multiplen Persönlichkeit. Jenny Walters Harris benötigte über 400 abgespaltene Anteile in ihrem Innern, um die Qualen überleben zu können, die ihre Mutter und ein satanischer Kult, dem die Mutter ihr Kind bereits als Säugling »opferte«, ihr zufügten. Und sie benötigte einige Jahre Psychotherapie, um diese zahlreichen Identitätsfragmente zu einer einheitlichen Persönlichkeit zusammenzufügen. Ihrer Biografin Judith Spencer schilderte sie, warum sie die Qual auf sich nahm, noch einmal alles zu schildern, was ihr geschehen war: »Als ich klein war und meine Mama mir weh tat, verdeckte sie die Stellen, und die Narben heilten rasch, also konnte niemand sie sehen. Ein Buch wird ein Zeichen setzen, das die Welt sehen kann.«[88]

So etwas ist doch sicher eine extreme Ausnahme, werden Sie denken. So etwas kann vielleicht irgendwo in Amerika passieren, aber doch hierzulande nicht! Inzwischen gibt es auch deutsche (Auto-)Biografien multipler Kultüberlebender, die Gleiches oder ganz Ähnliches zu berichten haben, etwa Ulla Fröhligs Buch „Vater unser in der Hölle" und ich kenne noch mehr Kultüberlebende, die entweder bei mir oder bei Kolleginnen in Psychotherapie waren oder sind und denen ich zutraue, dass sie auch so ein »Zeichen setzen« können, »das die Welt sehen kann«. Und sehen muss.

Denn was zu grausam ist, wollen wir nicht wahrhaben. Wir wollen nicht glauben, dass Kinder so sehr gequält werden. Und selbst, wenn wir aus der Presse erfahren, dass – wie 1992 geschehen – der Sektenführer Michael Eschner aus der Lüneburger Heide verurteilt wurde, und man ehemalige Sektenmitglieder im Fernsehen sehen konnte, die davon berichteten, dass Frauen von der Sekte vergewaltigt wurden, dass sie gezielt geschwängert und – in der Sekte versteckt, damit niemand Außenstehendes von der Schwangerschaft erfuhr – entweder zu einer Abtreibung oder zum Austragen des Kindes gezwungen wurden, das dann der Sekte geopfert und in mehreren Fällen getötet und von den Sektenmitgliedern gegessen und ihr Blut getrunken wurde ... Selbst wenn wir so etwas hierzulande hören, denken wir: Das kann doch nicht wahr sein.

So verständlich diese Abwehrreaktion ist: Wir müssen uns der Wahrheit stellen.

Ich will nicht verschweigen, dass ich selbst immer wieder Zweifel hatte, wenn Frauen, die bei mir in Psychotherapie waren, bzw. ihre zahlreichen »Personen« mir nach und nach von solchen Folterszenen berichteten. Dass ich mehr als misstrauisch war: Könnte es sein, dass sie sich das alles ausgedacht haben, als Ausdruck ihrer inneren Not?

Auch Judith Spencer, Jennys Biografin, erging es nicht anders. Im Vorwort zu ihrem Buch schreibt sie: »Viele Male, während ich an diesem Buch schrieb, wollte ich den Blick abwenden; doch ich wusste, ich musste nach Beweisen für diese Ereignisse suchen, um sicherzugehen, dass ich nur die Wahrheit übermittelte. Doch ich stellte fest, dass ich den Geschichten nicht nachgehen wollte, sodass ich eine heimliche Hoffnung aufrechterhalten konnte, dass dieses Kind nicht so gelitten hatte ...«[89]

Und doch hat sie die Beweise gefunden, mehr als genug. Schriftzüge an der Wand eines verlassenen Hauses, eine Narbe auf Jennys Brust, ihre genaue Kenntnis von Orten, die sie seit frühester Kindheit nicht mehr aufgesucht hatte, ärztliche Aufzeichnungen über Verletzungen und wiederholte ausführliche Diagnosen von Fachleuten – dieses und vieles mehr bestätigte Jennys Erzählungen.

Diese Möglichkeiten haben PsychotherapeutInnen in der Regel nicht. Wir können keine Nachforschungen anstellen (lassen), ob jeder der Orte und Namen, an die sich eine Kultüberlebende erinnert, stimmen. Im Folgeband werden neuere Studien, auch aus Deutschland, dazu zitiert.

Selbstverständlich muss gegen die Täter vorgegangen werden. Doch uns ÄrztInnen und PsychologInnen sind die Hände gebunden. Wir sind berufsrechtlich gehalten, die Sicherheit und das Wohlergehen unserer KlientInnen an die erste Stelle zu setzen. Und diese haben Angst. Die meisten werden heute noch von den Tätern bedroht oder gedrängt, mit ihnen Kontakt aufzunehmen bzw. zu halten. Ich bin jedoch sicher: Sie werden wenigstens aufschreiben und hinterlegen, was ihnen geschehen ist (manche sind schon dabei). Und es wird höchste Zeit, dass diesen Sekten, Kulten und anderen Tätergruppen, die Kinder in ihre Gewalt bringen und sexuell misshandeln, mehr öffentliche Aufmerksamkeit geschenkt und ihrem Treiben Einhalt geboten wird.

Das oben zitierte Ritual ist – das möchte ich hier betonen – keineswegs eine Besonderheit. Destruktive Kulte benutzen und foltern Kinder in der genannten Weise sehr, sehr häufig. Es scheint geradezu ein Standard zu sein. Deutsche KlientInnen haben – ohne dass sie das oben zitierte amerikanische Buch kennen konnten, das, wie gesagt, zum ersten Mal solche Rituale »von innen her« schildert – solche Rituale in Traumabearbeitungen oder Flashbacks rekonstruiert. Sie konnten das nicht aus der Literatur haben; bevor ich solche ersten Schilderungen von ihnen hörte, gab es auch keinen Roman, Film oder Ähnliches, in dem derart detailliert von solchen Misshandlungen berichtet wurde. Dies ist der eine Grund, weshalb ich – wie die meisten KollegInnen – die Schilderungen dieser KlientInnen für authentisch halte. Wobei es natürlich Details gibt, bei denen es sein kann, dass sie nicht ganz genau so waren. Etwa ob ein bestimmter Onkel eventuell auch noch unter einer bestimmten Maske zu erkennen war oder ob er nicht dabei war. Dies klärt sich meist im Laufe der Erinnerungsarbeit; KlientInnen sind nur allzu gern bereit, erleichtert festzustellen: »*Das* ist vielleicht wenigstens *nicht* passiert!«

Der andere Grund, weshalb ich diese Schilderungen für authentisch halte, ist die Art, in der sie in der Psychotherapie zutage gefördert werden: über viele Monate und Jahre nämlich, in oft minimalen Einzelheiten, die zunächst keinen Sinn zu ergeben scheinen und von der Betroffenen häufig extrem abgewertet, zunächst verschwiegen, für »Blödsinn« und »ausgedacht« gehalten werden etc.

So sind es bestimmte Erinnerungen, die Herzklopfen, Angstattacken, Übelkeit, Schwindel etc. auslösen, z.B. an:
··⁺ merkwürdige Gerüche »wie in der Kirche« oder der süßliche Geruch von Blut;
··⁺ Männer in schwarzen Mänteln, Kapuzen, Masken etc.;

···⊱ Keller, schwarz gemalte oder mit schwarzen Tüchern zugehängte Wände;

···⊱ Kirchen, in denen »Kapuzenmänner« und/oder schwarz gekleidete Frauen mit weißen, schwarzen, roten Kerzen hantieren;

···⊱ Scheunen, in denen »seltsam gekleidete« und/oder maskierte Männer Menschen (Kinder?) an Haken aufhängen, umgedreht und gefesselt an eine Art Kreuz hängen, auspeitschen, auf Tischen mit Beilen und/oder Messern Menschen oder Tiere »schlachten« etc.;

···⊱ umgedrehte Kreuze, Pentagramme, die Zahl *666* und andere satanische Kult-Symbole;

···⊱ das Aufschneiden und/oder Schlachten von Tieren und/oder Kindern;

···⊱ rituelle Handlungen mit Öl, Blut, »gesalbt« werden, gemalte Zeichen auf dem Körper;

···⊱ Blut, das den eigenen entblößten Körper herunterläuft, dabei auf einem Stein, Altar etc. liegen oder an ein (evtl. umgedrehtes) Kreuz gefesselt sein;

···⊱ von Hunden vergewaltigt werden;

···⊱ das Essen von rohem Tier- oder Menschenfleisch oder Kot, das Trinken von Urin und Blut;

···⊱ Spinnen, Mäuse, Ratten, die über den Körper oder in Körperöffnungen laufen;

···⊱ vaginale, orale, anale Massenvergewaltigung; penetriert werden mit Stöcken, Messern, Kreuzen etc.;

···⊱ Schläge, Tritte, Elektroschocks;

···⊱ Eingesperrtsein in Kisten, Särgen, Wassertanks etc.;

···⊱ Schmerzen am ganzen Körper, besonders im Unterleib, Lähmungen von Extremitäten;

···⊱ laute, sakrale oder Wagner-Musik, »sakrale« Gesänge, Bibelzitate, Sätze wie »Rot ist Blau, Böse ist Gut, Satan ist Gott, Tu, was du willst« etc.;

···⊱ extreme Scham- und Schuldgefühle, Gefühl, sich »opfern« zu müssen oder »für den Tod auserwählt zu sein«, sich wie »Satan« fühlen (oder eine »Innenperson« haben, die sich dafür hält);

···⊱ ein Gelübde, das nicht gebrochen werden darf, sonst stirbt jemand (sie selbst oder eine nahestehende Person bzw. das Lieblingstier);

···⊱ »Bestrafungsaktionen« an sich selbst und/oder anderen Kindern bzw. Erwachsenen, die »ungehorsam« waren;

···⊱ Beschwörungs- und Fluch-Formeln; das Gefühl, durch einen Satz getötet werden zu können etc.

Die Erinnerungen erfolgen in Form von Assoziationen, die von der Betroffenen oft als »Flashbacks« erlebt und durch Auslöser im Alltag (ein ähnlicher Geruch etc.) angeregt werden. Oder sie kommen während des Schlafes als Albträume. Eine multiple Betroffene sieht dann im Traum z.B. ihre »Innenpersonen«, die das Entsprechende erlebt haben. Im letztgenannten Fall ist es wichtig, in der Therapie sorgfältig zu unterscheiden, ob es sich um »normale Albträume« handelt, die ein Ausagieren von Ängsten und psychischen Problemen bedeuten, oder ob es »reale« Erinnerungen sind. Meiner Erfahrung nach können die Betroffenen mit der Zeit genauer unterscheiden, ob sie einen Erinnerungstraum hatten oder einen Albtraum (eine meiner Klientinnen nannte Erstere in einer zutreffenden Wortschöpfung »Schlafbilder«). Manche multiple Persönlichkeiten haben sogar spezielle »Personen«, die dafür sorgen, dass im Schlaf wesentliche Traumaerinnerungen und andere Wahrheiten an bestimmte andere Persönlichkeitsanteile »weitervermittelt« werden.[90] Reale Erinnerungen werden in der Regel mit der Zeit durch »Innenpersonen« bestätigt, die das Entsprechende erlebt haben.

Was sind, was wollen destruktive Kulte?

Zwar gab es immer schon »böse Götter« in den frühen Religionen, doch die organisierte Form von destruktiven Sekten oder Kulten entstand erst mit der Etablierung christlicher Kirchen. Satanismus ist eine Gegenbewegung zum Christentum, also eine Art »Antireligion«, was in dem häufig verwendeten Symbol des umgedrehten Kreuzes seinen Ausdruck findet.

Eine weitere Wurzel sind magische Rituale, vermutlich abgeleitet aus Naturreligionen und – besonders seit dem Mittelalter – weiterentwickelt zur sogenannten »schwarzen Magie«. Dazu gehören »magische Symbole« wie der »Drudenfuß«, ein in einem Zug gemaltes Pentagramm (ähnlich wie jenes, das im Christentum verwendet wird als Zeichen für Christus als Anfang und Ende, Alpha und Omega), magische Sprüche und Flüche, Schwarz als die Farbe des Bösen, Tier- und Menschenopfer etc.

In »schwarzen Messen« wird – häufig unter Einfluss von Alkohol bzw. Drogen – zu Satan bzw. Luzifer gebetet, angeleitet von einem »Satanspriester« oder – seltener – einer »Satanspriesterin«; dabei wird aus der Bibel, die oft umgekehrt gehalten wird, gelesen, wie überhaupt eine »schwarze Messe« häufig einer ins Makabere verdrehten katholischen Messe gleicht. Dabei wird Gott lächerlich gemacht und gelästert, Satan hingegen als Gott angebetet. Bei den Ritualen tragen der »Priester« sowie die Mitglieder der Sekte schwarze – seltener auch weiße und/oder rote – Umhänge mit Kapuzen, die den Mönchsgewändern nachempfunden sind. Oft werden auch die Gesichter geschwärzt bzw. unter Masken (z.B. Tiermasken) verborgen. Es werden schwarze (seltener auch weiße und rote) Kerzen angezündet, magische Gesänge und Tänze durchgeführt und/oder laute (pseudosakrale oder z.B. Wagner-)Musik gespielt. Typische Orte für »schwarze Messen« sind Kirchen oder Kapellen, besonders dafür hergerichtete (mit schwarzem Tuch ausgehängte) Keller oder Scheunen sowie »magische« oder einsame Plätze in der freien Natur, wo in der Regel ein offenes Feuer entzündet und ein »Altar« aufgebaut wird, wo dann u.U. die Tier- bzw. Menschenopfer stattfinden und statt »Messwein« Urin oder Blut getrunken, statt Hostien Kot bzw. Tier- oder Menschenfleisch gegessen wird. Die Messen finden in der Regel nachts (oft um oder nach Mitternacht) statt. Manche Satanisten sind »harmlose Spinner«, andere Schwerkriminelle.

Die Zeitpunkte für die »schwarzen Messen« richten sich nach dem individuellen »Kalender« der Sekte; sehr häufig finden sie im März, Juni, September und Dezember zur Sonnenwende, in der »Walpurgisnacht« (30. April) sowie zu den christlichen Feiertagen Ostern, Pfingsten, Weihnachten und zur Jahreswende statt.

Gründer und Mitglieder der satanischen Sekte bzw. des Kultes sind in der Regel entweder »Ausgestoßene« aus etablierten christlichen Gemeinden mit einem starken Hang zu einer eigenen Religiosität, die eine »Antihaltung« zum Etablierten haben. Und/oder es sind Menschen mit einer generell antisozialen und sadomasochistischen bzw. sodomitischen Persönlichkeitsstruktur, die hier ein Ventil finden, ihre Neigungen ungehemmt auszuleben.

Die Ziele der Sekte liegen im Belieben ihrer jeweiligen Gründer. Die Mitglieder sollen unbedingten Gehorsam leisten und werden dazu einer Fülle von demütigenden und/oder verletzenden Handlungen unterworfen: Sie werden gefesselt, ausgepeitscht, mit scharfen Gegenständen geschnitten (oder müssen dies selbst tun), müssen ihren eigenen Urin oder ihr eigenes Blut trinken und ihren Kot essen oder den anderer Sektenmitglieder oder Opfer; manche müssen rituell Tiere und/oder Menschen quälen und töten, sexuelle Handlungen an ihnen begehen oder werden selbst vergewaltigt; häufig finden als Höhepunkt der »schwarzen Messe« »Gruppenorgien« statt, die für die Opfer eine Gruppenvergewaltigung bedeuten; diese werden dabei manchmal – entweder geplant oder »im Rausch« – schwer verletzt oder gar getötet.

Nicht alle satanischen Kulte töten Menschen. Doch alle erniedrigen und quälen ihre Mitglieder, sehr häufig auch Tiere. Sexuelle Misshandlungen jedoch gehören – soweit mir bekannt ist – regelmäßig zu den Ritualen dieser Gruppen. Durch Gelübde der Gruppe gegenüber verpflichten sich die Mitglieder dazu, niemandem etwas vom Geschehen dort zu berichten. Falls sie dagegen verstoßen, wird ihnen angedroht, sie zu »verfluchen« bzw. zu »verhexen« (woraufhin sie zum Beispiel von innen verfaulen bzw. sterben müssten), bzw. es werden »Strafrituale« an ihnen – zur Abschreckung für die anderen Mitglieder – exerziert, wozu besonders sadistische Demütigungen, Verletzungen, Vergewaltigung und gelegentlich Mord gehören.

Es ist für die Opfer schwer, falls sie sich jemals an das Geschehene erinnern, eine/n TherapeutIn zu finden, der oder die ihnen glaubt. Glücklicherweise liegen einige sehr sorgfältig durchgeführte Studien aus verschiedenen amerikanischen psychiatrischen Kliniken vor. Young et al.[91] berichten, was ihre 37 für eine spezielle Untersuchung ausgesuchten PatientInnen (33 davon Frauen), die aus unterschiedlichen Regionen der USA kamen und die sie zwei Jahre lang beobachteten, an Torturen erlebt hatten (Prozentzahl der Patientinnen in Klammern):

⋯▸ sexuelle Misshandlung (100 %);

⋯▸ körperliche Misshandlung/Folter am eigenen Leib bzw. zusehen müssen, wie andere gefoltert werden (100 %);

⋯▸ bei Verstümmelungen bzw. Tötungen von Tieren dabei sein bzw. assistieren (100 %);

⋯▸ mit dem Tode bedroht werden (100 %);

⋯▸ gezwungen werden, Drogen zu nehmen (97 %);

⋯▸ bei der »Opferung« (Tötung) von Kindern und Erwachsenen zusehen und assistieren (83 %);

⋯▸ erzwungener Kannibalismus (81 %);

⋯▸ mit Satan »verheiratet« werden (78 %);

⋯▸ lebendig in Särgen oder Gräbern begraben werden (72 %);

⋯▸ erzwungene Schwängerung und Opfern des eigenen Kindes (60 %).

Falls Menschen getötet werden – etwa Embryos, die aus dem Leib der Mutter geschnitten werden bzw. von der Mutter nach erzwungener Abtreibung oder (Früh-)Geburt an die Sekte ausgeliefert werden müssen; Kinder; »zu bestrafende« Erwachsene oder andere Opfer, etwa Obdachlose, die angelockt bzw. zum Kommen gezwungen wurden –, so werden diese Morde in der Regel von anderen Opfern (zum Beispiel Kinder, Frauen oder »untergeordnete Mitglieder«) auf Anweisung des Sektenführers bzw. »Oberpriesters« ausgeführt. Die Leichen werden entweder aufgegessen oder verbrannt oder an einsamen Stellen im Wald vergraben oder auf Mülldeponien verscharrt. Warum bemerkt niemand, dass die Opfer verschwinden? Nun, in einer Gesellschaft wie der unseren, in der immer mehr Menschen aus dem sozialen Netz herausfallen, in der allein 30.000 Kinder auf der Straße leben und in der ohne größere Schwierigkeiten Kinder aus anderen Ländern, etwa der »Dritten Welt«, per Flugzeug »besorgt« werden können (nach denen niemand in ihrem Heimatland fahnden wird, falls sie nicht wiederkommen) – in einer solchen Gesellschaft ist es nicht schwer, Menschen einfach verschwinden zu lassen. Und wenn dann auch noch deren Leichen so gründlich entsorgt werden (durch Verbrennen bzw. Kannibalismus), dass nichts von ihnen übrig bleibt – dann ähnelt das schon dem »perfekten Verbrechen«.

Aber wie bringen die Täter es nur fertig, derartige Bestialitäten zu begehen?

Psychodynamisch ist festzustellen: Die Rituale der destruktiven Kulte dienen dazu, an die Stelle des Gewissens und der Schuldgefühle eine »andere Moral« zu setzen: »Tu, was du willst, du bist dein eigener Gott!« ist ein häufiger Spruch dieser Gruppen. Wenn »das Böse« als »das Gute« sanktioniert ist, ist alles erlaubt, auch und gerade das, was in der übrigen Gesellschaft als besonders verwerflich angesehen wird: das Trinken von Urin und Blut, das Essen von Kot, Sodomie, sexuelle Gewalt an Kindern, Massenvergewaltigung, Mord, Kannibalismus. Die Sekte deutet diese Handlungen zu besonderen »Wohltaten« um, durch die die Opfer bzw. Täter »sich als Auserwählte ausgezeichnet« hätten. An solchen Handlungen teilgenommen oder sie selbst durchgeführt zu haben, zwingt die Mitglieder zu absolutem Schweigen, um selbst keine Strafverfolgung zu riskieren. Da die Taten buchstäblich »im Rausch« ausgeführt werden, in einer schon von der Inszenierung her »ganz anderen Welt«, fällt es den Teilnehmern leicht, sie zu verdrängen.

Die Opfer dieses Grauens werden in der Regel Dissoziationen benutzen, um das Erlebte aushalten zu können. Sie können sich dann, in ihrer gewohnten Umgebung, nicht an das Geschehen erinnern. Und diejenigen, die sich erinnern können, schweigen aus Scham und Angst. Sie haben Angst vor den schrecklichen Strafen, die ihnen bei Brechen des »Gelübdes« angedroht wurden. Und da ihr »normales« Gewissen nicht dauerhaft ausgeschaltet ist, schämen sie sich zutiefst für das, was sie erlebt, erlitten, mitgemacht haben. Von daher gelingt es nur selten, den Ring des Schweigens zu durchbrechen, die Täter dingfest und die Opfer ausfindig zu machen, die einander oft nicht einmal kennen, lediglich das Datum des Treffens wissen. Dass solche Gruppierungen untereinander vernetzt sind, ist häufig noch schwerer herauszufinden, da nur die Sektenführer diese Information besitzen. Die Organisationsstruktur solcher Gruppierungen ist der der organisierten Kriminalität ähnlich: Es sind konzentrische Kreise; nur die »ganz innen« wissen alles. (Im Folgeband mehr dazu.)

Dass die Vermischung von satanischen Ritualen mit sexueller Gewalt Tradition hat, sollen zwei Beispiele zeigen:

1. Madame LaVoison

Im 17. Jahrhundert waren im Frankreich des angeblichen Sonnenkönigs Ludwig XIV »schwarze Messen« sowie die intensive Beschäftigung mit Okkultem und Morbidem in adeligen Kreisen sehr beliebt. Frappierend in ihrer Ähnlichkeit zu modernen satanistischen Kulthandlungen waren die Untaten einer gewissen Catherine Deshayes, auch bekannt als Madame LaVoison. In schwarzen Messen wurde das Blut geopferter Babys statt Messwein getrunken und deren Fleisch statt Hostien gegessen. Geweihte Priester lasen die Messe, wobei sie häufig die katholische Messe rückwärts zelebrierten, Kruzifixe auf den Kopf stellten und schwarze statt weißer Kerzen anzündeten. Die Kerzen waren aus Menschenfett hergestellt, das von einem öffentlichen Henker geliefert wurde. Im Haus der »Hohepriesterin« befand sich ein Ofen, in dem laut ihrer eigenen Aussage die geopferten Säuglinge und abgetriebenen Föten verbrannt wurden.

Erst als mehrere Adelige an den von LaVoison verteilten Liebesträncken und Giften gestorben waren und es im Volk 1676 zu öffentlichen Aufständen kam, weil zahlreiche Kinder auf »unerklärliche« Weise verschwunden waren, wurde ein eigens zu diesem Zweck geschaffenes Gericht einberufen, das den Fall untersuchte. Jeffrey B. Russell,

Mittelalterspezialist und Geschichtsprofessor an der Universität von Kalifornien (UCLA), der über schwarze Messen geforscht hat und Madame LaVoisons Lebensgeschichte in dem gut recherchierten Sachbuch »Cults that Kill« (Kulte, die töten) erzählt[92], berichtet von diesem Prozess gegen die Sektengründerin: »Der mit der Untersuchung beauftragte Polizeibeamte war Nicholas de la Reymie, der Polizeikommissar von Paris. Seine Anklage lautete zunächst auf Giftmord, dann auf ›schwarze Magie‹ [amerik.: magick, Anm. M. H.], und ähnlich wie seine modernen Nachfolger in Strafverfolgungsbehörden zog er sich eine Menge Spott und Hohn zu, weil die Anklage auf okkulte Betätigung lautete. Schließlich stoppte er seine Untersuchung, als die Mätresse des Königs, Madame de Montespan, in den Fall hineingezogen wurde. LaVoison wurde 1680 nach einem langen Prozess auf dem Scheiterhaufen hingerichtet.«[93]

2. Aleister Crowley

War dies noch ein Beispiel, das man als »exotisch« abtun könnte – das folgende ist es nicht. In ihm ist die Rede von dem bis heute einflussreichsten Satanisten der Welt: Aleister Crowley. Und in diesem Beispiel wird die Rede sein von einer bis heute einflussreichen Sekte, dem von einem Deutschen, nämlich Karl Keller, gegründeten Ordo Templis Orientis (OTO).

Aleister Crowley war im 19. Jahrhundert Mitglied des schottischen »Order of the Golden Dawn« (so viel wie: »Orden der goldenen Dämmerung«), wurde aber aus diesem wegen seiner »moralischen Perversionen« verstoßen, wozu wohl homosexuelle Handlungen mit Kindern, Drogenabhängigkeit und der Vorwurf von Morden gehörten. Dennoch: Dieser Orden hat ihn stark beeinflusst, und zwar wegen der dort gepflegten seltsamen Mischung aus christlicher und kabbalistischer Mystik. (Diese Mischung existiert in den verquasten »Philosophien« satanischer Kulte bis heute.)

In dem gerade zitierten Buch »Cults that Kill« beschreibt der amerikanische Religionswissenschaftler und Experte für Gnostizismus[94] Carl Raschke die Wiederentdeckung der im frühen Mittelalter in Babylon entwickelten und aus antiken hebräischen Quellen stammenden Kabbala in den 1880er-Jahren durch den Ex-Katholiken Alphonse Louis Constant und erklärt die Grundprinzipien der Kabbala und ihrer Adepten: »Die Kabbalisten glaubten die Welt durch Manipulation von Zahlen und Buchstaben begreifen zu können. So ist die Nummer 10 das Organisationsprinzip des Universums und jeder von zehn Schritten oder ›Sephirot‹ auf einem ›Baum‹ bringt den Übenden der Göttlichkeit näher. Er erklimmt den Baum, indem er Wissen und schwarze Magie anwendet. Jeder Sephirot steht für einen Aspekt Gottes: Sein oder Existenz, Weisheit, Intelligenz oder Verständnis, Gnade oder Liebe, Stärke, Schönheit, Festigkeit, Ehre, Verwurzelung und Königtum.«[95, 96]

Constant nahm einen okkulten Namen an, Eliphas Levi, und verfasste zahlreiche Schriften, die, wie Raschke weiter berichtet, »eine ganz neue Generation von Praktizierenden der ›schwarzen Magie‹ und Spiritualisten beeinflussten, von denen viele ihre eigenen Gruppen gründeten«.[97]

Eine davon war der genannte »Order of the Golden Dawn«, der »schwarze Magie« praktizierte und davon ausging, dass der praktizierende Okkultist lernen kann, Kräfte außerhalb seines Körpers (etwa aus dem Universum oder von bestimmten anderen Menschen oder der Natur etc.) in Körper, Geist bzw. Seele hineinzuholen und umgekehrt, dass er allein durch seine Konzentration, seinen Willen etc. äußere Kräfte, Lebewesen und Mächte beeinflussen kann.

In der Regel hatten und haben solche »Orden«, »Geheimbünde«, Kulte und Sekten eine strikt hierarchische Struktur und muss der/die Übende (die weitaus größte Anzahl der Anhänger dieser Geheimbünde sind männlich) die »Göttlichkeit« in aufeinander aufbauenden Stufen oder Graden erklimmen.

Wie gesagt, Aleister Crowley war das wohl berühmteste Mitglied des »Order of the Golden Dawn«. Er entwickelte und beschrieb in seinen Schriften eine sexuell betonte »schwarze Magie«, eine Art Spiritualismus durch Freilassen von Energie während des sexuellen Höhepunkts, der gezielt für Rituale nutzbar gemacht werden kann. »Bestie« (The Beast) nannte sich Crowley und »666«, nach einem Bibelzitat der Offenbarung: »Ihr werdet die Bestie erkennen, denn sie ist ein Mann, und seine Zahl ist *666*.« Von ihm stammt der heute noch meistzitierte Grundsatz satanischer Sekten: »Tu, was du willst, so lautet das ganze Gesetz« – selbstverständlich nur der ins Gegenteil verkehrte Grundsatz der Bibel.

Als schließlich der oben erwähnte »Ordo Templis Orientis« oder OTO durch den Deutschen Karl Keller gegründet wurde (um die Wende zwischen 19. und 20. Jahrhundert), setzte sich der aus vielen Orden und Ländern ausgestoßene Crowley an die Spitze der britischen Sektion und blieb jahrzehntelang der führende Kopf von OTO (der sich von dort aus im Übrigen rasch auch in den USA ausbreitete).

Crowleys Schriften enthüllen, so der Religionswissenschaftler Carl Raschke, »eine Menge schwarzer Magie, Geheimwissenschaft, Gnostizismus und so weiter. Man kann wohl sagen, dass der richtige ›Hardcore‹-Satanismus nur eine Variation dieser selbst-glorifizierenden und brutalen Einstellung ist. Es handelt sich um eine Variation des traditionellen Okkultismus.«[98] Und es ist eine Variation, die eine sehr weite Verbreitung gefunden hat: In allen westlichen Industrienationen gibt es Berichte von sexuell-sadistischen satanischen Sekten, deren Zutaten jeweils ähnlich sind: schwarze Messen, sexuelle Gewalt an Tieren und Kindern sowie Erwachsenen, Orgien und eine Haltung, nach der das Böse das Gute ist, und je böser sich jemand verhalte, desto besser. Das hat etwas von antibürgerlicher Trotz-Veranstaltung, doch es besteht immer auch eine kriminelle Komponente durch die häufig angewendete psychische, körperliche und vor allem sexuelle Gewalt.

Meinem Eindruck nach und nach den Berichten, die ich höre, befinden wir uns gerade heute wieder in einer Hochzeit brutaler Varianten von Satanismus. Warum diese Faszination für pervertierten Okkultismus und verdrehte Religiosität? Carl Raschke versucht eine Erklärung: »Satanismus ist immer gut gediehen in Zeiten kultureller Dekadenz, wenn Dekadenz zur Mode wird, wenn sich eine herrschende Klasse in einem Land bedroht fühlt oder von neuen ökonomischen Klassen gestürzt wird, woraufhin sie ihr Prestige und ihre politische Autorität verliert. So war die Zeit zwischen den beiden Weltkriegen in England eine Zeit sozialer Experimente, eine Periode des Nihilismus. Die herrschende Klasse in England hatte ihren Geschmack für Regeln verloren; es war eine Periode schreiender Skandale und Dekadenz. Okkultisten wie Crowley erlebten eine Hochzeit in dieser Phase.«[99]

Der moderne Satanismus, ergänzt der Geschichtswissenschaftler Jeffrey Russell, »baut auf den okkulten Bewegungen des neunzehnten Jahrhunderts, der Tradition schwarzer Messen und Crowley auf. Ein weiterer Ursprung liegt meiner Meinung nach in der populären Horror-Kultur und den gegenkulturellen Bewegungen der 1960er-Jahre.«[100]

Und es gibt heute noch eine weitere Verbindung des Satanismus mit einer anderen »gegenkulturellen Bewegung«, die der organisierten Kriminalität, insbesondere im Bereich der organisierten sexuellen Ausbeutung von Kindern und weitergehend auch im Waffen- und Drogenhandel. Der amerikanische Journalist Larry Kahaner hat in jahrelangen und sehr mühseligen Recherchen (während deren er u.a. mit den oben zitierten Wissenschaftlern sprach, aber auch mit unzähligen Polizeibeamten, Staatsanwälten und FBI-Beamten, und Einsicht bekam in Polizeiakten) die Tatsache bestätigen können: »Es gibt eine Unterwelt ›okkulter Verbrechen‹ ... Die Verbrechen sind entsetzlich: Ein Mord, bei dem das enthauptete Opfer umgeben von farbigen Perlen, sieben Münzen und Hühnerfedern gefunden wird; rituelle Opferhandlungen unter freiem Himmel, wo schwarz gekleidete Kultmitglieder Tiere auf Altären zerstückeln; andere Morde, wo die Leichen blutleer gefunden werden, mit Symbolen wie einem Pentagramm oder einem umgedrehten Kreuz, das in die Brust geritzt wurde; Drogen- und Pornografie-Ringe mit über das ganze Land sich erstreckenden Verbindungen zu okkulten Gruppen; sorgfältig durchgeführte Grabräubereien; satanische Rituale und Menschenopfer, bei denen Kinder beteiligt sind ...«[101]

Das alles hat Kahaner akribisch recherchiert. In den USA. Bei uns gibt es seit 1997 erste solche Studien (siehe Folgeband). Auch andere westeuropäische Staaten verhalten sich seltsam zurückhaltend, wenn es um diesen Aspekt organisierter Kriminalität geht. Immerhin: In den Niederlanden, wo Studien über rituellen Missbrauch von Kindern existieren,[102] wo seit vielen Jahren über DIS geforscht wird, wo es zuerst eine Klinik gab, die eine spezielle Behandlung für dissoziative Störungen und DIS anbot, wo es psychiatrische Ambulanzen gibt, die über speziell ausgebildetes Personal verfügen, das sich mit dissoziativen Störungen auskennt – in den Niederlanden wurde eine Regierungskommission eingesetzt, die mehrere Dutzend bekannt gewordener Fälle von sadistisch-rituellen Misshandlungen untersuchte und beauftragt wurde, dazu entsprechende Strafgesetzesvorlagen zu erarbeiten. Mir scheint, dass es einen Zusammenhang gibt zwischen der therapeutischen Arbeit mit Betroffenen, einer öffentlichen Diskussion um das, was diese erlebt haben, und Initiativen zur Bekämpfung derartiger Verbrechen. Auch von daher wird es höchste Zeit, dass hierzulande mehr öffentlich bekannt wird, was solche Kulte, Sekten und andere sadistisch-sexuell-rituell sich betätigende Gruppierungen treiben.

Die Ausführungen, die ich an dieser Stelle hierzu machen kann, muss ich allgemein halten, da ich die Betroffenen, die sich mir anvertraut haben, schützen will. Ich bin jedoch davon überzeugt, dass in den nächsten Jahren noch mehr durch Betroffene und »investigativ« arbeitende Journalistinnen authentisches und strafrechtlich verwertbares Material an die Öffentlichkeit gelangen wird. Was bisher in Erfahrung gebracht wurde, veranlasst mich zu folgenden Vermutungen, die sich in einigen Punkten zusammenfassen lassen:

···⫶ Einige sich »satanisch« oder »satanistisch« nennende oder gebärdende Kulte misshandeln und töten Tiere und Kinder, gelegentlich auch »abtrünnige« Mitglieder.

···⫶ Diese Kulte arbeiten mit anderen sadistischen Sexualtätern zusammen, »leihen« die Opfer an sie aus.

···⫶ Diese Kulte sind »intergenerationell«, viele rekrutieren ihre Mitglieder eine Generation nach der anderen aus denselben Familien.

···⫶ Diese Kulte sind international; sie vermitteln Opfer (Kinder von Mitgliedern, »Straßenkinder«, auch aus der »Dritten Welt«, in Kindergärten, Heimen etc. rekrutierte Kinder) an Gleichgesinnte in anderen Ländern.

···⫶ Diese Kulte haben Verbindungen zu Alt- und Neonazis.

···⫶ Diese Kulte sind hierarchisch aufgebaut; Täter auf »höheren Ebenen« kommen oft aus »besten Kreisen«: Staatsanwälte, Kommissare, Richter, Militärs, Kirchenleute, Politiker, Geheimdienstler, Journalisten, Topmanager, Ärzte, Industrielle sind darunter – als »Gäste« oder »Kunden« oder Vollmitglieder; die Opfer werden aus unteren sozialen Schichten rekrutiert.

···⫶ Diese Kulte arbeiten mit dem organisierten Verbrechen zusammen: (Kinder-)Prostitution und -pornografie, Drogen- und Waffenhandel, Geldwäsche; die Täter und Mitglieder aus den »besten Kreisen« werden – freiwillig oder erpresst – auch zu Tätern in diesem Bereich.

···⫶ Diese Kulte, Kinderschänder und organisiertes Verbrechen haben eine mächtige nationale und internationale Lobby, die eine »Gegenaufklärung« betreibt (False Memory Syndrome, »Missbrauch des Missbrauchs« etc.) und Initiativen zur Bekämpfung ihrer verbrecherischen Aktivitäten blockiert und verhindert.

···⟩ Diese Kulte richten ihre Opfer seit frühester Kindheit systematisch auf ihr Dasein als Opfer, Handlanger und ggf. (Mit-)Täter zu. Sie verwenden dabei Foltermethoden und Methoden der »Gehirnwäsche«, wie sie u.a. in Nazi-Konzentrationslagern an den dortigen Häftlingen »erprobt« und später vom US-Geheimdienst CIA in die USA »importiert« und von dort aus in andere Länder (u.a. Südamerika) »exportiert« wurden.

Der letztgenannte Punkt ist besonders wichtig, da er sich auf die psychotherapeutische Behandlung der Opfer auswirkt. Bei dissoziativen Menschen bzw. multiplen Persönlichkeiten, die in ihrer Kindheit rituell missbraucht wurden, ist davon auszugehen, dass sie einer derartigen »Gehirnwäsche« unterzogen wurden. Wobei dieser Begriff irreführend ist. Denn die Täter beginnen mit ihrer »Programmierung« genannten Aktivität meist vor dem sechsten Lebensjahr des Opfers, oft schon als Kleinstkind, manchmal schon im Mutterleib. Sie konditionieren das Kind mit systematischen, oft rhythmisch ausgeführten Schlägen, Tritten, Elektroschocks, grellem Licht und lauten Geräuschen etc. schon sehr früh zu dissoziieren und bauen darauf ihre »Programme« auf, wie oben bereits angedeutet und in Kapitel 9 ausführlich geschildert. Das Gehirn des Kindes wird also nicht »gewaschen«, sondern seine frühesten Reflexe werden bereits ausgebeutet und seine Entwicklung nachhaltig unterbrochen und gestört. Das Ziel – der oft mit allen systematischen Foltermethoden bestens vertrauten, gelegentlich aus psychotherapeutischen Kreisen stammenden (Ärzte, Psychologen, Psychiater) Täter – besteht darin, roboterartiges Verhalten zu erzeugen, für das die restliche Persönlichkeit des Opfers amnestisch ist. Das Kind führt also ein »Vielfachleben« von Anfang an: Da gibt es das »normal aufwachsende« Kind in seinem häuslichen Alltag; dann die Persönlichkeitsanteile, die das Kind abspaltet, um die Gewalt durch die Eltern ertragen zu können (Vernachlässigung, körperliche, seelische, sexuelle Gewalt), und die Anteile, die nur im Zusammenhang mit den Tätern aus dem satanischen Kult auftauchen bzw. von ihnen geschaffen und »gerufen« und am Ende der Quälereien wieder in die Tiefe der kindlichen Persönlichkeit »zurückgeschickt« werden. Meist spaltet sich das Kind so früh und so gründlich in die verschiedenen Anteile, gefühlt als »Personen« auf, dass die eine »Person« in ihm nicht weiß, was die andere macht, ja nicht einmal, dass es sie gibt.

In der Regel dient die Zurichtung der Opfer in Form der massiven Bewusstseinsbeeinflussung und »Programmierungen« verschiedenen Zwecken:

···⟩ Dem Kind soll das Gefühl gegeben werden, dass es »gern Opfer« ist. Es soll sich nicht wehren, sondern sich »auserwählt« fühlen, z.B. ein »Satanskind« zu sein.

···⟩ Das Kind soll das Gefühl bekommen, ausschließlich zu den jeweils »programmierten« Zwecken da zu sein und alle Aufträge widerstandslos, ja möglichst gern zu erfüllen: sich selbst Gewalt antun lassen, andere (Tiere, Kinder, Erwachsene) quälen und sexuell traktieren, an Ritualen teilnehmen, andere Kinder für Misshandlungen auswählen und ggf. andere Opfer von »außerhalb« rekrutieren, auf den Babystrich gehen, sich für Porno- und »Snuff«-Filme (in denen reale sadistische Szenen gezeigt werden) zur Verfügung stellen, als (kindliche) »Domina« arbeiten, Kurierdienste im Drogen- und Waffenhandel ausführen, ggf. Körperverletzung und Morde begehen.

⋯⋙ Das Kind soll sich schlecht fühlen, sich schämen, sich als »zutiefst böse« erleben; es wird in Angst und Schrecken gehalten, weil ihm erzählt wird, dass es selbst oder sein Lieblingstier oder nahe Angehörige sterben müssen, wenn es etwas erzählt; wenn nur die »programmierten« Persönlichkeitsanteile »da« sind und die restliche Persönlichkeit des Kindes keine Ahnung von dem Geschehen hat, kann die Geheimhaltung besser gewährleistet sein. Außerdem sind die »Kultanteile« im realen Leben so desorientiert, dass das Kind das Gefühl hat, »verrückt« zu sein, sobald diese Anteile dort in seinem Erleben auftauchen.[103]

⋯⋙ Das Kind wird durch bestimmte »Programme« darauf konditioniert, sich zur »Bestrafung« für »abtrünnige« Gedanken selbst zu verletzen und sich ggf. zu töten bzw. den Kontakt zu hilfreichen Personen in seiner Umgebung abzubrechen, falls es sich an das Geschehen erinnert.

⋯⋙ Das Kind soll durch bestimmte »Programme« dazu veranlasst werden, mit den Tätern auf bestimmte Signale hin (telefonische, briefliche, persönliche, körperliche Berührung etc.) sofort Kontakt aufzunehmen, alles zu berichten, was andere Persönlichkeitsanteile (z.B. die im Alltag) tun und sagen, und sich zu bestimmten, vorher »einprogrammierten« Daten zu bestimmten Orten zu begeben, wo es von den Tätern abgeholt wird.

Die besonders geschickten »Programmierer« unter den Tätern vernetzen die von ihnen geschaffenen »Programme« in der kindlichen Persönlichkeit so, dass sie jederzeit durch bestimmte Codeworte oder -zahlen Zugang zu diesem »Programm-Netz« bekommen und die darin enthaltenen »Personen« abfragen, umgruppieren und neu »programmieren« können. Auf diese Weise soll sichergestellt werden, dass das Opfer lebenslang unter der (Bewusstseins-)Kontrolle der Täter bleibt.

Wie gesagt, in Kapitel 9 wird das Thema »Programmieren und Deprogrammieren« ausführlich behandelt. An dieser Stelle möchte ich jeder und jedem, die/der psychotherapeutisch mit einer Kultüberlebenden arbeitet, nur dringend raten, die Möglichkeit in Betracht zu ziehen, dass

1. die Betroffene auf die genannte Weise »programmiert« wurde und diese »Programme« sehr tief im Persönlichkeitssystem verankert sind, sodass es ganze Schichten anderer »Personen« in der dissoziativ gestörten bzw. multiplen Persönlichkeit geben kann, die zunächst überhaupt nichts von diesen »untersten Schichten« wissen, in denen sich die »Programme« befinden;

2. die Betroffene nach wie vor »aktive Programme« hat bzw. die »Programme« jederzeit von den Tätern durch Auslösereize aktiviert werden können; erste und wichtigste Auswirkung: Die Betroffene hält möglicherweise noch Kontakt zu den Tätern bzw. ist nach wie vor in deren Aktivitäten verstrickt!

Meiner Erfahrung nach und nach allem, was ich von Experten in anderen Ländern gehört habe, versuchen die Täter entweder, ihre Opfer dazu zu bringen, mit ihnen Kontakt zu halten und ihnen weiterhin zur Verfügung zu stehen; häufig ist die Kontaktperson des Opfers ein/e kultloyale/r Familienangehörige/r. Oder die Täter versuchen – wenn das Opfer, etwa im Laufe der Psychotherapie, den Kontakt zu den Tätern (etwa zu ihrer Herkunftsfamilie) abbricht –, das Opfer noch telefonisch oder brieflich oder durch persönlichen (Sicht-)Kontakt so zu erreichen, dass in ihm »Selbstzerstörungsprogramme« in Gang gesetzt werden, sozusagen als »Fernzündung« einer für die Täter gefährlich gewordenen »Bombe«. Eine »harmlose« Ansichtskarte mit einem Motiv, das die Täter als Auslöser für ein solches »Selbstzerstörungsprogramm« vorher gesetzt haben (etwa ein Turm oder ein Schiff oder ein offenes Päckchen), ein Anruf auf dem Anrufbeantworter mit elektronischen Tönen oder rhythmischem Klopfen oder zuschlagenden Türen oder rückwärts gesprochenen Worten, das »zufällige« Vorbeilaufen einer Kontaktperson in Sichtweite der Betroffenen – all das kann ein entsprechendes inneres »Programm« auslösen, in der Regel, ohne dass die Betroffene bewusst etwas davon mitbekommt. Sie gerät dann wie »außer sich«, bekommt Panik, Schwindel, Schmerzen und eventuell komplette Trauma-»Flashbacks« – und den für sie unerklärlichen Drang, sich zum Beispiel mit einem Messer ein umgedrehtes Kreuz in die Brust zu schneiden oder von einem hohen Turm zu springen oder, oder ... je nachdem, was die Täter in den »Programmierungssitzungen« einkonditioniert haben.

Häufig benutzen die Täter auch Drogen, um die Opfer gefügig zu machen. Das Arsenal reicht von Alkohol über »harte Drogen« bis hin zu allen möglichen psychisch wirksamen Medikamenten. Oft werden die Opfer von den Drogen abhängig, auch das bindet sie an die Täter, die für Nachschub sorgen. Es wird nie feststellbar sein, wie viele Drogentote und »unerklärliche Selbstmorde« von Kindern und Jugendlichen auf das Konto solcher Täterkreise gehen.

Eines jedenfalls erreichen die Täter meist: Sie werden kaum je strafrechtlich belangt. Ihre Mittäter schweigen, weil sie zu Recht Strafverfolgung befürchten; und ihre Opfer, weil sie Todesangst haben und/oder zu MittäterInnen geworden sind (so zwingen die Täter in der Regel ihre weiblichen Opfer, ihre Kinder an sie auszuliefern); außerdem können sie sich im Alltag nicht an das Grauen erinnern, und wenn, halten sie es für Angstträume oder sich selbst für verrückt.

Brisant wird es für die Täter erst, wenn ihr Opfer sich in Psychotherapie begibt. Und auch dann halten sie sich häufig noch für ungefährdet. Zu Recht, wie sich leider oft erweist. Denn zum einen wird hierzulande noch nicht systematisch mit Kultüberlebenden »deprogrammierend« gearbeitet; zum anderen können die Täter – und tun es auch – immer wieder mit dem Opfer Kontakt aufnehmen; und solange nicht das letzte »Programm« beseitigt ist, besteht immer die Möglichkeit, dass das Opfer wieder »kultloyal umgedreht« werden kann. Und zum Dritten: Wer glaubt einer jungen Frau, die von einem derartigen Horror berichtet? Ich weiß von einigen, die ihre Täter angezeigt haben. Sie wurden schon auf der Polizeistation entweder verlacht oder für verrückt erklärt oder als (Mit-)Täterin behandelt und schlicht nicht ernst genommen. Bei einigen Dutzend kam es zu Ermittlungsverfahren, bei manchen stehen Urteile noch aus (Näheres im Folgeband). Die meisten Kultüberlebenden, die sich erinnern, haben Angst. Sie wissen: Von den Grausamkeiten gibt es Videofilme, auf denen nur sie zu sehen sind, die sexuelle Handlungen mit anderen – Menschen oder Tieren – ausführen bzw. sie quälen, nicht aber die Täter. Die Kultüberlebenden wissen: Sie haben sich eventuell strafbar gemacht. Und sie schweigen. Wer erzählt ihnen auch, dass sie in einem Prozess gegen organisierte Tätergruppen als Kronzeugen auftreten und Schutz bekommen könnten? Wer garantiert ihnen, dass sie dann den Rest ihres Lebens ohne Angst vor den Tätern verbringen können?

Und so geht das Quälen und Morden in Kellern, Scheunen und an anderen »geheimen Orten« weiter.

Kapitel 4:
Das normal-verrückte Leben als multiple Persönlichkeit

on meiner Vergangenheit weiß ich nicht viel. Ich kann mich nur erinnern, dass ich manchmal so komische Zustände hatte. Da war so eine Verzerrung in Zeit und Raum, ich weiß gar nicht, wie ich es genauer beschreiben soll. Und mit 16 habe ich mal gedacht, nun werde ich verrückt. Ich hatte aus heiterem Himmel Angst. Alles sah irreal aus. So als wäre ich weg. Ich guckte an mir herunter und dachte: Wer ist das? Ich hatte das Gefühl, ich bin woanders, nicht mehr da. Bekam eine furchtbare Panik. Es war nicht steuerbar, von meinem Willen unabhängig! Und ich wusste nicht, was unmittelbar vorher geschehen war. Es war schrecklich.«

Die junge Frau, die mir dies in der zweiten Psychotherapiestunde berichtete, wirkte auf mich zunächst ganz und gar nicht desorientiert oder verwirrt. Eher machte sie einen intellektuell-blasierten Eindruck: Elegante Kleidung, ein schmales, kluges Gesicht mit wachen Augen, eckige Bewegungen, ausgefeilte Sprache. Sie war gekommen, weil sie vage Ahnungen hatte, es könnte bei ihr »ein sexueller Missbrauch vorliegen«, sie hatte unerklärliche Panikattacken, aber ansonsten schien alles in Ordnung zu sein. Sie hatte ausgezeichnete akademische Leistungen erbracht, war glücklich verheiratet, arbeitete und überlegte, mit einem philosophischen Thema zu promovieren.

Heute würde ich bei einer Schilderung wie der obigen gleich aufmerksam. Doch es sollte noch ein gutes Jahr dauern, bis ich begriff: Diese Frau war die »Alltags-Person« einer multiplen Persönlichkeit. Sie funktionierte rein verstandesmäßig, hatte kaum Erinnerungen, und wenn, waren sie von der oben geschilderten Art: Depersonalisierungserscheinungen (das bin ja gar nicht ich), Derealisierungsphänomene (Raum und Zeit verschoben), Verwirrtheitszustände, Panik, Angst vor dem Verrücktwerden. Dass in ihr noch über 50 andere Anteile (»Personen«) lebten, erfuhr sie erst nach und nach. Sie reagierte darauf zunächst mit starker Abwehr (»So ein Quatsch«), bis ich ihre Intelligenz und Logik mehrfach herausforderte. Hatte ich mit anderen »Personen« in ihr während einer Sitzung gesprochen und sie »kam wieder«, fragte ich sie, ob sie sich an alles erinnere. Sie sagte »selbstverständlich«, und ich ließ sie schildern, an was sie sich erinnern konnte. Meist waren diese Erinnerungen lückenhaft. Als ich ihr dann schilderte, was die andere »Person« mir erzählt hatte, versuchte sie mich zunächst als Lügnerin hinzustellen, wurde aber allmählich beunruhigt und schließlich neugierig genug, sich auf ein Experiment einzulassen. Ich sagte ihr, sie solle beginnen, ein Tagebuch zu führen und dann einmal abwarten, was geschehe. Zur folgenden Sitzung erschien sie höchst aufgeregt. In ihrem Tagebuch hatte sie nicht nur Eintragungen in ihrer eigenen Handschrift gefunden, sondern auch noch andere Hinweise und Bemerkungen in anderen Handschriften. Da sie mit ihrem Mann allein in der Wohnung lebte und dieser eine definitiv andere Handschrift hatte, konnten die Eintragungen nur von ihr stammen! Aber sie konnte sich an nichts erinnern! Was war nur los mit ihr?! Völlig durcheinander hatte sie alte Tagebücher herausgekramt. Tatsächlich: Auch dort fanden sich Eintragungen in anderen Handschriften. Das hatte sie bis dahin gar nicht bemerkt. Zum ersten Mal wirkte sie ernsthaft beunruhigt. Nach über einem Jahr Psychotherapie, in dem wir nicht so recht vorwärtsgekommen waren, konnten wir nun beginnen, herauszufinden, was wirklich mit ihr los war.

In dieser selbstbewussten Intellektuellen lebten »Kinder«, die von unvorstellbaren Grausamkeiten berichteten: Die KlientIn war – wie sich allmählich herausstellte – seit der Geburt von ihrer Mutter einem germano-faschistischen Kult »geopfert« worden, der seit mehreren Generationen Angehörige ihrer Familie mütterlicherseits angehörten. Dort war sie über viele Jahre sexuell misshandelt und sadistisch gefoltert worden. Sie hatte andere Kinder für Misshandlungen aussuchen und sie selbst quälen, einige sogar töten müssen. Man hatte sie für »Kinderpornografie«-Videos benutzt, sie an andere Tätergruppen »ausgeliehen« und sie auf sexuelle »Dienstleistungen« abgerichtet. Professionelle »Programmierer« (siehe Kapitel 9) hatten ein ausgeklügeltes Netz von »programmierten Personen« in ihr Persönlichkeitssystem eingeschleust, die sie sabotieren und u.a. dazu veranlassen sollten, stets mit den Tätern Kontakt zu halten (noch in den ersten Jahren der Psychotherapie fühlten sich »Kinder« in ihr dazu gedrängt, und die Alltags-Person rief – aus ihr selbst unverständlichen Gründen – mehrfach ihre Mutter an und berichtete ihr über den Stand dessen, was sie in der Therapie herausgefunden hatte). Andere »Programme« – die von den Tätern sogar noch während der Psychotherapie, als sie bereits über zehn Jahre aus der Sekte »heraus« war, ausgelöst wurden (durch Anrufe, Postkarten etc.) – sollten sie veranlassen, sich selbst zu verletzen bzw. zu töten, Wahnvorstellungen zu bekommen (»Alle Männer sind Faschisten«, »Mein Mann/die TherapeutIn will mir Böses« etc.), falls sie sich an bestimmte Einzelheiten erinnerte etc. Wir hatten alle Hände voll zu tun, diese Programme zu entschärfen.

Bis zum Alter von 21 Jahren war diese Frau von Tätern benutzt worden. Erst mit fast 30 Jahren erfuhr die Alltags-Person von ihrer Vergangenheit. So lange hatte sie für all dies (und damit für alle »Innenpersonen«) eine komplette Amnesie. Auf diese Weise war es ihr gelungen, ein intellektuelles und soziales Leben zu führen, das annähernd normal, ja sogar auf akademischem Gebiet brillant zu nennen war. Dank ihrer enorm gut ausgeprägten Fähigkeit zu dissoziieren, hatte sie es geschafft, alles Grauen komplett abzuspalten.

Der Preis dafür war allerdings nicht eben gering. Sie war eine Frau ohne Emotionen, lebte nur verstandesmäßig, verachtete alles »Gefühlsduselige«, spürte aber auch, dass ihr etwas fehlte. »Ich vermied es, Romane zu lesen, weil die innere Bilder machen. Also las ich nur philosophische Texte. Das ging.« Ihre Kindheit lag komplett »im Nebel«, sie hatte nur vage und dann meist unbehagliche Erinnerungen der oben zitierten Art. Und sie litt unter ihr völlig unerklärlichen Panikattacken. Erst als der innere Druck übermächtig wurde und Misshandlungserinnerungen, wenn auch nur äußerst vage, in ihr Bewusstsein zu sickern begannen, machte sie sich auf die Suche nach einer PsychotherapeutIn. Sie vermutete, der Täter sei ihr Vater (was auch stimmte, aber er war nur einer von zahllosen Tätern), konnte zu mir – wie überhaupt zu Menschen – kein Vertrauen aufbauen, und da sie außer Panik keine weiteren Anhaltspunkte hatte, kamen wir in der Therapie kaum voran.

Später erfuhr ich, dass die anderen Anteile, die »Innenpersonen« dieser Alltags-Person mich die ganze Zeit hörten (jedenfalls einige von ihnen), dass sie mich testeten und irgendwann beschlossen, mit dem Versteckspiel aufzuhören und mich so »mit der Nase draufzustoßen«, dass es sie gab, dass ich nicht mehr umhinkonnte, eine dissoziative Störung bzw. eine Multiple Persönlichkeit zu vermuten. Erst nachdem ich meinen Verdacht geäußert und mit der KlientIn wie oben beschrieben diskutiert hatte, trauten sich die »Innenpersonen« nach und nach heraus. Die Alltags-Person geriet daraufhin in eine suizidale Krise (»Mein Leben ist zerstört, mit dieser Wahrheit kann ich nicht weiterleben«), und es dauerte noch mehrere Jahre, bis sie nach und nach die anderen Anteile (»Personen«) in sich integrieren konnte.

Diese Frau konnte vor der Entdeckung ihres »Viele-Seins« ein relativ normales Leben führen (chaotisch wurde es erst, als die anderen »Personen« in ihr eine Weile fast unkontrollierbar in ihrem Alltag »herauskamen«, nachdem wir begonnen hatten, sie im Therapiezimmer »herauszuholen«). Doch viele Multiple erleben einen wahren Horror, weil ihre Innenanteile ihr ganzes Leben lang immer wieder auf bestimmte Außenreize hin auftauchen.

Dieses Kapitel soll das »normal-verrückte« Dasein von Multiplen beschreiben. Der Sinn dieser Schilderungen liegt darin, dass Betroffene und Angehörige bzw. FreundInnen sowie BeraterInnen und TherapeutInnen einen Eindruck bekommen können, wie Multiple leben und wie an ihren Reaktionen zu erkennen ist, was in ihrem Innern vorgeht.

Was es bedeutet, Zeit zu verlieren

Stellen Sie sich vor, Sie fahren auf dem Weg zur Arbeit noch schnell zum Einkaufen in den Supermarkt. Sie parken Ihr Auto, holen sich einen Einkaufswagen und schieben ihn durch die Eingangstür, zücken Ihren Einkaufszettel und durchkämmen die Gänge systematisch nach den Waren, die Sie benötigen. Leise Musikuntermalung dringt an ihr Ohr. Plötzlich scheinen alle Geräusche um Sie herum zu verschwinden, bis auf den Schlager, ein Oldie aus den 1960er-Jahren, der aus den Lautsprechern plärrt. Ihnen wird schwindelig. Als Sie wieder zu sich kommen, werden Sie gerade vom Hausdetektiv nach draußen geführt. Er schreit Sie an: »Wenn Sie sich noch einmal hier blicken lassen, rufen wir die Polizei!« – »Was ist passiert?«, flüstern Sie. »Wissen Sie das nicht mehr? Also wirklich, Sie sollten sich mal auf Ihren Geisteszustand überprüfen lassen! Hauen Sie bloß ab, bevor ich es mir anders überlege, Sie sind ja gemeingefährlich! So was, zielt die mit Konservendosen auf die Lautsprecher. Hätte sonst wen verletzen können. Irre gibt es heutzutage«, knurrt der Detektiv, der sich schon wieder auf dem Weg ins Gebäude befindet.

Was ist passiert? Eine Frage, die sich Menschen mit einer dissoziativen Identität häufig stellen. Genauer: Was ist in der Zwischenzeit passiert? Im oben genannten Beispiel weiß die Alltags-Person, das ist die »Person« im Persönlichkeitssystem, die derzeit am meisten Kontrolle über den Körper hat, nicht, dass eine ihrer »Innenpersonen« auf den Außenreiz, den Schlager, hin die Kontrolle über den Körper übernommen und versucht hat, die Musik zum Schweigen zu bringen. Es war Kim, ein 14-jähriger Junge in ihrem Innern, ein »Beschützer«, der auf den Plan gerufen wurde, um den gefährlichen Reiz zu beseitigen, und zwar mit Gewalt. Der Reiz (Schlager) ist gefährlich, weil Großvater immer denselben Schlager laut spielen ließ, während er »das Mädchen« (eine weitere »Innenperson«) sexuell misshandelte. Kim seinerseits weiß nichts von diesen Zusammenhängen, er weiß nur, dass er gegen den Reiz mit aller Gewalt vorgehen muss. Als er vom Hausdetektiv von hinten gepackt und hinausgeschleift wird, verschwindet er wieder und die Alltags-Person kehrt zurück.

Erst viele Jahre später, in der Psychotherapie, werden die Alltags-Person und Kim einander kennenlernen und erfahren, »was passiert ist«. Im Supermarkt. Und was geschah, als das Mädchen, von dem sie abgespalten wurden, fünf Jahre alt war. In der Zwischenzeit aber werden beide damit leben, dass sie plötzlich »da« sind und ebenso plötzlich »verschwinden«. Kim wird noch häufig auftauchen und agieren wie ein Roboter: Er muss den gefährlichen Reiz beseitigen, also schlägt und tritt er, wirft mit Gegenständen um sich und lässt sich durch nichts von seinem Ziel abhalten. Sobald er aufgehalten wird und sich nicht mehr wehren kann oder er sein Ziel erreicht hat, verschwindet dieser beschützende Anteil wieder nach innen.

Auch andere »Personen« im Persönlichkeitssystem der Multiplen können auf Außenreize hin – manchmal auch aufgrund von Innenreizen wie bestimmte Gedanken, Gefühle, Schmerzen oder (Tag-)Träume – urplötzlich »da« sein. Und häufig hat die Alltags-Person danach Mühe, ihr »absonderliches« Verhalten zu erklären, falls andere Menschen Zeuge davon wurden.

Beispiele:

- ⋯⋗ Eine erwachsene Multiple bekommt von ihrer Freundin einen Teddybären geschenkt. Plötzlich kriecht sie auf allen vieren durch die Wohnung und spricht mit dem Kuscheltier in Babysprache.
- ⋯⋗ Eine multiple Lehrerin macht mit ihren Zweitklässlern einen Ausflug. Plötzlich weiß sie nicht mehr, wie sie nach Hause zurückfinden soll, wo ihr Zuhause ist und wer die Kinder sind, die sie da umringen. Wie lange sie so dasteht, kann sie später nicht sagen, und sie muss sich etwas einfallen lassen, um die verstörten und verfrorenen Kinder zu beruhigen, als sie wieder »zu sich kommt«.
- ⋯⋗ Eine multiple Mutter bringt ihre anderthalbjährige Tochter zu Bett. Sie wickelt sie aus und beginnt wie in Trance, ihr den Finger in die Scheide zu schieben, wieder und wieder; nimmt einen Bleistift und wiederholt die Bewegung, dann eine Kerze; immer heftiger stößt sie zu, dabei singt sie (mit der Stimme ihrer eigenen Mutter) ein Schlaflied. Erst als ihr Mann hereinkommt, um nachzusehen, warum das Kind so schreit, »kommt sie zu sich«.
- ⋯⋗ Eine Multiple wacht morgens auf. Sie weiß nicht, wo sie ist (in einem Hotelzimmer), dreht sich verstört um – und erstarrt. Neben ihr liegt ein schlafender Mann, den sie noch nie gesehen hat.
- ⋯⋗ Eine Multiple fährt mit dem Auto durch eine ihr unbekannte Großstadt. Sie weiß nicht, wohin sie fährt, nur dass sie eine Verabredung hat; einen Stadtplan braucht sie nicht, sie biegt an bestimmten Kreuzungen ab (die sie noch nie gesehen hat) und fährt wie »auf Autopilot« mit »schlafwandlerischer Sicherheit«, hält vor einem ihr unbekannten Haus und drückt auf eine Klingel mit einem Namen, der ihr nichts sagt.
- ⋯⋗ Eine multiple Jugendliche ist verzweifelt. Sie soll eine Englischarbeit schreiben, aber sie kann doch gar kein Englisch! Ihr Blatt bleibt leer. Die Lehrerin seufzt: »Einmal eine Eins, einmal eine Sechs, dann eine Zwei und jetzt wieder eine Sechs. Was ist bloß los mit dir?«

Während ich dies schreibe (es ist Sonntagabend gegen 23 Uhr), ruft mich eine meiner multiplen KlientInnen an. Am Tonfall und an der Anrede erkenne ich, dass ein »Kind« in ihr mit mir spricht. »Dusie?« (Die »Kinder« in dieser KlientIn nennen mich so, weil ich sie duze, die »Erwachsenen« in ihnen aber sieze) »Dusie? Du hast doch gesagt, man darf dich anrufen, wenn man gar nicht mehr weiß, was richtig ist?« – »Ja.« – »Du, Dusie? Da ist einer innen im Kopf, der sagt, man kann das, Beton mischen.«

(Die KlientIn hat gerade eine alte Scheune gekauft, die sie zu einem Wohnhaus um-
bauen will.) »Aber die eine, die immer weint, die sagt, man kann das nicht. Und dann
will die mit dem Auto vor den Baum fahren. Was ist denn richtig? Kannst du sagen,
wie das richtig ist?« – »Ja.« – »Kann man das bei dir lernen?« – »Ja.« – »Hast du einen
Eimer und Beton und Wasser?« Lachend kläre ich das Missverständnis auf: Wie man
richtig Beton mischt, kann man (»man« ist der Ausdruck, den die Innen-Anteile in
dieser KlientIn verwenden, wenn sie »alle zusammen« meinen) nicht bei mir lernen.
Aber man kann lernen, dass es da einen in ihnen gibt, der Beton mischen kann. Und
eine, die es nicht kann. Und die ist dann verzweifelt (diese »Person« glaubt sich allein
im Körper, und wenn sie sich überfordert fühlt, will sie sich umbringen). Ich frage, ob
ich einmal mit »der, die immer weint«, sprechen kann. Das »Kind« zögert, dann sagt
es: »Mit der kannst du nur sprechen, wenn sie nicht weint.« Ich verspreche, mit ihr zu
sprechen, »das nächste Mal, wenn wir uns sehen«, will mich von dem Kind verabschieden, aber es hat noch etwas auf dem Herzen. »Dusie? Aber der, der das kann mit dem
Beton, der geht so oft weg. Kann man das dann auch? Oder muss der immer dablei-
ben, und dann geht bei uns anderen immer die Zeit weg?!« Ich seufze und merke: Das
wird doch ein längeres Gespräch.

Was es bedeutet, Stimmen zu hören

Das »Kind« aus dem o.g. Beispiel hörte den »Mann« in seinem Kopf sagen: »Ich kann
das«; genauso hörte es die Frau in seinem Kopf sagen: »Man kann das nicht.« Während
unseres gesamten Telefonats hörte das »Kind« die »Frau« in seinem Kopf weinen. Der
»Mann« bekam unser Gespräch offenbar mit und gab an manchen Stellen seine Kommentare ab, die mir von dem »Kind« weitergereicht wurden; die »Frau« aber konnte
mich nicht hören und weinte weiter. Ein typisches Beispiel aus dem Alltag einer multiplen Persönlichkeit.

Nichts kann einen Menschen mit einer dissoziativen Identität so verunsichern wie die
Tatsache, im eigenen Kopf Stimmen zu hören. Dies ist übrigens oft das Erste, woran
die Betreffenden ihr Multipel-Sein bemerken. In einer früheren Publikation[104] beschrieb ich eine Frau, die nach langen Jahren zum ersten Mal wieder in ihrem Heimat-
ort war, sich dort wie »magisch« zu ihrem Elternhaus hingezogen fühlte und, als sie davor stand, zum ersten Mal in ihrem Leben eine Stimme hörte – ihre eigene Stimme –,
die ihr eine schreckliche Geschichte erzählte. Die Geschichte einer sexuellen Misshandlung, die in diesem Haus stattgefunden hatte. An ihr. Während sie der Erzählung
lauschte, wusste sie plötzlich: Das ist wahr, das ist mir wirklich geschehen. Sie wollte
das Erlebnis verdrängen, doch es ging nicht. Als sie sich dann eines Tages gemeinsam
mit ihrem jüngsten Kind in einer lebensgefährlichen Situation wiederfand, offenbar

bereit, sich und das Kind zu töten, wurde ihr klar: Sie musste unbedingt psychotherapeutische Hilfe suchen.

»Hören Sie Stimmen?« fragen Psychiater, und wenn die Antwort »Ja« lautet, diagnostizieren sie eine »wahnhafte Störung«, eine »Psychose« oder »Schizophrenie«. Oft genug zu Unrecht, wie wir heute wissen. Epidemiologische Studien an Psychiatriepatienten in den USA haben ergeben: Etwa vier von zehn als »schizophren« diagnozierte KlientInnen haben in Wirklichkeit eine dissoziative Identität. Zwischen 5 und 15 % aller PsychiatrieklientInnen sind multipel. Multiple Persönlichkeiten aber haben keine Wahnvorstellungen. Die Stimmen in ihrem Innern erzählen die Wahrheit. Auch wenn es oft einander widersprechende Wahrheiten sind. Es sind die Wahrheiten, die die »Innenpersonen« kennen. So wie die »Frau« im o. g. Beispiel zu Recht sagte: »Ich kann das nicht« (Beton mischen), auch wenn ihre Schlussfolgerung: »Man kann das nicht« im Sinne von: »Die gesamte Persönlichkeit kann das nicht«, falsch war. Doch ihre Wahrheit beruhte auf der Tatsache, dass sie von den anderen »Innenpersonen« nichts wusste. Das jedoch ist etwas völlig anderes als Wahnvorstellungen, wie wir sie von »echten Schizophrenen« kennen, die sich von UFOs aus dem All verfolgt fühlen oder einen Tiger auf dem Balkon wähnen.

Nein, Multiple sind nicht verrückt. Doch sie denken das natürlich, weil es als ein Anzeichen von Verrücktheit gilt, Stimmen zu hören. Und es kann entsetzlich sein, mit dieser Wahrheit – Stimmen zu hören – leben zu müssen. Viele Dissoziative tun alles, um diese Stimmen zum Schweigen zu bringen. Sie trinken bis zur Bewusstlosigkeit, nehmen Beruhigungstabletten, essen bis zum Erbrechen, spritzen sich harte Drogen, schlagen mit dem Kopf gegen die Wand, versuchen sich umzubringen.

Doch die Stimmen sind hartnäckig. Da wimmern Babys, Kleinkinder brabbeln, größere Kinder erzählen, wie aus Vatis »Pillermann« »eklige weiße Milch« kam, Jugendliche rezitieren »schwülstige« Gedichte, zitieren Popsongs oder fluchen, Männerstimmen äußern Zynisches, Frauen weinen oder singen sanfte Lieder – das alles und noch viel mehr, während die Person, die gerade »draußen« ist, eine Examensarbeit schreibt oder das Diktat ihres Chefs entgegennimmt.

Die Stimmen sind einfach da. Sie erzählen etwas, kommentieren das, was die handelnde Person gerade macht oder was in der Außenwelt geschieht. Manchmal schweigen sie tage-, monate- oder sogar jahrelang, um in Krisenzeiten zu einer Kakophonie im Kopf anzuschwellen. Kopfschmerzen sind die häufige Folge für die »Person«, die gerade »draußen« ist und versuchen muss, sich auf die von außen kommenden Anforderungen einzustellen. Kopfschmerzen und Ekel und Entsetzen.

Versucht eine multiple Persönlichkeit gelegentlich, einem Außenstehenden von ihrem »Innenleben« zu erzählen, erntet sie häufig misstrauische Seitenblicke: Die hat sie wohl nicht alle. Doch, die hat sie alle. Mehr, als ihr lieb ist. Also schweigen die Multiplen, empfinden ihre Stimmen als Anzeichen dafür, dass sie dabei sind, verrückt zu werden, und ziehen sich von anderen Menschen immer weiter zurück. Verzweifelt versuchen sie zu vertuschen, dass sie Stimmen hören. Manchmal, wenn sie völlig fertig sind, sind sie nicht mehr sicher, ob Außenstehende diese Stimmen nicht auch hören können. Das kann sie tatsächlich beinahe zum Wahnsinn treiben. Ergebnis ist – eine vielstimmige Einsamkeit.

Was es bedeutet, sich nicht allein im Körper zu fühlen

Doch es kommt noch schlimmer. Denn da sind nicht nur Stimmen, die im Kopf der handelnden »Person« ihre Geschichten erzählen und ihre Kommentare zum äußeren Geschehen abgeben. Da ist auch der Zeitverlust. Und wenn sich eine multiple Persönlichkeit auf die Suche nach der verlorenen Zeit begibt, muss sie feststellen, dass diese Zeit für sie einfach »weg« ist, so als wäre sie ohnmächtig oder unter Vollnarkose gewesen. Erschreckt muss sie jedoch feststellen, dass in dieser für sie »verlorenen« Zeit ihr Körper durchaus gehandelt hat.

Nichtmultiple können sich kaum vorstellen, welches Entsetzen eine Multiple schüttelt, die feststellt, dass sie nicht allein in ihrem Körper ist. Dass da noch andere in ihr sind, die – ohne dass sie die geringste Chance hätte, einzugreifen oder das Geschehen mitzubestimmen – irgendetwas tun, von dem sie häufig erst im Nachhinein, wenn überhaupt, erfährt. Etwas, das sie selbst so nie tun würde. Sie muss sich fühlen wie »Dr. Jekyll und Mr. Hyde«. Vielleicht glaubt sie, nun vollends verrückt zu werden oder zu sein. Möglicherweise fühlt sie sich von den anderen in ihr »besessen«, so als hätte sie den Teufel im Leib.

Eine meiner polyfragmentierten, aus Hunderten von »Personen« bestehenden, KlientInnen erlebte es des Öfteren, dass sie hinfiel, weil ein Bein in die eine Richtung wollte, das andere in die entgegengesetzte. In solchen Fällen waren mindestens zwei Anteile gleichzeitig im Körper aktiv. Diese Frau hat verschieden große Schuhe in den Größen 37, 38 und 39. Ich selbst kann unterschiedliche »Personen« in ihr u.a. durch die sich ändernde Augenfarbe auseinanderhalten (Braun bis Blau). Hätte ich dies nicht selbst gesehen, ich würde einer solchen Schilderung wahrscheinlich keinen Glauben schenken, denn wir gehen ja allgemein davon aus, dass sich die Pupillenfärbung nicht derartig verändern kann. (Die Augenfarbe gilt schließlich als »unveränderliches Kennzeichen«!)

Eine weitere Möglichkeit, verschiedene »Personen« auseinanderzuhalten – das gilt für alle multiplen Persönlichkeiten –, ist eine deutliche Veränderung der Physiognomie sowie der Mimik, Gestik und Stimme (von der Tonlage bis zum Sprachverhalten).

Wenn ein »Kind« in einer Multiplen die Kontrolle über den Körper übernimmt, dann zeigt sich das u.a. in folgenden Einzelheiten:

···⟩ Nach dem »Switch«, dem Wechsel der Anteile, der sich häufig durch Augenrollen oder -flattern ankündigt (häufig von der Betroffenen verdeckt, indem sie die Hand vor die Augen legt oder sich abwendet), sind die Gesichtszüge entspannt, Gesichtsfalten geglättet, die Wangen erscheinen runder und voller, die Augen wirken größer.

···⟩ Die Betreffende bewegt sich dem Alter des »Kindes« entsprechend: Ein »Baby« liegt zusammengekrümmt oder strampelt mit den Beinen, ein »Kleinkind« krabbelt und ist unbeholfen in Körperhaltung und Gestik (wischt sich z.B. mit dem Handrücken übers Gesicht), größere Kinder sind oft motorisch unruhig und wollen spielen (mit Autos, Puppen, Kuscheltieren ...) oder vorgelesen bekommen, Jugendliche fläzen sich herum (und riechen oft deutlich nach Schweiß – auch auf die Gefahr hin, unglaubwürdig zu erscheinen: Ich habe deutliche Unterschiede im körpereigenen Geruch von »männlichen« und »weiblichen« Anteilen wahrgenommen) etc. Körpersprachlich wird auch häufig signalisiert, ob das »Kind« schüchtern oder draufgängerisch, verängstigt oder zornig ist.

···⟩ Wenn das Kind bereits »draußen« war, als die Betroffene sich morgens angezogen hat, sind deutliche Kleidungsmerkmale festzustellen: eher »Kinderkleidung« (Latz- oder Pumphosen, T- oder Sweatshirt mit »niedlichen« Motiven, Kleidchen mit Puffärmeln etc.), verschiedenfarbige Strümpfe und nicht selten Kleidungsstücke, die in der Kindheit der KlientIn als angemessen für Kinder galten; oft werden auch die Haare entsprechend frisiert (Zöpfe oder Pferdeschwanz, Schleifchen, Spangen, Reifen im Haar etc.).

···⟩ Die Stimme ist deutlich höher, oft gleich um mehrere Oktaven, als die Stimme der »Erwachsenen«. Es wird je nach der anwesenden »Kind-Person« altersgemäß gesprochen: Babysprache, Kleinkindsprache etc. Oft spricht das »Kind« den Dialekt und verwendet die familiären Spezialausdrücke, wie sie zu Hause (d.h. im Haus der Eltern) üblich waren; benutzt das Gegenüber (z.B. die TherapeutIn) Fremdworte, so werden diese in der Regel nicht verstanden. Häufig werden Anspielungen sowie ironische oder witzige Bemerkungen nicht verstanden; das »Kind« bemüht sich stattdessen, Wort für Wort zu entziffern; es nimmt also auch jedes Wortspiel wörtlich und jede Ironie für bare Münze.

···⟩ Da die »Kinder« in hochdissoziativen Menschen häufig wie in der jeweiligen Traumasituation, in der sie entstanden oder für die sie spezialisiert sind, »eingefroren« erscheinen, bringen sie in der Regel die Begleiterscheinungen dieser Traumata mit in die aktuelle Erlebniswelt. D.h., sie erleben häufig den Schmerz im Körper, als wäre er »jetzt«. Nicht selten droht ein komplettes »Flashback« des gesamten Traumas (bzw. des Bestandteiles, der zu ihrem »eigenen« Erleben gehört), und es kostet zunächst manchmal Mühe, ihnen klarzumachen, dass das »früher« war und es »jetzt« anders ist. (Wie wichtig es ist, solche »Flashbacks« zu unterbinden oder so schnell wie möglich zu beenden, wird in den Therapiekapiteln noch ausführlich behandelt.) Da viele »Kinder« in multiplen Persönlichkeiten Traumata erlebt haben, die Todesnähe-Erfahrungen darstellten,[105] gehören Panik, Entsetzen, Ohnmacht, Schmerzen, eventuell Ekel, Hass und Trauer zu ihren »Mitbringseln«, wenn sie »herauskommen«. D.h., oft wird das »Kind« wimmern oder weinen, um sich schlagen oder mit weit aufgerissenen Augen dasitzen oder -liegen, zumindest solange es der TherapeutIn noch nicht gelungen ist, das »Kind« aus dem Trauma heraus- bzw. die Alltags-Person wieder zu holen.

···⋗ Danach (und bis zum nächsten drohenden Flashback oder bis zur endgültigen Traumabearbeitung) wird das »Kind« jedoch absolut entzückend sein: Es sucht häufig Körperkontakt (bei sehr scheuen »Kindern« genügt oft eine Verringerung des Körperabstands zur TherapeutIn), möchte am liebsten schmusen und lacht, kokettiert mit »kindlichem« Charme, malt der TherapeutIn kleine Bildchen, schreibt »DU BIST LIB« auf die Rückseite einer Janosch-Postkarte etc. Gerade in solchen Phasen muss die TherapeutIn gut auf sich aufpassen: Das Wissen darum, was diesem oft so aufgeweckten, verwundbaren und wunderbaren »Kind« an Grausamkeiten zugefügt wurde, als die KlientIn tatsächlich in dem entsprechenden Alter war, geht im unmittelbaren Umgang mit diesem »Kind« besonders nahe, vor allem, wenn das »Kind« dann szenisch darstellt, malt oder der TherapeutIn ins Ohr flüstert (trotz der Todesdrohung der Täter), was man mit ihm gemacht hat. Ich habe so manches Mal in solchen Situationen mit den Tränen und in der folgenden Nacht mit Albträumen kämpfen müssen (von meinen KollegInnen weiß ich, dass es ihnen ähnlich geht), daher haben wir gelernt zu sagen: »Keine Einzelheiten!«.

Generell ist für diejenigen, die mit multiplen Persönlichkeiten zu tun haben, besonders der Umgang mit den »Kindern« kritisch. Man muss sich wirklich erst daran gewöhnen, dass eine erwachsene Frau, wenn ein »Kind« in ihr »herauskommt«, tatsächlich dieses Kind *ist*. Es nützt also gar nichts, eine dissoziative Identität aufzufordern, sie solle sich »doch mal zusammenreißen«, wie das PartnerInnen, FreundInnen oder KollegInnen – oft genug auch Professionelle – tun, die mit der Betroffenen sprechen und dabei auch das eine oder andere der »Kinder« kennenlernen. Äußerstenfalls kommt anschließend der »Beschützer« heraus, den fast jede dissoziative Identität in der einen oder anderen Form in sich hat, und poltert herum, weil die Gesamtsituation vom Innensystem (irgendwo sitzt da immer ein »Feuermelder«) als kritisch bzw. gefährlich wahrgenommen wurde. Es ist ja gerade das Schreckliche für multiple Persönlichkeiten, dass sie den Switch (»Personenwechsel«) bis weit in die Zeit der Psychotherapie hinein nicht selbst bestimmen können, sondern von den Außenreizen abhängen wie die Marionette am Faden.

Entsprechendes wie für die Kinder gilt natürlich auch für die »Männer« in einer multiplen Frau (bzw. die »Frauen« in einem multiplen Mann): Wenn sie »draußen« sind, fallen sie auf. Deswegen besteht eines der ersten Ziele, die eine Multiple zu erreichen wünscht, darin, die Kontrolle darüber zu bekommen, wann die »auffälligen Personen« (»Kinder«, »Zerstörer«, »Beschützer« etc.) herauskommen und wann sie nicht herauskommen sollen.

Ein eindrucksvoller Beweis dafür, wie radikal unterschiedlich der Körper reagiert, je nachdem, welche »Person« »draußen« ist, liefert die forensische Psychiatrie: In den USA zum Beispiel haben, als Multiple zum Medienereignis wurden, viele Sexualmörder und andere Straftäter versucht, einer drohenden Todesstrafe zu entgehen, indem sie so taten, als seien sie multipel. Heute gibt es verlässliche Unterscheidungsmöglichkeiten zwischen »echten« und »falschen« Multiplen. Die meisten Unterschiede lassen sich durch den Einsatz spezieller diagnostischer Fragebogen bzw. Tests herausfinden[106] (siehe auch das Diagnostik-Kapitel). Doch es gibt auch spektakuläre Beweise für die »Echtheit« von DIS gegenüber »vorgespielter«, die aus der psychophysiologischen Forschung stammen.[107] U.a. haben die »echten« multiplen Persönlichkeiten in den verschiedenen »Personen« so unterschiedliche Elektroenzephalogramme (EEGs), als stammten diese von völlig verschiedenen Menschen. Man hat sogar Experimente durchgeführt, in denen nicht-multiple Versuchspersonen gebeten wurden, das eine Mal »ganz sie selbst zu sein«, während ihnen ein EEG abgenommen wurde; das nächste Mal sollten sie so intensiv wie möglich versuchen, jemand anderes zu sein. Im Gegensatz zu den verschiedenen »Personen« in DIS-KlientInnen gelang es diesen Versuchspersonen nicht, unterschiedliche EEGs zu »produzieren«.[108]

Des Weiteren konnte der Nachweis geführt werden, dass multiple Persönlichkeiten offenbar einen anderen Stoffwechsel, vor allem aber eine andere Blut-Hirn-Schranke haben als Nichtmultiple.[109] Medikamente und psychisch wirksame Substanzen z.B. (Narkosemittel eingeschlossen) wirken nur bei der »Person«, die sie auch eingenommen hat, und nur in äußerst schwacher Form – wenn überhaupt – bei den anderen »Personen«. So habe ich von einer ganzen Reihe von Multiplen, die sich (zahn-)ärztlichen Behandlungen unterziehen mussten, bei denen Betäubungs- oder Narkosemittel verwendet wurden, erfahren, dass mitten während der Narkose (oder kurz nachdem die Betäubung verabreicht wurde) ein Anteil »herauskam«, der völlig ohne jedes Betäubungsgefühl alle Schmerzen mitbekam. Der Grund dafür: Sobald psychisch wirksame Substanzen im psychosomatischen System einer multiplen Persönlichkeit zu wirken beginnen, »purzeln« die »Personen« im Innern nur so »herum«. »Da geht dann bei uns der Punk ab«, beschrieb das salopp eine meiner multiplen KlientInnen. Das mühsam und sorgfältig kontrollierte System gerät durch die Einwirkung der psychisch wirksamen Substanz durcheinander – mit dem Effekt, dass irgendeine »Innenperson« (z.B. der »Beschützer« oder ein »Kind«, das schon einmal ähnliche Schmerzen erlebt hat) »herauskommt« und schreit, um sich schlägt oder beißt etc. Von daher betonen amerikanische Psychiater[110] immer wieder die Notwendigkeit, dass Ärzte um die besondere Stoffwechsellage der Multiplen wissen sollten, da sonst entweder erhebliche Schmerzen bei der Betroffenen oder – falls »nachgespritzt«

wird – die Gefahr einer Überdosierung besteht. Beides stellt für Dissoziative ein erneutes Trauma dar.

Immer wieder wird »Unglaubliches« von multiplen Persönlichkeiten berichtet: Da ist die eine »Person« zuckerkrank, die anderen nicht; eine hat Krebs, andere nicht; eine hat vereiterte Mandeln, andere nur eine leichte Rötung; eine hat eine (z.B. Bienenstich-)Allergie, andere nicht[111]; eine ein Magengeschwür, andere nicht etc. Mehrfach habe ich erlebt, dass eine »Person« in einer Multiplen schwer kurz- oder weitsichtig ist, andere aber keine Brille benötigen.[112] Die Liste ließe sich beliebig fortsetzen. Eine Fundgrube für Psychosomatiker, die schon immer der Überzeugung waren, die Psyche habe einen erheblich größeren Einfluss auf unseren Körper, als wir je zu träumen wagten.

Was es bedeutet, verschiedene Handschriften, Kleidungsstücke, Vorlieben und Freunde zu haben

Die verschiedenen »Leute« in einer multiplen Persönlichkeit haben sich bei ihr von früher Kindheit an getrennt entwickelt – in der Regel beginnt dieser Prozess vor dem fünften Lebensjahr.[113] Deshalb empfinden sie auf ihre je spezifische Weise, denken unterschiedlich, haben einen anderen Wortschatz, andere Vorlieben, träumen ihre spezifischen Träume, haben unterschiedliche Fähigkeiten etc. Dies wirkt sich auch nach außen hin aus. Da ist ein Sprachgenie und eine, die nicht einmal weiß, wie man auf Englisch »guten Morgen« sagt. Da kann eine der »Innenpersonen« die diffizilsten feinmechanischen Arbeiten ausführen (häkeln, basteln, winzige Puppenkleidchen nähen, Goldschmiedearbeiten etc.), während anderen schon beim Versuch, eine Nähnadel einzufädeln, der Schweiß ausbricht und die Hände zittern. Da gibt es körperlich Geschickte und solche, die immer wieder Gegenstände fallen lassen, weil sie kaum ein Gefühl in den Händen haben. Kerle, die einen Fernseher mit wenigen Handgriffen in Einzelteile zerlegen und riesige Lasten schleppen – und zarte, ätherische Wesen, die nicht einmal eine Einkaufstüte tragen können. Da gibt es große lange und kleine kurze, dicke und dünne Teilpersönlichkeiten.

Sie alle fürchten den Blick in den Spiegel, da dieser nur den einen Körper zeigt und den einen Haarschnitt und den einen Blick und den einen Gesichtsausdruck und die eine Kleidung und die eine Körperhaltung – statt widerzuspiegeln, was die individuelle »Person«, die sich gerade im Vollbesitz ihrer körperlichen Kräfte fühlt, soeben empfindet.

Und doch ist manches von der Unterschiedlichkeit auch für Außenstehende – ebenso wie für die beteiligten »Innenpersonen« – deutlich erkennbar. Eine »Person« zum Beispiel hat eine steile, eckige Handschrift, eine andere eine fahrige, nach rechts geneigte. Eine schreibt in Druckbuchstaben, Kinder krakeln und machen orthografische Fehler – oder können »noch« gar nicht schreiben. Eine macht einen Rundbogen beim kleinen g, eine andere eine spitze Schlaufe, wieder andere ein Dreieck – und das regelmäßig wiederkehrend in einer völlig flüssigen Handschrift. Die Handschriften von Multiplen sind oft so eindrucksvoll voneinander verschieden, als stammten sie tatsächlich von völlig verschiedenen Menschen.

Der Vorteil dieser deutlichen Unterschiede: Sobald klar ist, welche »Person« jeweils welche Handschrift hat, können aufgrund ihrer schriftlichen Mitteilungen »Persönlichkeitsprofile« dieser verschiedenen »Personen« erstellt werden. In den Therapiekapiteln wird z.B. beschrieben, wie notwendig es ist, dass die Anteile durch das gemeinsame Schreiben eines »Tagebuches« sich untereinander kennenlernen und miteinander kommunizieren, wodurch sie sich gegenseitig ihre Erfahrungen, Denkweisen, Impulse und Verhaltensstrategien mitteilen können und daran gearbeitet werden kann, eine Integration oder zumindest eine innere Kooperation zu erreichen.

Ein weiteres Unterscheidungsmerkmal der Anteile in einer multiplen Persönlichkeit ist die Kleidung. Von Kinderkleidchen bis zu Motorradklamotten, von Spitzenblusen bis zu Lederstrapsen findet sich im Kleiderschrank vieler Multiplen beinahe alles. Diese unterschiedlichen Kleidungsvorlieben können ein erhebliches Loch in das Haushaltsportemonnaie einer Multiplen reißen. Manchmal kommt es jedoch auch zu geradezu anrührend komischen Situationen. So erzählte mir einmal ein »Beschützer«, der ein ausgesprochener Macho war und alle Merkmale desselben auch in seiner Kleidung zur Schau trug – Holzfällerhemd, Westernstiefel, Lederjacke etc. –, er sei »mit den anderen Klamotten kaufen gegangen. Erst haben wir uns ein Paar Jeans ausgesucht. Das ging ja noch. Aber dann hat doch tatsächlich so eine Tussi von uns so ein Blüschen anprobiert. Mit Puffärmeln und Spitze und allem Drum und Dran. Da hab ich so laut, dass sie's nicht überhören konnte, gebrüllt: ›Mit so was lauf ich nicht rum!‹ Dann hat sie die Finger davongelassen.«

Seltsam ist die oft geradezu karikaturhafte Verschiedenheit von »Frauen« und »Männern« sowie von »Mädchen« und »Jungen« im Innern einer multiplen Persönlichkeit. Sie spiegelt sich in der Wohnungseinrichtung und den Accessoires: Da finden sich Kuscheltiere und Puppen sowie Bilderbücher für die »Mädchen«, Trecker und Autos, Bastelzeug und Legos für die »Jungen«, Werkzeug und Technik für die »Männer«, Strickzeug und feministische Bücher für die »Frauen«.

Im äußeren Erscheinungsbild dominiert oft der »Unisex«: kurze Haare, Jeans und T-Shirt, Pullover, kein Schmuck. Nur wenn die »Personen« jeweils sehr dominant sind, versuchen sie, ihren individuellen Geschmack auch in ihrem äußeren Erscheinungsbild durchzusetzen. Dann gibt es nicht selten heftigen »Streit« im Innern, andere »Personen« schämen sich über den Aufzug und versuchen, ihrerseits die Kontrolle über den Körper zu bekommen und sich wieder ihren Vorstellungen entsprechend zu verändern.

Schlimm sind für viele multiple Persönlichkeiten die häufigen Wechsel der Anteile auch deshalb, weil sie oft das Gefühl haben, eine Sache nicht richtig zu Ende führen zu können. Angefangene Arbeiten müssen oft wochen- oder monatelang unvollendet liegen bleiben, weil die »Person«, die für sie jeweils spezialisiert ist, nicht wieder »draußen« war. Nicht selten reagieren Außenstehende verärgert, weil sie glauben, dass die Multiple »unzuverlässig« sei. Dabei bin ich selten zuverlässigeren, pünktlicheren und fast zwanghaft ordentlichen Menschen begegnet. Sie müssen unendlich viel Energie dafür aufbringen, wenigstens nach außen hin die wichtigsten beruflichen und privaten Verabredungen, Termine und Erfordernisse einhalten zu können. Jede Unzuverlässigkeit, Unpünktlichkeit, jedes nicht eingehaltene Versprechen einer Außenperson treibt sie zur Verzweiflung, da sie fürchten, in ihrem Innern könne (wieder) ein Chaos ausbrechen. Bei den Therapieterminen kommen sie auf die Minute genau, und zwar jedes Mal, ohne Ausnahme, über Jahre hinweg. (Ein einziges Mal habe ich erlebt, dass eine Multiple zu einem Termin nicht persönlich erschien. Es war an ihrem Geburtstag – ein für fast jede Multiple traumatisches Erinnerungsdatum. Sie rief pünktlich auf die Minute zu Beginn der Therapiestunde an, und viele »Innenpersonen« waren tief verzweifelt, weil andere »Innenpersonen«, die sie zu diesem Zeitpunkt noch nicht kannten, sie daran gehindert hatten, aus dem Haus zu gehen.) Für mich ist es häufig geradezu rätselhaft, wie so viele Multiple es schaffen, trotz des oft beinahe infernalischen Durcheinanders in ihrem Innern Prioritäten zu setzen. Und ich habe es immer erlebt: Wenn eine DIS-KlientIn eine konkrete Zusage gegeben hat, etwas zu tun, dann hat sie es auch getan, gleichgültig, wie viele Schwierigkeiten sie dabei überwinden musste. Auch dafür möchte ich ein Beispiel erzählen, das mich besonders angerührt hat:

Eine meiner multiplen KlientInnen hatte einen alten und sehr kranken Hund. Viele der »Kinder« in ihrem Innern hatten große Angst davor, dass der Hund eines Tages sterben würde, denn sie kamen nur »heraus«, wenn der Hund in der Nähe war, verbanden also ihr »Draußensein« mit der Existenz und sichtbaren Lebendigkeit des Tieres. (Nebenbei bemerkt: Da die KlientIn den Hund häufig mitbrachte, konnte ich beobachten, dass das Tier auf manche »Personen« hörte und sofort gehorchte, auf manche kaum reagierte und wieder andere vollkommen ignorierte oder sie sogar anknurrte.) Da ich ein Drama vorausahnte, begann ich mit den erwachsenen »Personen« darüber zu sprechen, dass das Tier irgendwann sterben würde oder vielleicht eingeschläfert werden müsste. In der Folgezeit ereigneten sich eine Reihe von »Minidramen« in der Wohnung der Multiplen: Es tauchte eine »Einschläferungsspritze« auf, da es einen »Mann« gab, der davon überzeugt war, man solle »es sofort machen, je eher, desto besser«; andere »Personen« ließen die Spritze mehrfach wieder verschwinden. Die Kinder reagierten panisch: »Da gibt es welche in uns, die wollen den Hund umbringen!« Ich vereinbarte mit dem »System«, dass der Hund nur dann eingeschläfert werden dürfe, wenn »alle« damit einverstanden seien. Da es sich um eine polyfragmentierte DIS handelte mit zu diesem Zeitpunkt über 90 Anteilen, die ich noch nicht einmal alle kannte und von denen einige der Therapie gleichgültig oder sogar ablehnend gegenüberstanden, war eine solche Vereinbarung, so dachte ich zumindest, von der Multiplen kaum einzuhalten.

Doch sie wurde eingehalten. Auf eine sehr eindrucksvolle Art und Weise: Eines Tages kam die KlientIn ohne Hund, sehr traurig, und berichtete, der Hund sei eingeschläfert worden. Ich wollte wissen, wie es dazu gekommen war, und eine Erwachsene erzählte:

»Am Samstag sind wir mit ihr (dem Hund) spazieren gegangen. Und da hat sie sich umgeguckt, uns lange angeguckt, und es war klar, was sie sagen wollte: ›Ich kann nicht mehr, ich will nicht mehr, hilf mir.‹ Da haben wir alle im Innern zusammengerufen. Sind zur Tierärztin gefahren. Die hat sich schwer gewundert, weil dann alle noch mal rausgekommen sind und sich von ihr (dem Hund) verabschiedet haben. Das war ganz komisch. Zum ersten Mal in unserem Leben waren alle zusammen da. Das kann ich kaum beschreiben – da war so eine Tiefe. So eine neue Dimension. Wie in einem Hologramm. Es war furchtbar anstrengend, denn eigentlich ist es ja dazu noch viel zu früh, soweit sind wir ja noch nicht. Aber es ging, weil es so furchtbar wichtig war, dass alle das mitgekriegt haben. Damit niemand von uns denkt, wir bringen das Tier um. Und es ging. Dann mussten wir aber ganz schnell bei der Tierärztin weg, weil die gedacht hat, nun wären wir völlig durchgedreht. Das war uns aber ausnahmsweise mal egal.«

Es dauerte noch eine Weile, bis dieses Erlebnis von allen »Innenpersonen« verarbeitet werden konnte. Natürlich gab es einige »Kinder«, die doch immer wieder einmal dachten, die »Großen« hätten ihren Hund umgebracht, sich aber relativ leicht beruhigen ließen. Es war eine große Umstellung für viele, dass der Hund, der sie viele Jahre begleitet hatte und eine lebendige Konstante ihres ansonsten so chaotischen Lebens gewesen war, nun nicht mehr lebte. Doch es war möglich, diesen Verlust zu verarbeiten, weil es die spirituelle Erfahrung gab, dass die Seele des Hundes nicht gestorben war, nur sein Körper. Sie spürten, dass die Seele des Hundes noch bei ihnen war, und das half ihnen, den Verlust seiner körperlichen Lebendigkeit zu verwinden. Sie nahmen sich ausreichend Zeit, um das Tier zu trauern, und schafften sich schließlich wieder einen Welpen an.

Die Erfahrung, die sie an diesem Tag gemacht hatten, dass sie sich trotz aller Verschiedenheit *zum ersten Mal in ihrem Leben eins fühlen konnten,* bedeutete einen enormen Fortschritt für sie. Sie *wussten* jetzt auf eine Weise, wie sie es noch nie vorher gewusst hatten, dass sie alle zusammengehören, dass sie *eine Persönlichkeit* sind. Schwierig ist für multiple Persönlichkeiten aufgrund der »individuellen« Verschiedenheit der einzelnen »Personen« auch ihr Umgang mit FreundInnen und PartnerInnen. Denn die eine kann jemanden gut leiden, den der oder die andere zutiefst verabscheut. Manche versuchen, sich in ihrem/ihrer PartnerIn oder in FreundInnen selbst wiederzufinden. Andere verlieben sich in Menschen, die Merkmale früherer Täter aufweisen – sehr zum Entsetzen der »Beschützer« oder bestimmter »Kinder«. Wieder andere suchen rein intellektuelle Begegnungen oder haben FreundInnen, mit denen sie gemeinsame Hobbys teilen. Die »Kinder« wiederum möchten gern andere Kinder zum Spielen haben oder versuchen, die »Kinder« in erwachsenen Freundinnen herauszulocken, um mit ihnen etwas zu unternehmen.

Wie kompliziert es für Außenstehende sein kann, mit multiplen Persönlichkeiten zu tun zu haben, damit beschäftigt sich Kapitel 6. Hier soll nur darauf hingewiesen werden, dass viele Multiple kaum Außenbeziehungen haben. Denn da es so häufig im Innern zu Chaos, Streit, dauernden »Switches« (Persönlichkeits-»Wechseln«) kommt aufgrund der verschiedenen Vorlieben und Abneigungen hinsichtlich anderer Menschen und da die Außenstehenden häufig verständnislos oder abwehrend reagieren, wenn sie merken, dass sie es mit verschiedenen »Leuten« im Innern einer Multiplen zu tun haben, ziehen sich die Betroffenen häufig zurück oder werden von den anderen Menschen verlassen.

Eine multiple Persönlichkeit rechnet ständig damit, verlassen zu werden, da ihr dies schon so häufig passiert ist. Es fällt ihr äußerst schwer, anderen Menschen Vertrauen zu schenken – wie soll sie auch, sie versucht ja krampfhaft, den Anschein von »Normalität« nach außen zu erwecken, darf es sich also ihrer Ansicht nach gar nicht leisten, zu viel von sich zu zeigen. Besonders zu KollegInnen werden private Kontakte geradezu ängstlich vermieden, da die Multiple weiß, wie schnell es – insbesondere innerhalb der eigenen vier Wände – zu Wechseln von Anteilen kommen kann. Vertrauen zu schenken ist außerdem deshalb so schwierig, weil ihre ersten Bezugspersonen – die Eltern – dieses Vertrauen auf schreckliche Weise missbraucht haben.

In den meisten Multiplen gibt es »Personen«, die geradezu vertrauensselig sind – oft »Kinder« –, und andere, die auf den Abbruch von Kontakten drängen, nach dem Motto: »Man braucht niemanden«, will heißen: Man darf niemanden brauchen. Dennoch gelingt es einigen, FreundInnen zu finden, wenn auch oft nur für kurze Zeit. Doch spätestens beim ersten Streit kommt es so gut wie sicher zu einem »Wechsel«, und dann zieht sich oft die andere Person zurück, etwa weil sie beschimpft oder angegriffen wird (»Wieso bist du jetzt so komisch?«) oder sich die Multiple auf unberechenbar oder äußerst befremdlich wirkende Weise verhält. Und/oder die Multiple zieht sich zurück, weil sie die erlebte Streitszene kaum oder gar nicht mehr erinnern kann (sie weiß dann nur, dass »etwas Schlimmes« passiert ist) und/oder weil sie das Chaos in ihrem Innern nur dadurch bändigen kann, dass sie den Kontakt zu der »auslösenden« Außenperson vermeidet.

Besonders schwierig ist es für eine multiple Persönlichkeit, eine dauerhafte Partnerschaft zu führen. Denn der Partner oder die Partnerin bekommt ganz sicher mit, dass die Multiple Amnesien hat, dass sie manchmal nicht weiß, was sie vorhin gesagt, gedacht, gefühlt oder getan hat. Dies ist sehr verunsichernd, sowohl für sie selbst als auch für den/die PartnerIn. Auch darauf werde ich in Kapitel 6 noch ausführlicher eingehen.

Geradezu traumatisch kann für eine Multiple der Geschlechtsverkehr sein. Denn manchmal hat eine der »Personen« Lustgefühle (oft gibt es überhaupt eine bestimmte »Person«, die für die Partnerschaftsbeziehung sozusagen hauptverantwortlich ist, also am meisten »draußen« ist, wenn mit dem/der PartnerIn interagiert wird); in anderen »Innenpersonen« kann jedoch die gleiche Situation entweder Abscheu oder Ekel oder Entsetzen oder Widerwillen oder Feindseligkeit oder sexuell-sadistische Phantasien oder Schuldgefühle auslösen. So kann es vorkommen, dass mitten während des Geschlechtsverkehrs ein »Baby« oder »Kleinkind« in der Multiplen »nach vorne« kommt und wimmert oder schreit. Es kann sein, dass sich ein Schwall obszöner Worte (in einer Stimme, die der Partnerin oder dem Partner völlig fremd vorkommt) aus dem Mund der Multiplen ergießt. Es kann sein, dass ein »Beschützer« mit Männerstimme wütende Beschimpfungen loslässt oder das Gegenüber verprügelt. Es kann sein, dass die Multiple plötzlich wie gelähmt oder stocksteif daliegt, die Augen zupresst und nichts mehr sagt oder lautlos weint. Das sind nur wenige Beispiele aus einer Fülle von möglichen, ja wahrscheinlichen Reaktionen in sexuellen Situationen. Denn jede Berührung und jedes innere Gefühl (z.B. Sehnsucht, Zärtlichkeit oder Lust) sind Auslöser, die Erinnerungen und damit die an sie »geketteten« Anteile herauslocken – meist ohne dass die Multiple darüber irgendeine Kontrolle hätte. Es lässt sich unschwer vorstellen, welch eine Belastung das für jede Partnerschaft bedeutet. Um das Ganze noch zu komplizieren: In einigen multiplen Persönlichkeiten gibt es promiske »Personen«, sodass es sehr gut möglich ist, dass jemand (wie vorhin erwähnt) in einem Hotelzimmer aufwacht und einen Menschen neben sich vorfindet, den sie noch nie gesehen hat – jedenfalls wenn die Aufwachende eine andere »Person« ist als diejenige, die mit diesem Menschen schlafen gegangen ist. Möglicherweise hasst diese »Person« sich dann für ihr Verhalten – obwohl sie natürlich gar nichts dafür kann –, hat Schuldgefühle gegenüber ihrer Partnerin oder ihrem Partner und startet nicht selten daraufhin Selbstbestrafungsaktionen, die bis hin zu Verstümmelungen oder Suizidversuchen gehen können.

Außerdem gibt es in den meisten multiplen Persönlichkeiten nicht nur »Personen« beiderlei Geschlechts; auch die erotischen Vorlieben sind unterschiedlich verteilt. Da gibt es »heterosexuelle Männer« und »heterosexuelle Frauen« und »Lesben« und »Neutren« (»Halblinge« nennt sie eine meiner multiplen KlientInnen in einer treffenden Wortschöpfung), manchmal sogar »schwule Jungs«. Manche sind »autosexuell« (sie befriedigen sich ausschließlich selbst), viele sind asexuell. Zusätzlich bevorzugen in jeder Gruppierung unterschiedliche »Personen« unterschiedliche Formen von Erotik bzw. Sexualität, von Blicken und Träumen über sanfte Zärtlichkeit bis sadomasochistische Praktiken kann es alle möglichen Vorlieben geben. Außerdem leben in einer Multiplen natürlich viele »Personen«, die Sexualität in jeder Form verabscheuen oder ausschließlich als entsetzlich, schmerzhaft und traumatisch (wieder-)erleben.

In der Lebensgeschichte multipler Persönlichkeiten wiederholen sich häufig sexuelle Traumata, nicht nur im inneren Erleben, sondern auch im realen, da sie dazu neigen, die Traumata immer wieder herzustellen oder sich widerstandslos von Männern »abschleppen« bzw. vergewaltigen zu lassen. Amerikanische Untersuchungen haben ergeben, dass etwa ein Fünftel aller Multiplen zumindest in bestimmten Zeiten ihres Lebens als Prostituierte gearbeitet hat. Es kann also kaum verwundern, dass jede Form der Erotik bzw. Sexualität für eine Multiple bedrohlich und zumindest potenziell traumatisch ist. Manche haben daraufhin in ihrer Partnerschaft das Arrangement angestrebt oder gefunden, dass keinerlei Sexualität (mehr) stattfindet.

Besonders problematisch ist die Tendenz bei Multiplen, sexuelle Traumata immer zu wiederholen, auch und besonders im Umgang mit ihren eigenen Kindern (bzw. abhängigen oder schutzbefohlenen Menschen im Beruf). Es gibt ja fast immer »Personen«, die täteridentifiziert sind. Solche Persönlichkeitsanteile neigen dazu, sich auch real als Täter zu betätigen, sehr zum Entsetzen liebevoller, fürsorglicher und verantwortungsbewusster »Personen« in ihrem Innern. Das heißt konkret: Einige multiple Mütter missbrauchen ihre Kinder sexuell, schlagen sie, vernachlässigen sie und/oder sind abwechselnd liebevoll und grausam. Mit anderen Worten: Sie verhalten sich genau so, wie sie es von ihren eigenen Müttern bzw. anderen Tätern haben erdulden müssen. Oft sind viele »Personen« für diese Taten amnestisch, das bedeutet: Die Multiple »weiß nicht, was sie getan hat«, jedenfalls gilt das fast immer für die Alltags-Person.

Manche Anteile in den Multiplen haben vielleicht auch das Gefühl, die Kinder seien nicht ihre eigenen. Sie erkennen sie als solche nicht (»sie selbst« haben ja die Kinder nicht zur Welt gebracht). Und die »Kinder« in ihrem Innern betrachten die eigenen Kinder als Spielzeug oder Spielkameraden und haben keine Ahnung, wie man Windeln wechselt oder sich verantwortlich um ein Kind kümmert.

Für die Kinder von Multiplen bedeutet das: Sie sind oft Stress-Situationen, ja Traumatisierungen ausgesetzt, zum einen dadurch, dass die Mutter ständig »switcht«, d.h., dass die »Personen« wechseln, die jeweils die Kontrolle über den Körper und das Verhalten haben; zum anderen dadurch, dass sich die Mutter in Gestalt der verschiedenen »Personen« sehr unterschiedlich verhält, sodass das Kind keine verlässliche und vertrauensvolle Basis für seine Entwicklung hat. Seelische, körperliche und/oder sexuelle Misshandlungen sind häufige Erfahrungen der Kinder von Multiplen. Es hat den Anschein, als ob auf diese Weise das Multipel-Sein von einer Generation zur anderen weitergegeben wird; nicht etwa durch einen genetischen Faktor – Multipel-Sein wird nicht ererbt –, sondern dadurch, dass eine multiple Mutter ihre Tochter (vielleicht auch ihren Sohn) durch Traumatisierungen selbst zum Multipel-Werden zwingt.

Allerdings – und das ist ebenso erstaunlich wie erfreulich – fanden einige Untersuchungen auch heraus, dass multiple Mütter sich häufig sehr intensiv darum bemühen, liebevoll und fürsorglich mit ihren Kindern umzugehen. So stellt der amerikanische Psychiater Philip Coons fest: »Ich war im Allgemeinen beeindruckt von der positiven, konstruktiven und fürsorglichen Haltung, die viele Mütter mit multipler Persönlichkeitsstörung ihren Kindern gegenüber einnehmen. Sie wurden als Kinder missbraucht und tun alles, um ihre Kinder vor einem ähnlichen Schicksal zu bewahren.«[114]

Wie in Familien mit multiplen Frauen und Müttern umgegangen werden sollte, darauf werde ich später zurückkommen. Hier sollte erst einmal ein Eindruck davon vermittelt werden, was es ganz konkret im Alltagsleben und -erleben bedeutet, multipel zu sein.

Was es bedeutet, »übersinnliche« Fähigkeiten zu haben (Déjà-vu, Telepathie etc.)

Im oben genannten Beispiel, als es um die Einschläferung des Hundes ging, habe ich so ganz selbstverständlich auf das spirituelle Erleben der Multiplen hingewiesen, wonach die Seele des Hundes seinen Tod überlebte und für die »Innenpersonen« der Multiplen noch zu spüren war, was insbesondere den »Kindern« half, die potenziell traumatische Situation zu verstehen, dass der Hund aktiv getötet (eingeschläfert) werden musste. Inzwischen gehe ich – selbst eher von der nüchtern-wissenschaftlichen Art – mit großer Selbstverständlichkeit mit den erstaunlichsten Phänomenen um, und es sind nicht zuletzt meine multiplen KlientInnen, die mir bei meiner Wahrnehmungs- und Bewusstseinserweiterung geholfen haben.

Zunächst musste ich damit umgehen, dass eine Multiple mal blaue, mal braune Augen haben konnte – noch nichts Spirituelles, ich weiß, dennoch aber eine revolutionäre Veränderung für mich, die ich an »unveränderliche Kennzeichen« blind geglaubt hatte. Dann bekam ich mit, dass mehrere multiple KlientInnen, unabhängig voneinander, mir Phänomene schilderten wie die folgenden:

- »Wenn bei uns (sie meint, in ihrem Innern) sehr viele Wechsel stattfinden oder wir sehr durcheinander sind, dauert es oft ewig, bis der Motor unseres Autos anspringt.«
- »Eine Zeit lang habe ich ständig die Batterien in meiner Uhr auswechseln lassen – bis ich gemerkt habe: Wenn bei mir innen viel los ist, bleibt die Uhr einfach stehen.«
- »Ich habe eine unangenehme Fähigkeit: Ich kann oft im Voraus sehen oder spüren, was passieren wird. Als Kind haben die Großen (außen stehende Erwachsene) schon zu mir gesagt, ich sei eine Hexe, weil sie gemerkt haben, dass genau das eingetroffen ist, was ich vorhergesagt hatte. Inzwischen bin ich klüger und sage oft nichts mehr. Mir wäre es lieber, ich hätte diese komische Sache nicht, sie ist mir unheimlich.«

···⟩ »Ich kann spüren, wie es den Leuten geht, die ich mag – auch wenn die Betreffenden sehr weit weg sind von mir. Ich merke oft, wenn es ihnen z.B. schlecht geht, und fast immer weiß ich, wer dran ist, bevor ich ans Telefon gehe.«

Selbstverständlich kann ich nicht beweisen, dass diese Äußerungen der Wahrheit entsprechen. Ich glaube sie aber, obwohl mir ansonsten nicht gerade nachgesagt wird, ich neige zur Leichtgläubigkeit. Ich glaube sie aus folgendem Grund: Vieles von dem, was in den oben beschriebenen »übersinnlichen« Fähigkeiten zum Ausdruck gebracht wurde, ist im Kontakt mit Multiplen deutlich spürbar. Und ich habe tatsächlich erlebt, dass eine Reihe von Vorhersagen multipler KlientInnen im Nachhinein eingetroffen ist. Was spürbar ist, das ist eine enorme Energie, die insbesondere dann freigesetzt wird, wenn im Innern der multiplen Persönlichkeit besonders viel durcheinandergeht und/oder mehrere »Personen« kurz hintereinander die Kontrolle über den Körper übernehmen. Manchmal kann ich diese Energie, wenn ich der Betreffenden frontal gegenübersitze, so enorm spüren, als wäre sie eine Art Wirbel. Ich spüre dann, wie ich selbst entweder sehr unruhig werde oder geradezu bleiern müde. Ich habe damit experimentiert und festgestellt: Wenn ich mich dann deutlich seitlich von der KlientIn platziere und möglichst auch das Fenster öffne, spüre ich, wie der »energetische Sog«, den ich empfinde, nachlässt.

Nur Menschen, die ein sehr dickes Fell haben, sich also äußerst gut gegen andere Menschen »abschotten« können (schon diese Begriffe zeigen, dass wir alltäglich einem energetischen Austausch ausgesetzt sind), sind möglicherweise immun gegen derartige Energieverschiebungen. Doch auch wer sich wissenschaftlich an die Arbeit macht, wird diese enormen Veränderungen merken, sprich, messen können: Da Stoffwechsel und EEG, um nur zwei Parameter zu nennen, von »Person« zu »Person« in einer Multiplen verschieden sind, muss sich bei einem Wechsel – und besonders bei mehreren stark unterschiedlichen »Personenwechseln« – sehr vieles in kurzer Zeit verändern. Medizinische Untersuchungen zeigen z.B., dass das Blutbild von verschiedenen »Personen« in Multiplen so verschieden ist, als stamme es von verschiedenen Menschen, das Gleiche gilt für Blutdruck, Herzschlag, Hormonhaushalt und, wie bereits erwähnt, die Hirnströme (EEG) etc. Es braucht also nur wenig Phantasie, sich vorzustellen, dass bei mehreren »Switches« (»Personenwechseln«) in kurzer Zeit eine enorme Energie freigesetzt und benötigt wird. Noch haben wir keine Messinstrumente, um die »zwischenmenschliche Energie« messen zu können, die bei intensiver innerer Energiearbeit freigesetzt wird. Doch alle, die mit Multiplen zu tun haben, können derartige Geschichten erzählen.

Da war zum Beispiel die Journalistin, die mir fassungslos berichtete, dass ihr nagelneuer Kassettenrekorder nach dem Interview mit einer Multiplen nicht mehr funktionierte; dies wurde ihr auch von zwei Experten bestätigt, die ihr anboten, das Gerät zu reparieren. Als sie dies aus Zeitmangel ablehnte und kurze Zeit später die multiple

Frau wiedertraf und ihr von dem Missgeschick berichtete, sagte diese nur: »Zeigen Sie doch noch einmal her. – Wieso – der geht doch!« – Und tatsächlich, der Rekorder funktionierte wieder.

Sicher, SkeptikerInnen werden tausend Einwände und alternative Erklärungen finden, und ich kann nur alle LeserInnen genau dazu ermutigen. Es wäre schrecklich, wenn Multiple nun zu mysteriösen Figuren stilisiert werden, die über fantastische übersinnliche Fähigkeiten verfügen. Ich will auch niemanden überzeugen; ich habe lediglich erlebt, dass Multiple mit ungewöhnlich intensiven Energien umgehen (müssen) – übrigens auch physisch: So manche »eigentlich« – d.h. vom Körper her – nicht besonders starke Frau hat »Beschützer« in sich, die über berserkerhafte Kräfte verfügen, was mich oft in Erstaunen versetzt hat.

Selbst ein Psychiater wie der Kanadier Colin Ross notiert in seinem ansonsten sehr wissenschaftlichen Fachbuch über Dissoziative Identitätsstörung zum Thema Multiple und Übersinnliches: »ESP [extrasensory perception = übersinnliche Erfahrungen] unterscheiden Multiple von einer Vielzahl anderer Gruppen mit klinisch bedeutsamen psychischen Störungen. Es gibt starke Verbindungen zwischen Kindheitstraumata, Dissoziation und ESP in klinischen Untersuchungen. Es könnte sein, dass ESP eine Art nichtklinischer Dissoziation darstellen. Manche Menschen verfügen vielleicht über die Fähigkeit zu außersinnlichen Wahrnehmungen, ohne je schwer traumatisiert zu sein. Werden solche ESP-begabten Individuen jedoch traumatisiert, dann haben wir das Bild einer chronischen Traumastörung mit DIS (Dissoziativer Identitätsstörung) vor uns. Mit anderen Worten: Vielleicht weisen ESP-Erfahrungen auf ein Persönlichkeitsmerkmal: Dissoziationsfähigkeit (a dissociative trait) hin, während DIS eine lernbedingte dissoziative Störung (a dissociative State) darstellt.«[115]

Eine Reihe von Forschern und Klinikern weist denn auch darauf hin, dass neben »extrem guter Hypnotisierbarkeit« auch »häufige übersinnliche Wahrnehmungen« zu den guten diagnostischen Kriterien für DIS gehören.

Was es bedeutet, sich ständig verstellen zu müssen

»Es ist zu viel. Ich bin dauernd am Erfinden. Wenn so etwas passiert wie neulich, als ich plötzlich eine Stimme hinter mir hörte: ›Wenn du jetzt noch den Schlüssel umdrehst, kannst du den Medikamentenschrank aufschließen‹ und dann erfahre, dass ich ihn wohl eine Viertelstunde angestarrt haben muss, bevor die Kollegin zu mir rüberkam, und die Kollegen mich die ganze Zeit beobachtet haben – dann ist es schon schwer, das einfach nur mit Tagträumen oder ›In-Gedanken-gewesen-Sein‹ zu erklären. Dann bricht mir der Schweiß aus vor Angst: Jetzt haben sie dich erwischt!«

Zum normal-verrückten Dasein einer multiplen Persönlichkeit gehören solche Situationen zuhauf. Sie kann ja wohl kaum zu ihren Kollegen hinübergehen und sagen: »Ich war gerade eine Viertelstunde nicht da; diejenige, die ihr vor dem Medikamentenschrank habt stehen sehen, war eine andere.« Das stimmt zwar, aber damit kann man normalerweise niemandem kommen, ohne für verrückt erklärt zu werden.

Daher sind Multiple dauernd auf der Hut. Sie geben sich äußerste Mühe, sich nach außen hin verlässlich, berechenbar und durchgängig zu verhalten – bei einer Fülle von »Innenpersonen« aller Altersgruppen ein Kunststück. Was, wenn einer Multiplen bei extrem traurigen Anlässen das Lachen im Halse würgt, weil es eine »Innenperson« gibt, die in schrecklichen Situationen immer lachen muss?! Was, wenn eine erklären muss, warum sie ihren Unterrichtsstoff plötzlich nicht mehr weiß (eine andere »Person« von ihr war im Unterricht gewesen)?! Was, wenn der Partner plötzlich so komisch guckt und meint: »Sag so etwas nie wieder!«, und sie zermartert sich das Hirn, aber es fällt ihr nicht ein, was sie gesagt haben soll?! Was, wenn sie ermahnt wird, sich nicht wieder »in so etwas hineinzusteigern«, »so herumzuwüten«, »sich derart kindisch zu benehmen«, »so schlimme Sachen zu machen« etc., aber sie hat keine Ahnung, wie das gemeint ist und was da von ihr verlangt wird?!

Fast jede Multiple hat das Selbstbild, eine Lügnerin, launisch und »hysterisch« zu sein. Denn genau das ist ihr in ihrem Leben immer und immer wieder vorgehalten worden: dass sie mal so und mal so redet; dass sie plötzlich behauptet, davon nichts gewusst zu haben; dass sie lügt, wenn sie sagt, sie habe das nicht getan; dass sie sich aus der Verantwortung stehlen will; dass sie hysterische Anfälle bekommt und damit sofort aufhören oder nie wieder damit kommen soll; dass sie Quatsch redet; dass sie wohl schon wieder ihre Launen hatte; dass sie ein »unmögliches Kind« ist (so sagten Erwachsene, als sie noch klein war); dass sie »zickig« oder »mackerig« oder schlicht unberechenbar ist.

Mit einem solchen Selbstbild müssen alle multiplen Persönlichkeiten leben, gleichgültig, wie ihr Charakter (sozusagen ihr »Gesamtcharakter«) in Wirklichkeit ist – und der ist natürlich so verschieden von einer Multiplen zur anderen wie eben zwischen zwei völlig verschiedenen Menschen. Ein solches Selbstbild entsteht aufgrund der dissoziativen Identität, doch das wissen die Betroffenen jahrzehntelang nicht. Und dann gehört es zu ihnen, klebt an ihnen wie ein Fluch.

Nichts von den oben genannten Zuschreibungen trifft auf die Persönlichkeit der Multiplen zu, die ich kennenlernen konnte. Doch sie hatten jeweils Mühe, sich von diesem Fremd- und Selbstbild zu distanzieren. Ihr Leben lang haben sie versucht, gegen dieses Image anzukämpfen; doch da es zum einen das Ergebnis der frühen Traumatisierungen ist, die ihnen ständig das Gefühl vermittelt haben, »schmutzig« und böse zu sein, zum anderen Ergebnis ihrer Aufspaltung bzw. des Eindrucks, den sie aufgrund ihrer Aufspaltung auf andere Menschen machen, können sie kaum etwas Effektives dagegen tun. Allerdings tun sie, was sie können.

Zu dem, was multiple Persönlichkeiten gegen dieses negative Bild ihrer selbst nach außen hin tun, gehört, dass sie es sich abgewöhnt haben, sich unangenehme Fragen zu stellen wie »Was war in der Zwischenzeit, als ich nicht ›da‹ war?« und sich stattdessen darauf konzentrieren, nach außen hin ein Bild der »Geschlossenheit« abzugeben, und sei es, dass sie erfinden, was in der Zwischenzeit passiert ist. Der Preis dafür ist hoch: Sie fühlen sich dann wirklich als Lügnerin. Diesmal oft zu Recht, da sie keineswegs immer aus ihrem Innern die richtigen Informationen erhalten, sondern häufig die wildesten Sachen erfinden, nur um die Außenstehenden zu beruhigen und nicht für verrückt gehalten zu werden.

Ein Beispiel:

Gabriele, eine multiple Jugendliche, kommt aus dem Kino und stellt fest: Ihr Fahrrad ist weg. Verzweifelt versucht sie sich zu erinnern, ob sie mit dem Fahrrad zum Kino gefahren ist oder mit dem Bus, vorsichtig versucht sie ihre Begleiterinnen danach auszufragen, doch sie bekommt keine klare Antwort. Als sie nach Hause kommt, erzählt sie ihrer Mutter mit Herzrasen und schwitzenden Händen eine haarsträubende Geschichte, wie ihr Fahrrad geklaut wurde. Erst als diese sie immer merkwürdiger anschaut, wird sie kleinlaut und hört schließlich auf zu sprechen. Die Mutter macht zwei schnelle Schritte auf sie zu und haut ihr auf den Mund. »Du Lügenkind!«, zischt sie, »dir werd ich helfen!« Im Laufe der Tracht Prügel erfährt Gabriele, dass die Mutter von Ilona (ihrer besten Freundin) ihre Mutter vorhin angerufen hat, weil es ihr merkwürdig vorkam, dass Gabriele ihrer Tochter »einfach so« ihr Fahrrad geschenkt hatte.

Können Sie sich vorstellen, wie schwierig es ist, immer wieder anderen Menschen Ihr Verhalten oder Nichtverhalten erklären zu müssen, von dem Sie selbst keine Ahnung haben? Denn die meisten multiplen Persönlichkeiten wissen zwar, dass sie Erinnerungslücken haben, dass ihr Körper irgendwo war, ihre Stimme etwas gesagt, ihre Hände etwas getan haben – doch sie wissen nicht, was. Häufig haben sie keine Ahnung, dass ihre Amnesien darauf zurückzuführen sind, dass da noch andere »Leute« in ihnen sind. Sie haben einfach erbärmliche Angst, dass »es« herauskommt. Und dieses »Es« bedeutet für die meisten: dass sie verrückt sind.

Bestenfalls haben sie nach solchen für sie offensichtlichen Amnesien das Gefühl, dass »schon alles in Ordnung gegangen ist«. Schlimmstenfalls stellen sie sich vor, in der Zwischenzeit einen Mord begangen zu haben. Dazwischen sind alle Befindlichkeiten denkbar. Und so fühlen sie sich permanent wie eine Verbrecherin, die ihre Tat vertuschen muss. Ich kenne Multiple, die ganze Jahre in ihrer Biografie erfunden haben, nur weil sie nicht wussten, was sie in dieser Zeit erlebt hatten. Einen Lebenslauf abfassen zu müssen, schon gar in der eigenen Handschrift, ist für viele ein Albtraum. In der Regel behelfen sie sich, indem sie irgendwo die Jahreszahlen mit den »Lebenslauf-Daten notieren, um jederzeit dort nachschauen zu können. Oft haben sie nur diese Jahreszahlen und »Fakten« im Kopf, ohne jedoch etwas damit verbinden zu können. Viele jugendliche und erwachsene »Personen« können sich »selbst« nicht daran erinnern, je Kind gewesen zu sein. Also erfinden sie etwas, das sich wie eine »normale Kindheit« anhört.

Besonders im Privatleben, in dem mit größter Wahrscheinlichkeit »Personenwechsel« stattfinden, sind Multiple dauernd gezwungen, ihr Verhalten nach außen hin – gegenüber dem Partner oder der Partnerin, den eigenen Familienangehörigen, ihren Kindern, ihren Freundinnen etc. – zu erklären. Und zwar genau das Verhalten, das sie selbst kaum oder gar nicht mitbekommen haben. Die beliebteste Ausrede ist: »Ich war gerade mit meinen Gedanken nicht bei der Sache, könntest du noch einmal wiederholen, was du gerade gesagt hast?« Manche überhören die Nachfragen anderer, manche suchen hektisch in ihrem Innern, und wenn sie Glück haben, bekommen sie auf ihr nach innen gerichtetes: »Was zum Teufel ist bloß in der Zwischenzeit passiert?« eine plausible, wenn sie sehr großes Glück haben sogar eine zutreffende Antwort, inklusive zumindest einiger nebulöser Erinnerungsbilder aus der für sie eigentlich amnestischen Zeit. Manche Multiple tun notfalls – sprich: falls es ihnen allzu peinlich ist, eine Erklärung erfinden zu müssen – so, als wären sie ohnmächtig gewesen, oder fallen prompt statt einer Antwort in Ohnmacht. Manche erklären ihr Verhalten am nächsten Tag damit, sie hätten zu viel getrunken. Oder sie hätten ein neues Medikament bekommen, das so komische Nebenwirkungen habe. Oder sie hätten zu wenig geschlafen und seien den ganzen Tag »wie benebelt« gewesen.

Am häufigsten jedoch – und darin werden Dissoziative im Laufe ihres Lebens immer geschickter – versuchen sie durch indirekte Fragen oder durch eine schnelle Orientierung in Raum und Zeit, durch einen Blick in ihren Kalender etc. herauszufinden, was in der Zwischenzeit war. Manche gewöhnen es sich schon als Jugendliche an, in regelmäßigen Abständen zu notieren, was gewesen ist (bemerken dabei aber häufig gar nicht, dass diese Erinnerungen nicht ihre eigenen sind und in den unterschiedlichsten Handschriften notiert wurden).

Ich kann häufig bei einem »Switch« beobachten, wie die gerade in einer DIS-KlientIn auftauchende »Person« instinktiv versucht, bruchlos an das Vorhergehende anzuknüpfen, selbst wenn aus dem Kontext ersichtlich ist, dass sie keine Ahnung hat, was gerade vor einigen Augenblicken passiert ist. Sie lächelt mich an (Gut, die Frau kenne ich), rutscht ein wenig hin und her und blickt dabei unauffällig an sich herunter (Wer könnte vor mir da gewesen sein?), schielt aus den Augenwinkeln auf die Uhr in meinem Praxiszimmer (Seit wann sind wir hier? Wie lange haben wir noch?), lässt den Blick durch den Raum schweifen (War ich schon einmal hier? Hat sich seit dem letzten Mal etwas verändert?), schaut aus dem Fenster auf die Bäume (Was, schon Herbst?) und versucht mich dazu zu bringen, etwas zu sagen (Ob sie den Wechsel bemerkt hat? Wenn nicht, umso besser, ich kriege schon raus, worum es hier geht).

Wenn ich dann auf den Wechsel eingehe, indem ich die gerade aufgetauchte »Person« begrüße – entweder mit »Hallo«, wenn ich mir nicht sicher bin, oder mit ihrem Namen, wenn ich sie erkenne –, dann erlebe ich es häufig, dass die »Person« teils froh zu sein scheint, dass ich sie »erkannt« habe, teils aber auch entsetzt darüber ist, dass ihr Tarnungsversuch misslungen ist und ich sie habe »auffliegen« lassen. Denn es ist multiplen Persönlichkeiten so in Fleisch und Blut übergegangen, dass sie unbedingt vermeiden müssen, (unangenehm) aufzufallen, dass sie auch in der Therapie das Versteckspiel oft weiterbetreiben, allerdings in der Regel auf die Dauer erleichtert sind, damit aufhören zu können.

Insgesamt erlebe ich Multiple als ausgesprochen aufrichtig. Ganz besonders die Anteile untereinander sind – wenn sie denn einmal angefangen haben, sich untereinander auszutauschen – oft von geradezu gnadenloser Offenheit und Ehrlichkeit. Das ist auch plausibel: Wenn schon die Außenwelt chaotische Reize bereithält, kann im Innern nicht auch noch gelogen werden; dann wäre das Leben überhaupt nicht mehr zu organisieren.

Das bedeutet aber nicht in jedem Fall, dass alles objektiv richtig ist, was sie sagen. Ich habe schon anhand des Beispiels »Beton mischen« darauf hingewiesen, dass manche Anteile, die sich allein wähnen, glauben, für »sich«, d.h. für alle sprechen zu können, tatsächlich jedoch nur einen winzigen Ausschnitt der Wirklichkeit überschauen können. Dennoch ist die Wahrheit, die sie erzählen, ihre derzeitige Wahrheit. Aufrichtigkeit bedeutet auch nicht, dass jede »Person« immer alles erzählt, was sie weiß. Gerade die »Beschützer« und »Beobachter« sagen oft nicht alles. Sie geben die Wahrheit dosiert weiter, denn sie wissen: Allzu viel ist ungesund, besonders für die »Kinder«. (Und für die TherapeutIn, denn so manches wird zunächst nicht gesagt, um die TherapeutIn zu schützen – oder sich selbst so lange, bis die multiple Persönlichkeit sicher ist, dass die TherapeutIn die brutale Wahrheit verkraften kann.)

Was es bedeutet, permanent Angst zu haben

Die Hauptgefühle einer multiplen Persönlichkeit sind Panik und Entsetzen. Die Welt ist ein Ort voller potenzieller Auslöser. Auslöser, die im Innern der Multiplen ein wüstes Durcheinander bewirken und »Switches«, also »Personenwechsel« herbeiführen können. Die Welt ist, mit anderen Worten, voller Erinnerungen. Erinnerungen, die angetippt werden, wenn ein Mädchen mit Pferdeschwanz die Straße entlanggeht, ein Magnolienbaum blüht, eine Polizeisirene losgeht, ein Krankenwagen vorbeifährt, wenn jemand zu ihr sagt, sie sei »süß« oder »lieb«, wenn sie frisch gebackenes Brot riecht, wenn sie Milch trinkt, wenn sie ein Baby schreien hört, wenn jemand sie berührt, wenn sie den Wagen einer bestimmten Automarke sieht – wenn irgendetwas geschieht, das irgendwie mit irgendetwas in ihrem Innern korrespondiert, und die Reihe der Dominosteine zu fallen beginnt.

Dann nämlich werden Bestandteile von Traumasituationen, ohne dass sie irgendetwas dagegen unternehmen kann, re-assoziiert, also wieder zusammengefügt, die vorher abgespalten waren. Dann kommt es nicht selten zu einem »Flashback«, und die Hauptgefühle beim Wiedererleben einer Traumasituation sind Panik und Entsetzen. Irgendein Bestandteil dessen, was sie in der Außenwelt sieht, hört, riecht, schmeckt oder fühlt, kann dazu führen, wie es eine meiner multiplen KlientInnen zu sagen pflegt, »dass da innen der Punk abgeht«. Dann kommt eine »Person« näher an die Oberfläche (oder mehrere gleichzeitig), die diese Auslöser kennt. Wie aufs Stichwort ist sie da, gleichgültig, welches die Erfordernisse der Situation sonst noch sein mögen. Plötzlich sitzt ein »Kind« am Steuer des Wagens, ein »Baby« plappert in der Kollegenrunde, ein rabiater »Beschützer« befreit sich mit Gewalt aus einer Umarmung, ein »Zerstörer« richtet das Zwiebelmesser aufs eigene Handgelenk oder versucht aus dem Fenster zu springen, oder schlägt mit aller Wucht den Kopf gegen die Wand etc.

Nicht allen Multiplen ist alles davon schon einmal passiert, den meisten aber hin und wieder das eine oder andere. Und mehr. Entscheidend für die permanente Anwesenheit von Angst in hochdissoziativen Menschen sind:

⋯⟩ die große Zahl potenzieller Auslöser für »Personenwechsel« in der Außenwelt (Außenreize)

⋯⟩ die große Zahl möglicher neuer Traumasituationen (erneute Traumata mit neuen Außenreizen, aufgrund der Spaltung nicht vorhersehbar)

⋯⟩ die große Zahl potenzieller Reaktionen im Innern sowie die große Zahl der Erinnerungsbestandteile, die spontan in Gestalt von (Tag-)Träumen, Visionen etc. ins Bewusstsein schwemmen (Innenreize)

⋯⟩ die große Zahl der durch Amnesiebarrieren (Nicht-Wissen) voneinander getrennten Anteile, die in für sie völlig unübersichtliche Situationen geraten können und möglicherweise »Unsinniges« oder Gefährliches tun oder reden

⋯⟩ und, vor allem: die Tatsache, dass sie sich selbst nicht glauben.

Multiple Persönlichkeiten leben in ständiger Angst, entdeckt, enttarnt, als »Lügnerin« oder »Verrückte« erkannt zu werden. Sie glauben sich selber nicht (»Ich erfinde das alles nur«), sie trauen sich nicht über den Weg (»Nie kriege ich alles mit, irgendetwas in mir klinkt dauernd aus«), sie haben Angst, sich jemandem anzuvertrauen, aus Furcht, als »Bekloppte« zu gelten oder »in die Klapse« eingewiesen zu werden. Und sie haben diese Furcht nicht nur, weil sie wissen, dass andere Menschen das, was sie erleben, für »verrückt« halten würden. Sondern weil sie sich selbst für verrückt halten. Gerade die Tatsache, dass Dissoziative sich in der Regel selbst nicht trauen und nicht gelernt haben, dem zu glauben, was die Innenbilder und -stimmen ihnen an Wahrheiten vermitteln, macht ihnen so viel Angst. Ich habe immer erlebt: Wenn eine Multiple beginnt, sich selbst zu trauen, daran zu glauben, was in ihrem Innern geschieht, dann wird die Angst um ein erhebliches Maß reduziert, auch wenn alle anderen angsterregenden Faktoren, wie sie oben erwähnt wurden, zunächst weiterhin in Kraft bleiben.

Der erste Schritt in diese Richtung ist oft, wenn eine, die »viele« ist, sich auf die Suche begibt, eine kompetente PsychotherapeutIn zu finden. Sie betrachtet sich dann als hilfsbedürftig. Sie gesteht sich ein, dass sie vor der Angst nicht länger davonlaufen will, indem sie weiterhin krampfhaft versucht, alles unter Kontrolle zu halten. Sondern dass sie innehalten und sich anschauen muss, was wirklich los ist. In dem Augenblick, in dem eine multiple Persönlichkeit damit beginnt, sich derart ernst zu nehmen, hat sie den ersten Erfolg versprechenden Schritt gegen die Angst getan.

Auch wenn dieser Schritt ihr erst noch einmal mehr Angst macht. Angst davor, was passieren kann, wenn »alles auffliegt«. Angst davor, dass die TherapeutIn sie schnurstracks in die Psychiatrie einweisen wird, sobald sie mitbekommt, dass sie (die KlientIn) Stimmen hört oder häufige Amnesien hat. Angst davor, zu vertrauen, sich anzuvertrauen, erneut zu erleben, dass ihr Vertrauen missbraucht wird. Angst davor, dass die TherapeutIn etwas mit ihr macht, das sie nicht will, aber nicht verhindern kann. Angst davor, sich mit dem Grauen zu konfrontieren, das sie – das ahnt sie – durch ihre häufige »geistige Abwesenheit« sich vom Leibe und aus dem Tagesbewusstsein heraushält.

Raten Sie mal, wie lange eine Multiple, die bereit ist, sich diesen ganzen Ängsten wirklich zu stellen, durchs Gesundheitssystem irren muss – wobei sie immer wieder ihre Lebensgeschichte erzählen soll: der HausärztIn, PsychiaterIn, SozialarbeiterIn in einer (z.B. Sucht- oder Ehe- und Familien-)Beratungsstelle, PsychotherapeutIn in einer (z.B. psychosomatischen) Klinik, PsychologIn in ambulanter Praxis etc. –, bevor sie kompetente Hilfe findet? In den USA, wo es seit vielen Jahren eine Fülle von kompetenten TherapeutInnen gibt, die mit Multipler Persönlichkeitsstörung vertraut sind, sind es – sieben Jahre, in den Niederlanden und in Deutschland um die zwölf!

Kapitel 5:
Wer ist multipel – und wer nicht?
Diagnostik

Das größte Problem in der Diagnostik der Dissoziativen Identitätsspaltung (DIS) besteht darin, dass Multiple eine Fülle unterschiedlichster Symptome aufweisen, sodass DIS schwer zu erkennen ist.[116] Das zweitgrößte Problem besteht darin, dass DIS eine Ausprägung auf einem breiten Spektrum dissoziativer Symptome ist und dass keineswegs alle, die eine Dissoziationsstörung haben, auch multipel sind – und, umgekehrt, andere dissoziative Erscheinungen eine DIS »verdecken« können.[117] In diesem Kapitel soll es nun darum gehen, genauere Hinweise zu geben, woran zu erkennen ist, ob jemand multipel ist oder nicht.

Die für Fachleute entscheidende Definition von DIS, die zu Beginn bereits zitiert wurde, stammt aus dem Diagnostischen und Statistischen Manual Psychischer Störungen, dem internationalen Diagnosehandbuch für alle, die im psychotherapeutischen Bereich arbeiten. Dies ist sozusagen die »offizielle« Diagnose. Demnach ist multipel, wer folgende Merkmale aufweist (Neueres dazu im Folgeband):

a) Existenz von zwei oder mehr unterschiedlichen Persönlichkeiten oder Persönlichkeitszuständen innerhalb einer Person (jede mit einem eigenen, relativ überdauernden Muster, die Umgebung und sich selbst wahrzunehmen, sich auf sie zu beziehen und sich gedanklich mit ihnen auseinanderzusetzen).

b) Mindestens zwei dieser Persönlichkeiten oder Persönlichkeitszustände übernehmen wiederholt die volle Kontrolle über das Verhalten des Individuums.[118]

Diese Kriterien bedeuten: Es muss deutlich voneinander verschiedene »Personen« oder Persönlichkeitszustände im Innern des Individuums geben, und es müssen sich mehrere dieser »Personen« oder Anteile abwechseln. In der Regel sind diese Wechsel mit Amnesien verbunden. Das bedeutet: Die »Person«, die »verschwindet« und einer anderen »Platz macht«, ist häufig amnestisch für das, was die zweite »Person« tut, weiß also nichts davon, und wenn, kann sie nur zuschauen, aber nicht eingreifen.

Abgesehen von diesen spezifischen Hinweisen gibt Ross[119] in seinem Lehrbuch über DIS aufgrund einer Reihe von Studien folgende Hinweise auf »unspezifische« (nicht im engeren Sinne für die Störung typische) Merkmale: »Ich würde spekulieren, dass annähernd 100 % derjenigen, die sich mit folgenden Merkmalen vorstellen, an klassischer DIS leiden:

1. Geschichte von sexueller und/oder körperlicher Misshandlung in der Kindheit
2. Geschlecht weiblich
3. Alter 20-40 Jahre
4. Zeitverlust, Gedächtnislücken (blank spells)
5. Stimmen im Kopf oder andere Schneider'sche Symptome
6. DSM-Kriterien für Borderline-Persönlichkeit werden (fast) alle erfüllt
7. Vorherige psychotherapeutische Behandlungen erbrachten keine substanzielle Besserung
8. Selbstzerstörerisches Verhalten
9. Keine Gedankenstörung
10. Kopfschmerzen.«

Über einige dieser Kriterien habe ich in früheren Kapiteln schon gesprochen. Sie sollen hier nur kurz erläutert werden, andere müssen ausführlich diskutiert werden.

Zu 1: *Schwere Traumata* müssen vorliegen, damit sich die (werdende) Identität aufspaltet, fast immer ist *sexuelle Misshandlung* vorgekommen. Häufig hat/haben die Alltags-Person/en – das sind die Anteile, die aktuell meist die Kontrolle über den Körper, das Denken, Fühlen und Handeln haben – *Amnesien* (siehe auch Abschnitt 4) für die Zeiträume in ihrer Kindheit und Jugend, in denen die Traumata stattfanden. Dennoch ist es wichtig für die Diagnosestellung, danach zu fragen, ob sich die Betreffende daran erinnern kann, dass sie als Kind körperliche, seelische und/oder sexuelle Gewalt erlebt hat. Manchmal genügt schon diese Frage, um einen Wechsel der Anteile auszulösen, und es antwortet dann eine andere »Person« als die Alltags-Person. Oder es kommt eine ausweichende Antwort wie »Weiß ich nicht« oder »Kann ich nicht ausschließen« oder »Darüber habe ich auch schon nachgedacht«.

Zu 2: Die große Mehrheit der (sexuell) misshandelten Kinder ist *weiblich*, daher auch die hohe Zahl der weiblichen multiplen Persönlichkeiten. Dennoch gibt es vermutlich mehr männliche Multiple, als wir bisher ahnten. Jedenfalls sollten auch Männer, die in der Kindheit schwerste körperliche, seelische und/oder sexuelle Gewalt erfahren haben, auf mögliche DIS bzw. eine Dissoziationsstörung untersucht werden.

Zu 3: Zwar entsteht DIS in der Kindheit (beginnend mit der Zeit der Identitätsentwicklung, also *meist vor dem vollendeten fünften Lebensjahr*), doch erst als Erwachsene – und dann nach einer jahrelangen Odyssee durchs Gesundheitssystem – kommen die Multiplen in psychotherapeutische Behandlung, bei der es explizit um ihre DIS geht. Untersuchungen an Kindern und Jugendlichen weisen auf etwas Wichtiges hin: DIS beginnt sich früh deutlich zu zeigen, und wenn eine Behandlung so früh wie möglich begonnen wird, hat sie sehr gute Aussichten, in recht kurzer Zeit erfolgreich die drohende oder bereits stattgefundene Persönlichkeitsspaltung aufheben zu können.[120]

Als wesentliche diagnostische Merkmale für eine dissoziative Störung bzw. Identität bei Kindern und Jugendlichen gelten:

···⟩ Amnesien
···⟩ gestörte Selbstwahrnehmung
···⟩ tranceähnliche Zustände
···⟩ rasche Stimmungs- und Verhaltenswechsel
···⟩ verblüffende Wechsel im Zugang zu Wissen, Gedächtnisinhalten und Fähigkeiten
···⟩ akustische und visuelle Halluzinationen
···⟩ lebhaft vorgestellte imaginäre Spielgefährten[121]

Zu 4: *Zeitverlust oder große Gedächtnislücken* sind ein unerlässliches Kriterium für DIS. An dieser Stelle möchte ich jedoch auf eine wichtige Unterscheidung hinweisen: Es ist wichtig, zwischen *aktuellem* Gedächtnisverlust (Amnesien im Tagesbewusstsein) und einem Gedächtnisverlust in Bezug auf große Teile der eigenen *Vergangenheit* (große biografische Lücken) zu unterscheiden. Für viele Experten gilt dies als die deutlichste Unterscheidung zwischen einer Multiplen Persönlichkeitsstörung und einer anderen dissoziativen Störung ohne DIS. Denn viele Heranwachsende mit einer dissoziativen Störung entwickeln ein zu (beinahe) 100 % anwesendes »Ich«, sobald die Traumatisierungen aufhören. Sie sind dann nicht mehr aktuell multipel, sondern sie haben verschiedene »Kinder« (oft auch noch mehrere »Jugendliche«, auch »Beobachter«, »Helfer«, »Zerstörer« etc.) in sich, die jedoch fast nie (mehr) »herauskommen«, es sei denn, die Betreffende gerät in eine Reizüberflutungssituation oder erhält einen mächtigen Auslösereiz oder durchlebt eine existenzielle Krise. In solchen Zeiten können auch diejenigen, die eine Dissoziationsstörung ohne DIS haben, (wieder) multipel werden. Zur Erinnerung: Man unterscheidet außer DIS folgende Dissoziationsstörungen:

···⟩ *Psychogene Fugue* (sich irgendwo wiederfinden, nicht wissen, wie man dahin gekommen ist, evtl. verbunden mit der Annahme einer neuen Identität, nicht durch Alkohol oder Medikamente bedingt);
···⟩ *Psychogene Amnesie* (mehr als Vergesslichkeit: ohne organische Gründe sich plötzlich an wichtige persönliche Daten nicht mehr erinnern können);
···⟩ *Depersonalisationsstörung* (das Gefühl, losgelöst zu sein von der eigenen Person oder dem eigenen Körper, sich wie ein »Roboter« oder wie im »Traum« fühlen, nicht allein durch Panik erklärbar, keine organischen Gründe);
···⟩ *nicht näher bezeichnete Dissoziative Störung* (ungenaue Antworten auf Fragen, verbunden mit Desorientiertheit, Wahrnehmungsstörungen, Amnesie etc.; mehrere Persönlichkeitszustände, die aber nicht genügend ausgeprägt sind, um die Krite-

rien der DIS zu erfüllen, oder die nie die Kontrolle vollständig übernehmen; Trancezustände; äußere Realität oder eigene Person scheinen »weit weg«, entfremdet; Dissoziation nach »Gehirnwäsche« oder anderen erheblichen Bewusstseinsbeeinflussungen; Psychogene Fugue ohne Annahme neuer Identität).[122]

Es gibt also eine Fülle von Dissoziationsstörungen, die nicht notwendigerweise gekoppelt sind an eine Persönlichkeitsspaltung im Sinne von DIS. Allerdings – um die Sache so kompliziert zu machen, wie sie ist: Viele multiple Persönlichkeiten haben eine Fülle solcher Dissoziationssymptome, wie sie gerade geschildert wurden. Wie ich schon an anderer Stelle betont habe: DIS ist ein Ausprägungsgrad auf dem Spektrum dissoziativer Störungen. Ein recht extremer. Auch DIS lässt sich noch weiter einteilen, je nachdem, wie viele »Personen« oder Persönlichkeitsanteile unabhängig voneinander die Kontrolle über den Körper übernehmen. Je zahlreicher diese »Personen«, desto schwerer die Störung.[123] Das absolute Extrem von fast tausend Persönlichkeits-»Splittern«, das ich einmal bei einer Multiplen beobachten konnte, stellt ein Übergangsstadium dar zum vollständigen Zerfall der Identität, bei dem es dann kein »Ich« mehr gibt oder »Ich« alles Mögliche sein kann: die eigene Person genauso wie eine tote oder ein Tier oder ein Strauch oder eine Energie oder das Nichts, wie es bei (z.B. organisch bedingten) Psychosen oder bei Schizophrenie zu finden ist (zur Abgrenzung zwischen DIS und Schizophrenie siehe weiter unten).

Charakteristisch für DIS ist auf jeden Fall der *»Switch«, also der Wechsel von Persönlichkeitsanteilen (»Personen«),* und zwar aktuell, d.h. im alltäglichen, heutigen Erleben. Diese Wechsel treten spontan auf, ausgelöst durch Außen- oder Innenreize, und sind in der Regel von der Betreffenden (zunächst, d.h. ohne entsprechende psychotherapeutische Unterstützung) nicht zu kontrollieren. Es handelt sich also nicht um die Arbeit mit dem »inneren Kind«, wie es in vielen Psychotherapien heute üblich ist, bei der gezielt, oft unter Tranceinduktion, kindliche Anteile in der Person »herausgeholt« werden. Sondern eine multiple Persönlichkeit bildet und gestaltet diese verschiedenen Anteile »von selbst«, ist dafür amnestisch, und charakteristisch für diese Amnesie ist der Zeitverlust, wobei die Betreffende nicht weiß, was in dieser Zeit passiert ist. Viele Multiple äußern diesen Zeitverlust nicht spontan, entweder weil sie es sich angewöhnt haben, darauf nicht mehr zu achten, oder weil sie fürchten, für verrückt gehalten zu werden.

Auffällig ist bei der Anamnese, also der Erhebung der Kindheitsgeschichte, dass eine multiple Persönlichkeit, besonders die Alltags-Person – das ist die »Person«, die aktuell die meiste Zeit die Kontrolle über den Körper hat – *große Teile ihrer Kindheit gar nicht erinnern kann und darüber höchstens vage Angaben macht,* eventuell auch eine »glückliche Kindheit« fabuliert, zu der ihr aber die Details fehlen. Charakteristisch sind Äußerungen wie:

···> »Ich kann mich an meine Kindheit gar nicht erinnern. Meine frühesten Erinnerungen beginnen, als ich ungefähr 13 Jahre alt war.«

···> »Wie meine Kindheit war? Na, ganz normal, denke ich, keine besonderen Vorkommnisse.«

···> »Ich will über meine Kindheit nicht reden. Ich glaube, es war scheußlich, aber ich bin froh, dass es vorbei ist, Genaueres will ich gar nicht wissen.«

···> »Ich hatte eine glückliche Kindheit. Deswegen verstehe ich auch gar nicht, warum es mir heute so schlecht geht.«

···> Auffallend ist auch, dass die Betreffende große Lücken hat, was ihre weitere Lebensgeschichte nach der Kindheit angeht, und dass sie auf Befragen zugibt, starke Leistungsschwankungen in der Schule und später in Ausbildung und Beruf (gehabt) zu haben. Mancher Multiplen entschlüpft auch gelegentlich ein »Wir«, wenn sie »ich« sagen wollte. Nach *aktuellem Zeitverlust* muss in der Regel gezielt gefragt werden, etwa:

···> »Haben Sie manchmal das Gefühl, dass Sie nicht mehr genau wissen, was in den letzten Minuten oder Stunden passiert ist?«

···> »Finden Sie sich manchmal in einer Situation wieder und wissen nicht genau, wie Sie dorthin gekommen sind?«

···> »Fragen Sie sich manchmal, ob das wirklich Sie sind, die da redet oder handelt?«

···> »Kommen manchmal Menschen auf Sie zu und grüßen Sie, die Sie gar nicht kennen, oder werden Sie manchmal auf etwas angesprochen, das Sie gesagt oder getan haben sollen, an das Sie sich nicht erinnern können?«

Doch Vorsicht: Positive Antworten auf derartige Fragen müssen nicht zwangsläufig auf DIS schließen lassen. Manche Betroffene haben auch eine andere Dissoziationsstörung, etwa eine Depersonalisationsstörung, bei der sie sich von ihrem Körper und ihrer Person (sowie manchmal auch von ihrer Umgebung) abgetrennt fühlen, alles nur »wie von fern« erleben, »so als wäre das nicht ich«. Erinnern Sie sich im Zweifelsfall an die Worte von Colin Ross: »*Sie haben erst dann eine Multiple diagnostiziert, wenn Sie mit den Alternativpersonen gesprochen haben.*«

Tatsächlich ist dies der entscheidende diagnostische Hinweis: Wenn spontan oder auf Ihre Aufforderung hin (»Kann ich denn einmal mit der ›Person‹ oder dem Anteil in Ihnen sprechen, die oder der mehr darüber weiß?«) zu mindestens zwei verschiedenen Zeitpunkten immer ein charakteristischer »Wechsel« von alltagstauglichen Persönlichkeitsanteilen im Ausdruck, in der Mimik, Gestik, der Stimmlage etc. auftritt, sodass Sie die andere »Person« beim nächsten und übernächsten Mal »wiedererkennen« – erst dann können Sie die deutliche Vermutung haben, dass die Betreffende multipel ist.

Ein weiterer Hinweis: Sämtliche möglichen Kennzeichen für DIS können auch bei Menschen auftreten, die einen hirnorganischen Schaden haben oder drogen-, medikamenten- bzw. alkoholsüchtig sind. Es ist also wichtig, solche Möglichkeiten einer

Fehldiagnose auszuschließen. Bei hirnorganischen Schäden ist das relativ einfach, eine neurologische Untersuchung bringt nähere Aufschlüsse. Bei der Suchtproblematik ist es sehr viel schwieriger, denn viele Multiple (in einer kanadischen Untersuchung waren es 57 %![124]) sind suchtmittelabhängig. In solchen Fällen ist es besonders wichtig, mögliche Suchtfolgen oder Begleiterscheinungen (etwa Depersonalisierung, Halluzinationen etc.) von Anzeichen der Multiplizität zu unterscheiden. Daher empfiehlt es sich, auch noch weitere Fragen zu stellen, die auf die Anwesenheit anderer »Personen« in der Betreffenden hinweisen, etwa:

···› »Gibt es Gegenstände in Ihrem Besitz (z.B. Kleidungsstücke), die Sie sich nicht erinnern, gekauft oder sonst wie erworben zu haben?«

···› »Ist Ihnen schon einmal aufgefallen, dass Sie manchmal eine völlig andere Handschrift haben, oder finden Sie manchmal schriftliche Hinweise in Ihrer Wohnung, an deren Abfassung Sie sich nicht erinnern können?«

···› »Gibt es in Ihrem Innern Anteile, die einen bestimmten Namen haben, der sich von dem Ihren unterscheidet?« etc.

Zu 5: An dieser Stelle kommen wir nun zur *Unterscheidung zwischen Dissoziativer Identität und Schizophrenie.* Es scheint, neueren Untersuchungen zufolge, als sei nicht Schizophrenie »Persönlichkeitsspaltung«, sondern DIS. Es häufen sich inzwischen die Hinweise darauf, dass Schizophrenie eher eine organische Erkrankung des Gehirns darstellt, während dies bei DIS nicht der Fall ist. Ross bemerkt hierzu: »Schizophrenie hieß zunächst *dementia praecox*, bis Bleuler den Begriff Schizophrenie einführte. ›Dementia praecox‹ ist tatsächlich eine bessere Bezeichnung als ›Schizophrenie‹ für diese Gruppe von Störungen; während ›Schizophrenie‹ eine bessere Bezeichnung für DIS darstellt als ›Multiple Persönlichkeitsstörung‹. ›Schizophrenie‹ bedeutet: ›geteiltes Hirn‹, zusammengesetzt aus dem griechischen *schizo,* ›geteilt‹, *und phren,* ›Gehirn‹ oder ›Psyche‹. In Wirklichkeit ist es DIS, die durch eine geteilte Psyche gekennzeichnet ist. Diese konfuse Terminologie hat zu einer allgemeinen Konfusion über Schizophrenie geführt, die häufig für eine Persönlichkeitsspaltung gehalten wird. In der modernen Psychiatrie besteht dagegen allgemein die Ansicht, dass Schizophrenie nicht eine Krankheit, sondern eine Gruppe von Krankheiten darstellt. Schizophrenie, so nimmt man heute weitgehend an, ist eine organische Hirnstörung, obwohl das noch nicht bewiesen werden konnte. Es gibt keine Anzeichen dafür, dass sie auf individuelle, einsichtsorientierte Psychotherapie anspricht, doch sie spricht auf Medikamente an ... Die Medikamente können jedoch die Krankheit niemals heilen.«[125] Ich habe schon verschiedentlich darauf hingewiesen, dass amerikanischen Studien zufolge mehr als 40 % der multiplen Persönlichkeiten in psychiatrischen Kliniken vorher als »schizophren« fehldiagnostiziert worden waren. Unglücklicherweise gibt es mehrere diagnostische Kriterien der sogenannten »Schneider'schen erstrangigen Symptome für Schizophrenie«, die auch oder in einer abgewandelten Form auf Multiple zutreffen.[126] Dazu gehören:

⤳ Stimmen hören, die sich im Kopf streiten;
⤳ Stimmen hören, die die Handlungen der Person kommentieren;
⤳ das Gefühl haben, die Gedanken würden »von einer anderen Macht« aufgezwungen;
⤳ das Gefühl haben, die Person würde »von einer anderen Macht« zu Handlungen gezwungen;
⤳ das Gefühl haben, »eine andere Macht« würde vom Körper Besitz ergreifen und ihn etwas fühlen lassen (Emotionen, Schmerzen, Taubheit in Gliedmaßen etc.), das mit dem aktuellen Geschehen nichts zu tun hat;
⤳ das Gefühl haben, dass Gedanken, Gefühle und gerade Erlebtes »aus dem Kopf verschwindet«;
⤳ etwas denken, das »von jemand anderem« zu kommen scheint;
⤳ das Gefühl haben, andere (Außenstehende) könnten die eigenen Gedanken hören;
⤳ etwas denken, das der Betreffenden völlig absurd erscheint.

All das ist für viele multiple Persönlichkeiten typisch. Es wird aber nach wie vor von den meisten Psychiatern als sichere Anzeichen für Schizophrenie betrachtet. Dennoch weisen Schizophrene Merkmale auf, die Multiplen fehlen, dazu gehören:

⤳ Stimmen hören, die *von außen* zu kommen scheinen. Multiple hören Stimmen meist *im Innern* des Kopfes, das ist ein wichtiger Unterschied!
⤳ Gedankenverzerrungen, Halluzinationen (von UFOs aus dem All ferngesteuert sein, einen Tiger auf dem Balkon sehen, Unverständliches vor sich hinbrabbeln, paranoide Wahnvorstellungen etc.);
⤳ im sozialen Kontakt völlig unzugänglich sein (mit Multiplen kann man sich »ganz normal« unterhalten);
⤳ Katatonie (völlig reglos dastehen oder -sitzen, oft wie mitten in der Bewegung innehaltend, mit leerem Blick auf einen Punkt starren etc.);
⤳ Besserung der Symptome durch bestimmte Medikamente (Neuroleptika); Multiple sprechen darauf entweder nicht an oder sie werden ausschließlich gedämpft oder es bricht in ihrem Innern erst recht »das Chaos aus« und es kommt zu vermehrten »Personenwechseln«.

Eine dringende Bitte an alle PsychiaterInnen, NeurologInnen und PsychotherapeutInnen, die eine Patientin oder einen Patienten vor sich haben, die oder den sie möglicherweise für schizophren halten: Überprüfen Sie, ob nur die erstgenannten oder auch die letztgenannten »Schizophreniekriterien« auf die Person zutreffen. Sie könnten sonst möglicherweise eine für diesen Menschen verhängnisvolle Fehldiagnose stellen. Denn während bei Schizophrenie fast immer eine Psychiatrisierung der Betroffen die Folge ist, wie sinnlos oder sinnvoll auch immer, gibt es bei Multiplen nur in seltenen Fällen Anlass für eine Behandlung mit Neuroleptika, die schwere psychische Wirkungen und Nebenwirkungen haben, oder für eine stationäre Unterbringung in einer psychiatrischen Klinik (es sei denn vorübergehend, falls die Multiple sich in einem so desorganisierten Zustand befindet, dass sie für sich oder andere eine akute Gefährdung darstellt). DIS ist im Gegensatz zu Schizophrenie eine sehr gut psychotherapeutisch behandelbare Störung.

Multiple Persönlichkeiten gehören in der Regel nicht in die Psychiatrie! Und falls sich in psychiatrischen Kliniken Multiple befinden – was mit Sicherheit der Fall ist, die Zahlen sagen: 5-15 % aller Psychiatriepatienten –, so muss unbedingt dafür gesorgt werden, dass sie eine adäquate Unterstützung bekommen können mit dem Ziel, die »Personen« (Persönlichkeitsanteile) in sich zu integrieren und sich wieder in das soziale Leben einzufügen. Die Aussichten sind sehr gut, selbst bei bereits lange Zeit psychiatrisierten Multiplen, wie amerikanische Untersuchungen zeigen, nach denen im Schnitt nach einigen Jahren multiple PsychiatriepatientInnen als geheilt galten. Wenn – ja wenn sie kompetent psychotherapeutisch behandelt werden.

Wie viele als schizophren fehldiagnostizierte multiple Persönlichkeiten in deutschen Psychiatrien dahinvegetieren, lässt sich nur schätzen. Einige Hundert werden es mit Sicherheit sein. Gewaltopfer, die immer wieder zu Opfern geworden sind. Der Gedanke, sie könnten mit einiger psychotherapeutischer Hilfe wieder ein lebenswertes Leben führen, wird hoffentlich manche/n LeserIn dieses Buches dazu veranlassen, entsprechende Untersuchungen zur Überprüfung von Diagnosen vorzunehmen, MitarbeiterInnen (TherapeutInnen, Pflegepersonal) im Umgang mit Multiplen zu schulen und sich an die Arbeit zu machen. Es ist den Betroffenen sehr zu wünschen. Die Psychiatrie braucht eine neue Sinndiskussion!

Zu 6.: Hier kommen wir nun zu einer wichtigen Unterscheidung. DIS als Identitätsstörung ist nämlich eine *Metadiagnose* – darauf habe ich bereits verschiedentlich hingewiesen. Das bedeutet: Sie ist nicht gleichgeordnet mit anderen psychischen Störungen des Verhaltens, der Gefühle und Gedanken. Sie ist diesen anderen Störungen vielmehr übergeordnet. So kann es sein, dass eine Multiple auch noch eine depressive oder Angstneurose und/oder eine schizoide Persönlichkeitsstörung hat, außerdem Schlafstörungen, eine Suchtmittelabhängigkeit, Störungen der Geschlechtsidentität, der sexuellen Funktionen, eine sadistische und/oder masochistische Persönlichkeitsstörung, eine Konversionsstörung, eine narzisstische Persönlichkeitsstörung, eine Somatisierungsstörung, Pseudologica Phantastica, eine Posttraumatische Belastungsstörung, Schlafwandeln, eine stereotype Bewegungsstörung mit autoaggressivem Charakter, eine soziale oder sonstige Phobie, Voyeurismus, Zwänge aller Art inklusive Zwangsvorstellungen – um nur einige zu nennen. Und auch eine Borderline-Störung.[127]

Viele Multiple haben tatsächlich die eine oder andere dieser Diagnosen bereits in ihrem Leben erhalten – die meisten wahrscheinlich zu Recht, denn das kann alles durchaus koexistieren, also gleichzeitig in einer multiplen Persönlichkeit vorhanden sein. Doch wenn die Betreffende nicht als multipel erkannt, diagnostiziert und behandelt wird, nutzt eine noch so sorgfältige Diagnostik der anderen psychischen Symptome wenig.

Denn welche der »Personen« hat denn nun dieses Symptom bzw. die jeweilige Störung? Und erscheint diese »Person«, die – sagen wir eine soziale Phobie hat (also in sozialen Situationen zu Panikattacken neigt und sie daher vermeidet, wo es nur geht), auch in der Psychotherapie, sodass sie überhaupt eine Chance hat, dieses Symptom erfolgreich in konstruktives Verhalten zu verwandeln? Wofür steht überhaupt dieses Symptom? Denn jedes Symptom ist ja ein Ausrufezeichen der Psyche. Es verweist auf gravierende Probleme der gesamten Persönlichkeit, die behandelt oder zumindest mitbehandelt werden müssen, damit das Symptom nicht nur verschoben wird. Dafür aber muss die TherapeutIn erkennen, dass die jeweils mit dem Symptom behaftete/n »Person/en« sich untereinander kaum oder gar nicht kennen, folglich auch kaum ein Wissenstransfer zwischen ihnen stattfindet (soll er ja auch nicht; diese Blockade des Wissens ist ja gerade der Schutz, den die Psyche »erfunden« hat, um die Gesamtpersönlichkeit davor zu bewahren, mit Traumainhalten überflutet zu werden, die sie nicht verkraften könnte). Wird aber nur eine »Person« oder ein »Symptom« (Anteil) behandelt, nicht aber die gesamte Persönlichkeit, kann dies nur als verkürzt oder fragmentarisch bezeichnet werden, und es ist nicht zu erwarten, dass dies irgendetwas an der Identitätsstörung der Betreffenden verändert.

Dennoch ist es wichtig, auch die anderen Störungsformen zu erkennen, wenn die DIS behandelt wird. Denn entweder während oder nach der Behandlung des Multipel-Seins müssen auch diese sozialen, affektiven bzw. Verhaltensstörungen behandelt werden. Sie verschwinden nämlich auch nicht automatisch, sobald die DIS sich verändert. Doch es gibt nur eine andere Störung, die sich gut als diagnostischer Hinweis auf DIS eignet: Sehr häufig nämlich (allerdings nicht immer!) haben Multiple auch Symptome einer *Borderline-Störung*. Diese sind, und ich zitiere aus dem Diagnostischen Handbuch DSM[128]:

1. »Ein Muster von instabilen, aber intensiven zwischenmenschlichen Beziehungen, das sich durch einen Wechsel zwischen den beiden Extremen der Überidealisierung und Abwertung auszeichnet ...
2. Impulsivität bei mindestens zwei potenziell selbstschädigenden Aktivitäten, z.B. Geldausgeben, Sexualität, Substanzmissbrauch, Ladendiebstahl, rücksichtsloses Fahren und Essanfälle ...
3. Instabilität im affektiven Bereich, z.B. ausgeprägte Stimmungsänderungen von der Grundstimmung zu Depression, Reizbarkeit oder Angst (Dauer einige Stunden bis Tage, M. H.) ...
4. Übermäßig starke Wut oder Unfähigkeit, die Wut zu kontrollieren, z.B. häufige Wutausbrüche, andauernde Wut oder Prügeleien ...
5. Wiederholte Suiziddrohungen, -andeutungen oder -versuche oder andere selbstverstümmelnde Verhaltensweisen ...

6. Ausgeprägte und andauernde Identitätsstörung, die sich in Form von Unsicherheit in mindestens zwei der folgenden Lebensbereiche manifestiert: dem Selbstbild, der sexuellen Orientierung, den langfristigen Zielen oder Berufswünschen, in der Art der Freunde oder Partner oder in den persönlichen Wertvorstellungen ...
7. Chronisches Gefühl der Leere oder Langeweile ...
8. Verzweifeltes Bemühen, ein reales oder imaginäres Alleinsein zu verhindern.«

Mindestens fünf dieser acht Kriterien müssen erfüllt sein, damit man von einer Person sagen kann, sie habe eine Borderline-Störung. Wie leicht erkennbar ist, handelt es sich um eine recht umfassende Persönlichkeitsstörung, die das Verhalten der Betreffenden ebenso wie ihr Denken, ihre Gefühle und ihre sozialen Beziehungen beeinflusst. Wer multiple Persönlichkeiten kennt, weiß, dass diese in der Regel ähnliche Symptome haben wie die gerade genannten. Und mehr. Gemeinsam ist Borderline und DIS, dass es sich um eine »frühe Störung« handelt, also eine, deren Beginn in der Säuglings- oder Kleinkindzeit liegt. DIS beinhaltet die Aufspaltung der Identität; Borderline das Wahrnehmen des Selbst im Zusammenhang mit der Umwelt – es ist im Grunde eine Beziehungsstörung. Beide sind komplexe, traumabedingte Störungen.

Etwa ein Drittel der multiplen Persönlichkeiten hat eine Beziehungsstörung der Borderline-Art.[129] Das bedeutet: Sie spalten. Nicht nur ihre Identität (»Ich bin viele«). Sondern sie spalten auch in Beziehungen. Zwischen sich und anderen (Gefühl, allein und verlassen zu sein, auch wenn liebevolle Menschen um sie herum sind; Idealisieren und/oder Abwerten in Beziehungen). Sowie auch in ihrer Umgebung: Sie wenden sich einer Außenstehenden zu, verlassen diese abrupt, wobei sie das Gefühl haben, selbst verlassen worden zu sein; wenden sich einer nahestehenden Person dieser Außenstehenden zu; drohen, weil sie sich schlecht fühlen immer wieder mit Selbstmord; machen anderen Schuldgefühle – als Übertragung, weil sie sich oft selbst völlig schuldlos fühlen –; verlangen sehr viel Aufmerksamkeit und ertragen doch nicht gut Nähe.

Wer je mit »Borderlinern« zu tun hatte bzw. therapeutisch mit ihnen gearbeitet hat, weiß, wie anstrengend es sich anfühlt, mit ihnen zurechtzukommen. In vielen psychosomatischen Kliniken fürchtet man Borderline-Persönlichkeiten, weil sie nicht nur in sich zerrissen sind, sondern angeblich auch die PatientInnen gegeneinander aufwiegeln (um selbst besonders viel zu bekommen) und nicht selten ganze Therapeutenteams in Konflikte und Spaltungen gestürzt haben. Meine Erfahrung ist – sowohl aus persönlicher Anschauung wie aus einer Umfrage unter KollegInnen, die mit multiplen Persönlichkeiten arbeiten –, dass DIS-KlientInnen häufig (aber, zur Erinnerung, keineswegs immer!) »borderlinig« agieren und daher in vielen Praxen und Kliniken geradezu gefürchtet sind. Wer jedoch die Verzweiflung der Menschen versteht, kann durchaus gut mit ihnen arbeiten.

An dieser Stelle soll betont werden: Auch die meisten Borderliner haben in ihrem Leben früh Gewalt erfahren, überdurchschnittlich viele (im Vergleich zu anderen Störungen) haben sexuelle Gewalt erlebt. Und manche sind auch noch multipel. Das Vorhandensein von Borderline-Kriterien jedenfalls ist ein wichtiger Hinweis darauf, dass – wenn auch noch die anderen Voraussetzungen erfüllt sind, die in diesem Kapitel beschrieben werden – eine Person möglicherweise dissoziativ ist. (Hinweis an TherapeutInnen: Wenn Sie es mit einer Borderline–KlientIn zu tun haben, die eine Geschichte von sexueller Gewalterfahrung hat, sollten Sie unbedingt überprüfen, ob sie nicht auch massiver dissoziiert!)

Zu 7: Schon mehrfach habe ich darauf hingewiesen: *Wenn keine Behandlung des Multipel-Seins selbst stattfindet, kann einer DIS-KlientIn nicht effektiv psychotherapeutisch geholfen werden.* Da aber erst allmählich in Therapeutenkreisen durchsickert, dass es so etwas wie dissoziative Identität gibt, und da es für den deutschen Sprachraum nur den FDS von Freyberger et al. und das SKID-D von Gast et al. zu kaufen gibt, müssen Multiple nach wie vor damit rechnen, jahrelang durchs Gesundheitssystem zu irren und eine Diagnose nach der anderen verpasst zu bekommen. Selbst die motivierteste DIS-KlientIn kann aber keine Psychotherapie erfolgreich abschließen – es sei denn, ihr Multipel-Sein ist explizit Thema der Psychotherapie gewesen.

Zu 8: *Selbstzerstörerisches Verhalten* kennen so gut wie alle früh Traumatisierten. Dazu gehört: sich schneiden, mit Zigaretten verbrennen, mit dem Kopf gegen die Wand schlagen, Drogen- und Alkoholexzesse, Selbstmordversuche etc. Wobei auf zahlreiche Multiple dieser Begriff – Selbst-Mord – durchaus wörtlich zutrifft: Es gibt so gut wie immer Persönlichkeitsanteile in Gestalt von »Personen«, die Bestrafungs- bis hin zu Tötungs-(=Mord-)Gelüste haben gegen andere Anteile im Innern.[130] In der Regel sind dies entweder »Personen«, die sich mit Tätern identifizieren (»ZerstörerInnen«), oder solche, die aufgrund von real gemachten Erfahrungen schwer depressiv bis suizidal sind und in Krisensituationen sofort an die Selbsttötung denken.

Oder es sind »BeschützerInnen«, die aufgrund von »Mitleid« mit anderen »Personen« glauben, es sei am besten, wenn diese nicht länger leben müssten, deren Motiv also als »Euthanasie im Körperinneren« umschrieben werden könnte. Häufig glauben die selbstzerstörerisch handelnden »Personen«, sie selbst kämen ungeschoren davon, ihre Handlungen beträfen nur »die anderen« oder sogar explizit nur »die eine andere Person« im Innern, die von dieser Handlung betroffen sein sollte. Und so erstaunlich es klingen mag: Es funktioniert tatsächlich häufig so.

Wie oft habe ich gehört, dass die »Kinder« in Multiplen sich bei mir beklagt haben, sie hätten »so schlimme Kopfschmerzen« und ihnen sei »kotzschlecht«. Manchmal stellte sich dann bei näherem Nachfragen heraus, dass eine andere »Person« kurz vorher literweise Alkohol in sich hineingeschüttet oder einen Suizidversuch unternommen hatte. Wenn es mir dann gelang, mit dieser »Person« zu sprechen, die so selbstzerstörerisch gehandelt hatte, ergab sich nicht selten, dass diese keinerlei Folgesymptome ihrer Handlungen verspürte – sie hatte keinerlei Kopfschmerzen; *ihr* war nicht schlecht! Ursache ist die dissoziative Fähigkeit bei DIS, die nicht nur verschiedene »Personen« entstehen lässt, sondern auch dazu führt, dass verschiedene Empfindungen auf- und abgespalten werden. So werden selbstzerstörerische Verhaltensweisen häufig gar nicht mit Schmerzen »bestraft«, es ergibt sich also auch kein positiver Lerneffekt – nach dem Motto: »Wenn ich mir die Hucke vollsaufe, habe ich hinterher einen gewaltigen Brummschädel.« Sondern häufig gibt es erst einmal einen entlastenden Effekt – das ist ja der einzige Grund, warum solches Verhalten stattfindet –, und danach passiert der betreffenden »Person« gar nichts. Keine Schmerzen beim Verbrühen, kein taubes Gefühl beim Armabbinden, kein Kater nach der Sauftour, kein Erbrechen nach Einnahme einer Überdosis Schlaftabletten. Also wird es in der nächsten Stresssituation, wenn dieselbe »Person« wieder nach einem entlastenden Mittel sucht, vermutlich zu einer Wiederholung des selbstbeschädigenden Verhaltens kommen. Die Schwelle zu solchen Handlungen wird auf diese Weise enorm herabgesetzt. Und bei der ungeheuren äußeren und inneren Belastung der Multiplen ist es geradezu ein Wunder, dass sie sich nicht sehr viel häufiger selbst töten, wobei dies bei manchen ähnlich sein mag wie bei einigen Herointoten – ein Versehen, ein Unfall, nur etwas zu viel des selbstzerstörerischen Verhaltens. Und wer gar keine unangenehmen Folgen der Selbstschädigung spürt, kann erst recht nicht dosieren.

Glücklicherweise haben viele Multiple im Innern Anteile, die aufpassen, dass es mit den Selbstbeschädigungen nicht überhandnimmt, und auf diese Weise das Überleben des gesamten Persönlichkeitssystems sichern (oder in Todesnähe switchen).

Die von Ross genannten Kriterien sind in der Tat so umfassend, dass sich mit ihrer Hilfe sehr gut vorhersagen lässt, ob jemand multipel ist. Ross selbst hat mit seiner Arbeitsgruppe einen umfangreichen Fragebogen erstellt und validiert, das bedeutet: an den verschiedensten Patientengruppen in verschiedenen Settings (ambulant, stationär) erprobt, und er hat sich als trennscharf erwiesen. Bettina Overkamp hat diesen Fragebogen, den Dissociative Disorders Interview Schedule (DDIS), für den deutschen Sprachraum validiert (er ist aber leider nicht im Handel erhältlich). Wäre es das nicht wert, mehr gute wissenschaftlich sorgfältige Diagnoseinstrumente zur Verfügung zu stellen und damit den deutschen Praxen und Kliniken ein wertvolles Mittel an die Hand zu geben?![131]

Auf Deutsch erhältlich ist ein umfangreicher, aber dennoch sehr brauchbarer Fragebogen – ein strukturiertes Interview, das die amerikanische Psychiaterin Marlene Steinberg entwickelt und erprobt hat: das SCID-D (Structured Clinical Interview for DSM-III-R Dissociative Disorders).[132] Der DDIS fragt sehr ausführlich auch alle Körpersymptome sowie Hinweise auf unterschiedliche Störungen ab (darunter depressive Phasen, die Schneider'schen erstrangigen Symptome für Schizophrenie,

Schlafwandeln, imaginäre Spielgefährten, die bislang erinnerte Geschichte sexueller Gewalterfahrungen, Kennzeichen für Borderline-Störung sowie sämtliche dissoziativen Störungsformen). Das SCID-D eignet sich besonders, wenn bereits der Verdacht besteht, es könne eine dissoziative Störung vorliegen. Er fragt die Gedächtnislücken ab, die Geschichte der Depersonalisation und Derealisation sowie der Identitätsunsicherheit und Identitätsveränderung, außerdem geht er auf andere, mit dissoziativen Störungen verwandte Symptome ein und erfragt die Alkohol-, Drogen- und organische Krankheitsgeschichte. Sehr gut finde ich an diesem Fragebogen, dass immer wieder nachgefragt wird, ob die entsprechenden Symptome auch dann auftreten, wenn nicht gerade Alkohol oder Drogen im Spiel waren – da es bei Suchtabhängigen, wie schon erwähnt, sonst zu Fehldiagnosen kommen kann. Ursula Gast und Frauke Rodewald haben das SKID-D für den deutschsprachigen Raum validiert.[133] Ähnliches gilt für die Dissociative Experience Scale (DES) von Carlson und Putnam.[134] Inzwischen gibt es eine deutsche Abwandlung des DES, den FDS (Fragebogen für dissoziative Störungen) von Freyberger et al. SKID-D und FDS sind erhältlich unter www.testzentrale.de.

Der MMPI eignet sich mit Einschränkungen auch zur Diagnose von DIS.[135]

Speziell für Kultüberlebende, die möglicherweise rituellem/sexuellem Missbrauch ausgesetzt waren, wurde ein »Ritual Survivor Assessment« entwickelt, der ebenfalls – eventuell noch für deutsche Verhältnisse ergänzt und überarbeitet – hierzulande angewendet werden könnte.[136]

Es gibt also viel zu tun, um die Diagnosemöglichkeiten zu verbessern. Dies ist unbedingt in den nächsten Jahren zu leisten, denn es gibt immer mehr Betroffene, die sich Hilfe suchend in Beratungsstellen, bei PsychotherapeutInnen und in psychosomatischen Kliniken als (möglicherweise) multipel zu erkennen geben. Doch auch ohne Fragebogen zur Verfügung zu haben: Wenn ein/e BeraterIn oder PsychotherapeutIn den Eindruck hat, ein/e Ratsuchende/r könne multipel sein, sollten die von Ross genannten Kriterien beachtet werden. Und wenn zu mehreren Zeitpunkten immer die gleiche/n Alternativ»person/en« (außer der/den »Alltags-Personen«) »herauskommen« und sich zu erkennen geben, dann ist – zumindest bis auf Weiteres – von der Diagnose DIS auszugehen.

Kapitel 6:
Einige Ratschläge für multiple Persönlichkeiten und alle, die mit ihnen zu tun haben

Wenn Sie selbst multipel sind oder den Verdacht haben, Sie könnten es sein

Vermutlich werden Sie dieses Buch teils fasziniert, teils mit Herzklopfen lesen. So wie Sie »Ich bin viele« gelesen haben oder »Aufschrei« oder »Sybil« oder andere Bücher, die von multiplen Persönlichkeiten handeln. Sie sind auf der Suche, nicht wahr?

Hier lesen Sie: Das, was Sie in Ihrem Innern spüren – dass es da andere Anteile oder »Personen« in Ihnen gibt, deren Existenz Sie ahnen oder von denen Sie wissen, die aber unabhängig von Ihnen die Kontrolle über Ihren Körper bekommen; die Stimmen im Kopf, die Ihr Tun kommentieren oder schreckliche Dinge erzählen; die Bilder vor Ihrem geistigen Auge, die Sie erschrecken; die Zeit, die Ihnen fehlt, in der Sie etwas gesagt oder getan haben, an das Sie sich nicht erinnern; das Gefühl, nicht die Kontrolle über Ihr Leben zu haben –, das alles ist nicht »verrückt«, wie Sie wahrscheinlich lange dachten. Wenn Sie kompetente Hilfe finden, stehen die Aussichten gut, dass Sie Ihre zersplitterte Identität zusammenfügen und ein lebenswertes Leben führen können. Das ist die gute Nachricht. Die schlechte: Leider gibt es im deutschsprachigen Raum erst wenige hundert PsychotherapeutInnen, die gelernt haben, systematisch die spezielle Arbeit durchzuführen, die notwendig ist, um multiple Persönlichkeiten erfolgreich zu behandeln. Was bedeutet das für Sie? Es bedeutet: Sie werden wahrscheinlich lange suchen müssen, bis Sie eine TherapeutIn finden, die bereit und in der Lage ist, eine sorgfältige Diagnose zu stellen und die entsprechende Behandlung durchzuführen. Mein wichtigster Rat an Sie ist: Geben Sie nicht auf!

Ich habe sehr viele Briefe und Anrufe erhalten von verzweifelten Frauen, die mir erzählten, sie hätten sich an PsychiaterInnen, ÄrztInnen, PsychologInnen etc. gewandt mit der Vermutung, sie könnten vielleicht multipel sein, und Antworten bekommen wie:
⋯⫯ »Sie wollen sich nur wichtig machen und bloß nicht einsehen, dass Sie eine ganz normale missbrauchte Frau sind.«

⸱⸱⸱⸱» »Sie haben eine Psychose.«

⸱⸱⸱⸱» »Multiple Persönlichkeitsstörung? Nie gehört, aber ich kann das schon behandeln.«

⸱⸱⸱⸱» »Sind wir nicht alle multipel?«

⸱⸱⸱⸱» »Multiple Persönlichkeitsstörung gibt es nicht, das ist nur eine dieser amerikanischen Moden.« Etc.

Vielleicht haben Sie sich auch noch nicht getraut, gezielt Ihre Vermutung zu äußern, oder Sie haben in Ihrer seelischen Not, die Sie kaum benennen konnten, eine Beratungsstelle, PsychotherapeutInnen etc. aufgesucht oder waren in einer (psychosomatischen, psychiatrischen oder Sucht-)Klinik. Dort haben Sie Diagnosen erhalten wie:

⸱⸱⸱⸱» Borderline-Störung

⸱⸱⸱⸱» Posttraumatische Belastungsstörung

⸱⸱⸱⸱» Depression, Dysthymia, Major Depression

⸱⸱⸱⸱» Panikstörung

⸱⸱⸱⸱» Psychotische Episode

⸱⸱⸱⸱» Schizophrenie etc.

Da multipel zu sein einen enormen Leidensdruck erzeugt, ist es jedenfalls wahrscheinlich, dass Sie schon mit dem psychosozialen Gesundheitssystem in Kontakt gekommen sind. Was auch immer Ihre Diagnosen waren (sie können ja allesamt *auch* zutreffen) – wahrscheinlich hat Ihnen die Beratung oder Therapie zwar bestenfalls ein wenig Entlastung verschafft, Ihnen aber nicht fundamental geholfen. Schlimmer ist schon, wenn Sie sich gedemütigt und nicht verstanden fühlten. Und schlimmstenfalls erhielten Sie fälschlich das Etikett »Psychotikerin« oder »Schizophrene« oder galten als Simulantin. Noch einmal: Geben Sie nicht auf! Versuchen Sie es weiter. Scheuen Sie sich nicht, schon beim ersten telefonischen Kontakt mit einer Beratungsstelle oder einer PsychotherapeutIn Ihren Verdacht zu äußern, Sie könnten vielleicht eine Dissoziationsstörung haben oder multipel sein. Fragen Sie nach, ob die TherapeutIn schon einmal etwas von dissoziativer Identitätsspaltung (abgekürzt DIS) gehört hat und ob sie sich mit der Behandlung auskennt. Falls die TherapeutIn antwortet: Ja, sie habe schon von DIS gehört, aber noch mit niemandem gearbeitet, der/die multipel ist, fragen Sie sie, ob sie denn eventuell bereit wäre, sich damit auseinanderzusetzen.

Denn es könnte sein, dass Sie die erste Multiple sind, mit der diese TherapeutIn das Wagnis eingeht, sich in diese spezielle Arbeit hineinzubegeben. Bevor Sie jetzt protestieren »Ich will doch kein Versuchskaninchen sein!« – eine verständliche Reaktion –, bitte ich Sie, sich vor Augen zu halten: Mir selbst und allen TherapeutInnen, die heute mit Multiplen arbeiten, ist es genauso ergangen: Eines Tages hatten wir die erste multiple KlientIn; und es gab daraufhin nur zwei Möglichkeiten: entweder die KlientIn abzuweisen oder dazuzulernen. So wichtig es für TherapeutInnen ist, Fachveröffentlichungen zum Thema zu lesen; so wichtig es ist, Fortbildungen zu besuchen und sich mit KollegInnen darüber auszutauschen – der wichtigste Lernprozess findet im direkten Austausch mit der KlientIn statt.

Jede Psychotherapie ist ein wechselseitiger Lernprozess. Sie lernen sich selbst kennen, und die TherapeutIn lernt Sie kennen. Sie bringen Ihre Lebenserfahrungen ein, und die TherapeutIn bringt ihre fachlich geschulte Lebenserfahrung ein. Wenn die Beziehung stimmt und die TherapeutIn bereit ist, immer wieder hinzuzulernen, sind die Voraussetzungen für eine gute Therapie gegeben. Selbstverständlich haben Sie einen Anspruch auf die bestmögliche, kompetent durchgeführte Psychotherapie. Doch es wird noch ein paar Jahre dauern, bis Sie auf entsprechend geschulte TherapeutInnen treffen. So bleibt Ihnen nichts anderes übrig, als es zu versuchen, auch wenn die TherapeutIn außer ihren vorherigen Ausbildungen nichts weiter mitbringt als ihren guten Willen, von Ihnen und mit Ihnen zu lernen.

Wenn Sie das »Wagnis Psychotherapie« eingehen, werden Sie in persönlichen und therapeutischen Krisen dazu neigen, der TherapeutIn die Schuld zu geben: »Die hat ja keine Ahnung!« Auch hier gilt mein Rat: Geben Sie nicht auf! Nicht immer ist der Grund für Ihre Krise in der Unerfahrenheit der TherapeutIn zu suchen.

Nach der ersten Euphorie, während der Sie die TherapeutIn möglicherweise idealisiert haben, kommt zwangsweise eine Phase der Ernüchterung und für Sie, die Sie gezwungen sind, nun Ihre »Innenpersonen« kennenzulernen, eine Zeit der großen Angst vor Kontrollverlust. Statt die TherapeutIn abzuwerten, können Sie alles tun, um sich und Ihr Innenleben gut abzusichern, und der TherapeutIn – und damit sich selbst – erklären, was in Ihnen vorgeht, und möglichst genau, was Sie brauchen. Wahrscheinlich kennen Sie sich gut genug, um zu wissen: Sie sind und bleiben misstrauisch. Ihre frühen Bezugspersonen haben Ihr Vertrauen missbraucht – warum sollten Sie jetzt dieser Frau bzw. dem Mann, von der/dem Sie sich zudem so schrecklich abhängig fühlen, vertrauen?

Die Antwort ist: Sie können es lernen. Ihr Vertrauen wird nicht von vornherein da sein, und es wird immer wieder verloren gehen. Sie werden vermutlich alles, was Sie mit Ihrer Mutter, ihrem Vater erlebt haben, in ihr sehen. Sie werden spüren, wie vernachlässigt Sie sich gefühlt haben. Wie viel Sehnsucht Sie haben nach Geborgenheit und Aufgehoben-Sein. Doch alles, was Ihnen passiert ist, ist passiert; nichts kann es ungeschehen machen. Sie können nur lernen, eine freundliche, kompetente Person in Ihrem Leben anzunehmen und selbst fürsorglich zu inneren Persönlichkeitsanteilen zu werden.

Dies ist ein langer und mühevoller Prozess; immer wieder werden Sie mit der TherapeutIn »in den Clinch gehen«, immer wieder werden Sie versucht sein aufzugeben; weil das, was Sie über sich erfahren – über Ihre Vergangenheit und Ihre (Beziehungs-)Schwierigkeiten heute –, dazu führen wird, dass Sie sich ohnmächtig und hilflos, wütend und traurig, schuldig und beschämt fühlen. So sehr, dass Sie manchmal wünschen, lieber tot zu sein, als weiterzumachen. Doch der einzige Weg heraus geht vielleicht mitten hindurch. Auf der anderen Seite wartet ein Leben auf Sie, das sich lohnen könnte, gelebt zu werden. Also: Geben Sie nicht auf!

Was Ihnen helfen kann:

Setzen Sie (mithilfe Ihrer TherapeutIn) für sich/all Ihr »Innenleben« einen Vertrag auf, der vorsieht: »Ich werde/wir werden keine Gewalt anwenden, weder nach ›innen‹ (Bestrafung oder Selbstmord) noch nach außen.« Wenn nötig, befristen Sie diesen Vertrag, mit der Möglichkeit der Erneuerung und geben Sie ein Exemplar davon der TherapeutIn.

Lernen Sie, für alle »Personen« in Ihrem Innern und sich selbst einen »sicheren oder geborgenen Ort« zu suchen, den Sie in Ihrer Vorstellung immer aufsuchen können, wenn Sie bzw. diese »Innenpersonen« zur Ruhe kommen wollen. Bitten Sie die TherapeutIn, Ihnen dabei zu helfen, bis Sie es allein schaffen.

Seien Sie so fürsorglich und liebevoll zu sich und allen »Innenpersonen«, wie Sie es nur fertigbringen. Sorgen Sie dafür, dass alle in Ihnen hin und wieder etwas tun können, was sie besonders mögen; feiern Sie jeden Fortschritt; ermutigen und trösten Sie sie und helfen Sie ihnen durch schwierige Zeiten hindurch. Sagen Sie sich und allen in Ihnen immer wieder: »Es ist vorbei! Wir haben überlebt! Und jetzt sorgen wir dafür, dass es uns besser geht.«

Wenn Sie berufstätig sind: Versuchen Sie, es zu bleiben; das gibt Ihnen Selbstwertgefühl, eine gewisse finanzielle Unabhängigkeit und hält Sie von zu viel Grübeleien ab. Falls Sie Sorgen haben, »unerwünschte Innenpersonen«, etwa »Kinder«, könnten bei der Arbeit »herauskommen«, arbeiten Sie daran, mit diesen Vereinbarungen zu treffen, damit sie es nicht tun. Falls dies nicht ausreicht: Vielleicht können Sie eine Kollegin oder einen Kollegen einweihen, zu der/dem Sie besonderes Vertrauen haben, und sie/ihn bitten, Ihnen in schwierigen Situationen zu helfen, etwa indem sie/er sie unter einem Vorwand abschirmt oder nach draußen begleitet. Versuchen Sie mithilfe der TherapeutIn zu lernen, dass nur die »Personen« bei der Arbeit »draußen« sind, die damit auch verantwortlich umgehen können. Das Gleiche gilt für alle anderen sozialen Situationen, in denen von Ihnen erwartet werden kann, sich »erwachsen« zu verhalten.

Weihen Sie vorsichtig die Menschen in Ihrer nahen Umgebung, von denen Sie Verständnis und Hilfe erwarten können, in Ihre Diagnose und Ihre inneren Zustände ein. Dazu gehören neben Ihrem Partner bzw. Ihrer Partnerin die engsten Vertrauten und FreundInnen. Rechnen Sie mit Unverständnis auf der anderen Seite und damit, viel erklären zu müssen. Wahrscheinlich werden Sie die bittere Erfahrung machen, dass manche Menschen sich daraufhin von Ihnen zurückziehen, etwa weil sie Angst vor Ihnen bekommen oder mit bestimmten »Innenpersonen« von Ihnen nicht umgehen können. Überprüfen Sie genau, wem Sie etwas mehr von sich erzählen und bei wem (etwa Vorgesetzten) es besser ist, mit Informationen sehr vorsichtig zu sein.

Gegenüber Ihren Eltern – falls Sie vermuten oder erinnern, dass diese gewalttätig oder vernachlässigend mit Ihnen umgegangen sind – sowie gegenüber (anderen) Tätern gilt es, besonders zurückhaltend zu sein, bis Sie mehr Sicherheit und Stabilität gewonnen haben. Auch wenn es Ihnen noch so sehr »in den Fingern juckt«, die Täter wieder aufzusuchen: Halten Sie sich damit zurück, bis Sie das Gefühl haben, als ganze, vollständige »Gesamtpersönlichkeit« verantwortlich handeln zu können. Sonst besteht die Gefahr, dass Sie bzw. bestimmte »Innenpersonen« erneut traumatisiert werden.

Vermeiden Sie alle Situationen, die Auslöser für »inneres Chaos« sind; dazu gehören auch Außenstehende aus dem (z.B. Drogen- bzw. Prostituierten-)Milieu, zu denen bestimmte »Innenpersonen« sich evtl. hingezogen gefühlt haben. Falls Sie drogen- bzw. alkoholabhängig sind: Machen Sie einen Entzug (in Absprache mit der TherapeutIn) – und zwar sollte/n unbedingt diejenige/n »Person/en« in Ihnen den Entzug machen, die auch abhängig sind!

Wenn Sie sich stark genug fühlen, mit anderen Betroffenen Kontakt aufzunehmen, können Sie einer Selbsthilfegruppe für multiple Persönlichkeiten beitreten oder selbst eine gründen. Rechnen Sie allerdings damit, dass das häufige »Wechseln« von »Personen« (Switchen) in Ihnen durch die »Personenwechsel« in anderen Multiplen angeregt wird. Alle Mitglieder der Selbsthilfegruppe sollten selbst in Einzeltherapie sein, da sonst die Gefahr besteht, dass zu viel »aufgewirbelt« wird, das in der Gruppe nicht genügend bearbeitet werden kann.

Falls Ihnen die Therapie – die einige Jahre dauern wird – endlos lange vorkommt, denken Sie daran: Die Quälereien und ihre Folgen haben Jahrzehnte gedauert. Eine »Instant-Heilung« wird es nicht geben. In der Zeit der Psychotherapie werden Sie viele Projekte aufschieben müssen, weil Sie zu sehr mit sich selbst und mit der Aufarbeitung Ihrer Traumata beschäftigt sind. Dafür aber gewinnen Sie den Rest Ihres Lebens zurück. Daher zum Schluss noch einmal, auch wenn Sie es schon nicht mehr hören können: Halten Sie durch!

Wenn Sie LebenspartnerIn einer multiplen Persönlichkeit sind

Mit einer multiplen Persönlichkeit eine Partnerschaft zu führen bedeutet, häufig verunsichert zu werden. Wenn die Multiple ihre Diagnose noch nicht kennt bzw. der Partner oder die Partnerin noch nichts davon weiß, können Situationen wie die folgenden – die praktisch in jeder dieser Partnerschaften hin und wieder vorkommen – beide beteiligten Menschen an den Rand der Verzweiflung treiben:

··· ⟩ Mitten während des Geschlechtsverkehrs beginnt der/die Multiple plötzlich zu wimmern, zu schreien, sich abrupt zurückzuziehen oder um sich zu schlagen (Grund: Eine traumatisierte »Innenperson«, z.B. ein »Kind«, erlebt die Sexualität als Auslöser für die Reaktivierung traumatischer Erlebnisinhalte; oder eine »lesbische Innenperson« – in einer lesbischen Partnerschaft: eine »heterosexuelle Innenperson« – erlebt den Geschlechtsverkehr als »wider ihre Natur«).

··· ⟩ In einer anderen sexuellen Situation benimmt die Persönlichkeit sich plötzlich wie eine »Hure« und stößt einen Schwall von Obszönitäten aus (ausgelöst wurde vielleicht der »Wechsel« zu einer »Innenperson«, die als Prostituierte arbeiten musste).

··· ⟩ In wieder einer anderen Situation verzerrt sich das Gesicht der Frau plötzlich zu einer wütenden Grimasse und sie beginnt, mit tiefer Stimme den/die PartnerIn zu beschimpfen oder greift ihn/sie sogar tätlich an (ein männlicher »Beschützer« erlebte die Situation als gefährlich und übernahm, um seine Funktion auszuüben, automatisch die Kontrolle über den Körper).

··· ⟩ Mitten während eines Streites verändern sich plötzlich die Körperhaltung und Mimik der Multiplen, und sie fragt den/die PartnerIn erstaunt: »Was ist denn los? Warum schreist du mich so an?« (Der Streit wurde innerpsychisch Anlass zur Dissoziation, und eine »liebe Innenperson« erscheint, die für die vorangegangene Situation amnestisch ist.)

··· ⟩ Beim Anblick eines Spielzeugs oder (Kuschel-)Tieres spricht der/die Multiple plötzlich mit Kinderstimme, benimmt sich »kindisch«, will spielen und beginnt zu »quengeln« (ein »Kind« wurde aktiviert).

··· ⟩ Bei einem Treffen mit Bekannten »tut« die Person »so«, als kenne sie diese gar nicht (die entsprechende »Innenperson« hat mit diesen Bekannten vorher noch keine persönliche Begegnung gehabt).

··· ⟩ Die Multiple wirkt fahrig und »launisch«; lässt angefangene Arbeiten liegen; erinnert sich nicht, wo sie bestimmte Dinge hingelegt hat; »vergisst« Termine; raucht in manchen Situationen, während sie sich in anderen wie eine »militante Nichtraucherin« gebärdet; muss – völlig verängstigt und desorientiert – irgendwo abgeholt werden; erinnert sich plötzlich nicht mehr, wo sie wohnt, und vielleicht nicht einmal, wer der/die PartnerIn ist etc.

Wenn Sie solche Verhaltensweisen an Ihrer PartnerIn beobachtet haben und diese noch nicht in entsprechender psychotherapeutischer Behandlung ist, sollten Sie darauf dringen, dass sie eine PsychotherapeutIn aufsucht und abklären lässt, ob sie eventuell multipel ist. Wenn sich dies bestätigt, ist es für Sie wichtig, dass Sie sich ebenfalls über die Störung informieren und versuchen, mit den verschiedenen »Innenpersonen« Kontakt aufzunehmen, um sie kennenzulernen.

Dabei werden Sie vielleicht erstaunt sein, wenn Sie hören, dass Sie bislang nur mit einer oder wenigen »Innenpersonen« direkt Kontakt hatten und dass diese ebenso wie die anderen »Personen« in Ihrer PartnerIn bestimmte Namen, Vorlieben, Fähigkeiten und Kenntnisse haben – und dass sie sich untereinander oft nicht kennen bzw. nichts voneinander wissen wollen oder sich sogar gegenseitig bekämpfen. Wahrscheinlich werden Sie auch erfahren, dass es »Innenpersonen« gibt, die ihrerseits Sie bislang nicht kennen oder Sie ablehnen bzw. sich vor Ihnen fürchten. Manche werden versuchen, Sie auf ihre Seite zu ziehen im Kampf gegen die anderen »Innenpersonen«. Manche werden Sie beschimpfen und Sie für eine/n TäterIn halten. Sie werden viel aushalten müssen.

Doch bislang haben Sie zu Ihrer PartnerIn gehalten, und gerade in der Zeit, in der die multiple Persönlichkeit in psychotherapeutischer Behandlung ist, wird sie Ihre Unterstützung ganz besonders benötigen. Vielleicht sind Sie auch erleichtert, dass die vielen unerklärlichen »Launen« ihrer PartnerIn jetzt eine Erklärung finden und die berechtigte Aussicht besteht, dass sie ihre zersplitterte Identität zusammenfügen kann. Dabei werden Sie allerdings auch Seiten an ihr entdecken, die Ihnen bislang verborgen waren und mit denen Sie möglicherweise Schwierigkeiten bekommen.

Vor allem aber werden Sie erfahren, dass und in welch ungeheurem Ausmaß Ihre PartnerIn sexuelle und andere Formen von Gewalt erfahren hat. Dies wird Sie möglicherweise entsetzen und Sie hilflos wütend machen auf die Menschen, die ihr das angetan haben. Vielleicht werden Sie auch immer wieder – weil Sie die Wahrheit schlecht ertragen – Phasen haben, in denen Sie denken: »Das ist alles nicht wahr. Die spielt nur Theater. Sie soll sich mal zusammenreißen.«

Oder Sie werden Albträume bekommen, psychosomatische Beschwerden, Stress-symptome aller Art, und Sie werden immer wieder versucht sein, das Handtuch zu werfen: »Ich will nichts mehr davon hören!« Und/oder Sie werden gezwungen, sich mit Ihren eigenen Gewalterfahrungen auseinanderzusetzen.

Mit anderen Worten: Das Leben mit einer multiplen Persönlichkeit ist so stressreich, dass Sie oft selbst Hilfe benötigen. Dies braucht Sie nicht in Ihrem Stolz zu kränken – allen Menschen in einer entsprechenden Situation geht es ähnlich. Wenn Sie versuchen würden, ganz allein damit fertig zu werden, wäre das schlicht eine Überforderung. Hier also einige Ratschläge, was Sie tun können: Informieren Sie sich über Diagnose, Therapie und Behandlungsverlauf Ihrer PartnerIn. Wenn diese damit einverstanden ist, bitten Sie die TherapeutIn um ein Gespräch, bei dem Ihre PartnerIn eventuell anwesend ist, und stellen Sie alle Fragen, die Ihnen auf der Seele liegen. Sie können zwar nicht bei derselben TherapeutIn eine Psychotherapie machen, doch es kann sein, dass Sie hin und wieder zu ihr gehen können, um sich zu informieren. Dies sollten Sie allerdings nur mit Einverständnis Ihrer PartnerIn tun, damit diese nicht den Eindruck bekommt, etwas geschehe »hinter ihrem Rücken«.

⋯⋗ Suchen Sie für sich selbst eine/n BeraterIn oder eine/n PsychotherapeutIn, um Ihre eigenen und die Partnerschaftsprobleme für sich klären und sich Unterstützung holen zu können.

⋯⋗ Auch eine Eheberatung oder Paartherapie kann sehr hilfreich sein

⋯⋗ sowohl für die therapeutischen Fortschritte Ihrer multiplen Partnerin als auch für Sie selbst.[137]

⋯⋗ Vielleicht gelingt es Ihnen, sich mit PartnerInnen anderer Multipler zusammenzuschließen, um Erfahrungen auszutauschen und sich gegenseitig Mut zu machen; vor allem können Sie dort erleben, dass Sie mit Ihren Nöten und Problemen nicht allein sind. Falls Ihnen das nicht gelingt, können Sie sich darum bemühen, eine Angehörigen-Gruppe von Menschen mit unterschiedlichen psychischen Störungen zu finden; denn häufig sind die Probleme ähnlich: Sie sollen »der Fels in der Brandung« sein, fühlen sich oft mit ihren eigenen Problemen allein gelassen und können Entlastung erfahren, wenn Sie hören, wie es anderen in ähnlicher Situation ergeht.

⋯⋗ Bemühen Sie sich darum, Ihre PartnerIn so zu nehmen, wie sie ist, also auch alle ihre »Innenpersonen« zu akzeptieren und kennenzulernen. Beobachten Sie, ob ein »Personenwechsel« stattfindet, und scheuen Sie sich nicht zu fragen, mit wem Sie gerade sprechen. Wenn Ihre PartnerIn dies möchte, lernen Sie, die unterschiedlichen »Personen« mit ihrem jeweiligen Namen anzusprechen. Auch wenn es Ihnen vielleicht schwerfällt: Lernen Sie auch die »Kinder« anzunehmen, und ihre PartnerIn zu reorientieren in Raum und Zeit.

⋯⋗ Versichern Sie sich in zärtlichen Situationen, ob Sie gerade mit einem »Kind kuscheln« oder ob Sie es mit einer »erwachsenen Person« zu tun haben (und eventuell, mit welcher). In erotischen und sexuellen Situationen sollten Sie mit Ihrer PartnerIn klären – dies kann eventuell einige Zeit dauern –, dass die »Kinder« vorher »in Sicherheit« gebracht werden. Bevor dies nicht ausreichend möglich ist, sollten Sie mit Ihrer PartnerIn keine Sexualität haben, da sonst die »Kinder« in ihr erneut traumatisiert werden!

⋯⋗ Lernen Sie, welche »Innenperson« Sie »rufen« können, wenn unübersichtliche oder gefährliche Situationen auftauchen. Vereinbaren Sie dazu entsprechende Sätze wie: »Es ist jetzt wichtig, dass die erwachsene Renate jetzt sofort die Kontrolle über den Körper bekommt!« Eventuell können Sie mit Ihrer Partnerin vereinbaren, dass diese Aufforderung mit einer kurzen Berührung, etwa am Arm, verbunden wird, weil dies den »Wechsel« erleichtert. Gehen Sie mit dieser Möglichkeit sehr verantwortungsbewusst um, da Sie sonst im Persönlichkeitssystem auf Widerstand stoßen werden (etwa wenn Sie dies nur sagen, weil Sie einen anderen »Persönlichkeitsanteil« gerade »leid« sind).

⋯⋗ Nicht alle Probleme in Ihrer Partnerschaft sind dem Multipel-Sein Ihrer PartnerIn anzulasten! Lernen Sie, sich auch selbst in Ihrem Verhalten infrage zu stellen, und verändern Sie dies, wo nötig, um die Partnerschaft zu verbessern.

⋯⋗ Unterstützen Sie Ihre PartnerIn, wo Sie nur können: im Haushalt, bei Besorgungen und Ämtergängen, in sozialen Situationen. Schirmen Sie sie ab, wenn sie sich auf »unangemessene« Weise außerhalb der Wohnung verhält, und vereinbaren Sie mit ihr, wie sie sich aus gefährlichen Situationen »retten« könnte.

⋯⋗ Genauso aber gilt: Unterstützen Sie Ihre PartnerIn dabei, selbstständig zu werden, damit sie sich nicht in unangemessener Weise ständig von Ihnen »retten« lässt, sondern lernt, selbst nach und nach schwierige Situationen zu meistern.

⋯⋗ Besprechen Sie mit Ihrer PartnerIn, welche Angehörige, Bekannte und FreundInnen »eingeweiht« werden und welche nicht. Wenn sich herausstellt, dass die Eltern Ihrer PartnerIn zu Tätern an ihr geworden sind und Ihre PartnerIn wünscht, zu ihnen den Kontakt abzubrechen, halten Sie zu ihr und helfen Sie ihr dabei! Das Gleiche gilt selbstverständlich in Bezug auf andere Täter.

⋯⋗ Falls es von Ihrer Seite das Bedürfnis gibt, die Täter bestraft zu sehen: Halten Sie sich zurück, bis Ihre PartnerIn sich durch die Psychotherapie so weit stabilisiert hat, dass sie verantwortlich mit einem eventuellen Strafverfahren umgehen kann, das sie selbst einleiten sollte! So verständlich der Zorn auf die Täter ist: Eine Anzeige bedeutet auf jeden Fall neuen Stress und muss sehr sorgfältig überlegt und angegangen werden.

⋯⋗ In Auseinandersetzungen mit Ihrer PartnerIn sollten Sie lernen, eventuelle »Personenwechsel« zu beobachten oder abzufragen. Scheuen Sie sich nicht, sie aufzufordern: »Ich möchte noch einmal mit der/dem Soundso sprechen, mit der/dem ich mich vorhin gestritten habe, denn ich möchte das zu Ende besprechen.« Wenn Sie nicht allzu heftig reagieren, kann es sehr wohl sein, dass Sie Erfolg haben und auf diese Weise Ihrer PartnerIn helfen, ihre innerpsychische Kooperation zu verbessern und Verantwortung für ihr Handeln zu übernehmen.

Weitere Hinweise zum alltäglichen Umgang mit Ihrer PartnerIn können Sie auch dem übernächsten Abschnitt entnehmen.

Wenn eine multiple Persönlichkeit Kinder hat

Auch die Kinder einer Multiplen haben es schwer. Bestenfalls müssen sie »nur« damit fertig werden, dass ihre Mami, ihr Vati ständig mit anderen Stimmen redet, sich anders verhält und für ihre Wahrnehmung einfach den Eindruck macht, als wäre sie/er »ausgetauscht«. Schlimmstenfalls werden sie von bestimmten »Innenpersonen« ihrer Eltern körperlich und/oder sexuell misshandelt, während andere »Innenpersonen« der Eltern gleichgültig, ablehnend oder liebevoll mit ihnen umgehen. Dies alles sind traumatisierende Bedingungen, unter denen ein Kind selbst multipel werden kann.

Es ist auf jeden Fall dringend erforderlich, dass die Kinder einer DIS-KlientIn daraufhin untersucht werden, ob sie traumatisiert wurden bzw. werden und ob sie psychische Probleme haben, die einer psychotherapeutischen Behandlung bedürfen. Leider gibt es bislang im deutschsprachigen Raum noch nicht sehr viel Erziehungsberatungsstellen und KindertherapeutInnen, die sich mit dem Erkennen und Behandeln dissoziativer Störungen bei Kindern und Jugendlichen auskennen. Im Zweifelsfall sollte die TherapeutIn der Mutter gebeten werden, sich mit der BeraterIn/TherapeutIn des Kindes in Verbindung zu setzen und sie über die Diagnose der Mutter/des Vaters zu informieren (falls die Eltern dies nicht erlauben, muss mit ihnen so lange verhandelt werden, bis sie überzeugt sind, dass sie ihrem Kind damit helfen). Es ist wichtig, bei dem Kind so früh wie möglich eine eventuell vorhandene dissoziative Störung zu diagnostizieren, da diese in relativ kurzer Zeit mit guter Prognose behandelt werden kann.[138]

Sollte der berechtigte Verdacht bestehen, dass bestimmte »Innenpersonen« der Mutter/des Vaters das Kind misshandeln, muss das Kind unbedingt vor dem Elternteil geschützt und eventuell so lange aus der Familie herausgenommen werden, bis sichergestellt ist, dass die misshandelnden »Innenpersonen« integriert wurden und das Verhalten nicht wieder auftauchen wird. Der Schutz des Kindes muss vor dem »Wohl der Familie« stehen, auch wenn die Trennung für alle Beteiligten schmerzhaft ist. Doch selbst wenn das Kind – möglicherweise ja nur vorübergehend – in einer Pflegefamilie oder einem Heim untergebracht werden muss: Das ist besser, als weiterhin den schweren Traumata ausgesetzt zu sein!

Außerdem sind die Psychotherapien des Kindes und der Mutter/des Vaters erst dann Erfolg versprechend durchführbar, wenn die Traumatisierungen aufhören.

Wenn jemand in Ihrer Verwandtschaft bzw. in Ihrem Bekannten- und Freundeskreis (vielleicht) multipel ist

Sie haben in diesem Buch herumgelesen und denken nun: »Das kommt mir so bekannt vor; vielleicht ist die/der ... ja auch multipel?!« Zunächst: Nicht jede bizarre Verhaltensweise, jede »Launenhaftigkeit« lässt gleich auf eine multiple Persönlichkeit schließen. Selbst wenn Ihnen auffällt, dass sich jemand in einer für Sie unerklärlichen Weise plötzlich verändern kann (»Er ist wie Dr. Jekyll und Mr. Hyde«), oder wenn Sie erleben, dass ihr Gegenüber sich gelegentlich ausgesprochen »kindisch« verhält – all das kann ganz andere Erklärungen haben.

Wir alle haben verschiedene Seiten in uns, können in entsprechenden Situationen das Kind in uns zum Vorschein kommen lassen oder entdecken Züge an uns, die wir noch gar nicht kannten. Wir haben männliche und weibliche, erwachsene und kindliche Anteile und passen uns den jeweiligen Gegebenheiten an, zeigen sie aber auch in Krisen- und Stresssituationen oder wenn wir Drogen oder Alkohol zu uns genommen haben, vielleicht auf eine unangemessene Weise, sodass BeobachterInnen denken könnten, das sei bizarr oder vielleicht sogar »verrückt«. Wenn Sie also bei der Lektüre dieses Buches nun in Ihrem Bekanntenkreis den oder die eine oder andere entdecken, die möglicherweise »multipel« sein könnte, rate ich erst einmal zur Vorsicht. Sie müssen die/den Betreffende/n schon über längere Zeit – also nicht nur in Extremsituationen, sondern auch im Alltagsverhalten – beobachten können, um einen solchen Verdacht möglicherweise zu untermauern.

Des Weiteren bitte ich Sie zu bedenken: Zahlreiche Verhaltensweisen, die für multiple Persönlichkeiten typisch sind, können auch Hinweise auf andere psychische Störungen sein: Manisch-depressive Menschen zeigen zum Beispiel auch extreme Stimmungsschwankungen und wirken gelegentlich »wie ausgewechselt«; dasselbe gilt für Menschen mit Angst- oder depressiven Störungen oder für Psychotiker. In jedem Fall ist es wichtig, dass Sie bei einem entsprechenden Verdacht abwarten, bis eine Diagnose gestellt wurde. Im Zweifelsfall können Sie versuchen, auf den/die Betreffende/n einzuwirken, sich in psychotherapeutische Behandlung zu begeben. Auf keinen Fall sollten Sie einfach losgehen und ihr Gegenüber mit Ihrem Verdacht (»Ich weiß, was mit dir los ist: Du bist eine multiple Persönlichkeit!«) konfrontieren.

Sollte sich der Verdacht durch eine entsprechende fachliche Diagnose erhärtet haben, sieht die Situation anders aus. Dann hängt es davon ab, wie nahe ihnen der betreffende Mensch steht.

Eine multiple Persönlichkeit braucht vor allem: eine stabile Umgebung, Sicherheit und Verlässlichkeit, Klarheit und Unzweideutigkeit in der Kommunikation mit anderen. Das alles hat in ihrer frühen Umgebung gefehlt, und das fehlt ihr auch häufig in ihrer inneren Kommunikation. Um so mehr braucht sie es in der Außenwelt. Für Sie bedeutet das im Umgang mit ihr: Seien Sie so klar, wie Sie es nur sein können. Bieten Sie nur die Unterstützung an, die Sie auch wirklich bereit sind zu geben.

Achten Sie auf Ihre Grenzen, und setzen Sie sie eindeutig. Wenn Sie rund um die Uhr für die multiple Persönlichkeit da sind, werden Sie nach kurzer Zeit ausgebrannt sein und sich zurückziehen oder einen Groll gegen sie entwickeln; damit bestätigen Sie nur ihre Befürchtung und früheren Erfahrungen (»Alle Menschen gehen weg«, »Ich bin unerträglich« etc.). Am besten ist es, wenn Sie jeweils in einem für Sie und die Multiple überschaubaren Rahmen Ihre Unterstützung anbieten. Statt sich also bis zur Erschöpfung zu verausgaben, ist es besser, Sie machen klar: »Ich bin bereit, dich zweimal in der Woche für zwei, drei Stunden zu besuchen. Wenn du mich anrufen willst, dann bitte nur bis 23 Uhr« z.B. Das klingt rigide, doch eine multiple Persönlichkeit braucht eine klare Struktur und eindeutige Grenzen, da sie diese nicht in sich hat. Es kann nötig sein, immer wieder auf diese Grenzen hinzuweisen, wenn die Multiple etwa ihr Zeitgefühl verloren hat und Sie mitten in der Nacht aus dem Schlaf holt. Versuchen Sie nicht, ihre »ErsatztherapeutIn« zu sein, damit Sie sie nicht indirekt ermutigen, etwa unkontrollierte Traumaabreaktionen in Ihrer Gegenwart zu bekommen, und Sie dann hilflos zusehen müssen, wie sie ihr Trauma noch einmal durchlebt, als geschehe es »hier und jetzt«.

Sollte dies doch vorkommen, versuchen Sie ruhig zu bleiben und ihr dabei zu helfen, sich wieder in Raum und Zeit zu orientieren. Etwa so: »O.k., ich bin hier, schau mich an. Versuch mich anzusehen. So ist es gut. Darf ich deine Hand (oder dich in den Arm) nehmen? Komm, versuch ruhiger zu atmen. Schau, wie ich atme. Wir atmen jetzt zusammen, ja? Versuch, mit mir mit zu atmen, ein und aus, ein und aus. Du kannst dabei allmählich immer ruhiger werden. Du kannst meine Stimme hören, nicht wahr? Siehst du, und ich bin jetzt hier in diesem Raum mit dir, hier in (Stadt), wir haben heute den (Datum). Schau mal mit auf meine Uhr. Siehst du, wie spät es ist? Kannst du mir sagen, wie spät es ist? Gut. Und du bist jetzt hier in diesem Raum mit mir, und das, was du innerlich erlebt hast, das ist vorbei. Das ist vorbei, nicht wahr? Das war einmal, das hast du früher einmal erlebt, aber du bist jetzt in Sicherheit. Und (während Sie versuchen, immer weiter mit ihr ruhiger zu atmen) so, wie du mich hören kannst, wie du mich spüren kannst, so kannst du auch wissen: Du bist jetzt hier in Sicherheit. Kannst du aufstehen und mit mir ein paar Schritte durch den Raum gehen? Versuch es mal, komm. (Deuten Sie auf Gegenstände im Raum:) Siehst du das da? Du weißt, was das ist, nicht wahr? Schau genau hin und dann schaust du mich wieder an. Siehst du, du kommst allmählich zurück. Komm einfach ganz allmählich immer mehr zurück, sodass du dich ruhiger und in Sicherheit fühlen kannst.«

Sollte die Multiple in einer Situation »switchen«, also die »Person wechseln«, bzw. in Traumaabreaktionen geraten, die für sie gefährlich oder peinlich sind, versuchen Sie sie abzuschirmen, falls nötig mit einer vagen Erklärung (»Meiner Freundin ist gerade nicht gut, ich kümmere mich um sie«), und führen Sie sie aus der Situation heraus. Der Umgebungswechsel wird es ihr häufig erleichtern, wieder eine verantwortliche »erwachsene Person« die Kontrolle über den Körper übernehmen zu lassen. Wenn Sie das Persönlichkeitssystem der Multiplen schon kennengelernt haben, können Sie versuchen dies dadurch zu unterstützen, dass Sie die Betreffende bitten, eine bestimmte »Person« herauskommen zu lassen. Etwa so: »Es ist jetzt wichtig, dass die Alltags-Gabriele wieder die Kontrolle über den Körper bekommt. Können bitte alle im Innern, die mich hören, dabei mithelfen, dass Gabriele herauskommen kann?« Denn in solchen unübersichtlichen oder traumatischen Situationen tobt im Innern ein Kampf um die Kontrolle über den Körper, der durch Hilfe von außen entschieden werden kann.

Häufig müssen Sie im Anschluss an eine solche Situation der Alltags-Person erklären, was passiert ist. Helfen Sie ihr dabei, die dann auftretenden Gefühle von Panik, Scham und Wut (»Schon wieder ist es passiert! Wie furchtbar! Wie peinlich!«) zu bewältigen. Bleiben Sie bei ihr, bis sie sich beruhigt hat und wieder verantwortlich mit sich umgehen kann.

Multiple Persönlichkeiten haben starke Selbstbestrafungs- bzw. Selbstzerstörungstendenzen. Sprechen Sie offen mit Ihrer multiplen Freundin bzw. Bekannten darüber, dass Sie bestürzt sind, wenn Sie z.B. entdecken, dass Sie sich die Arme aufgeschnitten hat. Beschuldigungen oder Beschönigungen helfen nichts. Sagen Sie der Betroffenen unumwunden: »Da ist also etwas in dir, das den Körper verletzt. Kennst du diesen Anteil in dir schon? Kannst du mit ihm verhandeln? Hast du mit deiner TherapeutIn schon darüber gesprochen? Du weißt, ich kann dir da nicht ausreichend helfen. Das kann niemand außen. Das könnt ihr nur im Innern regeln. Gibt es etwas, das ich zur Unterstützung tun kann?«

Häufig wird die multiple Persönlichkeit dazu neigen, Sie zu benutzen, um ihre inneren Kämpfe auszutragen. Lassen Sie sich nichts »unter dem Siegel der Verschwiegenheit« von einzelnen »Personen« erzählen, das Sie anderen in ihr nicht weitererzählen dürfen. Machen Sie klar: »Ich mag euch. Aber ich lasse mich nicht in eure inneren Konflikte hineinziehen. Wenn eine/r von euch mir etwas erzählt, müsst ihr damit rechnen, dass ich es den anderen weitersage. Denn es ist wichtig, dass ihr euch untereinander kennenlernt, und ich will nichts dazu tun, um eure Spaltung weiter aufrechtzuerhalten. Im Gegenteil. Aber wenn ich vermitteln kann – gern.«

Tatsächlich kann es sein, dass die Multiple Sie auch dazu braucht, um innere »Konferenzen« abzuhalten. »Kannst du mal mit der und der innen sprechen, ich weiß nicht, was die hat« wird möglicherweise ihre Aufforderung an Sie lauten. Geben Sie dem nur nach, wenn Sie sich vorher versichert haben, dass anschließend eine bestimmte verantwortliche »Erwachsene« wieder die Kontrolle über den Körper bekommt, und wenn klargestellt ist, dass es danach keine »innere Bestrafung« dafür gibt, dass jemand etwas »verraten« hat.

Sollten Sie sich überfordert fühlen von den Ansprüchen der Multiplen und das Gefühl bekommen, Sie müssten ständig für sie da sein, die andere aber habe nur mit ihrem Innenleben zu tun und kümmere sich nicht um Ihres – sagen Sie es ihr, statt sich nur wortlos zurückzuziehen. Sie müssen zwar damit rechnen, dass eine multiple Persönlichkeit Kritik schlecht erträgt und darauf wahrscheinlich zunächst mit einem »Personenwechsel« reagiert (woraufhin ein »völlig unschuldiges« Wesen auftaucht, das Ihnen sagt: »Den anderen geht es jetzt ganz schlecht wegen dem, was du gesagt hast«), doch es ist wichtig, dass Sie versuchen, in aller Offenheit und Klarheit Ihren Standpunkt darzulegen, und dies möglichst der »Person« gegenüber, mit der Sie angefangen haben zu streiten und die sie möglicherweise dazu erst wieder bitten müssen, noch einmal herauszukommen, um die Auseinandersetzung zu Ende führen zu können.

Sie brauchen sehr viel Geduld und Einfühlungsvermögen, und wahrscheinlich werden Sie sich öfter überfordert fühlen. Doch wenn Sie lernen, die unterschiedlichen »Personen« in der Multiplen auch in ihrer jeweiligen Eigenart zu verstehen, werden Sie sich durch die Vielfalt und Kreativität Ihres Gegenübers sicher auch bereichert fühlen. Gehen Sie so unbefangen und selbstverständlich mit der Multiplen um, wie Sie nur können. Helfen Sie ihr, sich als »eine, die aus vielen besteht« zu empfinden, statt Unterschiede zu sehr zu betonen.

Unterstützen Sie sie auch in Sicherungsmaßnahmen, etwa wenn sie kontrollieren will, wer angerufen und geschrieben hat, und Sie bittet, vor ihr die Post zu lesen und ihr zu erzählen, was darin steht, und den Anrufbeantworter für sie abzuhören, um ihr zu sagen, welche Anrufe eingegangen sind. Denn viele Multiple fürchten sich vor Auslösern, die von Tätern auf diesem Weg gesetzt werden können, und schalten daher Zwischeninstanzen ein wie PartnerIn bzw. FreundIn, um sich abzuschirmen. Auch wenn Ihnen dies manchmal übertrieben erscheinen mag – die Multiple fürchtet sich zu Recht vor dem, was Auslösereize an innerem Chaos in ihr anrichten können, und solche Sicherungsmaßnahmen sind – zumindest eine Zeit lang – durchaus vernünftig und angebracht. Sollten Sie jedoch den Eindruck haben, die Multiple igle sich ein und reagiere zu misstrauisch, sprechen Sie sie darauf an und fordern Sie sie auf, dies in ihrer Therapie zu besprechen.

Insgesamt gilt: Multiple Persönlichkeiten sind oft sehr einsam. Sie brauchen – gerade in der sensiblen Phase der Psychotherapie – verlässliche »Außenpersonen«, die mit ihnen solidarisch sind, ihre Besonderheit respektieren und ihnen helfen, sich in der Welt zurechtzufinden. Eine verlässliche Vertrauensperson wie Sie ist für die Multiple von unschätzbarem Wert, was sie sicher anerkennt und zu würdigen wissen wird. Auch an Sie daher meine Aufforderung: Halten Sie durch, es lohnt sich!

Wenn Sie BeraterIn bzw. PsychotherapeutIn einer Multiplen sind

Zunächst einmal: Sie sind BeziehungsexpertIn. Sie haben »Mütterlichkeit« zu Ihrem Beruf gemacht. Und wenn Sie selbstkritisch sind und regelmäßig Ihre Arbeit supervidieren lassen, wissen Sie auch: Diese Arbeit schlaucht. Sie geben viel, und je länger Sie diese Arbeit machen, desto mehr werden Sie spüren, wo Ihre Grenzen sind, und werden herausgefordert, sie zu wahren, um nicht auszubrennen.

Es ist allgemein bekannt, dass berufliche Fürsorge Licht- und Schattenseiten hat. Zu den negativen Konsequenzen, das zeigen sozialwissenschaftliche Untersuchungen, gehören: eine überdurchschnittlich hohe Rate psychischer Erkrankungen, ein hohes Scheidungsrisiko und ein hohes Suizidrisiko.[139] Andererseits: Wer sich sozial engagiert, verbessert das eigene Selbstwertgefühl, hat ein größeres Verständnis für andere Menschen, ein stärkeres Gemeinschaftsgefühl, fühlt sich in den eigenen Wertvorstellungen bestätigt und entwickelt sich persönlich weiter.[140]

Wenn Sie mit dissoziativ gestörten KlientInnen und multiplen Persönlichkeiten arbeiten, müssen Sie jedoch noch mit einer Reihe weiterer Gefahren und Konsequenzen rechnen, wie verschiedene Untersuchungen gezeigt haben. Eine Gefahr besteht darin zu glauben, das Multipel-Sein der KlientIn könne vernachlässigt werden und es genüge eine »normale Psychotherapie«, um die Symptome der Multiplizität verschwinden zu lassen. Dies ist eindeutig nicht der Fall.[141]

Ein weiterer Hinderungsgrund für viele, vor allem psychoanalytisch ausgebildete TherapeutInnen, mit einer multiplen Persönlichkeit zu arbeiten, besteht darin, dass die PsychoanalytikerInnen seit den späteren Arbeiten Sigmund Freuds Schwierigkeiten haben, zwischen Phantasie und erotischen Wunschvorstellungen der KlientIn einerseits und real erlebten Traumata andererseits zu unterscheiden. Sie neigen dann dazu, die verschiedenen »Personen« einer Multiplen als Ausdruck des »Ausagierens« einer »hysterischen Neurose« misszuverstehen. Ihnen empfehle ich, sich mit den Arbeiten einiger psychoanalytischer DIS-Experten aus den USA auseinanderzusetzen.[142]

Und ein nicht zu unterschätzendes Argument vieler PsychotherapeutInnen gegen die Arbeit mit multiplen Persönlichkeiten besteht in der Angst vor der Wucht der – zum Teil in den »Personen« sozusagen »pur« vorfindbaren – Affekte und der Befürchtung heftiger Übertragungs- und Gegenübertragungsphänomene. In der Tat zeigen viele Untersuchungen, dass diese Befürchtungen nicht unbegründet sind.[143]

Es gehört schon eine stabile Persönlichkeit dazu, um mit einer multiplen Persönlichkeit zu arbeiten. Welch heftige Reaktionen in der TherapeutIn und ihrer Umgebung die Folge dieser Arbeit sein können, zeigen die Ergebnisse einer Studie der amerikanischen Psychologin Nancy Perry. Sie schickte über 2000 Mitgliedern der *International Society for the Study of Multiple Personality and Dissociation* (heute ISST-D) einen ausführlichen Fragebogen; 1200 davon schickten ihn ausgefüllt zurück.[144] Die Auswertung ergab eine Reihe von Schwierigkeiten und speziellen Problemen in der Arbeit mit dissoziativen KlientInnen:

1. Emotionaler Stress als Gegenübertragungsphänomen

Wer mit schwer traumatisierten Menschen arbeitet, leidet oft unter einer »mittelbaren Traumatisierung« (vicarious traumatization) als Folge des Mitempfindens mit der KlientIn. Dieser emotionale Stress kann so weit gehen, dass sämtliche Kriterien der »Posttraumatischen Belastungsstörung« erfüllt werden. In Perrys Umfrage litten über 80 % der Befragten im Schnitt jeweils fünfeinhalb Wochen lang unter einem oder mehreren der folgenden Symptome, bedingt durch ihre Arbeit mit dissoziativ gestörten KlientInnen:

- Angstzustände
- Schlafstörungen
- Gefühle von Isolation und Einsamkeit
- Verfolgungsideen (Paranoia)
- sozialer Rückzug
- übermäßige Aufmerksamkeit (Hypervigilanz)

Diejenigen TherapeutInnen, die mit Kultüberlebenden und anderen Opfern sadistisch-rituellen Missbrauchs arbeiteten, hatten häufiger und länger mit den genannten Symptomen zu kämpfen. Die Hälfte der Befragten litt derart, dass sie sich daraufhin selbst in psychotherapeutische Behandlung begab. Zwei Drittel gaben an, dass sie auch erhebliche Beeinträchtigungen ihres Privatlebens durch diese Arbeit erfuhren. Am häufigsten wurden genannt:

- emotionaler Rückzug von Familie und FreundInnen
- ständige innere Beschäftigung mit der dissoziativen KlientIn
- Übervorsichtigkeit
- Schwierigkeit, mit dem/der PartnerIn und im FreundInnenkreis über die Arbeit zu sprechen
- zeitliches Eindringen der Arbeit in die Freizeit
- Irritabilität
- sexuelle Probleme

Als weitere Probleme wurden genannt: Verlust an Berufskontakten, Schuldgefühle, Trauer, Depression, Erschöpfung, sich zurückgewiesen zu fühlen, Entfremdung von anderen, Gefühle der Hilflosigkeit und Unfähigkeit, Besessenheit von dem Thema, Ausgebrannt-Sein und das Gefühl, selbst eine dissoziative Störung zu haben.

Immerhin gaben 18 der Befragten (1,5 %) an, ihre sozialen Beziehungen hätten sich durch die Arbeit mit dissoziativen KlientInnen verbessert.

Bevor Sie nun beschließen, niemals mit dissoziativen KlientInnen zu arbeiten: Diese Ergebnisse wurden erhoben bei Professionellen, die immerhin im Schnitt zwölf Jahre klinische Erfahrung besaßen und zwischen sechs und 20 dissoziative KlientInnen behandelt hatten. Möglicherweise lässt sich aus solchen Erfahrungen etwas lernen, nämlich dies: Es ist wichtig, sich in dieser schweren Arbeit ernst zu nehmen, gut für sich selbst zu sorgen und sich professionelle Unterstützung zu suchen.

Ein interessanter Vergleich sei hier noch erwähnt: Nancy Perry weist in der Diskussion ihrer Ergebnisse darauf hin, dass die emotionalen und körperlichen Reaktionen, über welche die von ihr befragten TherapeutInnen aus ihrer Arbeit mit schwertraumatisierten dissoziativen KlientInnen berichten, ganz ähnlich sind wie die aus Studien mit TherapeutInnen, die mit Überlebenden des Holocaust arbeite/te/n.[145]

2. Bedrohungs- und Verletzungsgefahr

Dissoziativ Gestörte und multiple Persönlichkeiten haben Gewalt in beinahe unvorstellbarem Ausmaß erfahren. Viele waren in der Gewalt von Tätergruppen, ob im Bereich der (Kinder-)Pornografie und Prostitution oder in sadistischen Zirkeln bzw. satanischen Sekten. Einige stehen noch unter dem Einfluss von Tätern, wenn sie die Therapie beginnen. Kein Wunder, dass auch die TherapeutInnen Angst vor den Tätern haben. Wie realistisch ist die Angst aufseiten der BeraterIn bzw. TherapeutIn, von den Tätern unmittelbar oder mittelbar durch die KlientIn angegriffen zu werden?

Hier die Ergebnisse der Studie von Nancy Perry: 38 % der Befragten waren schon einmal von einer KlientIn bedroht worden; 9,5 % von einer Tätergruppe. 10 % waren von einer KlientIn verletzt worden, 1,3 % durch eine Tätergruppe.

81 der 1200 befragten TherapeutInnen hatten erlebt, dass auch ihre Familienmitglieder durch ihre dissoziativ gestörten KlientInnen bedroht wurden; 21 berichteten von Drohungen gegen ihre Familie durch Tätergruppen; 19 berichteten, dass Mitglieder ihrer Familie durch eine KlientIn verletzt wurden. Zu den Bedrohungen bzw. Verletzungen gehörten:
- körperliche Verletzung (durch Spucken, Treten, Beißen, Schlagen, Würgen etc.)
- Beschädigung ihres Eigentums (Verwüsten von Praxisräumen, Werfen von Gegenständen, Versprühen von Farbe, Brände etc.)
- von der KlientIn bzw. der Tätergruppe verfolgt bzw. beschattet werden
- Mitbringen von Waffen in die Therapiestunde (Messer, Schusswaffen)
- Anzeigen gegen die TherapeutIn (davon berichteten 25 der Befragten)
- Diebstählen (in 17 Fällen)
- Telefonüberwachung (6)

Einige TherapeutInnen berichteten über symbolische Bedrohungen wie einem toten Tier auf ihrer Türschwelle oder von Anrufen, in denen sie mit dem Tode bedroht wurden.

Die meisten Drohungen und Verletzungen durch Tätergruppen stammten von destruktiven Kulten. Eine tatsächliche Lebensbedrohung hatte jedoch mit einer Ausnahme für keine der TherapeutInnen bestanden. Diese Ausnahme war eine TherapeutIn, die in der Befragung die Überzeugung äußerte, ihr Mann sei vom Ku-Klux-Klan ermordet worden.

Wie sind solche Zahlen zu bewerten? Zum einen fehlen Vergleichsdaten von TherapeutInnen, die mit anderen Gewaltüberlebenden arbeiten. Möglicherweise sind diese zwar nicht im selben Ausmaß von Drohungen und Verletzungen betroffen, immerhin jedoch auch in einem Ausmaß, das wir nicht so genau kennen. Zum anderen verweisen diese Zahlen darauf, dass die meisten Bedrohungen von den KlientInnen selbst ausgehen. Hier muss darauf hingewiesen werden, dass dissoziative KlientInnen deshalb so »gefährlich« sind, weil sie ihre Affekte, darunter auch Wut, häufig in »reiner Affekt-Form« abgespeichert haben oder in Form sogenannter »Personen«. Werden diese Affektzustände oder »Personen« herausgelockt oder von der KlientIn herausgelassen, ohne dass entsprechende Sicherungsmaßnahmen ergriffen wurden (siehe hierzu die Therapie-Kapitel), dann treten sie in der Tat mit einer solchen Wucht zutage, dass eine Bedrohung für die KlientIn selbst und für die TherapeutIn besteht. Werden aber vorher »Verträge« abgeschlossen, dass keine »Person« sich selbst, andere »Innenpersonen«, Gegenstände bzw. die TherapeutIn angreifen darf, dann lässt sich diese Gefahr sehr wohl eingrenzen (sie darf aber nie aus dem Auge gelassen werden).

Auch die Gefahr, von Tätern real angegriffen zu werden, ist relativ gering, wie diese Zahlen zeigen. Die Täter versuchen in der Regel eher, die KlientIn zu beeinflussen, die Therapie abzubrechen bzw. die TherapeutIn zu attackieren, als dass sie sich selbst »die Finger schmutzig machen«, da sie zu Recht befürchten müssen, dass dann verstärkt nach ihnen gefahndet und die Strafverfolgungsbehörde eingeschaltet wird. Dennoch empfehle ich auch bei anonymen Drohungen, sofort die Polizei einzuschalten, wobei auf die Schweige- und Fürsorgepflicht gegenüber der KlientIn geachtet werden und mit ihr darüber gesprochen werden muss.

3. Konfrontation mit der Wahrheit rituellen Missbrauchs

Viele TherapeutInnen, die mit Kultüberlebenden arbeiten, stoßen auf besondere Skepsis bei ihren KollegInnen, die ohnehin oft Schwierigkeiten damit haben, daran zu glauben, dass es so etwas wie multiple Persönlichkeiten überhaupt gibt.[146] Und dann auch noch ritueller Missbrauch als Ursache der Persönlichkeitsspaltung? Da werden nicht wenige einfach verlacht. Und auch die TherapeutIn selbst mag sich des Öfteren fragen: »Ob das wohl so stimmt, wie mir das die KlientIn erzählt? Ob sie wirklich von Männern in schwarzen Kutten gequält worden ist? Oder muss ich nicht eher annehmen, dass sie ihre seelische Not in diese Bilder von schwarzen Messen etc. gießt, vielleicht, damit sie ihre Qual für sich besser erklären kann oder weil das Thema gerade Mode ist?« Und wenn es dann auch noch um Methoden der systematischen Bewusstseinskontrolle und Gehirnwäsche geht, etwa um »Programmierungen« – wer mag das noch glauben?

Nun, die über 1200 Befragten in der Umfrage von Nancy Perry haben mit ihrer langjährigen Berufserfahrung dazu ein eindeutiges Votum abgegeben. 88 % äußerten auf Befragung die Überzeugung: Ja, ritueller Missbrauch durch satanische Kulte findet statt, einschließlich Bewusstseinskontrolle und »Programmierungen«. Nur 4 % äußerten Skepsis, 8 % gaben eine neutrale Antwort (»Kann sein«/»weiß nicht«).

4. Ethische Probleme

Moralische und ethische Fragen werden in der Arbeit mit dissoziativen KlientInnen so krass wie wohl kaum bei einer anderen Klientel aufgeworfen. 60 % der von Nancy Perry Befragten erlebten – in der Reihenfolge ihrer Häufigkeit – folgende Probleme als ethisch schwierig:

⋯⟩ Grenzen setzen
⋯⟩ Berichte schreiben
⋯⟩ Beendigung der Therapie
⋯⟩ Vertraulichkeit
⋯⟩ Infragestellen der ethischen Praktiken von KollegInnen
⋯⟩ Fragen des Körperkontakts mit der KlientIn
⋯⟩ eigene Kompetenz
⋯⟩ KlientIn behandeln, die noch im Kult aktiv ist
⋯⟩ sozialer Kontakt/Liebe/Freundschaft zur KlientIn
⋯⟩ Urteile/Bewertungen
⋯⟩ der eigenen Arbeit ablehnend gegenüberstehende KollegInnen
⋯⟩ Umgang der KlientIn mit ihren Kindern
⋯⟩ Suizidalität der KlientIn
⋯⟩ Fragen, ob die KlientIn zur stationären Behandlung eingewiesen werden muss bzw. wie damit umgegangen werden soll.
⋯⟩ Rollenkonflikte (z.B. als TherapeutIn für die KlientIn und »Mutter« für die »Kinder« in ihr etc.).

Dies alles sind in der Tat Probleme, die sich bei multiplen Persönlichkeiten in einem Ausmaß stellen wie bei keiner anderen Klientel. Deshalb wird in den Therapiekapiteln darauf auch ausführlich eingegangen.

5. Konfrontation mit eigener Gewalterfahrung.

Wie in der Arbeit mit allen schwer traumatisierten KlientInnen wird die TherapeutIn auch in der Arbeit mit dissoziativ Gestörten und multiplen Persönlichkeiten zwangsläufig damit konfrontiert, sich (noch einmal) mit der selbst erlebten Gewalt auseinanderzusetzen zu müssen, da sonst die Therapie ins Stocken zu geraten oder ganz zu scheitern droht, weil die TherapeutIn einen »blinden Fleck« hat.

Nancy Perry fragte gezielt nach eigenen dissoziativen und Missbrauchserfahrungen der TherapeutInnen, die mit dissoziativen KlientInnen arbeiten. 38 % der Befragten berichteten, als Kind oder Jugendliche/r selbst sexueller Gewalt ausgesetzt gewesen zu sein; dies dürfte dem Ausmaß entsprechen, in dem in der Bevölkerung allgemein sexuelle Gewalt erlebt wird. Und immerhin 19 % gaben an, selbst eine dissoziative Störung gehabt zu haben; inwieweit dies repräsentativ für die Bevölkerung insgesamt ist, bleibt bislang noch der Spekulation überlassen.

Diese Zahlen verweisen jedoch darauf, dass sich die TherapeutInnen an solche Erfahrungen erinnern, und lassen vermuten, dass sie durch die Arbeit mit ihrer dissoziativen Klientel gezwungen sind, sich damit noch einmal verstärkt auseinanderzusetzen.

6. Bewältigungsstrategien

Dankenswerterweise hat Nancy Perry ihre KollegInnen auch gefragt, was sie tun, um mit der enormen Belastung durch die Arbeit mit dissoziativen KlientInnen fertig zu werden. Wir können daraus nur lernen. Hier die Strategien, die sich für die »Profis« als besonders erfolgreich erwiesen haben, in der Häufigkeit ihrer Nennung:
- Gespräche und Zusammenarbeit mit KollegInnen
- Unterstützungsgruppen
- Studiengruppen
- Rat und Supervision von ExpertInnen
- familiäre Unterstützung
- FreundInnen
- eigene Psychotherapie
- Fortbildungen und Konferenzen
- Hobbys
- Spiritualität
- fürsorglich mit sich selbst umgehen
- Fachliteratur
- professioneller Zusammenschluss
- Sport

Insgesamt zeigten sich die Befragten überzeugt von der Wirksamkeit der folgenden Strategien:

- ein starkes Unterstützungssystem aus Familie, FreundInnen und kollegialer Unterstützung;
- ständige Selbstüberprüfung und Zentrierung durch eigene Psychotherapie, Entspannungs- und Meditationstechniken etc.;
- Gleichgewicht halten zwischen Privat- und Berufsleben;
- Zahl der dissoziativen KlientInnen begrenzen;
- persönliche und zeitliche sowie Beziehungsgrenzen zwischen TherapeutIn und KlientIn einhalten;
- realistische Erwartungen an sich selbst als TherapeutIn haben;
- gezielt Hobbys pflegen, die inhaltlich nichts mit der Arbeit zu tun haben;
- sich um die eigene Gesundheit kümmern durch ausreichend Bewegung, Schlaf und gesunde Ernährung;
- für die eigene Sicherheit sorgen durch Erlernen von Selbstverteidigungstechniken und Verlegen der Therapiestunden mit dissoziativen KlientInnen in eine Zeit, in der KollegInnen in der Nähe sind. Aus eigener Erfahrung und der Supervision von KollegInnen, die mit dissoziativen KlientInnen bzw. multiplen Persönlichkeiten arbeiten, kann ich nur empfehlen, den Rat unserer amerikanischen KollegInnen, die immerhin schon viele Jahre mit dieser Klientel arbeiten, ernst zu nehmen und sich um die Themen Sicherheit, Grenzen, Ausruhen, soziale und berufliche Kontakte sowie eigene Supervision bzw. Psychotherapie gut zu kümmern.

So spannend und anregend, so abenteuerlich und aufregend es ist, mit multiplen Persönlichkeiten zu arbeiten – diese Arbeit bringt auf Dauer erheblichen sozialen, psychischen und körperlichen Stress mit sich, dessen Gefahren nicht unterschätzt werden dürfen. Dennoch zum Schluss ein positives Ergebnis der insgesamt durchaus alarmierenden Studie von Nancy Perry: Viele der von ihr Befragten äußerten auch die Überzeugung, die Arbeit mit ihrer dissoziativen Klientel habe sie in ihrem Leben bereichert und vorwärtsgebracht. Sie waren in der Lage, anzuerkennen, wie sehr diese wichtige Arbeit

- ihre persönlichen Beziehungen wertvoller für sie werden ließ;
- dazu geführt hat, dass sie sich vermehrt mit Fragen ihrer eigenen Spiritualität auseinandersetzten;
- ihnen ein stärkeres Gefühl der Hoffnung verlieh;
- sie persönlich wachsen ließ;
- sie empfindsamer für andere Lebewesen machte.

Die Arbeit mit Schwertraumatisierten, wozu multiple Persönlichkeiten ja gehören, ist tatsächlich eine sehr lohnenswerte und bereichernde. Diese Menschen (Frauen zumeist) haben Entsetzliches durchgemacht und nun – während Sie mit ihnen arbeiten – die Chance, zu wachsen, zu heilen, so weit es nur möglich ist, und ihr Leben auf eine nie gekannte Weise in die Hand zu nehmen. Es kann eine tiefe Freude sein und dem Leben der TherapeutIn vermehrt Sinn geben, die KlientIn auf diesem Weg zu begleiten und ihr dabei zu helfen, ihr inneres Chaos zu bändigen und ihre zersplitterte Identität zusammenzufügen.

Persönlich kann ich sagen, keine Klientel hat mich je so sehr gefordert, aber auch, keine hat mir je so viel gegeben. Weniger direkt als indirekt, indem ich durch sie lernte, wie Identität entsteht und was sie bedeutet, zu welchen enormen Leistungen die menschliche Psyche in Zeiten der Not fähig ist und in welch ungekanntem Ausmaß Heilung möglich ist, auch wenn die Gewalt so groß war und so lange Jahre andauerte.

Daher auch an BeraterInnen und TherapeutInnen mein Rat: Schützen Sie sich gut, sorgen Sie gut für sich – und halten Sie durch!

Kapitel 7:
Die Psychotherapie mit multiplen Persönlichkeiten

I. Aufbau der Therapeutischen Beziehung und Stabilisierung

Als ich mir überlegt habe, wer wohl dieses Kapitel liest, dachte ich: sowohl Betroffene, die gern wissen möchten, was da auf sie zukommen könnte, als auch TherapeutInnen, die sich langsam vortasten und nun Hinweise suchen, wie sie es »richtig« machen können. Daher ganz zu Anfang dieses zweiten Buchteiles mit dem Thema Therapie gleich eine Ermutigung: Zumindest in diesem Kapitel finden Sie vieles, was eine erfahrene PsychotherapeutIn[147] ohnehin macht. Und das ist kein Zufall, denn die Psychotherapie mit einer multiplen Persönlichkeit unterscheidet sich zwar in mancher, aber keineswegs in jeder Hinsicht von derjenigen mit anderen KlientInnen.

Grundsätzlich gilt immer – so der amerikanische Psychiater Frank Putnam, der ein Lehrbuch über DIS verfasst hat: »Die wichtigste Qualifikation, um gute Arbeit mit DIS-KlientInnen leisten zu können, ist die Fähigkeit, gute Psychotherapie zu machen.«[148]

Nun sagen vielleicht einige BeraterInnen oder SozialarbeiterInnen, die eine Multiple betreuen: Ich kann doch gar keine Psychotherapie machen. Das mag ja stimmen, doch vieles von dem, was in diesem Kapitel behandelt wird, trifft sicher auch auf sie zu. Und so manche PsychotherapeutIn wird denken: Verfüge ich denn wirklich über die »Fähigkeit, gute Psychotherapie zu machen«? All jenen, die noch zögern, sei versichert: Multiple suchen sich häufig ihre BeraterInnen bzw. TherapeutInnen sehr sorgfältig aus. Häufig testen sie sie über Wochen, Monate, nicht selten sogar über Jahre auf ihre Belastbarkeit. Bevor eine multiple Persönlichkeit jemandem vertraut und sich ihr anvertraut, bevor sie es wagt, ihr einzugestehen: »Ich höre Stimmen, ich habe das Gefühl, da sind noch andere in mir, Teile oder Personen, die ich überhaupt nicht kenne, aber ich merke genau: Sie sind da« – bevor eine multiple Persönlichkeit ein derart großes Risiko eingeht, für verrückt erklärt und womöglich in die Psychiatrie zwangseingewiesen zu werden, schaut sie sehr genau hin, wen sie da vor sich hat.

Und wenn eine Multiple ihre TherapeutIn (worunter ich im Folgenden auch alle BeraterInnen subsumiere, die inhaltlich mit einer Multiplen arbeiten) mit der Nase darauf stößt, dass sie (möglicherweise) multipel ist, dann hat sie meist eine gute Wahl getroffen.

Ich habe schon die unterschiedlichsten KollegInnen erlebt, die mit Multiplen ganz hervorragende Arbeit geleistet haben. Von der Ingenieurin, die ausschließlich ein Freizeitprogramm für die multiple Schutzbefohlene zusammengestellt und ihr enorm dabei geholfen hat, ihre verschiedenen Teile »etwas Schönes« (Nicht-Traumatisches) erleben zu lassen; über die Hausfrau, die sich um ihre Nachbarin kümmerte; die Lehrerin, die eine vielfach sexuell misshandelte Schülerin betreute; die Pastorin, die ein multiples »Schäfchen« in ihrer Gemeinde entdeckte; eine Reihe von SozialpädagogInnen und -arbeiterInnen in den unterschiedlichsten Beratungsstellen, die händeringend nach einem Therapieplatz für ihre multiplen KlientInnen suchten und sich, nachdem die Suche sich als vergeblich erwies, selbst an die Arbeit machten; einige Diplom-PädagogInnen mit diversen therapeutischen Zusatzausbildungen, die versuchten, in der jeweiligen Einrichtung, in der sie arbeiteten, so viel Zeit herauszuschinden, dass sie die vier Wochenstunden Therapie plus Supervision plus Fortbildungen plus eventuell einer weiteren Zusatzausbildung aufbringen konnten, die ihrer Meinung nach unbedingt erforderlich waren, um einer Multiplen auch nur einigermaßen gerecht werden zu können. Und die dann, ebenso wie alle anderen – niedergelassene und in Kliniken tätige Diplom-PsychologInnen, ÄrztInnen, PsychiaterInnen, NeurologInnen –, die ich kennenlernte, viel, viel Freizeit opferten. Die sich herumschlugen mit Krankenkassen und Gutachtern, wenn diese die Diagnose DIS nicht akzeptieren wollten; die versuchten, eine Psychiatrie-Einweisung der KlientIn zu verhindern oder, falls sie in der Psychiatrie war, sie herauszubekommen. Sie alle haben, soweit ich es beurteilen konnte, hervorragende Arbeit geleistet. Aber natürlich ist es ihnen nicht an der Wiege gesungen worden, dass sie einmal »Gruppentherapie mit einer Einzelperson« machen würden, wie die Arbeit mit einer multiplen Persönlichkeit umschrieben werden könnte. Selbstverständlich fällt es TherapeutInnen nicht gerade leicht, sich zum ersten Mal an ein solches Abenteuer zu wagen. Da ist eine Frau zu ihnen gekommen, die wahrscheinlich aus vielen unterschiedlichen »Personen« besteht, alle verschiedenen Alters, mit je anderen Vorlieben, Gewohnheiten; manche voller Angst und Entsetzen, manche wütend und gewalttätig, manche klein und hilflos. Und alle voller Misstrauen und – wie man in TherapeutInnenkreisen sagt – voller »Widerstand«.[149] Wie kann jemand, wie kann eine TherapeutIn einer solchen Frau helfen?

Einmal ist immer das erste Mal. Ich will es offen gestehen: Als zwei meiner KlientInnen sich allmählich, im Laufe einiger Monate, als multipel herausstellten, war ich sehr in Versuchung zu sagen: »Nein, das kann ich nicht. Da müssen Sie sich an jemand anderen wenden. An kompetente TherapeutInnen mit viel Erfahrung. Vielleicht ist es sogar besser, Sie in eine Klinik zu überweisen?« Doch erstens gab es damals noch keine Klinik in der Bundesrepublik, die ein spezielles Behandlungsprogramm für dissoziative Störungen anbieten konnte. Und zweitens erinnerte ich mich daran, dass ich in meiner langjährigen Praxis auch schon mehrere als »psychotisch« diagnostizierte Frauen erfolgreich psychotherapeutisch behandeln konnte. Drittens – und das war vielleicht das Wichtigste – mochte ich diese beiden multiplen Frauen und hatte zu ihnen zu diesem Zeitpunkt bereits eine gute therapeutische Beziehung hergestellt. Also habe ich es trotzdem gewagt, mit ihnen weiterzuarbeiten, habe mich mühselig in die (bis zu diesem Zeitpunkt ausschließlich amerikanische) Fachliteratur eingelesen, habe einen DIS-Kongress besucht (1994 in Amsterdam gab es einen ersten internationalen Kongress über dissoziative Störungen); habe mit in- und ausländischen FachkollegInnen Kontakt aufgenommen; eine einschlägige Fachzeitschrift abonniert *(Dissoziation),* einen regen fachlichen Briefkontakt mit dem niederländischen Psychologen Onno van der Hart begonnen, der viel zu DIS geforscht hat und mir dankenswerterweise unzählige Fragen beantwortete und mich mit weiterer Fachliteratur versorgte; bin einer internationalen ExpertInnengruppe zum Thema beigetreten (der *International Society for the Study of Dissociation,* deren deutsche Sprecherin ich seit 1995 bin); habe mich mit KollegInnen aus Praxen und Kliniken zu Supervisionsgruppen zusammengeschlossen, eine Hypnoseausbildung gemacht und gelernt, gelernt, gelernt.

Jahrelang las ich über Multiple, träumte von Multiplen, behelligte meinen Freundeskreis mit teils sicher faszinierenden, größtenteils jedoch aufgrund der ungeheuren Gewalterfahrung der Multiplen schrecklichen Schilderungen und hatte manchmal kaum etwas anderes im Kopf. Das alles hätte ich natürlich vermeiden können, wenn ich es abgelehnt hätte, meine KlientInnen weiterzubehandeln, als sich herausstellte, dass sie multipel sind. Doch auf diese Weise hätte ich nie so viele engagierte und mutige Menschen kennengelernt, die multipel sind/waren bzw. die sich an die Arbeit mit diesen Schwertraumatisierten herantrauten – mit Erfolg. Und ich hätte niemals so viel lernen können über die bewundernswerte Fähigkeit der menschlichen Psyche, auch jahrelange schwerste Gewalterfahrung so bearbeiten zu können, dass ein Überleben der Person gesichert werden konnte.

Ja, DIS ist eine schwere Störung der Identität. Multiple haben einen enormen Leidensdruck. Doch Psychotherapie ist möglich, und zwar mit sehr gutem Erfolg für die Betroffenen. Und ebenso stimmt: Multiple müssen teilweise anders behandelt werden als KlientInnen mit einer integrierteren Identität. Doch das lässt sich lernen.

Ich will nicht behaupten, wer dieses Buch gelesen habe, könne nichts mehr falsch machen. Dieses Buch ersetzt keine Therapieausbildung und keine Supervision; es kann viele Fragen, die sich in der Praxis stellen, nur unzureichend oder gar nicht beantworten. Dieses Buch soll eine Anregung sein, nicht mehr und nicht weniger. Es enthält meine beruflichen Erfahrungen und solche aus den Supervisionen mit KollegInnen sowie das Ergebnis der Fachlektüre. Es soll Fragen beantworten, die mir oft gestellt werden, aber es wirft sicher ebenso viele neue Fragen auf.

Wer mit multiplen Persönlichkeiten arbeitet, sollte dies unbedingt unter *Supervision* tun, das bedeutet: sich in regelmäßigen Abständen mit erfahrenen FachkollegInnen zusammensetzen und besprechen, was in der Therapie geschieht und weiter geschehen sollte. Dies ist vor allem eine Entlastung für die TherapeutIn, die einem enormen Druck ausgesetzt ist. Ihrem eigenen Leistungsdruck (inklusive der Angst, Fehler zu machen) und dem Druck durch die multiple KlientIn, für die die TherapeutIn von existenzieller Wichtigkeit ist, weil viele ihrer »Innenpersonen« (zunächst) nur bei der TherapeutIn »herauskommen« können.

Da die Arbeit mit Multiplen sehr aufwendig ist, sowohl emotional als auch zeitlich (mit einer Stunde in der Woche kommen viele nicht aus!), ähnelt sie wirklich einer »Gruppentherapie mit einer Einzelperson«, wobei hier noch das Problem besteht, dass die »Gruppe« sich einen Körper teilt, sehr vieles also in der Imagination geschieht – auch wenn die »Personen«, die jeweils »herauskommen«, sehr real unterschiedlich wirken.

Wer mit Multiplen arbeitet, muss damit rechnen, belächelt, vielleicht gar für »unprofessionell« gehalten zu werden. Denn DIS ist in der Psychotherapiegemeinde keinesfalls eine unumstrittene Diagnose. Viele Psychiater und Lehranalytiker, viele Gutachter bei Krankenkassen und viele Klinikchefs halten diese Diagnose schlichtweg für Unsinn. Und wenn jemand in einer so mächtigen Position sagt: »Alles Quatsch, die KlientIn macht Ihnen was vor« oder »Das ist doch nur eine neue Mode« oder »Die KlientIn will nicht einfach eine MissbrauchsklientIn sein, sondern etwas Besseres« oder »Die will nur mehr (Psychotherapie-)Stunden haben« oder »Die hat einen Wahn, weiter nichts« – dann sagen Sie mal etwas dagegen! Dann müssen Sie schon mit einer sauberen Diagnose kommen, die Sie möglichst mit anerkannten diagnostischen Instrumenten (etwa Fragebogen) gewonnen haben. Und ein Rat: Sollten Sie auf derartigen Widerstand stoßen, besorgen Sie sich entsprechende Diagnostikinstrumente und wenden Sie sie an (FDS, SKID-D ...), wobei darauf zu achten ist, dass die KlientIn nicht den Eindruck bekommt, zum »Versuchskaninchen« zu werden. (Ich habe selbst einmal einen Krankenkassengutachter wegen Befangenheit abgelehnt, der den Antragsbericht über meine KlientIn so spannend fand, dass er sie »rein aus Interesse« einer Batterie von psychologischen Tests ausgesetzt sehen wollte, um sie mit »Daten zu vergleichen, die ich gesammelt habe«, sonst sehe er sich leider außerstande, den Antrag zu befürworten.)

Wenn Sie als TherapeutIn nicht in eigener Praxis oder in einer Beratungsstelle arbeiten, sondern in einer traditionellen Institution, kann es Ihnen passieren, dass Sie mit Ihren Vorgesetzten wegen der DIS-Diagnose und der -Therapie erhebliche Schwierigkeiten bekommen. Entweder diese finden »den Fall« interessant und wollen die Therapie am liebsten selber machen. Oder sie versuchen Ihnen dauernd hereinzureden (auch wenn sie keine Ahnung haben, da sie nie selbst vorher eine/n Multiple/n behandelt haben). Oder sie lehnen die Diagnose trotzdem ab und bestehen auf einer traditionellen Therapie (etwa Gesprächs-, Verhaltens- oder psychoanalytisch orientierte Therapie). Oder sie lehnen »Extrawürste« für die Klientin ab (etwa längere und häufigere Sitzungen und schwerpunktmäßig Einzeltherapie, was ja in der Tat bei multiplen Persönlichkeiten erforderlich ist). Sie müssen sich als TherapeutIn einer multiplen Persönlichkeit also nicht nur mit Ihrer eigenen Unsicherheit herumschlagen, sondern auch noch mit erheblichen Widerständen von außen fertig werden.

Daher kann ich hier nur versuchen, ermutigend zu wirken: Geben Sie nicht auf, versuchen Sie es trotzdem; die Betroffene hat wahrscheinlich buchstäblich niemanden, an den oder die sie sich sonst wenden kann (solange es nicht genug kompetente DIS-TherapeutInnen gibt). Sie werden Pionierarbeit leisten müssen, doch es lohnt sich. Sie können einer – oft hochintelligenten und kreativen – Persönlichkeit helfen, ihre zersplitterte Identität zusammenzufügen und ein lebenswerteres Leben zu führen. Und vermutlich werden Sie selbst – das zeigen meine persönlichen Erfahrungen und meine zahlreichen Gespräche mit KollegInnen – diese Arbeit als ausgesprochen bereichernd erleben.

Daher: Falls Sie von einer Multiplen »ausgewählt« worden sind, mit ihr zu arbeiten, versuchen Sie es, wenn Sie irgend können. Schieben Sie sie nicht in eine Klinik ab – dort wird sie es in der Regel sehr schwer haben, von den TherapeutInnen und den anderen PatientInnen angenommen zu werden. Eine Klinikunterbringung ist nur angezeigt, wenn die Persönlichkeit dekompensiert ist, d.h. derzeit die Verantwortung für sich nicht übernehmen kann, wenn sie suizidal ist oder ihre Zerstörungsimpulse anderen Menschen gegenüber nicht unter Kontrolle hat. Und auch dann ist häufig mit Gesprächen so weit eine Besserung erzielbar, dass eine stationäre Unterbringung vermieden werden kann. (Neuere stationäre Therapie-Ansätze siehe Folgeband.)

Falls Sie ÄrztIn sind: Seien Sie äußerst vorsichtig mit Medikamenten bei DIS. Denn jedes psychisch wirksame Medikament (einschließlich Narkosemittel) sollte nur der »Person« in einer Multiplen verabreicht werden, die auch die entsprechenden Probleme hat, und auch nur dann, wenn es unbedingt erforderlich ist. Denn wenn nicht kontrolliert wird, »wer« von den »Personen« das Medikament nimmt (und die »Person« muss dann die ganze Zeit der Wirksamkeit über »vorn« bleiben! – eine große Schwierigkeit für viele Multiplen, die ihre »Wechsel« noch nicht selbst kontrollieren können), dann »bekommt« entweder eine »Person« das Medikament, die das Problem nicht hat, oder u.U. ein »Kind«, sodass das Medikament überdosiert ist. Oder es kommt aufgrund innerer Panik, die jedes psychisch wirksame Medikament im Innern der KlientIn auslöst, zu einem »Wechsel«, und ein »Beschützer« kommt zum Vorschein – etwa mitten während einer Operation oder einer psychiatrischen Kriseninterventsion – und schlägt verbal oder physisch um sich –, was wiederum eine Erhöhung der Dosis mit weiterer Gefahr von »Wechseln« und Überdosierungen zur Folge hat.

Eines haben jedenfalls die Forschungen mit Multiplen eindeutig ergeben: Die Behandlungsform der Wahl sollte optimalerweise eine ambulante, eher höher-frequente Einzelpsychotherapie sein. Das bedeutet: zwischen einer und drei Stunden pro Woche, in einer Beratungsstelle oder Praxis, und (zunächst) keine Gruppentherapie, sondern Einzelarbeit. Dies hat sich als besonders erfolgreich erwiesen.[150]

Also: Versuchen Sie es; Sie können der Betroffenen ja sagen, dass Sie mit ihr zusammen lernen müssen, wie Sie ihr helfen können (und natürlich aus Fachlektüre und Fortbildungen und Supervision und Gesprächen mit KollegInnen). Meine Erfahrung ist: Die Persönlichkeit wird Ihnen helfen, sie wird dankbar sein für Ihren Mut – und merkt ohnehin, wann und wo Sie unsicher sind. Ein solch offenes Vorgehen fördert die Therapiemotivation und ihre Möglichkeit, zu Ihnen Vertrauen zu fassen.

Vertrauen und Misstrauen

Keine KlientInnengruppe dürfte so schwer Vertrauen zur TherapeutIn fassen wie multiple Persönlichkeiten. Schon mehrfach habe ich darauf hingewiesen: Bereits bevor sie sich als solche zu erkennen geben, testen Multiple ihr Gegenüber sorgfältig und lange aus. Zu Recht. Denn da sie Außenreizen oft hilflos ausgeliefert sind in der Hinsicht, dass diese plötzliche und von ihnen nicht kontrollierbare, oft nicht einmal durchschaute »Switche«, also »Wechsel« von »Personen«, auslösen können, sind multiple Menschen äußerst misstrauisch.

Dies gilt besonders für die Alltags-Person(en), die gegenwärtig die meiste Kontrolle über den Körper hat/haben. Sie wollen die anderen Anteile in sich möglichst gar nicht zum Vorschein kommen lassen, halten sozusagen »den Deckel drauf«, so gut sie eben können. Denn sie erleben häufig sehr unangenehme Zustände, wenn ein »Wechsel« in ihnen stattfindet. Sie bekommen ein Gefühl von Druck im Kopf oder regelrechte Kopfschmerzen oder Migräneattacken, ihnen wird schwindlig, sie haben den Eindruck, ihre Augen »rollten im Kopf umher« und sie würden gleich ohnmächtig. Vielleicht wird ihnen schwarz vor Augen. Hinterher wissen sie in der Regel nicht, was in der Zwischenzeit passiert ist. Es ist leicht vorstellbar, wie viel Angst das auslösen muss. Also bemühen sie sich darum, ihr Leben so stabil und sicher wie möglich zu gestalten, wozu häufig gehört, gezielt »wegzusehen«, also so zu tun, als sei alles in Ordnung, als hätten sie alles im Griff. Und tatsächlich kann es sein, dass monatelang nichts Auffälliges geschieht. Doch gerade, wenn das Alltags-Ich glaubt, die »Gespenster« im Innern gebannt zu haben, hört es einen alten Schlager, trifft einen Jugendfreund oder Familienangehörige, findet ein Kinderfoto von sich, geht nachts durch eine unheimliche Straße, muss zum Zahnarzt oder hat ein unangenehmes sexuelles Erlebnis – und »weg« ist sie. Also lebt die Multiple ständig in Angst. Und wenn sie dann auch noch Stimmen in ihrem Kopf hört, denkt sie: »Jetzt werde ich aber wirklich verrückt.«

Sie wendet sich in ihrer Not an eine Ärztin oder eine PsychotherapeutIn und will nur, dass es ihr besser geht. Mit dem inneren Geschehen will sie sich möglichst nicht auseinandersetzen, das ist ihr zu unheimlich. Doch was sie in der Regel nicht weiß: In ihrem Innern sind andere »Personen«, die mithören, die gerne »herauswollen«, die ihre Geschichte erzählen möchten, die auch wollen, dass es ihnen besser geht, oder die alle/s zerstören wollen. Und die testen ihr Gegenüber mit aus, mogeln sich manchmal an der Alltags-Person vorbei nach »draußen«, geben kurze Kommentare ab, provozieren ein wenig, spielen herum – was die Alltags-Person häufig dazu veranlasst, fluchtartig die Praxis zu verlassen, weil ihr das Geschehen aus der Hand zu gleiten droht und sie »sich« nur peinlich findet. Oder sie sucht krampfhaft nach Entschuldigungen, beschwichtigt, bagatellisiert und versucht, falls sie »Zeit verloren« hat, panisch, herauszufinden, was sie bloß gesagt oder getan haben könnte. Die meisten Alltags-Personen, die ich kennengelernt oder von denen ich gehört habe, wollten ganz entschieden keine multiplen Persönlichkeiten sein und trieben lange Zeit ein Versteckspiel mit der TherapeutIn, selbst wenn sie die Wahrheit schon ahnten.

Manche verbringen Jahre in Psychotherapie, ohne dass sich etwas Entscheidendes tut. Sie bessern vielleicht ihr Symptom etwas, mit dem sie gekommen sind, doch bei Erinnerungen müssen sie oft passen; manchmal erfinden sie (nicht selten unbewusst) irgendwelche biographischen Details, weil es ihnen selber so seltsam vorkommt, dass sie sich an ihre Kindheit kaum oder gar nicht erinnern können. Viele ahnen, dass sie sexuell misshandelt wurden, doch es wollen sich dazu keine Bilder einstellen, und wenn, macht ihnen das so viel Angst, dass sie vermeiden, näher in die Vorstellung hineinzugehen – weil sie zu Recht fürchten, dann wieder »diese komischen Zustände« (Persönlichkeits-Wechsel) zu bekommen.

Viele PsychotherapeutInnen kennen solche KlientInnen, bei denen die Therapie unbefriedigend verläuft. Manchmal führen sie das auf »ungenügende Therapiemotivation« der Betroffenen zurück, ohne zu erkennen, worum es sich in Wirklichkeit handelt. Doch auch dann, wenn die Multiple als solche erkannt wurde, weigert sich die Alltags-Person oft lange, an die Diagnose zu glauben (siehe unten), und verhält sich über längere Zeit wenig kooperativ.

Es ist wichtig, dass die TherapeutIn dann weiß, welch große Angst diese »Person« vor Kontrollverlust hat, und dass sie ihr Zeit lässt, sich mit der Diagnose anzufreunden. Häufig jedoch bleibt den alltagstauglichen Persönlichkeitsanteilen kaum Zeit dafür, weil die »Innenpersonen«, kaum dass die TherapeutIn sie eingeladen hat, mit ihr Kontakt aufzunehmen, die Alltags-Person geradezu »beiseiteschieben« und nach außen drängen.

Allerdings wäre es ein Irrtum anzunehmen, alle »Innenpersonen« seien kooperativ und vertrauten der TherapeutIn sofort. Für manche »Kinder« gilt das. Besonders für diejenigen, die angenehme Erinnerungen an die Eltern haben oder so klein sind, dass sie die TherapeutIn sofort als »Mutterersatz« annehmen.

Doch die »Beobachter« und »Beschützer« sind oft wenig begeistert, dass die »Kinder« sich so an ihnen vorbei nach außen drängen und dass das einigermaßen austarierte innere Gleichgewicht, das sie aufrechterhalten (nicht etwa die Alltags-Person/en, die kontrollieren nur den Körper und reagieren auf das aktuelle Außengeschehen; für die Ordnung im Innern sind andere, koordinierende »Personen« zuständig, die häufig, selten oder sogar nie nach außen gekommen sind), dieses – ohnehin instabile – innere Gleichgewicht durch die Arbeit mit der TherapeutIn durcheinanderzugeraten droht. So reagieren sie nicht selten geradezu feindselig auf die TherapeutIn, beschimpfen sie, erklären sie für unfähig, kommentieren hämisch jeden Therapieschritt, den sie als »Fehler« einschätzen, enthalten ihr Informationen vor und lügen vielleicht gelegentlich, um sie in die Irre zu führen. Sind sie aber erst einmal für die Therapie gewonnen, weil sie erkennen, dass die TherapeutIn ihnen wirklich helfen will, dann verhalten sie sich oft ausgesprochen kooperativ und geben wertvolle Hinweise, was sich im Innern der KlientIn abspielt und welche »Person« unbedingt als Nächstes Hilfe braucht.

Doch selbst dann bleiben sie oft misstrauisch, beobachten genau, wie sich die TherapeutIn verhält. So ist es unbedingt erforderlich, dass die TherapeutIn sich an vereinbarte Termine hält und Versprechen einlöst, die sie gegeben hat.[151]

Manche »Beschützer« sind auch regelrecht eifersüchtig auf die TherapeutIn, die ja jetzt Aufgaben übernimmt, die sie vorher wahrnahmen. Erst wenn sie merken, dass sie nicht »sterben« (verschwinden) müssen, sondern weiterhin unbedingt für das gesamte Persönlichkeitssystem gebraucht werden und durch die TherapeutIn nur eine Entlastung ihrer beobachtenden und/oder beschützenden Tätigkeit erfahren, können sie sich auch selbst mehr einlassen und müssen nicht mehr so stereotyp reagieren. Die inneren »BeobachterInnen« und »Helfer/BeschützerInnen« in die Therapie einzubeziehen ist oft ein erster wichtiger Schritt, der Vertrauen im Persönlichkeitssystem der Multiplen schafft.[152]

Schwieriger ist es bei den »ZerstörerInnen« bzw. den täteridentifizierten und/oder »programmierten« Persönlichkeitsanteilen. Sie verstecken sich oft lange vor der TherapeutIn und sabotieren den Therapieprozess. Sie halten sich in der Regel für abgrundtief schlecht und für die dunklen, schwarzen (nicht rassistisch gemeint!) oder Rückseiten anderer »Personen«, also für deren genaues Gegenteil. Oder sie halten sich für »das Böse«, den Teufel, den Tod, »das dunkle Loch« bzw. für nichtmenschliche »Bestien« etc. Sie machen Therapiefortschritte oft rückgängig und »bestrafen« andere »Personen«, wobei sie häufig glauben, dabei selber keinen Schaden (Schmerzen, Tod) zu erleiden, sondern dadurch nur zu gewinnen. Häufig sind sie von den Tätern darauf konditioniert worden, in Aktion zu treten, sobald sich die Multiple an bestimmte Einzelheiten (Namen, Daten, Fakten) erinnert.[153]

Es ist sehr wichtig, dass die TherapeutIn nicht versucht, diese »bösen« Persönlichkeitsanteile auszugrenzen oder durch eine Art Exorzismus »auszutreiben«. Sondern dass sie sich bemüht, diese Anteile kennenzulernen, und eine freundliche Haltung ihnen gegenüber einnimmt, selbst wenn sie deren »Ideologie« nicht teilt. Es hat auch keinen Sinn, mit solchen Persönlichkeitsanteilen herumzustreiten, ihnen zu drohen oder sie zu irgendetwas zwingen zu wollen. Im Gegenteil: Es ist wichtig, dass sie »herauskommen« können, weil sich dann oft herausstellt, dass sie gar nicht so gern »böse« sind und viel lieber »gut« sein möchten.

Ich habe zum Beispiel keine Probleme damit, einer »Zerstörerin« bzw. einem »Zerstörer« (häufig sind diese »Personen« oder »Kräfte« männlich identifiziert) unumwunden zuzugestehen, dass sie oder er sehr viel Macht hat. Manche schmeichelt das in ihrer Eitelkeit, andere reagieren erleichtert, dass sie mir diese Macht nun nicht mehr mit einem Zerstörungsakt beweisen müssen. Ich lade sie ein, mit mir zu sprechen, entweder direkt oder indirekt (durch Malen, Schreiben oder indem sie einer anderen »Person«, die gerade »draußen« ist, etwas mitteilen, das diese mir dann sagen kann), und versichere ihnen, dass ich sie zu nichts zwingen werde. Mit der Zeit stellt sich dann heraus, dass diese ZerstörerInnen im Zuge des Empathielernens (Spiegelneurone!) in Momenten von Todesnähe entstanden sind.

Auch autodestruktive Handlungen – etwa Einnahme von Drogen oder Alkohol, Erbrechen, sich Schneiden oder Verbrennen – stellen oft regelrechte (Selbst-)Hilfeaktionen dar, die sie selbst, manchmal sogar das gesamte Persönlichkeitssystem, von überflutenden Traumaerinnerungen ablenken und damit entlasten.

Täteridentifizierte Persönlichkeitsanteile erfuhren oft eine Entlastung in Traumasituationen, indem sie sie bejahten oder sich selbst retteten bzw. von eigenen Misshandlungen durch die Täter verschont wurden, indem sie anderen Lebewesen etwas antaten. Viele behalten dieses Verhalten auch später bei und erleben durch Misshandlungen anderer (etwa von Tieren, Schutzbefohlenen oder der eigenen Kinder) eine psychische Erleichterung – es ist zu einem für sie unkontrollierbaren Zwang geworden.

Außerdem gibt es in professionell arbeitenden Tätergruppen (Kinderpornografie, satanisch-rituellen Zirkeln) oft eine regelrechte »Abrichtung« von Kindern zu multiplen Persönlichkeiten. Täter machen sich dann das Multipel-Sein des Opfers zunutze, indem sie neue »Personen« schaffen, sie mit Namen oder Zahlen versehen und in das Persönlichkeitssystem einschleusen. Diese »Personen« sind dann auf Abruf wie »Selbstzünder« oder »Minen«, sie werden von den Tätern »ferngezündet« bzw. bei Bedarf herausgeholt. Dies geschieht, indem der Name oder das Codewort für diesen »programmierten« Anteil genannt wird (oder durch Anrufe, Postkarten, den Anblick bestimmter Personen oder manchmal durch bestimmte ankonditionierte Selbstberührungen). Die Täter richten diese »Personen« dazu ab, bestimmte Handlungen aus-zuführen, etwa sexuelle »Dienstleistungen«, Drogen- oder Waffenschmuggel, Taten gegen andere Personen etc. Oder sie sollen das gesamte Persönlichkeitssystem zerstö-ren, indem sie es mit Traumaerinnerungen oder Panikattacken überfluten und/oder in den Wahn treiben, oder sie sollen selbst (auto-)destruktive Handlungen vornehmen. (Näheres hierzu in den Kapiteln über destruktive Kulte und Programmierung/De-Programmierung.) An dieser Stelle will ich nur darauf hinweisen, dass diese Anteile naturgemäß der Therapie ablehnend gegenüberstehen und mit ganz besonderer Be-hutsamkeit behandelt werden müssen.

Alle »ZerstörerInnen« werden – das liegt in der Natur der Spaltung – von anderen Per-sönlichkeitsanteilen, die sich als »gut« wahrnehmen, selbstverständlich erst einmal völlig abgelehnt und ihrerseits mit Misstrauen beobachtet.

Die TherapeutIn tut gut daran, sich nicht ihrerseits spalten zu lassen, indem sie für manche »Personen« Sympathie äußert und andere ablehnt. Sie darf keine Lieblinge haben, sondern muss alle Anteile als ein zusammengehörendes Ganzes betrachten und akzeptieren, da sie sonst den Therapiefortschritt gefährdet. Doch selbstverständlich werden die unterschiedlichen Anteile versuchen, die TherapeutIn jeweils auf ihre Seite zu ziehen. Sie werden versuchen, der TherapeutIn »Geheimnisse« anzuvertrauen, die sie »den anderen« aber nicht »weitersagen« darf. Dann ist es wichtig, dass die TherapeutIn deutlich macht: »Du darfst ruhig Geheimnisse für dich behalten. Aber wenn du sie mir erzählst, werde ich sie – bis auf Ausnahmefälle, die wir gut besprechen müssen – den anderen weitererzählen, denn es ist wichtig, dass ihr euch untereinander kennenlernt.«

Manche »Personen« haben einen geradezu umwerfenden Charme (etwa manche »Kinder«) oder versuchen gar, die TherapeutIn zu verführen. Manchmal ist es schwer, feindseligen oder mit »Bestrafung« der anderen »Innenpersonen« und/oder Selbst-mord drohenden Persönlichkeitsanteilen mit Geduld und Freundlichkeit zu begeg-nen bzw. die Gegenübertragung zu deuten.[154]

Aus all dem wird deutlich: Die TherapeutIn einer multiplen Persönlichkeit ist zu ganz besonders sorgfältiger Arbeit verpflichtet. Sie muss alle Persönlichkeitsanteile an- und ernst nehmen. Sie muss damit rechnen, dass sie immer und immer wieder infrage und auf die Probe gestellt wird und dass immer wieder »Personen« auftauchen, die zynisch oder ablehnend reagieren und/oder auf Therapieabbruch drängen, weil »das alles ja nur Quatsch ist«. Sie muss mit erheblichem Widerstand und immer wiederkehren-dem Misstrauen rechnen. Doch sie sollte sich auch in Erinnerung rufen: Die multiple Persönlichkeit hat immer wieder erlebt, dass die Menschen, denen sie am meisten ver-traut hat, sie verraten und misshandelt haben. Und sie erlebt zunächst in der Therapie, dass in ihrem Innern »das Chaos ausbricht«. Unter diesen Umständen ist es eigentlich ein Wunder, dass Multiple überhaupt Vertrauen fassen und zu jeder neuen Therapie-stunde wiederkommen.

Diskussion über Diagnose und Therapieziele

Sobald für die TherapeutIn die Diagnose feststeht: Diese KlientIn hat eine dissoziative Störung bzw. ist multipel, ist es unerlässlich, mit der Betroffenen über diese Diagnose zu sprechen und offenzulegen, wie sie zustande gekommen ist (auch, ob und welche Zweifel es noch eventuell an ihrer Richtigkeit gibt). Der amerikanische Psychiater Frank Putnam, der als einer der Ersten über dissoziative Identität geforscht hat, weist darauf hin, dass es keine Katastrophe ist, jemanden fälschlich als multipel zu diagnostizieren, weil es sich in der Regel im Laufe der weiteren Therapie herausstellt, ob die Diagnose stimmt oder nicht, und die Betroffenen mit der offengelegten Korrektur ganz gut leben können.

Dennoch halte ich es für wichtig, eine entsprechende Diagnose – oder eine begründete Vermutung – der Betroffenen erst dann mitzuteilen, wenn es dafür ausreichende Gründe gibt, etwa entsprechende Ergebnisse aus differenzialdiagnostischen Fragebögen. Doch wenn die TherapeutIn von der Richtigkeit der Diagnose überzeugt ist, dann ist es für das gesamte Persönlichkeitssystem der Multiplen – also für die Alltags-Person, die derzeit am meisten die Kontrolle über den Körper hat, und für die »Innenpersonen« – wichtig, die Diagnose zu hören und sich mit ihr und der TherapeutIn auseinandersetzen zu können.

Ich kenne kaum eine multiple Persönlichkeit, die ihre Diagnose bereitwillig oder gar voller Begeisterung akzeptiert hätte. Verschiedentlich habe ich bereits darauf hingewiesen: Meist sind die den Alltag regelnden Persönlichkeitsanteile alles andere als erbaut, davon zu erfahren, dass es noch andere »Personen« in ihrem Innern gibt, also andere Anteile, die dann die Kontrolle über ihren Körper, ihre Gedanken, Gefühle und Handlungen übernehmen, wenn sie »Zeit verlieren«.

Dennoch gibt es in ihrem Innern oft ein Gefühl der Erleichterung. Oder die Multiple hat das Gefühl, »ertappt« zu sein. Meist ist es eine Mixtur aus all diesen und vielen anderen Gefühlen – Unbehagen, Angst, Neugier, Entsetzen –, mit der sich die Betroffene und ihre TherapeutIn auseinandersetzen müssen.

Bei wohl kaum einer Diagnose ist es so wichtig, über deren Inhalt und Bedeutung mit der Betroffenen ausführlich zu sprechen, wie bei der dissoziativen Identität. Denn es gibt viele voneinander durch amnestische Barrieren getrennte Persönlichkeitsanteile, auch im Sinne von »Personen«, die erfahren müssen: Es gibt uns, es darf uns geben, wir sind viele, wir dürfen da sein, herauskommen und mit der TherapeutIn sprechen, sie heißt uns willkommen.

Die »Personen« im Innern ebenso wie die Alltags-Person/en können zuhören, was während der Therapiestunde besprochen wird. Manchmal ist es sinnvoll, dieses »Zuhören im Innern« zu verstärken, etwa indem die TherapeutIn sagt: »So, jetzt bitte ich alles, was mich hören kann, einmal genau zuzuhören, denn das, was ich jetzt sage, geht alle an ...« Meine Erfahrung ist: Tatsächlich hören viel mehr Persönlichkeitsanteile zu, als sich nach außen hin zu erkennen geben. Es ist daher wichtig, sozusagen »in das System hineinzusprechen« und sich immer darüber im Klaren zu sein, dass auch solche »Personen« möglicherweise zuhören, die der Alltags-Person, der TherapeutIn und/oder anderen »Personen« im Innern ablehnend gegenüberstehen. Es müssen aber von Anfang an möglichst viele »Personen« zur Mitarbeit im therapeutischen Prozess gewonnen werden. Daher ist es von so großer Bedeutung, die Diagnose oder den Verdacht auf DIS mitzuteilen und »alles, was mich hören kann« einzuladen, ihre Gedanken und Gefühle hinsichtlich dieser Diagnose mitzuteilen.

Anfänglich kommt es der TherapeutIn wahrscheinlich seltsam vor, die KlientIn im Plural anzusprechen, in der Art: »Es wäre wichtig, dass möglichst viele, die mich gerade hören können, nach und nach verstehen, dass wir hier alle zusammenarbeiten. Ich möchte euch kennenlernen und lade euch ein, mir direkt oder indirekt zu vermitteln, wie es euch geht.« Insbesondere therapeutische AnfängerInnen haben meiner Erfahrung nach damit zunächst Probleme. Allerdings tun sich auch therapeutische »Profis« mit langjähriger Berufserfahrung zunächst oft schwer, da sie befürchten, sich lächerlich zu machen. Es ist ihnen schlicht peinlich bzw. sie befürchten, auf das »Wahnsystem« der KlientIn zu sehr einzugehen. Doch die KlientIn hat kein Wahnsystem. Sondern sie hat aufgrund extremer Gewalterfahrungen seit frühester Kindheit gelernt, sich unbewusst aufzuspalten. Die Alltags-Person »weiß« tatsächlich oft nichts von den anderen »Personen« in ihr, und auch diese kennen einander zunächst oft nicht; oder sie kennen nur manche der anderen »Innenpersonen«, während sie, wenn andere »Personen« »draußen« sind (die Kontrolle über den Körper bekommen), oft Amnesien haben. Die KlientIn bildet sich die Existenz der anderen »Personen« nicht ein, sondern diese sind abgespaltene Persönlichkeitsanteile mit je einem eigenen »Ich« im Sinne einer eigenen Identität. Es gibt diese »Personen« wirklich, und sie fühlen sich auch als jeweils eigenständige Personen – darin liegt der einzige Irrtum dieses Persönlichkeitssystems.

Die KlientIn muss also lernen, dass alle »Personen« in ihrem Innern zu ihr gehören, dass sie alle zusammen ein Universum bilden, dass alle in einem Körper wohnen (manche wissen das nicht) und dass es in der Therapie darum gehen wird, diese getrennten, abgespaltenen Persönlichkeitsanteile zu einem großen Ganzen zusammenzufügen.

Aus diesem Grund ist es so wichtig, dass die TherapeutIn von Anfang an mit offenen Karten spielt. Würde sie die Diagnose für sich behalten, dann würden im Innern der KlientIn einige »Personen« denken: »Red du mal, du hast ja keine Ahnung, was hier wirklich los ist« – und würden sich nicht angesprochen fühlen. Erst wenn die TherapeutIn deutlich macht: »Ich glaube, ich weiß, was mit Ihnen/euch los ist«, gibt es ein Aufhorchen im Innern der KlientIn und von da an die Möglichkeit, auch die »Innenpersonen« zur Kooperation zu bewegen.

Therapieziele

Was die *Therapieziele* anbetrifft, so kann es sehr viele verschiedene geben, je nach den individuellen Problemen der Betroffenen. Doch ein Ziel steht bei Multiplen von Anfang an fest: das Zusammenfügen der abgespaltenen Identitäten zu einer kohärenten Persönlichkeit bzw. einem durchgängigen Bewusstseins-Strom.

Optimales Therapieziel ist die vollständige Integration der »Personen« und ihre Fusion zu einem einzigen, ganzheitlichen »Ich«. Doch dieses Ziel kann nicht immer erreicht werden. Ich persönlich halte es – das wird vielleicht manche Leserin erstaunen – nicht einmal in jedem Fall für erstrebenswert. Optimal ist es, wenn die verschiedenen »Personen« am Ende der Therapie so weit kooperieren, dass keine von ihnen mehr Amnesien im Tagesbewusstsein hat (»Zeit verliert«). Doch wenn es am Ende der Therapie noch einige »Kinder«, ein paar »Jugendliche«, den einen oder anderen männlichen »Beschützer« und mehrere weibliche »Erwachsene« in der Multiplen gibt, ist dies meines Erachtens – immer vorausgesetzt, all diese »Personen« können sich gut miteinander verständigen – ein Problem, das auch andere Menschen kennen. Denn auch Nicht-Multiple können ja durchaus solche Anteile in sich haben, mit denen (z.B. den inneren »Kindern«) ich in Psychotherapien auch arbeite. Wenn diese Anteile in dem Sinne integriert sind, dass keiner davon mehr abgespalten, abgelehnt und stigmatisiert wird (etwa als »das Böse«), dann sehe ich kein Problem darin, mehrere »Personen« zum Schluss bestehen zu lassen.

Letztlich liegt es immer im Ermessen der KlientIn, was für sie möglich ist. Manche wollen zunächst nur eine Kooperation der verschiedenen »Personen« erreichen, integrieren sich aber zunehmend und sind schließlich mit einer Gesamtfusion einverstanden. Andere würden sich gern zu einer einzigen Persönlichkeit zusammenfügen, doch sie merken, dass sie irgendwann erst einmal mit dem Integrationsprozess aufhören müssen, und beenden die Therapie zumindest vorläufig (was ja nicht heißt, dass sie nicht später irgendwann weitermachen).

Wesentlich aber ist das Therapieziel »*Co-Bewusstheit*«, ein Begriff, der in den folgenden Kapiteln noch näher erläutert wird. Co-Bewusstheit bedeutet: Die eine »Person« weiß von der anderen und »bekommt mit«, was diese macht, denkt und fühlt. Co-Bewusstheit tritt ein, wenn amnestische Barrieren verschwinden. »Person« A und »Person« B bleiben bei Co-Bewusstheit zunächst getrennt bestehen, doch es ist, als könnten sie willkürlich die Aufmerksamkeit *aufeinander richten, mitbekommen, was mit der anderen los ist.*

Integration bedeutet: »Person« A und »Person« B tun sich zusammen; die eine spürt, wie es der anderen geht, sie lernt deren Erinnerungen kennen und bekommt zunehmend das Gefühl, als habe *sie* das erlebt.

Fusion schließlich ist das Verschmelzen von »Person« A und »Person« B zu »Person« AB, wobei sich die Persönlichkeitsanteile so mischen, wie es ihrer Bedeutung im Persönlichkeitssystem entspricht.

Beispiel:

»Terry« war eine »Person«, die in der multiplen Helga immer dann auftauchte, wenn eine der entsetzlichen Foltersituationen vorüber war (Helga wurde rituell misshandelt). Sie hatte keinen Anteil am Alltagsleben Helgas, sondern sie war nur eine »Zwischenperson«: zwischen Folter und Wieder-Anziehen und Nach-Hause-Gehen. »Terry« hatte immer starke Schmerzen, war immer verwirrt, fragte immer: »Wo bin ich« und wollte immer zu ihrer (Helgas) Freundin. »Terry« wurde als erste »Person« in Helga integriert. Eines Tages war sie im Persönlichkeitssystem verschwunden und zunächst nicht wieder aufzufinden. Später tauchte sie in einer anderen »Person« auf, die sie an- und aufgenommen hatte (mit der es zu einer Fusion gekommen war) und die dann Hilfe benötigte, um die Angst und die Schmerzen von »Terry« loszuwerden, die sie mit aufgenommen hatte.

Dieses Beispiel ist das eine Extrem: Ein relativ schwacher Persönlichkeitsanteil wird sozusagen von einem anderen »absorbiert«. Es kann aber natürlich auch sein, dass zwei relativ gleich starke »Personen« tatsächlich miteinander eine »Person AB« ergeben, die beider Persönlichkeitsanteile in gleich starker Mischung enthält. Darauf wird in späteren Kapiteln noch näher eingegangen.

Entscheidend ist: Die KlientIn sollte um die »Innenpersonen« mit den wichtigsten Gefühlen und Erinnerungen wissen. Und sie sollte am Ende der Therapie erreicht haben, dass sie ihren Alltag bewältigen kann, ohne sich mit »Zeitverlust« herumplagen zu müssen.

Also: kein »Filmriss« mehr, keine Überlegungen, was wohl in der Zwischenzeit geschehen sein könnte. Und: Die KlientIn soll am Ende der Therapie selbst bestimmen können, welcher Persönlichkeitsanteil jeweils im Vordergrund ist, also ob ein kindlicher Anteil gerade »nach außen« kommen kann, ob es ein sachlich-organisatorisch begabter Anteil ist, das »Berufs-Ich« oder ein Anteil, der eine besondere Fähigkeit hat. Oder mehrere zusammen. Die KlientIn soll es schaffen, Anteile in ihr (»Personen«), die gerade »nichts draußen zu suchen haben«, in ihrem Inneren zurückzuhalten, die dort an einem »sicheren Ort« behütet werden.

Das klingt relativ einfach, ist aber ein Prozess, der mit Sicherheit Jahre dauert. Die Multiple muss sehr viel lernen, um diese Therapieziele erreichen zu können, vor allem: sich akzeptierend, ja liebevoll um ihre inneren Persönlichkeitsanteile zu kümmern. Da es häufig »ZerstörerInnen« im Innern gibt, ist dies keine leichte Aufgabe, sondern eine, die eine behutsame Annäherung und Auseinandersetzung mit den »Innenpersonen« und den Gründen für deren So-Sein erfordert. Doch darin unterscheidet sich eine Multiple gar nicht einmal grundsätzlich von anderen PsychotherapieklientInnen, die lernen müssen, sich mit den abgespaltenen Traumainhalten, Schuldgefühlen und »bösen« Impulsen – um nur einige zu nennen – auseinanderzusetzen und sie (besser) zu integrieren. Der wesentliche Unterschied liegt in der Notwendigkeit, die aufgespaltene *Identität* wieder zusammenzufügen, so gut es eben geht. Es versteht sich von selbst, doch ich will noch einmal ausdrücklich darauf hinweisen: Das Therapieziel kann nicht lauten, dass eine Multiple jederzeit alles »weiß«, was die (früheren) »Personen« wussten. Das kann niemand, auch diejenigen unter uns nicht, die nur ein »Ich« haben. Unser Bewusstsein wäre völlig überfordert damit, jederzeit alle unbewussten Inhalte »parat« haben zu müssen. Also wird es auch nach der Integration und Fusion von »Personen« manchmal eine Weile dauern, bis die (Ex-)Multiple weiß, warum ihr gerade so unbehaglich ist. Der Unterschied zum Erleben der untherapierten DIS besteht dann aber darin, dass sie *Zugang* zu den Anteilen bekommen kann, die um die Gründe für das Unbehagen wissen (ehemalige andere »Personen«) – wenn sie sich darum bemüht. Eine Multiple, die ihre »Personen« noch nicht integriert hat, kann sich anstrengen, wie sie will, sie wird nicht fühlen können, was die andere »Person« fühlt, sie wird deren Gedanken nicht kennen, und sie wird nicht so handeln können. Wenn die amnestischen Barrieren jedoch wegfallen, kann zwar einiges wieder tief ins Unbewusste versinken, das vielleicht nur mühsam an die Oberfläche geholt werden kann. Doch es *kann* geholt werden. Das macht den Unterschied aus.

Es ist wichtig, über diese und andere Therapieziele mit der Multiplen von vornherein offen zu sprechen, damit die TherapeutIn frühzeitig erfährt, welche Persönlichkeitsanteile u.U. welche Therapieziele haben, welche die Therapie völlig ablehnen oder ihr gleichgültig gegenüberstehen, welche möglicherweise die Therapieziele sabotieren wollen und warum.

Häufig stellt sich heraus, dass manche Anteile befürchten, bei einer Integration bzw. Fusion zu kurz zu kommen oder sterben bzw. verschwinden zu müssen. Sie haben Angst, dass sie gezwungen werden, etwas zu tun oder für richtig zu halten, das *sie* nie tun und mit Sicherheit für grundfalsch halten würden. Die »Jungen« und »Männer« in einer multiplen Frau zum Beispiel befürchten, sich in Zukunft wie »richtige Frauen« benehmen zu müssen (manche mögen auch überzeugt sein, sie wären gar keine Frau, sondern hätten einen Männerkörper); die »Kinder« haben Angst, sie müssten ganz verschwinden, weil »der Körper ja jetzt erwachsen ist«; die »Beobachter« und »Beschützer« befürchten, sie würden überflüssig; die »ZerstörerInnen« haben Angst, sie müssten »weg«, also verschwinden (was sie mit Sterben gleichsetzen).

Zu Beginn der Therapie mit einer DIS-KlientIn über die Therapieziele Co-Bewusstheit, Integration und Fusion zu sprechen ist also recht schwierig. Die Alltags-Person will selbstverständlich alles in sich integrieren, um darüber die Kontrolle zu haben –

ohne zu wissen, bestenfalls zu ahnen, was das an Schmerzen und erfahrenen Schrecken bedeutet. Andere »Personen« jedoch werden ganz entschieden ablehnen, in die Alltags-Person (»diese Naive, die glaubt, sie wüsste was, in Wirklichkeit ist sie nur unsere äußere Hülle« – so oder ähnlich lauten zunächst häufig die Kommentare der »Innenpersonen« über das Alltags-Ich) integriert zu werden.

Ein Rat an TherapeutInnen:

Machen Sie sich darauf gefasst, dass Sie bei der Diskussion der Diagnose und Therapieziele schon einmal eine Ahnung davon bekommen werden, welche Grabenkriege im Innern der Multiplen stattfinden. Ermutigen Sie ausdrücklich, dass so viele »Innenpersonen« wie möglich direkt oder indirekt ehrlich ihre Meinung sagen. Auch wenn Ihnen diese Meinung nicht gefällt: Es ist gut, wenn Sie gleich von Anfang an zulassen, dass auch »Böses«, Zynisches, »Perverses«, Ablehnendes etc. geäußert werden darf.

Sie werden manchmal darüber erschrocken sein, dass »negative« Persönlichkeitsanteile sich sehr heftig äußern. Dies liegt eben daran, dass sie in »Reinkultur«, also in Gestalt sich als eigenständig erlebender »Personen« auftreten. Durch die Abspaltung wurde verhindert, dass sich diese »negativen« Inhalte abmilderten, indem sie sich mit anderen Persönlichkeitsinhalten vermischten. Umso wichtiger ist es, dass Sie gleich zu Beginn der Arbeit mit der Multiplen einige Vereinbarungen treffen, u.a. was Ihre Sicherheit und die Sicherheit anderer Anteile in der Persönlichkeit sowie die Sicherheit von Schutzbefohlenen der DIS-KlientIn anbetrifft. Näheres hierzu im Abschnitt »Verträge«.

Therapeutisches Setting

Unter »therapeutischem Setting« versteht man die Rahmenbedingungen, unter denen die Therapie stattfindet. Dazu gehören: Art der Therapie, wöchentliche Stundenzahl und -länge, Finanzierung der Therapie, Gestaltung des Therapieraumes im wörtlichen wie im übertragenen Sinne, Vereinbarungen über Kontakte außerhalb der Therapiesitzungen etc.

Was die Art der Psychotherapie multipler Persönlichkeiten anbetrifft, so erfordert diese ein *schulenübergreifendes Vorgehen*. Elemente aus tiefenpsychologisch fundierten Psychotherapieformen ebenso wie Hypnose und Körpertherapieformen bis hin zu verhaltenstherapeutischen Elementen sind wichtig und sinnvoll zu kombinieren.

Zur Therapie-Frequenz:

Eine Psychotherapie mit einer Multiplen dauert auf jeden Fall mehrere hundert Therapiestunden; realistisch sind vier bis acht Jahre, wobei mit zwischen einer und drei Wochenstunden (à im Schnitt 50 Minuten) auf jeden Fall zu rechnen ist.

In seinem DIS-Lehrbuch fasst der amerikanische Psychiater Frank Putnam seine diesbezüglichen Erfahrungen so zusammen: »Ich habe festgestellt, dass für ambulante PatientInnen eine Frequenz von zwei- bis dreimal pro Woche gut ist. Weniger häufige Sitzungen führen tendenziell zu einem Stillstand in der Therapie, während häufigere Sitzungen oft zu hoch verwickelten und chaotischen Behandlungsverlaufen führen. In einer Krisensituation sehe ich eine PatientIn so oft, wie ich es für notwendig halte. Grundsätzlich jedoch glaube ich nicht, dass eine Therapie bessere Fortschritte macht, wenn häufigere Sitzungen stattfinden. Bestimmte Behandlungsaspekte – etwa das Akzeptieren der Diagnose, die Entwicklung von Vertrauen und die Traumabearbeitung – folgen ihrem eigenen Tempo, das durch häufigere Sitzungen nicht wesentlich beschleunigt werden kann. Der/die TherapeutIn sollte die Behandlung entsprechend anpassen. Im Durchschnitt braucht eine PatientIn mehrere Jahre, um eine zufriedenstellende Lösung für sich zu erarbeiten, ob sie nun zweimal am Tag oder zweimal in der Woche zur Therapie kommt. Ein Ausbrennen der TherapeutIn/des Therapeuten hilft weder ihr/ihm noch der PatientIn.«[155]

Ich kenne TherapeutInnen, die zehn und mehr Psychotherapiestunden in der Woche mit einer DIS-KlientIn verbringen. Häufig besteht dabei die Meinung (auf beiden Seiten!): »Viel hilft viel.« Dies ist jedoch nicht der Fall. Denn wenn die TherapeutIn sozusagen ständig in Reichweite ist, fördert dies zu sehr die Regression, also die Abhängigkeit, das Fallenlassen und die Erwartung der KlientIn, von der TherapeutIn als »Ersatzmutter« absolut aufgefangen und getragen zu werden. Dies wiederum muss zwangsläufig zu Enttäuschungen seitens der KlientIn führen. Denn die TherapeutIn ist nicht die »Mama«, auch nicht die »Ersatz-Mama«, nach der sich besonders die »Kinder« in der multiplen Persönlichkeit so sehnen. Macht die TherapeutIn das nicht von Anfang an klar – nämlich dass sie ein »Arbeitsbündnis« mit der Multiplen eingegangen ist, das ganz bestimmte Regeln hat, dazu gehört auch ein eng umgrenzter Kontakt –, dann fühlen sich die »Kinder« zunächst ermutigt, all ihre Wünsche an die TherapeutIn zu richten (statt an die anderen »Innenpersonen«), und fühlen sich dann umso mehr und erneut verlassen, wenn sie realisieren, dass die TherapeutIn nicht ständig für sie da sein kann (siehe dazu auch weiter unten).

Zusätzlich zu den im Schnitt zwei bis vier Therapiestunden finden sehr häufig noch telefonische und briefliche Kontakte statt. Meiner Erfahrung nach brauchen multiple Persönlichkeiten zumindest in der ersten Phase der Therapie, wenn sich immer mehr »Innenpersonen« melden und »draußen« sind, einen regelmäßigen Kontakt ein- bis zweimal in der Woche. Ich persönlich bin nach meinen ersten Therapien mit Multiplen etwas zurückhaltender mit meiner Zeit geworden. »Meine ersten Multiplen«, wenn ich sie einmal so nennen darf, haben sehr, sehr viel bekommen: Vier Wochenstunden oder mehr an Therapiesitzungen, zusätzlich stundenlange Telefonate; sie durften mich auch an Abenden und Wochenenden anrufen, ich schrieb ihnen Postkarten aus dem Urlaub (des Inhaltes: »Es gibt mich noch und ich komme ganz bestimmt wieder«), habe den »Kindern« ab und zu etwas geschenkt (z.B. Bilderbücher, Kuscheltiere ...) etc. Inzwischen bin ich viel rigoroser, und ich erzähle das auch nur deshalb, weil ich weiß, dass es den meisten TherapeutInnen, die mit Multiplen arbeiten, sehr ähnlich ergangen ist. Viele tun anfangs zu viel des Guten, und das ist gar nicht unbedingt gut.

Heute betone ich von Anfang an: Es gibt eine bis zwei Therapiesitzungen in der Woche (in der Regel in Form einer Doppelstunde) plus eventuell einem Telefonat drei bis vier Tage später (wobei die KlientIn mich ausschließlich in der Praxis anrufen darf; nur in äußersten Notfällen bin ich heute noch bereit, meine Privatnummer herauszugeben). Sie darf mir mailen oder schreiben, Antwort bekommt sie jedoch ausschließlich in den Therapiesitzungen von mir, und zwar mündlich.

Wer schon einmal mit Borderline-KlientInnen gearbeitet hat, weiß, warum ich so rigoros geworden bin. Die Betroffenen, die dies lesen, werden das vielleicht gar nicht gerne hören, aber es ist nicht nur meine Erfahrung: Insbesondere die multiplen Persönlichkeiten mit hohen Borderline-Anteilen neigen dazu, sehr viel Zuwendung zu wollen. Sie möchten vor allem auf eine sehr existenzielle Weise noch einmal angenommen und »genährt« werden. Doch so, wie es damals ihre Mutter hätte tun sollen, kann es nie wieder sein. Insbesondere die »Kinder« in den KlientInnen haben sehr eindeutige Wünsche an die TherapeutIn: Sie soll unbedingt und bedingungslos immer da sein, soll ihnen vorlesen, lieb zu ihnen sein etc. In dieser Ausschließlichkeit ist das selbstverständlich nicht zu leisten. Während dies anderen KlientInnen sofort einleuchtet, kann es darüber zum Beispiel (aber nicht nur) bei den »Kindern« einer Multiplen zu tiefen Krisen kommen, die mit großer Enttäuschung und einer Abwertung der TherapeutIn verbunden sein können (»Du lässt mich/uns im Stich!«).

Von daher ist es unerlässlich, den äußeren Rahmen – wann gibt es wie viel Kontakt zwischen der Betroffenen und der TherapeutIn, und welche Spielregeln gibt es dabei? – sehr früh sorgfältig abzustecken. Dabei kann es durchaus sinnvoll sein, der Betroffenen deutlich zu machen: »Nichts ist in Stein gemeißelt, wir können, falls es sich als sinnvoll erweist, überprüfen, ob wir die eine oder andere unserer Vereinbarungen verändern oder Ausnahmen zulassen.« Grundsätzlich aber gilt: Da eine Multiple nichts so sehr fürchtet wie die Verstärkung ihres inneren Chaos, ist die TherapeutIn gehalten, sehr sorgfältig Vereinbarungen zu treffen und sich an diese möglichst zu halten. Sie wird mit Sicherheit erleben, dass sie auch beim Wort genommen und jeder Wortbruch sehr streng von der KlientIn »geahndet« wird (nämlich mit sofortiger Infrage-stellung der Therapie aufgrund des allzeit sprungbereiten Misstrauens).

Zeitliche Grenzen pro Therapiesitzung

Ein weiteres Problem betrifft die Einhaltung der *zeitlichen Grenzen* pro Therapiesit-zung. Aufgrund der oft zahlreichen Persönlichkeitsanteile, mit denen pro Sitzung ge-arbeitet werden muss (jedenfalls in fortgeschrittenem Zustand der Therapie), ist es unumgänglich, im Vergleich zu anderen, üblichen Therapiesitzungen »überlange« Therapiestunden zu machen, häufig in Form von Doppelstunden. Doch selbst dann ist es oft noch schwierig, das Ende der Sitzung herbeizuführen, da die Multiple häufig durch die »Switches«, also die »Personenwechsel«, das Zeitgefühl verliert und nicht selten zum Schluss noch »etwas ganz Wichtiges« herauskommt, das so dringlich er-scheint, dass es unbedingt noch bearbeitet werden soll. Frank Putnam gibt hier den Rat: »Welche zeitliche Länge der Therapie auch immer festgelegt wurde – der/die TherapeutIn sollte sich daran halten. Es ist wichtig, diese Grenze einzuhalten; sonst wird die DIS-PatientIn ständig mehr Zeit benötigen und die zeitlichen Grenzen im-mer weniger einhalten. Der/die TherapeutIn sollte nicht erwarten, dass die PatientIn diejenige sein wird, die die Therapiesitzung rechtzeitig beendet!«[156]

Empfehlenswert finde ich hier die »*Kluft's rule of thirds*«. Richard Kluft, ebenfalls einer der »DIS-Pioniere«, hat diese Regel aufgestellt und sie lautet wie folgt:

»Wenn es dem Therapeuten/der TherapeutIn nicht gelingt, das Material, das er oder sie bearbeiten will, im ersten Drittel der Sitzung anzusprechen, um es im Rest des ers-ten und während des zweiten Drittels zu bearbeiten, es dann an die anderen Persön-lichkeitsanteile weiterzugeben und die Patientin im letzten Drittel wieder zu stabili-sieren – dann sollte vermieden werden, sich diesem Material zu nähern, weil die PatientIn sonst in Gefahr ist, die Therapiesitzung in einem aufgelösten Zustand zu verlassen.«[157]

Selbst wenn solche Regeln und Grenzen noch so strikt eingehalten werden, kommt es – so hat Kluft bereits in einer früheren Untersuchung festgestellt – bei bis zu 80 % aller in psychotherapeutischer Behandlung befindlichen multiplen Persönlichkeiten zu Krisensituationen, die zusätzliche Interventionen der TherapeutIn erforderlich ma-chen.[158] Es ist daher wichtig, mit der Multiplen und ihren »Innenpersonen« darüber zu verhandeln, in welchen Situationen die KlientIn die TherapeutIn anrufen oder an-mailen darf, um ein (kurzes, reorientierendes) »Extra-Gespräch« mit ihr zu führen.

> **Meine Empfehlung:**
> Möglichst frühzeitig sollte eine »*Notfallliste*« erstellt werden, auf der die multiple Persönlichkeit alle Möglichkeiten notiert, die sie umsetzen kann, wenn sie in eine Krise gerät. Beginnen sollte diese Liste mit einer »internen Konferenz«, bei der nach Möglichkeiten der innerpsychischen Bewältigung bzw. Ablenkung gefahndet werden sollte und »BeschützerInnen« zu Hilfe gerufen werden. Falls dies nicht zufriedenstellend funktioniert, sollten die Vertrauenspersonen in ihrem Umfeld – dies ist vorher mit ihnen zu klären! – angerufen bzw. angesprochen werden: PartnerIn, FreundInnen etc. Der Anruf bei der TherapeutIn sollte der *letzte* Punkt auf der Liste sein!

Finanzierung der Therapie

Ein großes Problem stellt die *Finanzierung* der Therapie dar. Ich empfehle, auf jeden Fall einen Antrag bei der Krankenkasse zu stellen, und zwar mit der zutreffenden Diagnose (damit die Gutachter dort nicht mehr behaupten können, so etwas wie dissoziative Identitätsspaltung gebe es hierzulande gar nicht!), es sei denn, die Multiple hat begründete Angst davor, durch ein »Durchsickern« ihrer Diagnose Stigmatisierung zu erfahren und/oder z.B. ihren Job zu verlieren. (In solchen Fällen ist zu überlegen, ob die »harmlosere« Diagnose »Posttraumatische Belastungsreaktion« gestellt wird.)

Meiner Erfahrung nach werden Anträge über 100 Stunden hinaus – auch im Erstattungsverfahren, also von nicht ärztlichen PsychotherapeutInnen und Nicht-KassenpsychologInnen – von den Krankenkassen genehmigt, häufig jedoch erst nach sehr langem und zähem Ringen mit der Kasse und deren Gutachter. Ich bin dafür, diesen Kampf immer wieder zu führen, und kann jede TherapeutIn nur auffordern, der DIS-KlientIn dabei beizustehen.

Verträge

Die Tatsache, dass bei einer multiplen Persönlichkeit sozusagen die eine Hand nicht weiß, was die andere tut, oder anders ausgedrückt: dass die eine »Person« nicht weiß, wie die andere denkt, fühlt und handelt bzw. sich für deren Denken, Fühlen und Handeln nicht verantwortlich fühlt – diese Tatsache will in der Psychotherapie mit einer Multiplen wohl bedacht sein und verlangt verbindliche Vereinbarungen oder »Verträge«.

In den USA werden multiple Persönlichkeiten aufgefordert, Verträge zu unterschreiben, die etwa so lauten: »Ich verpflichte mich dazu, weder mich selbst noch andere – in mir oder außerhalb von mir – zu verletzen oder zu töten, weder absichtlich noch durch Unfälle, jetzt und in Zukunft.«

Dies kommt Ihnen sicherlich zunächst absonderlich vor. Doch ich habe erfahren, dass es sehr wichtig ist, mit der Multiplen und deren »Innenpersonen« so früh wie möglich einen derartigen Vertrag zu schließen; wenn es geht, sogar schriftlich. Unterschreiben bzw. sich damit einverstanden erklären müssen dann nicht alle »Personen« bzw. »Kräfte«, sondern es genügt, wenn die »offizielle« Unterschrift geleistet wird.

Meine Erfahrung ist auch, dass es gegen einen solchen »Gewaltverzichtsvertrag« erheblichen Widerstand gibt. Das reicht von »Ich lasse mich auf gar nichts ein« bis zu schweigendem Rückzug und innerer Sabotage. Und es kann sein, dass etliche »Personen« diesen Vertrag unterzeichnen – und die Multiple dennoch einen selbstzerstörerischen Akt begeht, weil irgendwo in ihrem Innern noch ein Anteil war, der sich an den Vertrag nicht gebunden fühlte.

Dennoch ist ein solcher Vertrag wichtig, weil er eine der ersten Kooperationen zwischen den »Innenpersonen« erfordert – was unmittelbar ihrem eigenen Überleben dient. Die Reaktion auf den Vorschlag zu einem solchen Vertragsabschluss ist in der Regel aufschlussreich. Es wird nämlich deutlich, welches die (selbst-)zerstörerischen Anteile sind – nicht nur der TherapeutIn, sondern auch die Multiple selbst erfährt durch die Ortung des »inneren Widerstandes« (vielleicht zum ersten Mal), welche Anteile in ihr auf Gewalt aus sind. Es ist wichtig, dann diese »Abweichler« nicht auszugrenzen, sondern einzuladen, mit den anderen bzw. der TherapeutIn zu sprechen.

Noch einmal: Die Devise lautet in der Therapie mit Multiplen: Es wird niemand gezwungen. Auch ein zerstörerischer Anteil wird nicht gezwungen, auch nicht niedergerungen oder ausgegrenzt. Es ist wichtig, auf »Überzeugungsarbeit« zu setzen.

Ich fand es oft hilfreich, einen solchen Vertrag zu begrenzen. Etwa so: »Sollte jemand von uns den Drang bekommen, sich oder andere, innen oder außen, zu verletzen oder zu töten, so verpflichten wir uns, dafür zu sorgen, dass dieser Drang nicht in die Tat umgesetzt wird, bis wir die TherapeutIn das nächste Mal gesehen und mit ihr darüber gesprochen haben.«

Ein solch begrenzter Vertrag (er kann auch wochen- oder monateweise abgeschlossen werden) erleichtert die Kooperation ansonsten eher zögernder oder gar feindseliger Anteile. Es ist wichtig zu klären, was bei Nichteinhaltung des Vertrages passiert. Ein Aussetzen der Therapie sollte es nicht sein, ein Abbruch der therapeutischen Beziehung nur im äußersten Notfall. Wichtiger ist, dass deutlich gemacht wird: Dies ist eine Vereinbarung, die die psychotherapeutische Arbeit und das Wohlergehen der KlientIn schützen soll. Drakonische Strafen bei Nichteinhaltung sind also zu vermeiden. Viel eher muss besprochen werden: Falls sich »Personen« nicht an den Vertrag gebunden fühlen oder spüren, dass sie ihn nicht einhalten können, wird so lange weiterverhandelt, bis eine Vereinbarung zustande kommt, die von allen (zumindest bis zur nächsten Sitzung) eingehalten werden kann.

Meiner Erfahrung nach muss immer wieder auf den Vertrag hingewiesen werden. Etwa wenn sich im Laufe der therapeutischen Arbeit eine neue bzw. neu aufgetauchte »Person« zu erkennen gibt. Ich wiederhole dann häufig: »Bevor diese ›Person‹ näher an die Oberfläche kommt, möchte ich noch einmal die einzige Bedingung dafür deutlich machen. Wir haben vereinbart: Keine Gewalt, weder gegen mich noch gegen sich selbst oder andere ›Personen‹ im Innern, noch gegen andere Menschen, auch nicht gegen Gegenstände. Wenn klar ist, dass diese Bedingung eingehalten werden kann, dann bitte ich jetzt diese ›Person‹, direkt oder indirekt mit mir zu sprechen.«

Neben dem »Gewaltverzichtsvertrag« gibt es natürlich noch den allgemeinen Psychotherapievertrag, den jede TherapeutIn mit einer KlientIn schließt und der Art, Inhalt, Umfang und Dauer der psychotherapeutischen Begegnung enthält sowie Vereinbarungen darüber, was geschieht, wenn eine KlientIn zu einem vereinbarten Termin nicht erscheint. Ich habe hier die Regel: Jede KlientIn kann bis zwei Tage vorher ohne Begründung einen vereinbarten Termin absagen. Sagt sie ihn kurzfristiger ab oder kommt nicht, ohne Bescheid zu sagen, muss sie die ausgefallene Therapiestunde privat bezahlen.

> **Insgesamt kann ich gar nicht genug betonen:**
> Mit keiner Klientel ist es so wichtig wie mit multiplen Persönlichkeiten, alle Bedingungen des Settings, also alle Rahmenbedingungen der Psychotherapie, genau zu besprechen, sehr gut – und nachvollziehbar – die Grenzen abzustecken und sich genau an Vereinbarungen zu halten. Die KlientIn hat ein Recht auf größtmögliche Sicherheit, Klarheit und Verlässlichkeit.

Klärung bzw. Stabilisierung der äußeren Lebenssituation

Eine Grundbedingung von Psychotherapie mit Schwertraumatisierten lautet: Die Traumatisierung muss zu Beginn der Psychotherapie aufgehört haben. Meiner Erfahrung nach müssen wir mit Multiplen jedoch oft auch arbeiten, obwohl sie weiterhin traumatisiert werden. Das bedeutet: Oft haben die Betroffenen noch Kontakt zu Tätern oder wohnen sogar mit ihnen zusammen. Das können die Eltern sein, Partner oder Partnerin, evtl. auch Zuhälter, Sektenmitglieder, Täter aus dem (Kinder-)Pornobereich und/oder dem organisierten Verbrechen.

Es ist unerlässlich, gleich zu Beginn der Therapie und auch immer wieder in deren Verlauf abzufragen, ob noch Täterkontakt besteht und ggf., in welcher Form dieser verläuft. Dabei kommt es darauf an, möglichst viele Anteile in der Multiplen danach zu fragen, denn es kann durchaus sein, dass manche von ihnen voller Überzeugung jeden Täterkontakt verneinen, während andere telefonischen, brieflichen oder persönlichen Kontakt zu Tätern nach wie vor unterhalten (für die die anderen »Personen« dann amnestisch sind, d.h. sie nicht erinnern bzw. nichts davon »wissen«).

Selbstverständlich muss das Ziel sein, dass die KlientIn den Kontakt zu den Tätern beendet. Doch dies ist häufig sehr schwierig und kann eventuell mit großen Risiken behaftet sein. Nicht selten muss die Multiple den Wohnort wechseln, manchmal regelrecht »untertauchen«, um vor den Nachstellungen der Täter sicher zu sein.

Und auch dann kann es durchaus sein – die TherapeutIn kann davon sogar, zumindest zu Beginn der Therapie, ausgehen –, dass die Multiple »Innenpersonen« hat, die den Tätern ihren Aufenthaltsort verraten. Entweder, weil sie dazu »konditioniert« wurden, bedingungslos alle Befehle der Täter auszuführen (wozu mit Sicherheit gehört, sich in gewissen Abständen zu melden), oder weil sie Sehnsucht nach einem Täter haben oder weil sie von den Tätern Drohungen erhalten haben (etwa, sie würden eine schwere Krankheit bekommen oder einen Unfall haben oder würden schwer bestraft oder umgebracht bzw. dies geschehe einem ihnen nahestehenden Menschen oder Tier), sodass sie vor lauter Angst zu ihnen zurückkehren bzw. sie anrufen oder ihnen schreiben. Leider sind dies häufig keine leeren Drohungen.

Ich habe es manches Mal erlebt, dass eine Multiple, die versucht hatte, sich von den Tätern fernzuhalten, massiv von ihnen (telefonisch, brieflich oder persönlich, etwa indem die Täter ihr auflauerten) bedroht wurde. In einigen Fällen wussten die Täter von den verschiedenen »Innenpersonen« und traten gezielt mit einer »gehorsamen Person« in Kontakt (etwa dadurch, dass sie am Telefon den Namen oder das Codewort einer bestimmten »Innenperson« nannten und diese zu sprechen wünschten oder ihr Ansichtskarten mit bestimmten [Bedrohungs-]Motiven schickten); manchmal wurde eine KlientIn auch von Tätern abgefangen, entführt und gefoltert, um sie von einer Fortsetzung der Therapie abzubringen bzw. sie dazu zu veranlassen, genau über die Erinnerungsarbeit in der Therapie zu berichten und sie wieder »auf Kurs« der Täter zu bringen.

Insbesondere Multiple, die es mit ganzen Tätergruppen zu tun haben bzw. hatten, etwa destruktive Kulte oder Pornoringe, werden oft lebenslang bedroht. Die Täter – die sich ja strafbar gemacht haben bzw. weiterhin Straftaten begehen und daher eine »Enttarnung« fürchten – setzen alles daran, ihr Opfer unter Kontrolle zu behalten. Organisierte Täterkreise haben in der Regel auch Videos bzw. schriftliche »Geständnisse« des Opfers mit inkriminierendem Inhalt, die sie an die Polizei weiterzuleiten drohen, um so das Opfer dazu zu zwingen, mit ihnen Kontakt zu halten, bzw. daran zu hindern, sich an die Strafverfolgungsbehörden zu wenden.

Für das Gelingen der Psychotherapie ist es also äußerst wichtig, um die Täterkontakte zu wissen und sehr sorgfältig daran zu arbeiten, die KlientIn in Sicherheit zu bringen. Oft gelingt dies erst im Verlauf der Therapie, dann nämlich, wenn eine genügend stabile Kooperation der »Innenpersonen« erreicht wurde. Dann erst können sich viele Multiple gut genug schützen und verhindern, dass sie ihrerseits mit den Tätern Kontakt aufnehmen. Doch meiner Erfahrung nach ist die psychotherapeutische Arbeit oft lange Zeit überschattet von den Ängsten um die Sicherheit der KlientIn. Ängste der KlientIn und Ängste der TherapeutIn – natürlich um die KlientIn, aber auch um sich selbst, da gelegentlich auch diejenigen von den Tätern bedroht werden, die sich um Schwetraumatisierte kümmern, welche noch unter Einfluss der Täter stehen.

> **Wichtig ist:**
> Solange noch Täterkontakt besteht, kann die Multiple nur therapeutisch begleitet werden; Traumabearbeitungen können erst vorgenommen werden, wenn die Traumatisierung beendet ist!

Glücklicherweise ergab eine Umfrage unter amerikanischen TherapeutInnen (siehe Kapitel 6), dass diese nicht ernsthaft um ihre körperliche Gesundheit und ihre Sicherheit fürchten mussten, selbst wenn sie tatsächlich (etwa von Kultmitgliedern) bedroht wurden, da das Hauptziel der Täter die Einschüchterung ist. Die Herren machen sich nicht gern die Finger schmutzig an Menschen, von denen sie sicher sein können, dass sie selbst (oder ihre Angehörigen) sofort die Strafverfolgungsbehörden einschalten würden. Und sie werden auch vorsichtig, wenn sie bemerken, dass ihr Opfer nun feste soziale Kontakte hat in Gestalt von Menschen, die sich kümmern.

Von daher besteht ein dringender Bedarf an sicherer Unterbringung von Multiplen, etwa in Kliniken mit (auf Wunsch der KlientInnen!) geschlossenen Abteilungen, in Privathaushalten (wobei die Aufnehmenden gut geschult werden müssen im Umgang mit der Betroffenen) sowie Auffangstellen aller Art. Leider haben einige Multiple keinen festen Wohnsitz und werden von den Tätern eingesperrt und/oder auf den Strich bzw. je nach Bedarf im In- und Ausland herumgeschickt – damit sind sie quasi vogelfrei. Doch sobald eine Multiple dies wünscht, müsste es eine Liste mit »Abtauchstationen« geben (wie beispielsweise in den USA), in die sie von erfahrenen BeraterInnen (etwa bei Einrichtungen für betroffene Frauen) vermittelt werden kann. Vielfalt e.V. ist eine gute Infoadresse (www.vielfalt-info.de).

Doch auch wenn eine Multiple »sicher« in einer Familie lebt, muss geprüft werden, wie sicher dies tatsächlich ist. Ob nicht ein Mitglied dieser Familie oder mehrere Täter sind, sodass die Frau unbedingt – zumindest mittelfristig – eine neue Bleibe finden muss.

Viele Betroffene leben von Sozialhilfe, da sie zur Zeit des Therapiebeginns nicht arbeitsfähig sind. Manche haben Kinder, die eventuell in Pflege gegeben werden müssen, damit die Betroffene, solange sie sich nicht besser koordinieren kann, nicht an ihnen zur Täterin wird. Solche »sozialarbeiterischen« Fragen zu klären ist unbedingt erforderlich; keine Therapeutin sollte sich dafür zu schade sein, denn dies sind die Rahmenbedingungen, unter denen die Therapie stattfindet.

Schutz und Glaubwürdigkeit

Manche Betroffenen brauchen eine gute Rechtsanwältin, die an ihrer Stelle mit den Tätern korrespondieren kann. Ich empfehle jeder multiplen Persönlichkeit, die noch Täterkontakt hat und von den Tätern belästigt, bedrängt oder bedroht wird, die Rechtsanwältin (sobald die Betroffene dazu genügend koordiniert ist) zu beauftragen, einen Brief an die Täter zu schreiben, etwa folgenden Inhalts:

»Meine Mandantin lässt Ihnen mitteilen, sie sei jetzt in Sicherheit; sie erinnert sich an das, was mit ihr geschehen ist; sie hat alle Unterlagen bei einer offiziellen Einrichtung hinterlegt; falls ihr oder irgendjemandem in ihrem Umkreis etwas zustoßen sollte, werden diese Unterlagen sofort an die zuständigen Behörden überstellt.«

Dies ist deutlich genug, um die Täter abzuschrecken (die ja ihre Enttarnung und die Strafverfolgungsbehörden am meisten fürchten); für viele Opfer (etwa aus Sekten und/oder bestimmten Kreisen des organisierten Verbrechens) ist das geradezu eine Lebensversicherung. Gleichzeitig ist der Text ausreichend vage, um keine Beleidigungsklage nach sich ziehen zu können, der die Betroffene vielleicht zu diesem Zeitpunkt noch nicht gewachsen wäre. Außerdem kann es schließlich sein, dass sie irgendjemandem den Brief schicken lässt, der zu Unrecht beschuldigt wird. Letzteres ist ja niemals auszuschließen, solange die Betroffene keine Beweise vorlegen kann. Wobei es ja generell schwierig ist, der Betroffenen die Beweislast aufzubürden – umso perfider wirkt sich die gegenwärtige Debatte um das »False Memory Syndrome« (FMS) für die Betroffenen aus. VertreterInnen der »False Memory Syndrome Foundation«, die hierzulande ihr Pendant in Vertreterinnen der Kampagne »Missbrauch des Missbrauchs« haben, behaupten, hysterische und paranoide TherapeutInnen würden ihrer Klientel »einreden« oder fälschlich unter Hypnose »zutage fördern«, dass sie missbraucht worden seien, und sie dann anstacheln, den Kontakt zu ihren – in Wirklichkeit unschuldigen – Eltern abzubrechen und sie zu verklagen.[159] Tatsächlich zeigen wissenschaftliche Untersuchungen (auf die die FMS wohlweislich verzichtet; dafür zeigt eine Studie, dass mehrere Gutachter der FMS, die für die Beschuldigten aussagten, systematisch mit falschen wissenschaftlichen Zitaten operieren[160]), dass Opfer sexueller Gewalt häufig eine Odyssee durchleben, bis sie eine TherapeutIn finden, die ihnen glaubt, dass die Diagnosestellungen seitens der TherapeutInnen nicht (wohl aber die Bearbeitungen der Traumata) unter Einsatz von Hypnose erfolgen, und dass die TherapeutInnen eher davon abraten (aufgrund des enormen Stresses für das Opfer), vor Beendigung der Therapie die Täter zu verklagen (und es danach auch nur ein winziger Bruchteil der Opfer tatsächlich macht).[161]

Im Augenblick gehen Täter, die sich in die Brust werfen und mit einer Klage drohen, falls die Betroffene ihre Anschuldigungen nicht zurücknimmt, kaum ein Risiko der

Enttarnung ein. Denn nur wenige Multiple sind rechtzeitig in der Lage gewesen, Beweismaterial beiseitezuschaffen (etwa Videos, Aufzeichnungen von Namen, Daten, Orten der Straftaten etc.). Dazu war ihre Identität zu sehr zersplittert. Doch wenn sie sich besser koordinieren, erinnern sie sich in der Regel auch an solche Details bzw. schaffen es, an Pornoschriften oder Videos, auch von Snuff-(= »Real-Quäl-«)Filmen, heranzukommen, mit denen sie die Täter überführen können. Daher empfehle ich dringend, erst dann einen solchen Brief an die Täter zu verfassen (und ihn über eine Rechtsanwältin an die Täter zu schicken, das ist zum Schutz der Betroffenen notwendig), wenn die Betroffene wirklich in Sicherheit ist (am besten sollten die Täter den derzeitigen Aufenthaltsort des Opfers gar nicht kennen) und sie sich ausreichend erinnert, um tatsächlich Namen, Daten und Fakten auflisten und (bei irgendeinem Amtsgericht) als »Testament« hinterlegen zu können.

Den wenigen Eltern bzw. Familienangehörigen, die auf diese Weise zu Unrecht beschuldigt wurden und die zunächst einmal den Kontakt zu ihrer Tochter verlieren, steht ein Vielfaches mehr an Tätern gegenüber, die sich des Opfers sicher fühlen, es weiterhin einschüchtern und quälen und sich keine Sorgen machen, dass sie jemals belangt werden.

Ich will hier ganz klar Stellung beziehen: Meiner Erfahrung nach sollte unbedingt dem Schutzbedürfnis der KlientInnen Rechnung getragen werden – selbst wenn sie dabei irgendjemanden zunächst als (mögliche/n) TäterIn benennt, der/die sich im Nachhinein als »unschuldig« herausstellt. Doch welcher Mensch kann wohl ganz und gar unschuldig sein, wenn sich jemand so sehr vor ihm fürchtet, dass sie den Kontakt zu ihm abbrechen möchte?

Nach all den Jahren, die ich mit Schwertraumatisierten gearbeitet habe, kann ich sagen: Viel öfter haben sich Menschen im Laufe der Zeit als (ehemalige und/oder gegenwärtige) Täter entpuppt, von denen die Multiple bzw. die »Personen«, die zunächst im »Vordergrund« waren, vorher dachten, sie seien »in Ordnung«. Wenn mich jemand fragt, ob und wie ich diese Täteranschuldigungen beweisen kann, dann muss ich als PsychotherapeutIn sagen: Reale Beweise (etwa Geständnisse der Täter) habe ich nur selten gesehen. Doch inzwischen traue ich es mir zu, bei einer Langzeittherapie, also im Laufe von mehreren Jahren, die ich jemanden sehe, mit der Zeit sehr wohl auseinanderhalten zu können, ob sich ein bestimmtes Ereignis wohl tatsächlich so oder ähnlich abgespielt hat oder ob es konfabuliert (also bewusst oder unbewusst »erfunden«) wurde. Selbstverständlich bleibt manchmal ein Rest an Zweifeln bestehen: Ob ein bestimmtes Ereignis (auch noch) passiert ist (also ob neben dem Vater und der Mutter und einem Kollegen des Vaters auch noch ein Onkel zum Täter am Kind wurde), kann manchmal nicht deutlich genug werden, etwa weil über den Verdacht hinaus das entsprechende Erinnerungsmaterial fehlt oder dieses »allzu glatt« oder zu vage wirkt.

> Es ist jedoch unerlässlich, dass die Therapeutin der Multiplen ihre Not glaubt, wenn es um die Schilderung der Grausamkeiten geht, die sie erlitten hat. Auch wenn sie es nicht schafft (etwa weil es psychisch zu überwältigend ist und/oder ihr die KlientIn bei manchen Schilderungen nicht ganz glaubwürdig erscheint), ganz real an das Geschehene zu glauben (»Das ist wirklich so passiert«), muss sie der Multiplen die Schilderung in der Hinsicht »glauben«, dass diese (zumindest metaphorisch) auf die innere Not der KlientIn verweist.

Wer sich daran hält, kann über die derzeit so erbittert geführte Debatte darum, ob das Gehirn nun falsche oder richtige Erinnerungen gespeichert hat, nur die Schultern zucken. Wir haben es in der Psychotherapie von dissoziativer Identitätsspaltung mit extrem gequälten Menschen zu tun, die in Todesnähe-Erfahrungen sehr früh gelernt haben, ihre Identität aufzuspalten. Diese Menschen haben extremes Leiden hinter sich. Sie sind in der Regel in der Lage, ein aktuell gut organisiertes Leben zu führen, wenn sie sorgfältig betreut werden bzw. eine angemessene Therapie erhalten. Sie sind nicht »verrückt«. Sondern irgendetwas, und zwar sehr Konkretes, sehr Schreckliches, das über Jahre andauerte bzw. sich wiederholte, hat sie multipel werden lassen. Es hat ihnen tatsächlich als Kind niemand geholfen, sonst hätte ihre Psyche nicht eine solch gigantische Anstrengung wie die Identitätsaufspaltung vornehmen müssen.

Ich wäre die Letzte, die inquisitorisch danach fragen würde, ob jede ihrer Erinnerungen exakt, sozusagen fotografisch genau, ein real stattgefundenes Ereignis wiedergibt. Gegebenenfalls sollen sich Strafverfolgungsbehörden darüber im Einzelnen den Kopf zerbrechen. Allerdings werde ich von Anfang an eine multiple Persönlichkeit, die zu mir in Behandlung kommt, mit großer Sorgfalt betreuen. Und das bedeutet:

1. Ich glaube ihr, dass sie in Not ist.
2. Ich kläre mit ihr, in welcher Lebenssituation sie sich genau befindet (Täterkontakte, Familiensituation, Qualität der Partnerbeziehung, Berufstätigkeit, finanzielle Situation).
3. Ich nehme nur sie, nicht etwa ihre Familie oder ihre beste Freundin, die möglicherweise auch multipel ist oder es zu sein glaubt, in Therapie, helfe aber, so gut ich kann, bei der Vermittlung solcher anderen, eventuell in ihrem Umfeld notwendigen Betreuungen.
4. Ich bespreche mit ihr, wie sie sich schützen kann, und achte darauf, inwieweit sie sich entsprechend verhält bzw. wie ihr ganz konkreter Schutz für Leib und Leben verbessert werden kann.
5. Ich schaue mit ihr danach, welche Ressourcen sie von Anfang der Therapie an zur Verfügung hat, und arbeite mit ihr daran, diese zu nutzen: Freundschaften (oft müssen die FreundInnen über das Multipel-Sein der Betroffenen informiert und aufgeklärt werden); körperliche Kraftquellen (Sport, Entspannungsmethoden, Entzug von Suchtmittelabhängigkeit, Alternativen zu selbstzerstörerischem Verhalten wie Fress-Kotz-Anfälle oder An-sich-Herumschneiden etc.); liebevoller

Umgang mit Schutzbefohlenen (Kinder bzw. Haustiere); innere Kraftquellen im Sinne von liebevollen, fürsorglichen, beschützenden inneren Instanzen, ob diese nun die Form von »Personen« angenommen haben oder z.B. als »inneres helles Licht«, »Kraftquelle« oder »guter Kern« von der Multiplen wahrgenommen werden.

6. Gleich von Beginn der Therapie an mit den inneren Ressourcen zu arbeiten ist auch deshalb wichtig, weil die KlientIn, insbesondere die in ihr befindlichen »Kinder« sich sonst zu sehr auf die TherapeutIn verlassen.

7. Ich mache von Anfang an klar: Ich kann die Mutter, die das Kind so schrecklich im Stich gelassen hat, nicht ersetzen. Sondern es ist wichtig, dass die »Großen« im Innern die Mutter- (evtl. bei den männlich identifizierten Erwachsenenanteilen auch die Vater-) Stelle einnehmen für die »Kinder« in ihr. Ich kann für die Kinder bestenfalls so etwas wie eine »nette Tante« sein, die sie ab und zu besuchen und die ihnen sowie den anderen »Leuten« in ihnen dabei hilft, sich besser zu verständigen.

> **Die Botschaft des therapeutischen Bündnisses lautet:** Die TherapeutIn hilft und unterstützt beim Verständigungs- und Einigungsprozess im Innern. Zu diesem Einigungsprozess gehört, dass die erwachsenen Anteile in der Betroffenen die »Kinder« in sich aufnehmen bzw. diese schützen.

In den nächsten Kapiteln wird auf diese Punkte, vor allem den letztgenannten, noch ausführlicher eingegangen. Hier soll festgehalten werden: Von Anfang der Therapie an ist es wichtig, dass die KlientIn ein offenes, stabiles und vertrauensvolles Klima vorfindet, das ihr eine ausreichende Grundlage für »innere Sicherheit« und für die Sicherheit der therapeutischen Beziehung bietet. Durch Antisuizid- und andere Verträge sowie eine sorgfältige Abklärung der äußeren Lebenssituation der Betroffenen soll ihre »äußere Sicherheit« verbessert werden. Beides ist immer wieder im Laufe der Therapie sicherzustellen. Denn eine multiple Persönlichkeit hatte keine Sicherheit in ihrem Leben, und sie fühlt sich ihrer selbst nicht sicher, ja sie »hat« ihr Selbst noch gar nicht. Dieses Selbst, das aus vielen Teilidentitäten (»Personen«, »Kräften« etc.) besteht, zusammenzufügen ist das Therapieziel. Die TherapeutIn ist nicht Mutterersatz, sondern sie assistiert und hilft bei diesem Prozess. Selbstverständlich wird es trotzdem häufig zu einer – hoffentlich positiven – Mutterübertragung kommen. Doch viel eher als bei einer erwachsenen KlientIn sind die »Kinder« – und oft durchaus auch andere Persönlichkeitsanteile – in einer Multiplen nur allzu gern bereit, die Verantwortung an die »Mama TherapeutIn« abzugeben. Meiner Erfahrung nach ist es wichtig, dem von Anfang an entgegenzusteuern und die Eigenverantwortung (bei einer Multiplen: die Verantwortung der erwachsenen Anteile für die »Kinder«) zu betonen. Dies fördert auch die intrapsychische Kooperation.

Kapitel 8:
Die Psychotherapie mit multiplen Persönlichkeiten

II. Förderung der inneren Kommunikation

Neulich habe ich mich in einer Therapiestunde als »Taxichauffeurin« betätigt. Eine meiner multiplen KlientInnen musste ein gravierendes Problem lösen. In ihr gab es zwei Schichten von »Personen«: die auf der »hellen« und die auf der »dunklen« Seite. Die »Personen« auf der »hellen« Seite waren amnestisch für die Persönlichkeitsanteile auf der »dunklen«, während die auf der »dunklen« Seite ihr Gegenüber kannten und die Aufgabe hatten, diese »zu sich herüberzuziehen«, was den »Hellen« sehr viel Angst machte. Die »Dunklen« waren abgespaltene »böse« Persönlichkeitsanteile. Wurden sie aktiv, so vermittelten sie den »Hellen« Schmerzen aus der Erinnerung, die diese als aktuell erlebten. Sie machten ihnen Angst, gaben ihnen Gedanken ein, mit den Tätern Kontakt aufnehmen zu müssen, und gelegentlich gelang es ihnen, die eine oder andere »Person« von der »hellen Seite«, darunter die Alltags-Person, zu sich »hinunter«zuziehen, sodass diese für die »Hellen« nicht mehr auffindbar waren und auch keine Kontrolle mehr über den Körper bekamen. Beide Seiten waren so voneinander getrennt, dass sie wirkten wie zwei Seiten einer Medaille oder wie die beiden Seiten eines Januskopfes. Jedes Mal, wenn die »Hellen« innerlich versuchten, mit den »Dunklen« Kontakt aufzunehmen, ja selbst wenn sie nur versuchten, innerlich genau hinzusehen, ging es ihnen schlecht, und sie bekamen massiv die genannten negativen Symptome. Was also tun? Da kam mir die Idee mit dem (imaginären) Taxi. Ich bat die KlientIn (bzw. die »Hellen«), sich ein englisches Taxi vorzustellen und hinten im Fond Platz zu nehmen. Zwischen ihnen und den Vordersitzen sollten sie sich eine Trennscheibe vorstellen, und sie bekamen eine Sprechanlage, die sie jederzeit abschalten oder anschalten könnten, um mitzuhören oder wieder wegzuhören, je nachdem wie es ihnen mit dem Gehörten erging. Mit den von ihnen mitgebrachten Lieblingskuscheltieren stellten wir die Szene im Therapiezimmer her, um ihre Imagination weiter zu fördern. Als sie sich bereit fühlten, »fuhr ich los«, und zwar in das dunkle Gebiet, wo die »anderen« hausten. Dort machte ich (imaginär) die Beifahrertür auf und lud ein, wer auch immer mit mir von der »dunklen Seite« Kontakt aufnehmen wollte. Dann fragte ich die KlientIn, wie es den »Hellen« ging, und erfuhr, dass sie hinten im Fond eine Party feierten und es ihnen gut ging, sie sich sicher fühlten. Also warteten wir eine Weile. Plötzlich schilderte mir die KlientIn, es habe sich ein magerer, halb verhungerter Wolf neben mich gesetzt. Ich erklärte dem »Wolf« die Spielregeln: Keine Gewalt, ansonsten möchte ich ihn nur kennenlernen und erfahren, ob er etwas braucht oder etwas über sich erzählen will. Der »Wolf« erzählte (durch den Mund der KlientIn), es gehe ihm schlecht, er wolle da weg, wo er sei, aber er wisse nicht, wie. Ich unterhielt mich eine Weile mit ihm und dabei merkte die KlientIn, dass der »Wolf« sich verwandeln wollte. Und dass er mitkommen wollte auf die andere Seite, wobei er aber die »Identität« wechseln musste, ohne seine Eigenart – ein mutiger, wenn es sein muss »böser« Kämpfer – aufzugeben. Er nahm (im Inneren der KlientIn) den Namen und die Gestalt eines »bösen, aber im Grunde guten« Schauspielers an und versprach, keine Gewalt mehr gegen die »Hellen« auszuüben, sondern gegen »das Böse außen« zu kämpfen. Er konnte auf diese Weise »die Seiten wechseln«, d.h., wir konnten ihn im Taxi auf die Seite der »Hellen« mitnehmen. Er war in der Folgezeit sehr hilfreich, weil er uns über die Struktur und das Wesen der anderen auf der »dunklen Seite« Bericht erstatten konnte. Mit den anderen auf der »dunklen Seite« haben wir in den folgenden Wochen noch einige Probleme bekommen, doch der »Ex-Wolf« wurde eine wichtige Vermittlungsgestalt zwischen beiden Seiten.

Dieses Beispiel aus der therapeutischen Praxis soll illustrieren, worin eine der wichtigsten Rollen der TherapeutIn bei einer Multiplen besteht. Die TherapeutIn vermittelt. Sie hilft, die verschiedenen »Personen« miteinander in Kontakt zu bringen und sie zu koordinieren, damit eines Tages aus den vielen »Ichs« eine einheitliche Identität entstehen kann. Eine Identität, welche um die verschiedenen Persönlichkeitsanteile weiß und sie fördert oder sie zumindest toleriert und sich mit ihnen konstruktiv auseinandersetzt.

Die Psychotherapie mit einer multiplen Persönlichkeit ist also nichts für TherapeutInnen, die sich gern als allwissend darstellen möchten, die gern Macht über Menschen haben und/oder die sich – in klassisch psychoanalytischer Manier – als »neutrale Projektionsfläche« für die Übertragung der Bedürfnisse und Anschuldigungen der KlientInnen verstehen. Psychotherapie mit einer multiplen Persönlichkeit verlangt, sich zu stellen; es bedeutet, ein klares, liebevolles, verlässliches Gegenüber zu sein – und der KlientIn Kenntnisse und Fertigkeiten zu vermitteln, die diese selbst auf ihr Leben und in ihrem Alltag anwenden kann. In diesem Sinne ist es (auch) eine feministisch-psychotherapeutische Arbeit: engagiert, solidarisch und transparent.

»Be shallow!«

Lange habe ich gehadert mit der Empfehlung von Colin Ross, dem kanadischen DIS-Experten, der allen TherapeutInnen im Umgang mit multiplen KlientInnen rät: »Be shallow.« – »Seien Sie flach« – was soll das bedeuten? Es bedeutet, so habe ich inzwischen auch aus eigener Erfahrung gelernt: Die TherapeutIn sollte sich nicht zu tief in die Beziehung zur KlientIn involvieren lassen. Sie sollte sich sehr gut abgrenzen, sollte eindeutig sagen, was sie leisten kann und was nicht, und sollte die Selbstverantwortung der KlientIn betonen. Doch ist eine »tiefenpsychologisch fundierte Psychotherapie«, wie wir sie betreiben, nicht genau das Gegenteil davon? Müssen wir nicht tief schürfen und uns tief einlassen, um die KlientIn verstehen und erfolgreich behandeln zu können? Hören Sie, was der – psychoanalytisch ausgebildete und nun seit vielen Jahren mit dissoziativen PatientInnen arbeitende – Psychiater Ross dazu meint: »Psychoanalytische Langzeittherapie ist anders als das, was ich mache, und ich mache manches, was in strikter psychoanalytischer Sicht ›nicht erlaubt‹ ist. Ich gebe keine ›Deutungen‹. Ich rede viel, gebe Ratschläge, sage meine persönliche Meinung, mache politische Bemerkungen und Witze und versuche, die Übertragung eher zu verringern als zu steigern …

Ich bemühe mich sehr, nicht ›tief‹ zu sein. In der Behandlung von DIS ist es wichtig, so ›flach‹ wie möglich zu sein. Es gibt keinen Anlass für eine ›tiefschürfende‹ Exploration, denn das wichtigste Material ist unmittelbar an der Oberfläche zugänglich, auch wenn die Oberfläche in getrennte Bereiche dissoziiert ist.

Ich erinnere mich, dass eine Kollegin mir einmal gesagt hat, DIS sei so wichtig, weil sie die Existenz des Unbewussten beweise. Ich nehme den entgegengesetzten Standpunkt ein. Für mich demonstriert DIS, dass das sogenannte Unbewusste überhaupt nicht unbewusst ist – es ist hellwach und von seiner Natur her kognitiv, aber dissoziiert. Das Unbewusste existiert zweifellos, doch damit habe ich es in der Therapie selten zu tun. Ich interagiere mit den ›Personen‹ und stelle fest, dass ich die therapeutische Arbeit tun kann, indem ich bei dem bleibe, was sie bewusst wissen.«[162]

Tatsächlich kann ich Ross' Auffassung in Teilen bestätigen: Nur selten haben wir es mit vollkommen unbewussten Motiven und komplizierten Übertragungen bei Multiplen zu tun. Unsere Arbeit besteht darin, die in verschiedene »Personen« und andere, identifizierbare »Kräfte« zersplitterten Anteile zusammenzufügen – dort finden sich die Erklärungen für fast alle vorher »unerklärlichen« psychischen Phänomene.

Dazu einige Beispiele:

Wenn sich eine multiple Persönlichkeit in einem Anteil stark mit der Mutter identifiziert, dann gibt es häufig eine »Person« im Innern, die den gleichen Namen hat wie die Mutter bzw. die deren Verhalten, Sprüche etc. nachahmt. Wenn es eine »Identifikation mit dem Aggressor« gegeben hat, dann gibt es »Zerstörer-Personen« im Innern, die dies verkörpern und, wenn sie »herauskommen«, auch kognitiv und emotional vertreten etc. Statt tief schürfender – und oft spekulativer – psychoanalytischer Interpretationen und Deutungen haben wir es als TherapeutIn von Multiplen mit konkreten

Persönlichkeitsanteilen in Form abgespaltener (dissoziierter) »Ego-States« zu tun. Mit ihnen müssen und sollten wir uns beschäftigen, und das sehr handfest.

Andererseits haben wir es auch mit Motiven, Strebungen, Trieben, Energien und guten und bösen »Kräften« in der multiplen Persönlichkeit zu tun, die »überpersonal« sind, also nicht an einzelne »Innenpersonen« gebunden, bzw. die sie alle oder viele von ihnen betreffen. Meiner Erfahrung nach müssen wir uns mit diesen unbewussten Kräften ebenso auseinandersetzen, einschließlich spiritueller Fragen (z.B. »Wer hat dieses Persönlichkeitssystem so funktional gestaltet, wer oder was hat ihre ›innere Landschaft‹ geschaffen?« etc.), um die KlientIn zu verstehen. Doch der Hauptteil der Arbeit besteht bei dissoziativen Störungen in sehr konkreter Auseinandersetzung mit den Persönlichkeitsanteilen und deren Integration.

Noch etwas anderes bedeutet der Rat »Be shallow«: Wer sich als TherapeutIn zu sehr in die KlientIn hineinversetzt, mit leidet und sich verantwortlich fühlt, kann durch die Arbeit mit einer Multiplen selbst tiefes Leid durchmachen (siehe den entsprechenden Abschnitt in Kapitel 6). Dies kann sehr leicht geschehen, denn viele dieser KlientInnen neigen dazu, sich in die Therapie »fallen zu lassen« – was ja ihr gutes Recht ist; es ist Sache der TherapeutIn, dem entgegenzusteuern! Außerdem kommt es oft bei der KlientIn zu spontanen Abreaktionen von Traumata mit genauen Schilderungen der Grausamkeiten, emotionalen und körperlich heftigen und unkontrollierbaren Reaktionen, so als geschähe das Trauma »im Hier und Jetzt« (was eigentlich unbedingt verhindert werden sollte, siehe Kapitel 10). Und schließlich richten die »Kinder« (und durchaus auch ältere »Personen« im Innern der KlientIn), wenn die TherapeutIn sie nicht daran hindert, ihre Bedürftigkeit nicht an die »eigenen Leute«, sondern an die TherapeutIn.

So wichtig es ist, eine vertrauensvolle therapeutische Beziehung aufzubauen, so unerlässlich ist es, dass die TherapeutIn die innere Kooperation der verschiedenen »Personen« in einer Multiplen fördert – und darauf als Hauptziel immer wieder hinweist. Gerade weil die Identität der Multiplen so zersplittert ist, werden die einzelnen Persönlichkeitsfragmente sich immer wieder Hilfe suchend an die TherapeutIn wenden. Und wenn diese sich nicht sehr gut abgrenzt, kann sie im Handumdrehen die Rolle einer »außen gelagerten« Teilpersönlichkeit bekommen – oder die alles heilende »Mama« sein müssen. In dieser Hinsicht ist es wichtig, eher »flach« und abgegrenzt als »tief« und unergründlich zu sein.

»Be shallow« heißt auch: bescheiden sein. Die TherapeutIn kann das Leid, das die Multiple erlebt hat, nicht ungeschehen machen. Sie kann es auch nicht heilen. (Und die LeserIn kann es mir ruhig glauben: Diese simplen Wahrheiten sind manchmal schwer zu ertragen angesichts der ungeheuren Grausamkeiten, die eine multiple Persönlichkeit erfahren hat.) Die TherapeutIn kann lediglich dabei behilflich sein, dass die Multiple ihre »Innenpersonen« so miteinander in Kooperation bringt, dass sie das erfahrene Leid besser verarbeiten und aktuell mehr Lebensfreude erleben kann. Nicht mehr, aber auch nicht weniger.

»Be shallow« heißt für die TherapeutIn ebenfalls: sich gut schützen. Je nach dem individuellen bzw. spirituellen Bedürfnis kann das bedeuten, sich immer wieder gut abzugrenzen bzw. energetisch zu reinigen. Eine multiple Persönlichkeit hat ungeheure Energien, mit denen die TherapeutIn umgehen muss. Energien, die durch den häufigen »Wechsel« der »Personen«, der ja immer auch ein energetischer Wechsel ist – Stoffwechselveränderungen inklusive –, freigesetzt werden. Energien, die positiv sind, aber auch destruktiv sein können. An anderer Stelle in diesem Buch habe ich bereits darauf hingewiesen, dass sich diese energetischen Ausstrahlungen bzw. Wechsel manchmal anregend auf die TherapeutIn auswirken können, manchmal jedoch wie eine Art »Energiestaubsauger« wirken, wobei die TherapeutIn das Gefühl von Müdigkeit und Erschöpfung haben kann, manchmal auch den Eindruck, als würden ihr alle Kräfte schwinden, weggezogen von der Bedürftigkeit oder dem Sog, der von der KlientIn ausgeht.

Ich habe mit vielen TherapeutInnen gesprochen, die mit multiplen Persönlichkeiten arbeiten, und alle haben einen ähnlichen Eindruck: Bei kaum einer KlientIn erleben sie eine so hohe energetische Aufladung, bei kaum einer so eine Erschöpfung wie bei der Arbeit mit einer multiplen Persönlichkeit. Neben der wechselhaften Energie liegt dies vermutlich zum einen daran, dass eine Multiple in der Regel extrem viele und extrem grausame Erlebnisse in sich gespeichert hat, die oft »pur« in Form von »Personen« als eine Art »Erinnerungspaket« konserviert wurden, also bislang kaum der innerpsychischen Bearbeitung zugänglich waren. Wenn eine solche »Konservendose« in Gestalt einer »Person«, die noch im Trauma lebt oder heftige Affekte gespeichert hat, sich offen zeigt, und wenn die unkontrollierte Traumaabreaktion nicht gestoppt werden kann, verwandelt sich das Therapiezimmer in einen Ort der (erneuten) Traumatisierung – was nicht selten auch eine traumatische Erfahrung für die TherapeutIn bedeutet, besonders dann, wenn sie »tief« mitempfindet.

Es ist auch deswegen sehr anstrengend, mit einer multiplen Persönlichkeit zu arbeiten, weil die TherapeutIn, so gut sie kann, die »Personenwechsel« im Auge und möglichst unter Kontrolle behalten muss. Außerdem versucht sie sich zu merken, mit welcher »Person« sie gerade spricht, welche anderen »Personen« es in der Multiplen gibt und wie diese heißen bzw. welche Auslösereize es für deren »Erscheinen« gibt. Sie muss sich auch ständig der Tatsache bewusst sein, dass ihr, wenn sie mit einer »Person« spricht, andere »Innenpersonen« zuhören, wobei sie zunächst nicht wissen kann, welche zuhören und welche nicht, sodass sie häufig nachfragen muss, wenn eine neue »Person« auftaucht, ob diese über das Geschehen bzw. die Therapiesituation orientiert ist oder ob sie etwas (und ggf. was) erfahren muss und was ihr zumutbar ist. Häufig muss sie dabei die Sprachebenen wechseln, ggf. auch von der Anrede »du« (bei »Kindern«) zum »Sie« (bei »Erwachsenen«) übergehen und umgekehrt.

Dies alles – und natürlich die Faszination, die das Multipel-Sein der KlientIn auf die TherapeutIn ausübt – bedeutet eine Herausforderung für die psychische Integrität der TherapeutIn. Je tiefer sie sich in das Geschehen hineinziehen lässt, desto eher besteht die Gefahr, dass sie von der »Spaltungstendenz« der KlientIn mit erfasst wird, sodass sie sich z.B. zu manchen »Personen« in der Multiplen eher hingezogen fühlt, anderen – schon allein von deren energetischer Ausstrahlung her – eher ablehnend gegenübersteht. Das aber muss sie vermeiden, da es hinderlich wäre für den therapeutischen Fortschritt.

Diese Ratschläge sind deshalb so wichtig, weil ein psychisches »Ausbrennen« der TherapeutIn vermieden werden muss. Und die Arbeit mit einer multiplen Persönlichkeit dauert in der Regel einige Jahre!

Je besser sich die TherapeutIn schützt, je besser sie für ihre Psychohygiene sorgt, desto besser kann sie der KlientIn helfen. Daher die Aufforderung, sich nicht »tief« in das Geschehen hineinziehen zu lassen. Eine wesentliche Voraussetzung dafür ist, von Anfang an die Selbstorganisierungsfähigkeit der Persönlichkeit zu fördern. Wesentlich dafür ist eine Verständigung und Kooperation der »Personen« in der KlientIn. Im Folgenden werde ich dazu einige Vorschläge machen.

Die »Stunde für sich«

Diese Technik habe ich zunächst an nicht multiplen KlientInnen erprobt und dann bei dissoziativen Persönlichkeiten weiterentwickelt. Sie setzt Erfahrung im Umgang mit hypnotherapeutischen Verfahren bzw. Entspannungstechniken voraus. Bei polyfragmentierten Multiplen, die ständige unkontrollierte Wechsel zahlreicher Persönlichkeitssplitter haben, bzw. bei sehr impulsiven und unstrukturierten KlientInnen ist sie nicht anwendbar. Sie erfordert aufseiten der KlientIn eine Alltags-Persönlichkeit – sie kann auch aus mehreren alltagstauglichen Persönlichkeitsanteilen bestehen –, die ein Minimum an Neugier und Interesse für die ihr unbewussten Vorgänge in ihrem Innern aufbringt.

Ziel dieser Übung ist es, der KlientIn erste Einblicke in ihr inneres Geschehen zu vermitteln und sie zu veranlassen, die »Innenpersonen« (ihr Unbewusstes) anzusprechen und um Hilfe zu bitten. Sie soll dabei lernen, die ganze Zeit über »da« zu bleiben, ohne dass es zu einem »Personenwechsel« kommt.

Diese Technik sollte zunächst unter Anleitung der TherapeutIn eingeübt werden. Wenn sie erfolgreich war, sollte die KlientIn, wenn sie möchte, die Übung möglichst täglich zu Hause durchführen, wobei ich empfehle, eine Stunde am Tag zu wählen, die nicht unmittelbar nach dem Aufwachen oder vor dem Einschlafen liegt (da sonst die bewusste Kontrolle herabgesetzt sein kann). Wenn möglich, sollte sie immer dieselbe Uhrzeit wählen, also zum Beispiel sieben Uhr abends.

Die »Stunde für sich« gliedert sich in drei Abschnitte: eine Viertelstunde zum Einstimmen, eine halbe Stunde für den Kontakt mit dem, was ihr durch die anderen Anteile zugänglich werden kann, und eine Viertelstunde zum Ausklingen und Orientieren. Zur Durchführung dieser Übung benötigt die KlientIn ein Zimmer, in dem sie ungestört sein kann, einen gemütlichen und warmen Platz zum Sitzen oder Liegen und einen Wecker. Ich empfehle ihr, wenn sie die Übung zum ersten Mal zu Hause durchführt, mit einer FreundIn auszumachen, dass diese sie am Ende der Stunde anruft oder aufsucht (das erleichtert später die Reorientierung im Hier und Jetzt).

Zunächst betone ich, dass die Übung wirklich nur eine Stunde dauern und danach abgeschlossen sein sollte. Da unter Tiefenentspannung (bzw. in Trance) die Zeitwahrnehmung verzerrt sein kann, empfehle ich, zu Beginn der Stunde den Wecker so zu stellen, dass er nach einer Dreiviertelstunde klingelt (und damit die Phase des Ausklingens und Reorientierens anzeigt).

Die Übung sollte von der KlientIn erst begonnen werden, wenn sie voll orientiert und entschlossen ist, die Stunde auch wie besprochen zu strukturieren. Es ist unbedingt nötig, vorher mit ihr über ihre Ängste und Befürchtungen zu sprechen, was da auf sie zukommen könnte.

Häufig gibt es nämlich zunächst regelrechte »Dammbruch-Ängste«: Die KlientIn befürchtet, von ihren »Innenpersonen überrannt« bzw. von unbewussten Inhalten überflutet zu werden. Diese Ängste sind unbedingt ernst zu nehmen. Sollten sie zu groß sein, rate ich von der Übung ab. Doch häufig hat die KlientIn durchaus eine gewisse Neugier und Bereitschaft, sich auf das »Abenteuer« einzulassen.

Dann muss geklärt werden, ob sie sich so gut wie möglich schützen kann, damit sie »wieder auftauchen« und sich sofort wieder orientieren kann, wenn sie dies möchte. Dazu kann gehören, dass sie die Augen während der Übung offenhält. Oder dass die TherapeutIn sie, wenn sie Schwierigkeiten beim »Wiederauftauchen« haben sollte, kurz – etwa am Arm – berühren und auffordern darf: »Frau Soundso (oder Vorname), kommen Sie zurück.« (Es muss geklärt sein, dass der Name, den die TherapeutIn dann ggf. nennt, auch der Name der Alltags-Person ist und nicht etwa der einer »Innenperson«!) Ich demonstriere dies gern vorher, damit die KlientIn ein Gefühl dafür bekommt und die Berührung sowie meine Worte mit ihrem »Wachsein« assoziiert. (Sollte ich diese »Rückholaktion« tatsächlich während des ersten Mals durchführen müssen, rate ich der KlientIn davon ab, die Übung allein zu Hause zu machen.)

Es ist unbedingt wichtig, abzuklären, dass die KlientIn die Übung nicht allein deshalb macht, um der TherapeutIn »einen Gefallen zu tun«. Sie darf sich – wie bei allen Vorschlägen der TherapeutIn! – selbstverständlich weigern, ohne negative Konsequenzen befürchten zu müssen. Falls sie sich auf die Übung einlässt, kann sie sie jederzeit unterbrechen oder ganz abbrechen, und das ist vollkommen in Ordnung. Es geht nicht ums »Durchhalten«, sondern darum, etwas für sich entdecken zu können, das ihr möglicherweise helfen kann, ihr inneres Geschehen besser zu verstehen und vielleicht auch zu spüren, dass ihr Unbewusstes bzw. die anderen »Personen« in ihr durchaus bereit sind, sich mit ihr zu verständigen und ihr zu helfen. Dies gilt wahrscheinlich nicht für alle Innen-Anteile, aber es gibt immer welche in ihr, die ihr freundlich gesonnen sind und deren Kooperation sie gewinnen kann.

Doch wenn sie das Gefühl hat, dass die Situation für sie gefährlich wird, sollte sie unbedingt versuchen, sich mit ganzer Willenskraft wieder im Hier und Jetzt zu orientieren. Die TherapeutIn sollte vorher mit ihr besprechen, was das heißt, nämlich: die Augen öffnen (falls sie geschlossen waren), sich im Raum umsehen, Gegenstände anfassen, die Füße fest auf den Boden stellen, auf die Uhr schauen, aus dem Fenster sehen, aufstehen und durch den Raum gehen, mit der TherapeutIn sprechen (oder falls sie später die Übung zu Hause macht: mit jemandem in der Wohnung oder am Telefon sprechen) etc.

Erst wenn die TherapeutIn den Eindruck hat, dass die KlientIn psychisch stark genug ist, die Übung durchführen zu können, sollte sie sie dazu ermutigen.

Der Ablauf der Übung

Die erste Viertelstunde dient der Einstimmung. Zunächst unter Anleitung der TherapeutIn. Sie weist darauf hin, was Einstimmen bedeutet: Außenreize werden noch wahrgenommen, können aber nach und nach ihre Bedeutung verlieren. Das Bewusstsein der Alltags-Person/en darf sich jetzt erlauben, loszulassen, ohne ständig auf dem Sprung sein zu müssen, auf Außenreize zu reagieren. Die KlientIn kann bewusst wahrnehmen, wie sie so dasitzt oder -liegt, kann den Körper auf der Unterlage spüren und registrieren, dass ihr noch alle möglichen Gedanken durch den Kopf gehen. Vielleicht gelingt es ihr, diese Gedanken einfach zu registrieren, ohne daran festzuhalten oder sie zu bewerten. Sie einfach vorbeiziehen zu lassen. Wahrscheinlich merkt sie auch noch eine gewisse Schwierigkeit, körperlich loszulassen. Es dauert ja auch eine gewisse Zeit, bis der Körper zur Ruhe kommt und sich entspannen kann. Sie soll sich ruhig die Zeit nehmen, so ruhig und entspannt zu werden, wie sie es im Augenblick sein kann.

Nach einer Viertelstunde ist meist eine gewisse Ruhe und Entspanntheit eingetreten. Sollte die KlientIn sehr müde sein oder ihr Unbewusstes sie schützen wollen, kann es sein, dass sie in dieser Phase einschläft. Das ist unbedingt zu respektieren. Falls nötig, kann die TherapeutIn sie nach einer Weile vorsichtig wecken (möglicherweise hat sie auch etwas geträumt, worüber dann im Folgenden gesprochen werden kann).

Zu diesem Zeitpunkt sollte sich die TherapeutIn noch einmal versichern, dass die Alltags-Persönlichkeit noch »da« ist, also mit ihr sprechen kann. Wenn die KlientIn sich nun bereit fühlt, kann sie einmal versuchen, sich innerlich so zu konzentrieren, dass sie gleichzeitig anwesend ist, aber Raum lässt für das, was an innerem Erleben und an »Innenpersonen« mit ihr in Kontakt treten möchte.

Damit beginnt die zweite Phase – die halbe Stunde des Kontakts mit dem Unbewussten bzw. mit den »Personen« in ihr. Ich empfehle der KlientIn, sich auf allen Sinneskanälen offen zu machen: Was kann sie sehen, hören, riechen, schmecken, fühlen? Wobei ich ihr empfehle, ihr Unbewusstes bzw. die anderen »Personen« in ihr zu bitten, sie mit schmerzhaften Gefühlen möglichst zu verschonen und überhaupt sehr vorsichtig mit ihr umzugehen.

Es kann sein, dass sie zunächst gar nichts wahrnimmt. Lediglich, wie sie dasitzt oder -liegt. Möglicherweise aber bekommt sie innere Bilder, die mehr oder weniger dunkel, vage und verschwommen sein können. Oder sie hört Stimmen, die sie als innere wahrnimmt. Oder sie empfindet, dass ihr Gedanken durch den Kopf gehen (wobei ich jeweils empfehle, sie nur zu registrieren; bewerten und einordnen kann sie sie später). Vielleicht bekommt sie einen Geruch in die Nase oder einen Geschmack im Mund, den sie versuchen kann zu identifizieren.

Häufig werden sich Bilder einstellen, die innere Wahrheiten zum Ausdruck bringen. Möglicherweise »sieht« die KlientIn eine innere Landschaft, erkennt schemenhaft Gestalten, kann sich in die Höhe begeben, um einen besseren Überblick zu bekommen, oder in die Tiefe hinabsteigen (häufig symbolisiert durch Höhlen, Tunnels, Röhren, Löcher etc.), um sich dort umzusehen. Möglicherweise erkennt die KlientIn manche der Gestalten als ihr bereits bekannte innere Anteile oder »Personen«, mit denen sie einen Dialog führen und die sie bitten kann, ihr bei der Orientierung und später bei der Rückkehr an die Oberfläche des Tagesbewusstseins behilflich zu sein.

Es kann jedoch auch sein, dass sie unangenehme Gefühle bekommt: Schwindel, Angst, Druck im Hals- oder Brustbereich, Magenschmerzen, Krämpfe im Bauch, Lähmungsgefühle in den Extremitäten, Schmerzen aller Art. Es ist wichtig, in dieser Phase mit der KlientIn in Kontakt zu bleiben, also mit ihr darüber zu sprechen, was sie wahrnimmt. Sollten es sehr unangenehme Gefühle oder Schmerzen sein, soll sie ihre »Innenpersonen« bzw. ihr Unbewusstes bitten, diese zunächst weiter zurückzunehmen, bis sie sich bereit fühlt, sie – zu einem späteren Zeitpunkt – zu empfinden bzw. sich damit auseinanderzusetzen. Sollte die KlientIn bemerken, dass dies schwierig ist, die unangenehmen Gefühle oder Schmerzen also bleiben oder sich sogar verstärken, frage ich die KlientIn, ob sie einen Moment lang noch in diesen Gefühlen bleiben und ihr Unbewusstes (bzw. die »Personen« in ihr, zu denen diese Empfindungen »gehören«) bitten möchte, ihr noch weitere Informationen dazu zu geben, *bevor diese Gefühle bzw. Schmerzen wieder zurückgehen oder sich auflösen können* (diese deutliche

Suggestion ist nötig und wirkt auch oft). Falls sie dies verneint, also die Gefühle bzw. Schmerzen so schnell wie möglich wieder loswerden möchte, empfehle ich ihr, sich noch einmal gut zu konzentrieren.

Dann gebe ich ihr imaginär eine »Fernbedienung« in die Hand, mit der sie in der Lage ist, die Gefühle sowohl zu verstärken als auch abzuschwächen. Ich erkläre ihr, dass es eine Fernbedienung sei wie beim Fernseher, bei dem es einen Regler gibt für die Lautstärke. Wenn sie das Gefühl hat, diese Fernbedienung in der Hand zu halten, soll sie imaginär den Finger auf den Regler legen und ihn ganz vorsichtig bewegen, zunächst ein wenig in Richtung Verstärkung (in der Regel verspürt die KlientIn dann eine Verstärkung der Gefühle bzw. Schmerzen); dann soll sie den Regler in die andere Richtung bewegen und die Gefühle bzw. Schmerzen ganz, ganz langsam immer schwächer werden lassen, bis sie sie aushalten kann, evtl. auch bis auf null, sodass sich die unangenehmen Empfindungen ganz ausblenden lassen. Meiner Erfahrung nach funktioniert das meistens, wenn der »Rapport«, also die Beziehung zur TherapeutIn, gut gehalten werden kann.

Möglicherweise aber gerät die KlientIn in Panik und will sofort wieder »auftauchen«, dann ist es wichtig, dies zuzulassen. Dabei rate ich ihr, sich Zeit zu lassen, wieder an die Oberfläche aufzutauchen und allmählich die Augen zu öffnen, sich zu orientieren und zu bewegen etc., eventuell helfe ich mit einer wie oben beschriebenen kurzen Berührung und der Aufforderung: »Frau Soundso (oder Vorname), kommen Sie jetzt, wie besprochen, zurück.« Wirkt die KlientIn dann noch desorientiert und verwirrt, hat eventuell noch Schmerzen oder unangenehme Gefühle, dann rate ich ihr, noch einmal ein wenig loszulassen, sozusagen noch einmal einen Schritt zurückzugehen, und helfe ihr dann, sich wieder zu entspannen und ganz allmählich wieder aufzutauchen.

Hierbei ist es hilfreich, mit positiven Suggestionen zu arbeiten in der Art: »Und erst, wenn Sie Ihrem Unbewussten (bzw. den ›Personen‹ in Ihnen) gedankt haben für das, was Sie erfahren durften, wenn Sie ihm (ihnen) versichert haben, dass Sie versuchen werden, aus dem zu lernen, was Sie soeben erfahren haben, und sich wieder (diesmal vielleicht noch behutsamer) mit ihm (ihnen) in Verbindung setzen werden – und erst, wenn Sie das Gefühl haben, wieder ganz Sie selbst zu sein, bereichert um eine wichtige Erfahrung, die Ihnen helfen wird, zu verstehen, was in Ihrem Innern geschieht, und wenn Sie sich vielleicht sogar entspannt und erfrischt fühlen können – erst dann öffnen Sie die Augen und wissen: Sie sind hier in diesem Raum und orientieren sich ganz auf die Gegenwart und Ihr Hiersein.« Sollte die KlientIn dann nach wie vor beim Auftauchen die Schmerzen bzw. unangenehmen Gefühle verspüren, sage ich ihr – auch das entspricht meiner Erfahrung –, dass diese wahrscheinlich innerhalb der nächsten Minuten, längstens Stunden abklingen werden.

Wenn die KlientIn in der »halben Stunde« tatsächlich derart von Schmerzen bzw. sehr unangenehmen Gefühlen überflutet wird, empfehle ich, die Übung erst dann zu wiederholen, wenn die gezielte Dissoziationsfähigkeit verbessert ist. Denn da die KlientIn eine starke Dissoziationsfähigkeit besitzt, kann sie in der Regel auch die Schmerzen etc. wieder dissoziieren. Möglicherweise muss die Alltags-Person dies dann aber erst lernen. Meiner Erfahrung nach kommt es jedoch – gerade aufgrund der sehr guten Dissoziationsfähigkeit der Multiplen – äußerst selten zu der o.g. Krise. Meist gelingt es sehr wohl, im Zustand der Tiefenentspannung (Hypnotherapeuten sprechen von »Trance«) unter Beibehaltung der wesentlichen Abwehrmechanismen, also unter gutem Schutz durch das Unbewusste, eine teilweise Re-Assoziierung zustande zu bringen, also Inhalte, die aus dem Unbewussten kommen bzw. zu anderen »Personen« gehören, Gedanken, Bilder, Gefühle etc. mitzubekommen und sie anschließend wieder zu dissoziieren.

Verläuft die »halbe Stunde« für die Alltags-Person positiv, also ohne Überflutung, zwar möglicherweise zwischendurch aufregend, dennoch aber im Zustand tiefer Entspannung, suggeriere ich ihr am Ende dieser Zeit (die zu Hause durch ein Weckerklingeln angezeigt werden wird), dass sie beim Zurückkommen nur das behalten wird, was für sie gut verkraftbar ist; alles andere kann sie wieder loslassen. Sie kann ja jederzeit wieder zurückkehren und – da in ihrem Unbewussten nichts Wichtiges verloren gehen wird – sich wiederholen, was sie brauchen kann, bzw. neue Erfahrungen machen.

Die letzte Viertelstunde dient der Reorientierung und dem Notieren dessen, was erlebt wurde. Die KlientIn soll sich Zeit lassen, ganz allmählich zurückzukommen in diesen Raum, die Augen zu öffnen und sich wieder in der Gegenwart zu orientieren. Meist hat sie dann das Bedürfnis, mehrmals tief durchzuatmen, sich zu strecken, Hände und Füße zu bewegen, aufzustehen und im Raum herumzugehen etc. Falls sie dann merkt, dass sie immer noch nicht ganz »da« ist, soll sie sich unbedingt Zeit nehmen, sich sehr gut wieder im Hier und Jetzt zu orientieren. Manchmal hilft es, dann erst noch einmal einen Schritt zurückzugehen, sich von dem Unbewussten bzw. den »Personen« im Innern zu verabschieden, ihm/ihnen zu danken und es/sie zu bitten, ihr dabei zu helfen, wieder an die Oberfläche zu kommen und sich wieder im Tagesbewusstsein zu orientieren. Oft ist es auch ganz sinnvoll, den »Innenpersonen« zu versichern, die Alltags-Person werde sich wieder mit ihnen beschäftigen bzw. ihnen Raum und Zeit geben, damit »alles, was da ist, auch da sein kann.« Diese können dann häufig besser loslassen – was ja durchaus bedeuten kann, unangenehme Gefühle bzw. Schmerzen, die sie vorübergehend loswurden, indem sie sie der »Alltags-Person übermittelten«, wieder zurücknehmen zu müssen. Es ist wichtig, dies auch der Alltags-Person/en zu erklären, damit sie verstehen kann, weshalb es manchmal schwierig sein kann, diese unangenehmen Empfindungen wieder »auszublenden«. Zu einem späteren Zeitpunkt, so kann den »Innenpersonen« auch unter Anwesenheit der Alltags-Person versichert werden (durchaus möglich, dass sie nämlich mithören!), werden dann die Schmerzen und die als unerträglich empfundenen Gefühle so bearbeitet, dass niemand von ihnen sie mehr im aktuellen Erleben spüren muss. Doch bis zur systematischen Traumabearbeitung –

denn zu den Traumata gehören diese Empfindungen – ist es zu diesem Zeitpunkt noch ein gutes Stück Weg. Es kann ihnen aber versichert werden, dass schon bald damit begonnen wird, nach Wegen zu suchen, sie von diesen Gefühlen zu entlasten.

Zur Reorientierung gehört außer dem Wiederherstellen von Wachheit und Aufmerksamkeit im Tagesbewusstsein, dass das eben Erlebte noch einmal besprochen wird. Sollte die KlientIn später die Übung allein zu Hause durchführen, kann sie, wenn sie möchte, nach der letzten Viertelstunde noch einmal mit dem/der FreundIn oder PartnerIn darüber sprechen. Wichtiger aber ist zunächst, dass sie selbst das Erlebte für sich abschließen kann. Ich empfehle ihr daher, das Erlebte aufzuschreiben bzw. aufzumalen und dann an einen sicheren Ort wegzulegen (zum Beispiel in eine Schreibtischschublade). Dabei sollte sie darauf achten, im Tagesbewusstsein zu bleiben und nicht wieder in Tiefenentspannung (Trance) zu sinken. Falls dies dennoch geschieht, sollte sie langsam wieder, wie sie es schon vorher konnte, in die Gegenwart und ihr Tageserleben zurückkehren.

Wichtig ist, dass sie am Ende der Stunde tatsächlich einen Schlussstrich ziehen kann, also nicht weiter versucht, das Erlebte zu vertiefen, sondern sich anderen, nämlich Alltagsaktivitäten zuwendet. Falls sie das Bedürfnis verspürt, sich wieder näher damit zu beschäftigen, kann sie sich erneut – und zwar so sorgfältig wie beim ersten Mal – eine »Stunde für sich« reservieren, in der sie dann, möglicherweise mit gezielten Nachfragen an ihr Unbewusstes bzw. die »Innenpersonen«, das Erlebte vertiefen bzw. sich neuen Erfahrungen aussetzen kann.

Wie gesagt, diese »Stunde für sich« dient der, vielleicht dadurch erst beginnenden Kooperation zwischen der Alltags-Person und den »Innenpersonen« bzw. ihrem Unbewussten – das ja aus noch mehr besteht, als sich in Gestalt der »Personen« konfiguriert hat, also aus sämtlichen Erinnerungen und äußeren bzw. inneren Wahrnehmungen, autonomen Körperregulationen, »guten« und »bösen« Energien, hilfreichen und zerstörerischen »Kräften«, »Trieben«, »Motiven«, aus »Licht« und »Dunkelheit« oder wie auch immer die KlientIn das nicht an »Personen« gebundene Geschehen in ihrem Unbewussten bezeichnet. Diese Stunde soll der KlientIn das Gefühl geben, ein gewisses Maß an Kontrolle behalten bzw. wiedergewinnen zu können. Die hier beschriebenen Details aus der »Arbeit der KlientIn mit sich selbst« werden im Folgenden immer wieder auftauchen:

··⁑ sorgfältiges und konzentriertes Arbeiten
··⁑ klar definiertes Setting (hinsichtlich Art, Inhalt und Dauer der innerpsychischen Arbeit)
··⁑ Absicherung, dass jederzeit die bewusste Kontrolle wiedererlangt werden kann
··⁑ respektvoller Umgang mit unbewussten Inhalten (z.B. anderen »Personen«)
··⁑ Hilfen zum Umgang mit unbewussten Inhalten (hier z.B. die »Fernbedienung«, um assoziierte unbewusste Inhalte verstärken oder erneut dissoziieren zu können)

···⟩ sorgfältige Re-Orientierung des Bewusstseins auf das »Hier und Heute«

···⟩ Ermutigung zum (Tagebuch-)Schreiben und Malen (siehe auch den nächsten Abschnitt)

···⟩ klares Abgrenzen der innerpsychischen Arbeit vom »Funktionieren« im Alltag

All das muss gut eingeübt werden. Bevor die KlientIn diese Übung zu Hause allein durchführt, sollte sichergestellt sein, dass sie auch strukturiert genug vorgehen kann, um nicht von ihrem innerpsychischen Geschehen überwältigt zu werden. Dennoch empfehle ich, schon bald damit zu beginnen. Denn erfahrungsgemäß ist bereits zu diesem frühen Stadium in der Therapie ein großes Bedürfnis nach Strukturierung bei der KlientIn vorhanden. Wenn sie dann tatsächlich merkt, dass sie nicht überflutet wird von Traumainhalten, sobald sie es wagt, sich dem zu stellen, was in ihr geschieht, kann sie ruhiger werden und mehr Vertrauen fassen, dass es ihr gelingen wird, das Chaos in ihr zu ordnen. Außerdem ist dies eine Übung, die das Prinzip der Psychotherapie, nämlich »Hilfe zur Selbsthilfe« zu geben, deutlich macht. Die KlientIn kann auf diese Weise besser als durch tausend Worte der TherapeutIn merken: Sie selbst kann sehr viel tun, damit es ihr besser geht, sie muss nicht alles der TherapeutIn überlassen. Auf diese Weise wird die Selbstverantwortung der KlientIn gestärkt und die innere Kooperation gefördert.

Ermutigung zum (Tagebuch-)Schreiben, Malen und Spielen

Tagebücher und gemalte Bilder sind ein wesentliches Medium des inneren Kennenlernens. Viele Multiple haben sich bis zum Beginn der Psychotherapie davor gehütet, sich auf etwas Derartiges einzulassen, weil sie bei früheren Versuchen dieser Art unangenehme Überraschungen erlebten. Etwas über sich zu lesen, das nicht in der eigenen Handschrift geschrieben wurde, oder ein Bild zu malen, als hätte eine Fünfjährige die Stifte geführt, kann insbesondere für die Alltags-Person/en, aber auch für andere »Personen« in ihr, die sich allein im Körper glauben, ein Schock sein. Nun aber können diese Medien dazu eingesetzt werden, einen inneren Dialog zu führen. Häufig genügt es, ein Buch anzuschaffen und eine Einladung »an alle, die etwas mitteilen wollen«, hineinzuschreiben, und schon kurze Zeit später gibt es eine Fülle beschriebenen Papiers. Die »Innenpersonen« schreiben oft, wenn die Alltags-Person zu schlafen oder sich auszuruhen glaubt – oft weiß sie zunächst gar nicht, dass sie für diese Zeit eine Amnesie hatte. Stunden später oder am nächsten Morgen stellt sie dann erstaunt, oft auch erschreckt fest, dass Eintragungen in das Buch vorgenommen wurden: »Hallo, ich bin Celia«, steht dann z.B. dort in mädchenhafter Schönschrift, »ich habe entsetzliche Angst. Wo bin ich hier?« Und darunter in einer festen Druckschrift: »Hallo Celia, ich bin Johan. Du brauchst keine Angst zu haben, ich passe immer gut auf Dich auf. Du bist jetzt in Sicherheit. Schön, dass Du Dich meldest. Renate [die Alltags-Person] will Dich kennenlernen. Bis bald.« Und wiederum darunter, in ungelenken Großbuchstaben: »HANA MUS IMER WEINEN. WO IS MAMA? MAMA IS LIB. HANA WIL ZU MAMA.«

Renate wusste bis zu diesem Zeitpunkt gar nicht, dass es Celia, Johan und Hannah in ihr gibt. Weder wusste sie von ihrer Existenz noch dass sie eigene Namen haben. Und auch viele »Innenpersonen« wissen noch nichts von der Existenz der jeweils anderen. In diesem Beispiel wusste nur Johan – offenbar ein »Beschützer« –, dass es Celia und Renate gibt; möglicherweise kannte er auch Hannah, doch das ist zu diesem Zeitpunkt keineswegs sicher und wäre eine Nachfrage wert. Es könnte sein, dass Johan einen guten Überblick hat über die innere Landschaft; vielleicht aber kennt er nur einen Teil der »Personen«, zumindest aber Celia, und für die fühlt er sich offenbar verantwortlich.

Aus diesem Beispiel wird ersichtlich, wie wertvoll ein solches Tagebuch ist. Es gibt zum einen der Alltags-Persönlichkeit die Möglichkeit festzustellen, dass sie tatsächlich in ihrem Innern Anteile hat, die sie bis zu diesem Zeitpunkt nicht kannte. Sie kann sich mit ihnen über das Tagebuch verständigen, kann sie fragen, wer sie sind, wie alt sie sind, wie es ihnen geht, ob sie oder andere »Personen« in ihr ihnen helfen können. Auch hier gilt: Mehr als tausend Worte der TherapeutIn überzeugt das Tagebuch die alltagstauglichen Anteile, dass dort tatsächlich andere »Leute« in ihr sind, dass sie multipel ist. Zum Zweiten können die »Innenpersonen« sich über das Tagebuch miteinander verständigen: Wer ist da im Innern? Wer kann Hannah helfen? Etc. Und zum Dritten enthält das Tagebuch zahlreiche wertvolle Hinweise für die TherapeutIn.

Um kein Missverständnis aufkommen zu lassen: Das Tagebuch ist und bleibt vertraulich; es steht der KlientIn selbstverständlich frei, ob sie der TherapeutIn etwas daraus mitteilen will. Doch die Hilfe für die TherapeutIn besteht schon darin, dass die KlientIn in der Zeit zwischen den Sitzungen die Phase des inneren Kennenlernens und der inneren Kooperation verstärkt erleben kann und dann mit konkreten Wünschen in die Therapiestunde kommt. Zum Beispiel: »Die kleine Hannah – ich schätze, sie ist etwa fünf Jahre alt – will unbedingt zu ihrer Mama zurück. Das geht aber doch gar nicht. Wie kann ich sie trösten? Können Sie vielleicht mal mit ihr sprechen?« Worauf die TherapeutIn Renate helfen wird mit Hannah zu sprechen, aber gleichzeitig oder danach auch mit der KlientIn nach »Innenpersonen« suchen, die Hannah trösten bzw. an einen »sicheren Ort« (siehe übernächster Abschnitt) bringen können. Während der gesamten Therapie ist das Tagebuch von großer Bedeutung. Hier wird notiert, was in der Therapiestunde geschah – zur Erinnerung für diejenigen, die in der Stunde »da« waren, und zur Mitteilung an diejenigen, die dafür amnestisch waren. Hier wird innere Verständigung eingeübt. Und es können auch Persönlichkeitsanteile kennengelernt werden, die der Therapie bzw. dem Integrationsprozess gleichgültig oder ablehnend gegenüberstehen. Z.B., wenn jemand in das Buch schreibt: »Macht Euch keine Illusionen. ... [die TherapeutIn] wird uns genauso fallen lassen, wie alle anderen das immer getan haben. Wir brauchen sie nicht!!!«

Solche Eintragungen sind ebenso zu erwarten wie etwa folgende: »Glaubt bloß nicht, Ihr könntet mir davonkommen. Ihr werdet sterben. Alle. Bald.« Unterschrift: »Die Macht« (oder so ähnlich).

So erschreckend solche Eintragungen für die Betroffenen sein können, so konstruktiv sind sie im Grunde. Denn sobald sich die »zerstörerischen« Anteile melden, ist der Kontakt zu ihnen möglich, und damit sind sie schon halb für die Therapie gewonnen. Denn es stellt sich heraus, dass diese Anteile, so zynisch und cool, so hart und gewalttätig sie erscheinen mögen, keine »Monster« sind. Alle Menschen haben (selbst-)zerstörerische Anteile in sich. Es kommt darauf an, sie kennenzulernen und so zu integrieren, dass sie keinen – wie leider häufig bei Multiplen, da sie in der Form der »Personen« sozusagen »in ihren Gedanken kreiselnd konserviert« sind – verheerenden Schaden für die KlientIn und/oder andere Lebewesen bedeuten können, sobald sie unkontrolliert auftauchen. Sind sie aber erst einmal identifiziert, kann die TherapeutIn versuchen, mit ihnen einen Vertrag darüber abzuschließen, dass sie für die Dauer der Therapie – oder mindestens bis zur jeweils nächsten Therapiestunde – keine Gewalt ausüben, weder nach innen noch nach außen. Und die anderen »Personen« können versuchen, diese Anteile besser kennenzulernen: Wo im inneren System befinden sie sich? Kann man mit ihnen sprechen? Sind sie für Argumente und Verhandlungen zugänglich? Wer ist in ihrer Nähe und kann sie ggf. daran hindern, zerstörerisch zu wirken? Können sie für die »gemeinsame Sache« gewonnen werden? Etc.

Genauso wichtig für das innere Kennenlernen, wenn auch anderen Inhalts, sind die gemalten Bilder. Sie erzählen häufig von traumatischen Erfahrungen. Sie sind besonders wichtig als Medium der Verständigung für die »Kinder«, die noch nicht schreiben können und/oder die sich davor fürchten, etwas zu sagen, weil die Täter ihnen für diesen Fall die schlimmsten Strafen angedroht haben. Die Bilder zu betrachten ist oft für alle anderen »Personen« schrecklich. Da erfahren sie ganz konkret, anschaulich, in Bildern, was geschehen ist. Ein Mann mit erigiertem Penis, ein Mädchen auf dem Schoß mit gespreizten Beinen, dem er in die Scheide greift; eine Frau mit riesengroß aufgerissenem Mund, einen Arm mit einem Gegenstand zum Schlagen erhoben etc.

Manche Bilder sind auch metaphorisch gemeint: Sie zeigen etwas von der inneren Befindlichkeit einzelner »Personen«. Typisch sind Bilder von gespaltenen oder innen brennenden Köpfen mit vielen Augen und Mündern, zahlreiche ähnliche Figuren, die in unterschiedlichen Größen im Bild auftauchen, Puzzles etc. Es tauchen Symbole auf, die für die Traumata stehen: schwarze Vögel am Himmel, Häuser mit schwarzen Fenstern, zerstörte und kahle Natur, Rot als die Farbe der Wut oder der Schmerzen; bei rituellen Misshandlungserfahrungen auch (umgedrehte) Kreuze, Pentagramme,

Gestalten in schwarzen oder roten Umhängen, Masken etc. Bei manchen Bildern ist der Betroffenen und daher auch der TherapeutIn zunächst nicht ersichtlich, ob sie konkrete Erfahrungen widerspiegeln oder metaphorisch von innerer Not zeugen: gekreuzigte oder gefesselte oder in Verschlagen eingesperrte Gestalten oder solche, die Waffen tragen etc.

Viele Bilder ein und derselben multiplen Persönlichkeit wirken, als seien sie von völlig verschiedenen Menschen gemalt worden. Sie unterscheiden sich in der Bildaufteilung, den gewählten Materialien und Farben und sind in jeweils anderem Stil gemalt oder gezeichnet worden. Ich habe häufiger erlebt, dass eine Alltags-Persönlichkeit behauptete, gar nicht malen zu können. Und dann brachte sie Bilder mit, die sie in einer Galerie ausstellen könnte. Manchmal hatte sie zuvor alle möglichen Menschen in ihrer Nähe gefragt, ob sie diese Bilder bei ihr »vergessen« hätten, und wollte kaum glauben, dass sie wohl von ihr selbst, richtiger: von einer ihrer »Innenpersonen«, stammen mussten.[163]

Weiterhin habe ich häufig erlebt, dass Bilder zunächst nicht entschlüsselt werden konnten bzw. nicht deutlich war, welche »Innenperson« das Dargestellte erlebt hatte. Manche Multiplen haben nämlich auch »Personen«, die nur malen, was sie »innen sehen«, ohne dies als eigenes Erlebtes zu empfinden. Erst im Laufe der Therapie – manchmal erst Jahre später – wird deutlich, was ein bestimmtes Bild zu bedeuten hat. Oft gibt es regelrechte »Mal-Phasen«, in der eine Fülle ähnlicher oder recht unterschiedlicher Bilder entsteht; dann gibt es wieder eine Zeit, in der gar nicht gemalt wird, und viele Monate später kommt eine nächste Mal-Phase etc.

Ähnliches gilt für andere gestalterische Ausdrucksformen wie Töpfern, mit Knetfiguren arbeiten, Bildhauern etc. Spiele mit Puppen, Kuscheltieren etc. ist für viele multiple Persönlichkeiten, besonders für die »Kinder« in ihnen, eine weitere gute Möglichkeit, Ausdrucksformen für ihre inneren Nöte zu finden und von Traumatisierungen zu »erzählen«. Die amerikanische Psychiaterin Roberta Sachs hat hierfür eine besondere Technik entwickelt, die »sand tray technique«: Auf der Station für DIS-Behandlung in der Klinik, in der sie arbeitete, gab es ein eigenes Zimmer mit einem großen »Sandkasten« und vielen kleinen Figuren, mit deren Hilfe innere Prozesse und Traumaerfahrungen von den KlientInnen dargestellt werden können.[164]

Eine meiner multiplen KlientInnen hat ein »Spielhaus« gebaut, als Ausdrucksformen für zahlreiche ihrer »Innenpersonen« kleine Holzfiguren geschaffen und alles in meinem Therapiezimmer aufgebaut (damit »auch andere, die viele sind«, damit spielen können); Therapiefortschritte und stattfindende innere Konflikte bzw. Traumabearbeitungen und deren Ergebnis lassen sich so auf eindrucksvolle Weise von ihr und ihren »Personen« nonverbal darstellen. Mir hat diese Darstellungsform häufig geholfen, die jeweilige innere »Konfiguration« der »Personen« zu verstehen und mit »Kindern« zu arbeiten, die auf andere Weise nicht mit mir in Kontakt getreten wären.

Für die »Kinder« sorgen

Schon recht früh in der Psychotherapie geben sich »Kinder« in der DIS-KlientIn zu erkennen. Manchmal kommt zunächst ein kleiner »Junge« oder ein kleines »Mädchen«, die fröhlich und unbeschwert wirken. Sie sind neugierig, wollen mit der TherapeutIn Kontakt aufnehmen und wissen manchmal gar nicht, dass sie im Körper einer Erwachsenen »wohnen«. Später drängen die »Kinder« nach außen, die sich von den Eltern verlassen fühlen und/oder Traumaerfahrungen gespeichert haben. Es sind nach dem ersten »lieben Kind« diejenigen kindlichen Anteile in der KlientIn, die am meisten Druck verspüren, die sich zunächst melden. Meist jedoch gibt es noch sehr viel mehr »Kinder« mit schwersten Traumaerfahrungen in der KlientIn, die jedoch noch mitten im Trauma »leben« und mehr oder weniger gut geschützt tief im Innern warten. Die KlientIn spürt sie oft, kann manchmal deren Anzahl nennen und empfindet den inneren Druck als Unbehagen, Angst oder »schwarzes Loch«. Doch es sind häufig gute Abwehrmechanismen entwickelt worden, diese schwer traumatisierten kindlichen Anteile vom Rest der Persönlichkeit abzuschotten.

Manche Multiplen erleben das so, als sei in ihrem Innern eine »Höhle« oder ein »Keller«, in denen diese »Kinder« in »Kisten« ohne Gefühl für Raum und Zeit eine Art unruhigen Schlaf verbringen. Hier gilt es, diesen Schutz noch länger aufrechtzuerhalten; denn erst zu einem späteren Zeitpunkt in der Therapie können diese »Kinder« (oft identisch mit Traumasituationen) »herausgeholt und gerettet« werden, in Form von inneren Rettungsaktionen und Traumabearbeitungen.

Nur sehr unstrukturierte multiple Persönlichkeiten haben die schwer traumatisierten »Kinder« dicht an der Oberfläche. Diese KlientInnen geraten sehr schnell und sehr früh in der Therapie in »Flashbacks«, also reagieren, ohne darüber die Kontrolle zu haben, ein frühes Trauma ab, indem sie es praktisch wie im »Original« wiedererleben. Diese Gefahr muss unbedingt so früh wie möglich eruiert und entschärft werden. Die TherapeutIn sollte also danach fragen, ob es »Kinder« gibt, die »herauswollen«, und bevor sie dies zulässt, genau nachfragen, was mit diesen »Kindern« los ist. Stellt sich heraus, dass es ein »Kind« ist, das noch mitten in einem Trauma lebt, sollte nach inneren »Beschützern« Ausschau gehalten werden, die das »Kind« imaginär an einen »sicheren Ort« (siehe unten) bringen können.

Da es in jeder multiplen Persönlichkeit Beschützerfiguren gibt, kann die TherapeutIn die KlientIn bitten, einmal in ihrem Innern nachzufragen oder sich umzusehen, ob es einen »Beschützer« oder eine »Beschützerin« gibt, die sich um dieses »Kind« kümmern kann. Und statt das »Kind« nach außen zu holen (bzw. der KlientIn zu gestatten, es »herauszulassen«), sollte mit der Beschützerfigur gesprochen werden, möglichst direkt, indem die KlientIn gebeten wird: »Kann ich einmal mit dieser BeschützerIn sprechen? Vielleicht kann ich ihn/sie auch mit einem Namen ansprechen und bitten, einmal für kurze Zeit herauszukommen?« Vorher sollte abgesichert und eingeübt sein, dass es eine bestimmte verantwortungsvolle »Person« gibt, zum Beispiel die Alltags-Person, die anschließend wieder gerufen werden kann und die Kontrolle über den Körper bekommt.

An dieser Stelle noch einmal der Hinweis: Multiple Persönlichkeiten können in der Regel zunächst nicht selbst kontrollieren, welche »Person« herauskommt. Doch die TherapeutIn kann, wenn sie von der KlientIn die entsprechenden Auslösereize, z.B. Namen, mitgeteilt bekommt, sehr wohl die »Person« befragen. Dazu ist es häufig nötig, dies sehr gut mit der KlientIn vorzubereiten.

Also etwa: »Ich werde gleich, wie besprochen, kurz mit Johan sprechen. Wenn Sie möchten, können Sie ja versuchen, innerlich nur sozusagen beiseitezutreten, damit Sie alles mitbekommen. Wenn ich dann anschließend sage: ›Renate, kommen Sie jetzt zurück‹, und Sie vielleicht zur Unterstützung des Wechsels kurz am Arm berühre, können Sie sich dann vorstellen, zurückzukommen?« Und falls die KlientIn dies bejaht: »Können Sie bitte, bevor wir Johan bitten, herauszukommen, innen bei ihm nachfragen, ob er mit diesem Vorgehen einverstanden ist?« Anfänglich mag dies der KlientIn riskant erscheinen: Was ist, wenn Johan kommt und dann »draußen« bleibt und gar nicht wieder die Kontrolle an Renate abgeben will?

Erfahrungsgemäß jedoch halten sich die »Innenpersonen« – bis auf die »ZerstörerInnen« (und die auch nur anfänglich) – genau an die Absprachen. Mit dem »Beschützer«-Anteil kann danach besprochen werden, ob und wie er das »Kind« schützen kann. Dazu verwenden die »Beschützer« meist imaginäre »Verpackungen«: eine weiche Hülle, eine Höhle, eine Kugel, ein Glashaus mit Decken etc. Und wenn zu diesem Zeitpunkt bereits gelernt wurde, die »Kinder« an einen »sicheren Ort« zu bringen, kann auch diese Aufgabe von der entsprechenden Beschützerfigur übernommen werden.

Innerpsychisch bedeutet dies: Ein an die Oberfläche drängendes kindliches Trauma wird auf diese Weise – durch das imaginäre Errichten von Abwehrstrukturen – wieder in tiefere Schichten des Unbewussten »verschoben«. Selbstverständlich kann dies nur eine vorübergehende Lösung sein, und es ist durchaus möglich, dem »Kind« den Trost, dass es bald »gerettet« wird, mit auf den Weg zu geben; auch dies kann die Beschützerfigur tun.

Doch, wie gesagt, meist sind die »Kinder«, die sich zuerst in der Therapie zeigen, weniger stark traumatisiert. Wie können sich die Betroffene selbst und die TherapeutIn um sie kümmern?

Zunächst müssen die »Kinder« erfahren, dass sie im Körper einer Erwachsenen leben. Und dass es in ihnen andere gibt – meist hören sie, wenn sie dies nicht schon wussten, bald auch deren Stimmen –, die sich jetzt um sie kümmern. Sie sind jetzt in Sicherheit, das ist die wichtigste Botschaft. Und sie müssen lernen, dass die TherapeutIn keine zweite »Mama« ist, sondern sozusagen eine »nette Tante«, zu der sie ab und zu hingehen, mit der sie spielen, der sie ihren Kummer erzählen können und die ihnen und den anderen in der KlientIn dabei hilft, »heile zu wachsen«, wie das die »Kinder« in einer meiner multiplen KlientInnen ganz treffend nannten.

Es ist die Multiple selbst, die sich um die »Kleinen« in ihr kümmern, sie trösten, in Sicherheit bringen und sie »bemuttern« muss. Manchmal ist es schwierig, der KlientIn dies nahezubringen, denn nur allzu gern möchte sie die Verantwortung für ihre kindlichen Anteile und deren Bedürftigkeit an die TherapeutIn abgeben. Wie andere Erwachsene auch, so haben viele Betroffene Schwierigkeiten, ihre kindlichen Seiten anzunehmen und sich um sie zu kümmern.

Die »Kinder« in den Multiplen können allerdings auch, da sie viel mehr Gestalt annehmen, es von ihnen oft zahlreiche gibt und die meisten von ihnen schreckliche Gewalt erlebt haben, sehr anstrengend und anspruchsvoll sein. Sind sie erst einmal an der Oberfläche, haben sie tausend Wünsche: Nuckel(-flaschen) und Puppen, Kuscheltiere und Bilderbücher, Malstifte und Zeichenblöcke, Legos und Autos, Mickymaus-T-Shirts und, und, und. So manches Mal habe ich die »Erwachsenen« in einer Multiplen stöhnen hören, ihr Zimmer verwandle sich zusehends in eine Krabbelstube. Diese ausgelebte Regression ist jedoch sehr wichtig, da sie es den »Kindern« ermöglicht, die Erfahrung zu machen, etwas nachholen zu können, jetzt wirklich in Sicherheit zu sein und so liebevoll umsorgt zu werden, wie es nie geschah, als die KlientIn tatsächlich klein war.

Für TherapeutInnen, die bislang nur mit Erwachsenen gearbeitet haben, bedeutet dies durchaus eine gewisse Umstellung. Denn die »Kinder« wollen und können auch nur »da« sein in der Therapiestunde, wenn die TherapeutIn ihnen eine »kindgerechte« Atmosphäre bietet. So sitzen und krabbeln die »Kinder« am liebsten auf dem Fußboden, brauchen eine Ecke mit Kissen und Stofftieren bzw. Puppen, in der sie spielen und wo sie sich verstecken können. Manche der »Kinder« wollen Körperkontakt. Hier ist wichtig, dass dieser immer von den »Kindern« ausgeht und nicht von der TherapeutIn aufgezwungen wird, denn dies ist ein sehr sensibler Bereich, in dem zahlreiche Traumatisierungen stattgefunden haben. Manche »Kinder« würden schreiend um sich schlagen, wenn sie von der TherapeutIn berührt würden; andere können sich nur entspannen, wenn sie die Hand der TherapeutIn halten dürfen. Die »Kinder« können sehr gut deutlich machen, was sie brauchen, und es ist wichtig, sehr sorgfältig mit diesen Bedürfnissen umzugehen.

Wenn ich den Eindruck habe, dass nicht nur ein »Kind« eine Umarmung möchte, sondern dass gleichzeitig erotische Bedürfnisse von sich lesbisch empfindenden »Frauen« oder heterosexuell empfindenden »Männern« in der Multiplen zu spüren sind, entziehe ich mich des Körperkontakts, jedenfalls so lange, bis die »Verwirrung der Gefühle« aufseiten der Klientin geklärt ist und ich tatsächlich den Eindruck habe, »nur dem/den Kind/ern eine »sichere« Hand zu geben.

Erstaunlicherweise ist dies sehr deutlich zu spüren. Ich halte dann wirklich ein Kind bei der Hand, auch wenn der Körper erwachsen ist. Deutlich wird das an der flacheren und schnelleren Atmung des »Kindes«, das meist eine höhere Körperwärme hat, sich kindgemäß bewegt und spricht etc. Noch nie habe ich erlebt, dass die »Kinder« die »Situation« falsch interpretiert hätten – immer vorausgesetzt, sie haben die Hand ausdrücklich gewünscht. Sondern sie spüren genau, und es ist deutlich merkbar, wie sie sich in der Sicherheit der Berührung entspannen. Oft ist es erst dann möglich, dass das »Kind« von seinem inneren Erleben erzählen oder Traumasituationen aufmalen oder nachspielen kann.

Diese achtsame, Halt und Trost spendende Berührung durch eine andere, äußere Person ist für viele der »Kinder« einmalig. Kein anderer Mensch nimmt sie (zunächst) so an.

Wichtig ist es, dass die KlientIn mit ihrer Partnerin oder ihrem Partner über das »Da-Sein« der »Kinder« spricht. Manchen PartnerInnen gelingt es dann, die »Kinder« anzunehmen, sodass diese das Gefühl haben, eine zweite Mama oder einen zweiten Papa zu haben. Doch das ist schwierig für alle Beteiligten. Die Partnerin oder der Partner muss auseinanderhalten können: Wann kann ich ihr (der Multiplen) einen Zungenkuss geben und erotisch mit ihr schmusen und wann sind die »Kinder« da, mit denen ich ganz anders umgehen muss? Wenn der/die PartnerIn das nicht schafft, muss die Multiple selbst versuchen, die »Kinder« immer rechtzeitig in Sicherheit zu bringen, wenn eine sexuell getönte Situation eintritt, damit die »Kinder« kein erneutes Trauma erleben.

In dieser Hinsicht ist der Beginn der Therapie eine hoch sensible Zeit: Die »Kinder« drängen heraus und sind immer häufiger »da«, ohne dass die Multiple schon kontrollieren könnte, in welcher Situation sie »herauskommen« und wie sie wieder »verschwinden« können. Auch aus diesem Grund ist es sehr wichtig, so bald wie möglich einzuüben, wie sie die Kinder an einen »sicheren Ort« bringen kann.

Der »sichere, geborgene Ort«

Multiple Persönlichkeiten leben mit einer reichhaltigen inneren Imagination(sfähigkeit): Die »Personen« in ihnen sind ja im Grunde reine Phantasiegebilde bzw. in bestimmten Zeiten »eingefrorene« Erinnerungen, auch wenn sie im Laufe der Jahre eine eindeutige Gestalt und ein mehr oder weniger starkes Eigenleben entwickelt haben. Die »Personen« sind »Erinnerungspakete« mit einem je eigenen Körperbild, individuellen Gefühlen und Gedanken, Sprache und Vorlieben, Fähigkeiten und mimischen bzw. gestischen Eigenarten – und möglicherweise mit einem eigenen Namen. Sie fühlen sich jeweils als ein eigenständiges »Ich« und können voll die Kontrolle über den Körper bekommen. Darin unterscheiden sie sich von den »inneren Kindern« vieler anderer Erwachsener.

Wenn Sie das Buch von Anfang an bis hierhin gelesen haben, ist Ihnen diese Tatsache schon recht vertraut, wenn nicht aufgrund eigenen Erlebens oder eigener Anschauung, dann aufgrund des Einfühlens und Ihrer eigenen Imaginationsfähigkeit. Diese Fähigkeiten benötigt auch jede TherapeutIn im Umgang mit Multiplen. Und sie kann sich ihre eigene Imaginationsfähigkeit zunutze machen, um der KlientIn zu helfen, ja ich würde sogar behaupten: Sie benötigt sie dringend, um mit dem inneren Geschehen in dieser so schwer traumatisierten Persönlichkeit umgehen und sie in ihrer Integrationsarbeit unterstützen zu können.

Eine ganz wichtige und hilfreiche Imagination für die Gesamt-Persönlichkeit, die sie benötigt, um sich und »Personen« in ihr, die möglicherweise in Aufruhr oder mitten im Traumaerleben sind, ausruhen zu lassen, ist der »sichere, geborgene Ort«.

Wenn Sie möchten, machen Sie diese Übung doch einmal selbst, führen Sie sie eine Weile regelmäßig durch, damit Sie auch in Krisensituationen über die Fähigkeit verfügen, sich innerhalb weniger Augenblicke beruhigen zu können.

Übung

Entspannen Sie sich, so gut Sie es gerade vermögen. Setzen oder legen Sie sich bequem hin, damit Ihr Körper sich ausruhen kann, lassen Sie Ihren Blick durchs Zimmer schweifen und an irgendeiner Stelle zur Ruhe kommen; möglicherweise möchten Sie die Augen auch schließen, um sich mehr auf Ihr inneres Geschehen konzentrieren zu können. Vermutlich werden Sie bemerken, dass Ihnen noch alle möglichen Gedanken durch den Kopf gehen. Vielleicht gelingt es Ihnen, sie einfach zu registrieren und weiterziehen zu lassen wie Wolken am Himmel. Denn jetzt gibt es gerade etwas Wichtigeres, das Sie möglicherweise interessiert: die Vorstellung eines »sicheren Ortes«. Eine innere Vorstellung davon, wie der Ort aussehen sollte/könnte, an dem Sie sich wirklich ruhig, geborgen und sicher fühlen. Viele Menschen haben einen solchen Ort schon in der äußeren Realität gefunden; möglicherweise aber möchten Sie sich auch einen neuen, ganz eigenen Ort suchen. Einen, der nur für Sie allein da ist.

Viele Menschen denken dabei an eine Szene in der Natur: eine sandige Bucht am Meer, eine geschützte Stelle an einem See, eine Lichtung im Wald, eine Frühlingsblumenwiese ... Andere bevorzugen einen mehr geschlossenen Raum: eine Höhle, ein Baumhaus, ihr Lieblingszimmer, eine Burg, einen Fesselballonkorb, einen Ort unter Wasser oder den Mutterleib. Lassen Sie sich Zeit, probieren Sie ruhig die verschiedensten Vorstellungen aus. Lassen Sie Ihrer Fantasie ruhig freien Lauf: Wie fühlt es sich an, dort zu sein? Was können Sie sehen, hören, riechen, fühlen, schmecken? Staffieren Sie diesen Ort mit allem aus, was Sie brauchen, um sich ganz wohl, warm, ruhig und geborgen zu fühlen. Und wenn Sie diese Vorstellung so recht mit Leben erfüllt haben, spüren Sie noch einmal nach: Fehlt noch irgendetwas, das Tüpfelchen auf dem i? Geben Sie sich erst zufrieden, wenn Sie spüren: So ist es gut, das ist es.

Bleiben Sie eine Weile dort, bis das Gefühl von Geborgenheit und Sicherheit Sie ganz erfüllt. Möglicherweise fühlt es sich an, als ob ein warmes Licht von oben auf Sie scheint und ganz sanft in Ihre Haut dringt, Sie auch von innen erfüllt und Sie leuchten lässt. Lassen Sie dieses Licht durch Ihren ganzen Körper fluten, auch dorthin, wo Sie vielleicht noch ein wenig angespannt waren oder Schmerzen hatten. Vielleicht werden Sie schließlich das Gefühl haben, von einem Lichtkegel umgeben zu sein und von innen zu leuchten. Geben Sie sich diesem Gefühl von Sicherheit und Geborgenheit eine Weile hin. Und möglicherweise möchten Sie, bevor Sie es Ihrem Bewusstsein wieder erlauben, an die Oberfläche zu kommen, sich noch einmal an Ihrem »sicheren, geborgenen Ort« umsehen, noch einmal hinhören, riechen, fühlen, schmecken.

Gibt es etwas, das Sie zuerst wahrnehmen werden, wenn Sie an diesen Ort zurückkehren wollen? Und möchten Sie etwas mitnehmen, das Sie immer an dieses angenehme Gefühl erinnern soll? Eine Muschel, einen Stein, einen Grashalm – irgendetwas in Ihrer Vorstellung, das Sie sozusagen als Souvenir (imaginär) mitnehmen möchten in Ihren Alltag und das es Ihnen erleichtern könnte, jederzeit, wenn Sie möchten, zurückzukehren? Und bevor Sie ganz langsam wieder an die Oberfläche Ihres Bewusstseins kommen, möchten Sie möglicherweise Ihrem Unbewussten danken für diese Vorstellung, die es Ihnen geschenkt hat und die ihr eigener, ganz persönlicher Schatz ist: Ihr sicherer Ort, an den Sie sich – wo auch immer Sie sein werden – jederzeit in ihrer Imagination zurückziehen können. Nehmen Sie sich Zeit, sich ganz langsam zurückzuziehen von Ihrer Vorstellung, in Ihrem eigenen Tempo wieder ins Hier und Jetzt zurückzukehren und sich zu orientieren. Vielleicht können Sie ja etwas von diesem Gefühl der Sicherheit und Geborgenheit behalten; es wird in Ihnen nachklingen und Sie werden wissen: Das ist ein Gefühl, das ich mir selbst oder Teilen von mir geben kann, jederzeit, wenn ich es haben möchte.

Wissen Sie, was ich immer wieder traurig finde? Dass es viele Menschen gibt – Frühgestörte und Schwertraumatisierte gehören dazu –, denen es unendlich schwerfällt, eine solche Vorstellung von Sicherheit zu entwickeln. *Es war nie sicher, niemals und nirgends.* Dies trifft ganz besonders für multiple Persönlichkeiten zu. Denn gerade weil es nirgendwo und niemals sicher war, haben sie sich – zu ihrer eigenen Sicherheit – aufgespalten und durch amnestische Barrieren Unerträgliches im Erleben von ihrem Bewusstsein abgetrennt. Doch die Aufspaltung selbst hat Unsicherheit erzeugt: Wo bin ich, was war gerade vorhin, was soll ich hier tun? Solche Fragen stellen sich die »Personen« in einer Multiplen immer wieder, und sie machen Angst. Multiple Persönlichkeiten leben mit einem permanenten Gefühl von Panik, das in ihnen lauert oder direkt an der Oberfläche ist, je nachdem wer gerade »draußen« ist und was gerade in der Außenwelt und Innenwelt geschieht.

Umso wichtiger ist es, jetzt und heute ein Gefühl von Sicherheit zu entwickeln. Und gerade weil die Imaginationsfähigkeit multipler Persönlichkeiten so stark ist, können wir mit dem Konzept des »sicheren Ortes« arbeiten.

Doch anfangs gestaltet sich diese Vorstellung häufig schwierig. Manche Multiple, die beginnen, sich einen »sicheren Ort« vorzustellen, enden bei einer bis an die Schießscharten mit Waffen ausgestatteten Burg mit Krokodilen im Wassergraben und zahlreichen Wächtern – nur um verzweifelt festzustellen: Von oben, durch die Luft, könnte noch ein Angreifer kommen. »Es war nie sicher«, wie oft habe ich das eine Betroffene sagen hören! Ja, es erfordert viel Geduld, ganz allmählich eine Vorstellung von Sicherheit in einer Frau entstehen zu lassen, die von frühester Kindheit an den grausamsten Überfällen ausgesetzt war. Manche schrecken sofort hoch, sobald sie sich entspannen – so gut funktioniert ihr Alarmsystem. Manche schlafen nur halbstundenweise nachts, weil sie so häufig in der Nacht misshandelt wurden. Manchmal dauert es lange – Monate oder gar Jahre –, bis eine Schwertraumatisierte so weit Vertrauen zu ihrer TherapeutIn gefasst hat, dass sie es wagt, sich in ihrer Gegenwart tief zu entspannen – und selbst dann kann es noch geradezu unmöglich sein, die Augen zu schließen. (Eine meiner multiplen Klientinnen hat mir glaubhaft versichert, sie schlafe sogar nachts mit offenen Augen, was ihre Partnerin anfangs sehr erschreckt habe.)

Doch alle Menschen haben irgendwann in ihrem Leben, und sei es für Sekunden, ein Gefühl der inneren Ruhe und Sicherheit empfunden. Auch multiple Persönlichkeiten. Wenn schon nicht in allen »Personen«, so doch zumindest in der einen oder anderen von ihnen hat es hin und wieder so ein Gefühl gegeben. Und damit können Sie beginnen, etwa so: »Erinnern Sie sich daran, wie es war, dieses Gefühl zu haben. Spüren Sie es genau. Wie hat es sich angefühlt?« Und wenn sie es beschreiben kann: »Und nun verknüpfen Sie dieses Gefühl mit einem Bild, das Sie vor Ihrem geistigen Auge erstehen lassen: Schaffen Sie sich einen Ort, an dem Sie sich sicher fühlen können« etc. (siehe oben). Wichtig ist allerdings, dass die KlientIn dieses Gefühl nicht mit der Anwesenheit anderer Menschen verknüpft, sondern die multiple Persönlichkeit entweder in all ihren Teilen oder in einzelnen »Personen« diesen Ort »für sich allein« haben kann.

Es ist aber auch möglich, umgekehrt anzufangen: Wie müsste ein Ort aussehen, an dem sich möglicherweise ein Gefühl von Sicherheit oder Geborgenheit einstellen könnte? Welche »Personen« haben dazu welche Wünsche und Vorstellungen? Häufig nämlich gibt es anfangs verschiedene »sichere Orte«: Die »Kinder« zum Beispiel wünschen sich vielleicht eine Blumenwiese im Sonnenschein und ein Picknick mit einem Krug Kakao; die »Erwachsenen« hingegen bevorzugen das Bild einer Terrasse mit Liegestuhl und Decke und ihren Lieblingsbüchern. So war es bei einer meiner multiplen KlientInnen, wobei es mit der Zeit gelang, beide Vorstellungen zu einer zusammenzufügen. Später kamen u.a. noch eine »Ballonfahrt« und die oben zitierte »Taxifahrt« als Vorstellungen von sicheren Orten hinzu. Solche Vorstellungen sind selten in den Therapiesitzungen entstanden. Oft dauerte es Wochen oder Monate der inneren Suche, bis sie – oft durch Kooperation verschiedener »Personen-Gruppen« – entstanden. Denn viele »Kinder« zum Beispiel haben sich noch niemals sicher gefühlt, verspüren nur eine Sehnsucht nach einem solchen Gefühl. Andere jedoch kennen es und können imaginär mit ihnen zusammen an einer solchen Vorstellung »basteln«. Auch das Aufsuchen des »sicheren Ortes« erfolgt oft zunächst nicht in den Sitzungen, da eine erhebliche Scheu vor der Entspannung »im Angesicht der TherapeutIn« besteht.

Gute Erfahrungen habe ich damit gemacht, nach den Wünschen der KlientIn zu fragen (Wie genau sollte ein »sicherer Ort« aussehen, wie sollte/n sie sich dort fühlen etc.?) und ihr mein Buch mit CD »Der innere Garten« mit nach Hause zu geben. Möglicherweise müssen Übungen neu entwickelt werden, wenn zusätzliche oder andere Wünsche und Vorstellungen genannt werden. Dieses Vorgehen hat gleichzeitig den Vorteil, dass die KlientIn auch zu Hause in einem entspannten Zustand die Stimme der TherapeutIn hören kann. Es entsteht dann das Gefühl: »Bei ihr, mit ihr bin ich sicher, auch hier.« Mit der Zeit wird diese »innere Stimme der TherapeutIn« durch Stimmen eigener Persönlichkeitsanteile (etwa Beschützer-»Personen«) ersetzt.

Es sollte erst mit der Durcharbeitung von Traumata angefangen werden, wenn es in der KlientIn eine gute Fälligkeit gibt, sich bzw. bestimmte »Personen« an den »sicheren Ort« zu bringen bzw. wenn diese »Personen« selbst dort hingehen können. Dies hilft sehr, auch dann, wenn die KlientIn in unkontrollierte, spontane Traumaabreaktionen zu geraten droht oder bereits hineingeraten ist. Dann genügt es oft, sehr eindringlich die »BeschützerInnen« zu bitten, die betreffende »Person«, die in der Abreaktion ist (also eine Art »Flashback« des Traumas hat), sofort dort herauszuholen und an ihren sicheren Ort zu bringen bzw. die »Person« selbst aufzufordern, sich von der Traumasituation abzuwenden, von der Szene immer weiter zurückzutreten und sich an den sicheren Ort zu begeben.

Auch wenn mit bestimmten »Personen« Details aus Traumata bearbeitet werden, die manche andere »Personen«, etwa »Kinder«, nicht miterleben sollen, ist es sinnvoll, zunächst die KlientIn zu bitten, diese »Kinder« in Sicherheit zu bringen. Und da »Sicherheit« ein zu vager Begriff ist – die Aufforderung allein: »Bringen Sie die Kinder in Sicherheit« würde wohl kaum etwas nutzen –, muss die möglichst klare und eindeutige Vorstellung des »sicheren, geborgenen Ortes« vorhanden sein. Es empfiehlt sich übrigens, dass mindestens eine »Beschützerperson« die »Kinder« an den sicheren Ort begleitet und dort bei ihnen bleibt, damit diese möglichst schnell im inneren System rückmelden kann, falls es den »Kindern« schlecht geht oder sie an dem Ort nicht bleiben können bzw. wollen.

Der »Überlebenszettel«

Multiple Persönlichkeiten leben gefährlich. Selbst wenn sie nicht mehr von Tätern bedroht werden, kann Ihnen jederzeit Schreckliches widerfahren: Sie können sich irgendwo wiederfinden und nicht wissen, wie sie dorthin gekommen sind. Sie können einen Unfall haben, der ihr inneres System durcheinanderbringt und »Personen« erscheinen lässt, die völlig desorientiert sind. Sie können mitten in einer Narkose aufwachen, als ob sie nie eine Betäubung erhalten hätten, und dann möglicherweise um sich schlagen. Und manchmal werden sie tatsächlich noch von Tätern bedroht, die versuchen, sie abzufangen und mitzunehmen. Aus diesen und zahlreichen anderen Gründen empfiehlt sich ein einfaches Mittel: einen Zettel bei sich zu führen, auf dem steht: »Ich bin eine multiple Persönlichkeit. Wenn mir etwas zustoßen sollte oder ich operiert werden muss, wenden Sie sich bitte umgehend an ...«

Die dann genannte Person, die im Krisenfall kontaktiert werden soll, muss davon natürlich wissen, und es muss gut abgesprochen sein, wie diese Person sich dann verhalten soll. Dies kann die TherapeutIn sein, die für diesen Fall von der Schweigepflicht entbunden werden muss. Oder eine gute FreundIn, die genau instruiert ist, was sie tun kann, um der Betroffenen zu helfen.

In der Regel wird das bedeuten: Sie wird den Anrufer oder die Anruferin (Achtung! Ein solcher Anruf kann eventuell auch von Täterseite kommen!) informieren, dass die Betroffene zu Hause erwartet wird und Nachrichten für sie entgegengenommen werden können. (Täter wissen dann Bescheid: Die Multiple hat ein soziales Netz; sie können sie nicht einfach »verschwinden« lassen, ohne dass Nachforschungen angestellt werden.) Meldet sich ein Krankenhaus, dann empfiehlt sich die Nachfrage, ob sich dort jemand mit den Komplikationen auskennt, die eine medizinische Behandlung einer multiplen Persönlichkeit mit sich bringt. Falls nein, sollte die Person darauf hinweisen, dass bei Medikation und Narkosen äußerste Vorsicht geboten ist: Es muss sichergestellt sein, dass jeweils die »Person«, also der Persönlichkeitsanteil, die Medikamente bekommt, die auch behandelt werden soll, und dass, falls die Multiple ansprechbar ist, dies mit ihr besprochen werden muss, damit es nicht zum »Aufwachen« anderer Anteile kommt. Und falls dies doch geschieht, ist darauf zu achten, dass die Medikation nicht oder nur sehr vorsichtig erhöht wird, da sonst der Anteil, der anfangs die Medikamente bekommen hat, möglicherweise eine Überdosis erhält. Unbedingt sollte die kontaktierte Person sich sofort zu der Betroffenen begeben, um sie durch die Behandlung zu begleiten (oder, falls die Betroffene von der Polizei festgehalten bzw. aufgegriffen wurde, zu verhindern, dass sie in die Psychiatrie eingeliefert wird) und sie nach Hause zu bringen.

Ich kenne multiple Persönlichkeiten, die noch von Tätern bedroht werden und zu ihrem eigenen Schutz einen »Überlebenszettel« bei sich tragen, auf dem sinngemäß steht: »Falls mir etwas zustoßen sollte: Ich habe mein Testament, das alle Fakten über die Täter enthält, die mir Gewalt angetan haben, beim Amtsgericht hinterlegt. Ich muss mich regelmäßig bei einer Bekannten melden, da diese sonst das Testament an die Staatsanwaltschaft weiterleitet.«

Erstellen der inneren »Besetzungsliste« und Kartierung der inneren »Landkarte«

Eine multiple Persönlichkeit hat – das dürfte Ihnen als Leserin mittlerweile vertraut sein – ihr Innenleben aufgespalten in viele »Personen«. Möglichst früh sollte sich die TherapeutIn einen Überblick verschaffen: Wer ist alles da? In welcher Beziehung stehen die »Personen« zueinander? Wer kennt wen? Wer ist wie alt? Seit wann gibt es die jeweilige »Person«? Ist sie statisch – also immer gleich alt – oder ist sie im Laufe der Zeit »gewachsen«? Hat sie einen Namen, oder wie lässt sie sich erkennen? Hat sie bestimmte charakteristische Merkmale, Fähigkeiten, Eigenschaften etc.? Und welche Funktion hat sie im Persönlichkeitssystem?

Eine solche innere Landkarte verändert sich im Laufe des therapeutischen Prozesses. Es kommen »Personen« hinzu, andere »lösen sich auf« oder werden in andere »Personen« integriert. Nicht selten zeigen sich im Laufe der Zeit ganze »Schichten« neu auftauchender Persönlichkeitsanteile, die vorher zwar vorhanden, aber der KlientIn bzw. den bisher aufgetauchten »Personen« unbekannt waren. Von daher empfiehlt es sich, diese Landkarte immer wieder auf den neuesten Stand zu bringen.

Meistens beginnt dieser Prozess mit der Erstellung einer Liste. Die TherapeutIn bittet die KlientIn, mithilfe der anderen »Personen« in ihr einmal zu notieren, »wer alles da ist«. Es hilft sehr, wenn die KlientIn bereits ein Tagebuch angeschafft hat, in das die »Personen« alles notieren können, was ihnen dazu einfällt. Und in der Regel zum Erstaunen bzw. Entsetzen der Alltags-Person gibt es nach kurzer Zeit bereits sozusagen die erste »Besetzungsliste des inneren Dramas«: eine Auflistung von »Personen« mit Namen und ersten kurzen Charakterisierungen, die – in Kurzform!, ich habe häufiger Listen von 50 und mehr »Personen« bekommen – etwa so aussehen kann:

»Ur-Renate, etwa vier Monate alt, schläft.
Nadja, drei Jahre, ruft immer ›Mama hilf, Mama hilf‹.
Reno, ungefähr sechs, Junge, mag Papa.
Renate, 28 Jahre, intellektuell, wusste bis vor Kurzem nichts von den anderen.
Renate II, die Rückseite von Renate, hat immer Panik und will sich umbringen.
Ronnie (vielleicht fünf?), Geschlecht unbekannt, geht's ganz schlecht, schreit und weint immer.
Lolita, ungefähr 13 (jünger?), fühlt sich als kleine Nutte.
Herta [Name der Mutter] sieht aus wie Mama und redet auch so.
Babys I-V, schlafen in einer Kiste, weinen manchmal.
Zorro, Alter unbekannt, männlich, trägt immer Schwarz, will nichts mit der Therapie zu tun haben.
Hasso, Kettenhund, böse, reißt sich manchmal los und tut den anderen in uns weh.
Cecilia, Teenager, kauft immer schöne Klamotten und interessiert sich für nichts anderes.

Babydoll, vielleicht zehn, sehr zart, spielt mit Puppen und hat ganz viel Angst.
Schwester Katharina, erwachsen, gläubig, redet immer vom strafenden Gott.
Satan, ganz böse, tut uns und anderen weh. Will unbedingt, dass wir die Therapie
abbrechen.
Helmut, sehr nett, beschützt die Kleinen, nach außen oft ein ›Macho‹.«

Wie gesagt, dies ist die Kurzfassung der typischen »inneren Besetzungsliste« einer multiplen Persönlichkeit. Eine der »Personen« ist gar keine: »Hasso, der Kettenhund«, ein Persönlichkeitsanteil, der sich als das »böse Tier« versteht. Hintergrund ist vermutlich eine traumatische Erfahrung mit einem Hund, möglicherweise auch im Zusammenhang mit rituellem Missbrauch. »Schwester Katharina« und »Satan« verweisen auf einen religiösen Hintergrund der Betroffenen und sollten darauf aufmerksam machen, ob eventuell Erfahrungen in einem satanischen Kult mit entsprechenden Gewalterlebnissen vorhanden sind. Es könnte sich aber auch um die innere, rudimentäre Verarbeitung eines streng religiösen Elternhauses handeln. »Herta«, die verinnerlichte Muttergestalt, verweist auf eine mögliche »Doublebind-Mutter«, mit der sich das Kind identifizieren muss, um überleben zu können, wobei sie sich selbst aber verleugnen und ablehnen muss (wie es wohl die Mutter ihr gegenüber getan hat), um der Mutter zu gefallen.

Dieses »Mutter-Introjekt«, wie Psychoanalytiker es ausdrücken würden, steht vermutlich der Therapie, die ja eine positive Akzeptanz aller Persönlichkeitsanteile zum Ziel hat, ablehnend gegenüber. »Zorro« könnte ein »Beschützer« und/oder ein »Zerstörer« sein. Seine Mitarbeit zu gewinnen ist sicher eine der ersten Aufgaben, und zwar einmal deswegen, weil sichergestellt werden muss, dass die Betroffene nicht von diesem Anteil sabotiert wird, zum anderen auch deshalb, weil die Multiple dringend Schutz von innen benötigt und dieser Anteil möglicherweise sehr wichtig dabei sein kann, konstruktive Schutzmechanismen zu installieren.

Aufmerksam machen sollte auch die hohe Anzahl der »Babys«, was auf eine sehr frühe Identitätsspaltung verweist. Aus ihr lässt sich ablesen, dass es vielleicht noch mehr »Kinder« in verschiedenen Altersgruppen geben wird, die in dieser ersten Liste noch nicht auftauchen, weil sie vermutlich in tieferen Persönlichkeitsschichten verborgen sind und sich der Betroffenen erst allmählich zu erkennen geben. Diese »Kinder« sind dann möglicherweise sehr schwer traumatisiert und bislang gut durch amnestische Barrieren vor dem »Auftauchen« in bewusstseinsnähere Schichten geschützt.

Als »Jugendliche« sind in der Multiplen zu dieser Zeit »Lolita« (offenbar ein Mädchen, das zur Sexualität, evtl. auch Prostitution gezwungen wurde) und »Cecilia«, ein eher jugendtypischer, wenig traumatisierter Anteil, vorhanden. Möglicherweise sind »Zorro« und vielleicht auch »Satan« in der Jugendzeit der Multiplen entstanden, vermutlich als Reaktion auf bzw. Identifikation mit männlichen Tätern. Dass schon in der »Kinder«-Liste ein kleiner, offenbar traumatisierter Junge auftaucht, lässt vermuten, dass der Versuch der Multiplen, sich als Kind durch Abspaltung in eine männliche Identität zu retten, misslungen ist. Manchmal liegt eine anale Vergewaltigung durch männliche oder weibliche Täter einer solchen »Verzweifelten-Jungen«-Identität zugrunde.

Insgesamt ist auf folgende »Personen-Arten« zu achten:

···⟩ »Kinder« und »Jugendliche« beiderlei Geschlechts
···⟩ »Frauen«
···⟩ »Männer«
···⟩ »BeschützerInnen« und »WächterInnen« sowie »BeobachterInnen«
···⟩ »ZerstörerInnen«
···⟩ »Alltags-Person«
···⟩ »Ursprungsperson« (falls vorhanden)
···⟩ »Nicht-Personen« (Tiere, Dinge, Energieformen etc.)

Aus einer solchen ersten »Besetzungsliste« lässt sich eine vorläufige »Kartierung« in Form einer »inneren Landschaft« vornehmen. Als Anregung hierzu empfehle ich, mit der Multiplen über ihre »innere Welt« oder ihren »inneren Kosmos« zu sprechen, in dem ggf. um einen »Persönlichkeitskern« herum die »Personen« und andere Formen des Lebens gruppiert sind wie die Planeten um die Sonne. Oft ergibt sich daraus eine kreisförmige Anordnung der »Personen« in der inneren Kartierung. Andere KlientInnen bevorzugen eine Art »Schichtenmodell«, bei dem oben die bewusstseinsnäheren Schichten inklusive der Alltags-Person angeordnet sind, darunter immer mehr in die Tiefe gehend die eher verborgenen und seltener oder gar nicht an die Oberfläche dringenden »Personen« und »Kräfte«.

Bei der Kartierung ist darauf zu achten, die Verbindungen der Persönlichkeitsanteile untereinander deutlich zu machen: Wer befindet sich in wessen Nähe? Wer kennt wen und wen nicht? Gibt es jeweils zentrale Figuren, die alle Persönlichkeitsanteile um sich herum kennen und möglicherweise als erste AnsprechpartnerInnen gewonnen werden können? Wo sind die »Beschützer«, wo die »ZerstörerInnen«, die »WächterInnen«, »BeobachterInnen« etc.? Wie gut sind die »Kinder« geschützt? Wo ist besonders viel Unruhe?

Um eine derart ausführliche »Landkarte« erstellen zu können, ist viel Kommunikation zwischen den »Personen« sowie zwischen bestimmten »Personen« und der TherapeutIn erforderlich.

Kommunikation unter den »Personen«

Am besten ist es, diese Informationen zu Hause zusammenzutragen. Irgendjemand, z.B. die Alltags-Person/en, legt schriftlich (Liste) und/oder bildlich (Landkarte) erste Vorschläge dar, die dann nach und nach ergänzt werden – wobei es sehr gut sein kann, dass es zu größeren Zeiträumen kommen wird, für die die Alltags-Person und alle sonstigen derzeit häufig »draußen« befindlichen »Personen« amnestisch sind. Dies sollte vorher als Möglichkeit besprochen werden, sodass sichergestellt werden kann, dass die KlientIn es sich in dieser Zeit auch leisten kann, vorübergehend nach außen hin nicht so gut zu funktionieren, damit die »Innenpersonen«, die selten oder gar nicht »draußen« sind, sich äußern und eine Selbstbeschreibung abgeben können.

Meiner Erfahrung nach sind diese Informationen zwar in der Regel noch lückenhaft (die KlientIn lernt erst mit der Zeit ihre innere Landschaft besser kennen), jedoch auf jeden Fall ernst zu nehmen und aufrichtig gemeint. Die TherapeutIn soll also nicht in die Irre geführt werden, sondern wenn die KlientIn ihr eine solche Liste oder Landkarte mitbringt, ist sie auch sozusagen »nach bestem Wissen« aller bislang kooperierenden oder isoliert sich äußernden Persönlichkeitsanteile gefertigt und »echt«.

Zur Kooperation mit der TherapeutIn: Manche »Personen« sind zu Anfang der Therapie nicht gewillt, sich mit anderen »Innenpersonen« auseinanderzusetzen, auch wenn sie deren Vorhandensein spüren. Sie möchten stattdessen allein sein und kommunizieren ausschließlich direkt mit der TherapeutIn. Hier ist die TherapeutIn sozusagen »ModeratorIn des inneren vielstimmigen Dialogs« und hat dafür zu sorgen, dass die Informationen der einzelnen – möglicherweise eifersüchtigen, neidischen, narzisstischen, sich exklusiv als »Ich« im Körper wähnenden – »Personen« den anderen zugänglich werden.

Noch einmal die Warnung an alle TherapeutInnen:
Lassen Sie sich nicht zu GeheimnisträgerInnen machen, jedenfalls nicht, wenn es um die Kommunikation innerhalb der KlientIn geht! Wenn Ihnen etwas »unter dem Siegel der Verschwiegenheit« anvertraut werden soll, das andere »Personen« in der KlientIn mit betrifft, so lehnen Sie dies am besten rundweg ab. Jede Information über das System, die Ihnen gegeben wird, müssen und werden Sie an die anderen »Personen« in diesem System weitergeben. Selbstverständlich ist es wichtig, darüber mit den »Personen«, die von Ihnen Verschwiegenheit zugesichert bekommen möchten, zu diskutieren, denn häufig liegt eine große innere Not diesem Schweigegebot zugrunde: etwa dann, wenn es »strafende Innenpersonen« gibt, die aufgrund von »Geheimnisverrat« nach außen – in diesem Fall zur TherapeutIn – (auto-)destruktive Handlungen vornehmen.

Diese »Strafinstanzen« können täteridentifizierte Persönlichkeitsanteile sein, die den Tätern heute noch gehorchen; und da die Täter mit großer Sicherheit Drohungen ausgestoßen haben, welche Schrecklichkeiten die Multiple zu gewärtigen hat, wenn sie sich über die ihr angetane Gewalt äußert, kann es gut sein, dass diese täteridentifizierten »Personen« (»ZerstörerInnen«) versuchen, dies buchstäblich in die Tat umzusetzen, sobald »Geheimnisse« verraten werden.

Doch manchmal liegt auch keine innere bedrohliche Situation vor, wenn ein Persönlichkeitsanteil von der TherapeutIn Schweigen über die ihr anvertrauten Informationen verlangt. Schließlich hat die multiple Persönlichkeit ihr Leben lang gespalten: sich selbst in viele »Personen«, unangenehme Persönlichkeitsanteile von angenehmen, »gute« Menschen in ihrer äußeren Umgebung von »schlechten« etc. Es ist also zu erwarten, dass sie dies weiterhin versuchen wird. Und da muss die TherapeutIn »auf dem Quivive« sein, um sich nicht in dieses Spaltungsspiel hineinziehen zu lassen. Also: Informationen sammeln ja, Geheimnisse vor anderen »Innenpersonen« hüten nein. Unter dieser Voraussetzung ist die TherapeutIn als Vermittlungsinstanz eine »Katalysatorin«: Sie beschleunigt die Kooperation im Innern der KlientIn, ohne sich involvieren zu lassen.

Es kann hier nicht auf die zahllosen Schwierigkeiten und Fallen eingegangen werden, denen die TherapeutIn bei diesem Prozess begegnen kann. Entscheidend ist, sich nicht beirren zu lassen: Es ist wichtig, eine »Besetzungsliste« und eine »innere Landkarte« zu erstellen, auch wenn manche der »Innenpersonen« das nicht wollen. Es geht nicht, dass sich alle nur – sozusagen sternförmig – auf die TherapeutIn beziehen. Entscheidend ist, dass die »Personen« untereinander sich kennenlernen, miteinander in Kontakt kommen und sich gegenseitig unterstützen und helfen, wo es nur geht. Das ist schließlich das Therapieziel, und dies muss in jedem Stadium der Psychotherapie, besonders aber in diesem, immer wieder betont werden.

Sind die bislang bekannten »Personen« identifiziert, werden sich in der Regel kurz darauf wieder neue melden. Es ist also wichtig, Liste und Landkarte immer auf den neuesten Stand zu bringen. Die TherapeutIn sollte sich ein Exemplar der jeweils neuesten Ausgabe aushändigen lassen, damit sie in der Lage ist, die verschiedenen »Personen« auseinanderzuhalten, ggf. mit ihnen zu sprechen und sie dabei korrekt anzureden (also mit ihrem jeweiligen Namen und dem alters- und evtl. szenegemäßen Sprachstil). Außerdem kann sie anhand der Landkarte erkennen, zu welcher Schicht bzw. zu welchem Teil der inneren Landschaft die jeweils neu aufgetauchte »Person« gehört.

Entscheidend ist dann, mit den »hidden observers« und den »inner self-helpers« Kontakt aufzunehmen, wie die »Personengruppen« der »BeobachterInnen«, »WächterInnen« und »BeschützerInnen« im Amerikanischen genannt werden. Häufig gibt es in »Personen-Clustern«, also in einer eng beieinander befindlichen Gruppe von Anteilen in der inneren Landschaft, eine »Person«, die diese Aufgabe erfüllt und so gut wie alles über die anderen weiß, während diese häufig sehr wenig von den jeweils anderen »Personen« ihrer eigenen »Milchstraße« in ihrem Universum, geschweige denn von anderen »Personengruppen« wissen. Es ist sehr bedeutsam, diese hilfreichen und oft sehr fürsorglichen inneren Gestalten gleich zu Beginn der Therapie zur Kooperation sowohl mit anderen inneren »Helfern« als auch mit der Therapeutin einzuladen. Erstens, weil ohnehin zu den jeweils von ihnen beschützten Persönlichkeitsanteilen kein Weg an ihnen vorbeigeht. Zweitens, weil sie so viel wissen. Und sobald sie dieses Wissen nach außen, öffentlich, laut äußern können, wird es »wahr« und gestaltet sich um oder präzisiert sich, sodass eine innere »Sondierung« beginnen kann.

Wo vorher also Ahnungen waren: Da ist jemand, die hat das und das erlebt und der geht es so und so, wird durch das laut Aussprechen und Diskutieren sowie das bildliche Darstellen der inneren Seelenlandschaft vieles deutlicher und kann sich selbst begreifen.

Viele Kritiker der TherapeutInnen, die mit Multiplen arbeiten, bringen vor: Diese TherapeutInnen würden durch ihr Eingehen auf das »Wahnsystem« der Betroffenen die Multiplizität erst schaffen. Man mag es erstaunlich finden: Ja, das stimmt in gewisser Weise. Es ist zwar kein »Wahnsystem«, sondern die Multiple hat tatsächlich eine Fülle durch starke amnestische Barrieren voneinander getrennter Persönlichkeitsanteile, die sich jeweils als »Ich« fühlen und jeweils voll und ganz die Kontrolle über Denken, Fühlen und Handeln der Gesamtperson übernehmen. Doch dadurch, dass die TherapeutIn dies zulässt und die KlientIn auch noch ermutigt, ihre jeweils unterschiedlichen Persönlichkeitsanteile (»Personen«) wahrzunehmen und diese ggf. individuell anspricht und behandelt, wird zunächst das Multipel-Sein insofern gefördert, als eine Differenzierung eintritt.

Die Multiple erlebt nämlich durch das Ausagieren ihrer verschiedenen Persönlichkeitsanteile so deutlich wie nie zuvor in ihrem Leben, wer in ihr »vorhanden« ist, welche Anteile welche Eigenschaften, Vorlieben, Handschriften etc. haben. Und das fördert zunächst die Wahrnehmung der »vielen Verschiedenen« in der einen. Genau das ist aber wichtig: Erst dadurch, dass eine KlientIn die »Person X« in ihrem »So-Sein«, und damit in ihrem Anderssein im Vergleich zu allen anderen Persönlichkeitsanteilen, wahrnehmen kann, wird sie in die Lage versetzt, diese »Person X« zu akzeptieren, so wie sie ist, und sie mit anderen Persönlichkeitsanteilen zu koordinieren, eventuell auch zu integrieren. Nur dadurch ist ein strukturiertes Arbeiten in der Psychotherapie mit Multiplen möglich. Deshalb ist es unerlässlich, alle auftauchenden »Personen« oder »Kräfte« oder »Dinge« oder »Energien« ernst zu nehmen, ob sie nun Lolita oder Hasso oder Satan oder »Der Tod« oder wie auch immer heißen (also von der KlientIn innerseelisch so wahrgenommen und etikettiert werden).

Beobachter- und Helferpersönlichkeiten in der Multiplen können diesen Prozess sehr fördern, indem sie der TherapeutIn mitteilen, was sie jeweils in Erfahrung bringen konnten, und dafür sorgen, dass Informationen der TherapeutIn an die entsprechenden »Innenpersonen« weitergereicht werden (die sonst möglicherweise für diese Informationen unzugänglich wären).

In der gesamten Zeit, während der die »Besetzungsliste« und die »innere Landkarte« erstellt werden, ist damit zu rechnen, dass das bislang mehr oder weniger gut geschützte Innensystem der multiplen Persönlichkeit durcheinandergerät. Umso wichtiger ist es, immer wieder Schutzmaßnahmen zu besprechen und einzuüben, wie sie oben dargestellt wurden. Abreaktionen von Traumata werden vorkommen, sollten jedoch möglichst behutsam, aber eindeutig abgebrochen werden zugunsten des inneren Schutzes. Denn die KlientIn soll die Kontrolle über ihr Leben bekommen, das ist ja das wesentliche Therapieziel. Und dafür ist es unerlässlich, dass sie bestimmt, wann und in welcher Form Traumaabreaktionen und -bearbeitungen vorkommen. Diese sind aber erst systematisch und kontrolliert möglich, wenn vorher eine ausreichende Kooperation aller am Trauma Beteiligten sowie aller erwachsenen »Personen«, die das jeweilige Trauma integrieren sollen, ermöglicht wurde.

Bevor KlientIn und TherapeutIn jedoch in die entscheidende Therapiephase – die Bearbeitung von Traumata – eintreten können, muss abgeklärt werden, ob die KlientIn gegenwärtig noch Täterkontakt hat und möglicherweise von den Tätern massiven Beeinflussungen in ihren innerpsychischen Vorgängen ausgesetzt ist. Beeinflussungen, die im Englischen »mind control« genannt werden und für die es im Deutschen kein adäquates Wort gibt. Ich werde nicht den für Erwachsene gängigen Begriff der »Gehirnwäsche« verwenden, da diese Beeinflussungen häufig bereits im Kindesalter begannen, einer Zeit, in der es nicht um ein »Waschen« des »Gehirns« geht, sondern um ein Formen und Vorformen in bestimmte Richtungen.

Besonders werde ich mich dem Problem der sogenannten »Programmierungen« zuwenden, da es unter Umständen für den Therapiefortschritt von entscheidender Bedeutung sein kann, multiplen Persönlichkeiten, die solch massiven »Konditionierungen« ausgesetzt waren, zunächst zu helfen, diese loszuwerden. Denn wenn diese »Programme« – die nichts anderes sind als Denk-, Gefühls- und Verhaltenszwänge, die in ein Opfer »hineingefoltert« wurden – nicht entschärft werden, kann es sehr wohl sein, dass eine KlientIn einen sehr massiven inneren Kampf mit diesen Programmen führen muss, wobei nicht sicher ist, ob sie ihn ohne äußere Hilfe durch die TherapeutIn gewinnt. Daher widmet sich das nächste Kapitel dem Thema »De-Programmierung«.

Kapitel 9:
Die Psychotherapie mit multiplen Persönlichkeiten

III. Programmierung und De-Programmierung

Vorbemerkung

Zwar wird im Folgenden viel von den Techniken der Bewusstseinsbeeinflussung die Rede sein, die Täter aus Sekten und Kulten benutzen, um ihre Opfer gefügig zu machen. Doch das, was im Folgenden »Programme« genannt wird, gibt es auch bei anderen Misshandlungsopfern. Auch der Vater, der seiner Tochter immer wieder Gewalt antut und ihr dabei ins Ohr flüstert: »Das ist unser süßes Geheimnis«, der sie zwingt, ihm immer auf die gleiche Weise zu Willen zu sein, der ihr droht: »Wenn du etwas verrätst, wird dir (oder deiner Mutter oder deinem Bruder oder ...) etwas Schlimmes passieren« – der »programmiert« sie in gewisser Weise. Das Kind, dem nicht geholfen wird und das sich nicht wehren kann, wird apathisch werden. Es wird »wie automatisch« reagieren, wird schweigen, wird tun, was auch immer der Vater von ihm will – zumal wenn es bei Versuchen, sich zu entziehen oder zu wehren, grausam bestraft wird. Es wird reflexhaft die Augen zukneifen bzw. den Atem anhalten, wenn sich die Tür des Schlafzimmers öffnet, wird sich »wegbeamen« aus seinem Körper, um die physische und psychische Beschädigung aushalten zu können. Es wird sich evtl. aufspalten in mehrere Anteile oder gar »Personen«, die füreinander amnestisch sind, also nichts voneinander wissen. Und es wird sich schuldig fühlen. Mit anderen Worten: Es entsteht ein Automatismus im Zusammenhang mit den Gewalterfahrungen. Ein Automatismus der Verdrängung, des Schweigens, der reflexhaften Verhaltensweisen und Gefühle, der durchaus als »Programmierung«, auf jeden Fall aber als »Terrorisierung« bezeichnet werden könnte.

Bestimmte Täterkreise jedoch richten Kinder systematisch darauf ab, zu dissoziieren und ihnen nach Belieben zu Willen zu sein.

Diese Tätergruppen verfügen über die Kenntnisse, gezielt Foltermethoden an Kindern anzuwenden, die in Deutschland z.B. in Konzentrationslagern an jüdischen Kindern und Erwachsenen »ausprobiert« und erprobt wurden. Die Perfidie liegt in der systematischen Art und Weise, wie Folterspezialisten dieser Tätergruppen bereits bei Säuglingen (manchmal schon im Mutterleib) damit beginnen, diese für die Zwecke der Tätergruppe zuzurichten. Im Folgenden habe ich etwas davon zusammengetragen, was international an Expertenwissen zur »Programmierung« vorhanden ist.

Auch hier die Warnung an Betroffene: Überlegen Sie gut, ob Sie dieses Kapitel lesen wollen, und wenn ja, versichern Sie sich, dass Sie danach mit einer kompetenten und unterstützenden Person darüber sprechen können.

Bereits im Kapitel über destruktive Kulte war die Rede von Bewusstseinskontrolltechniken, genannt »Programme«, die dem Kult bzw. der Sekte dazu dienen, ein Kind gefügig und es zu einem willigen Opfer und willfährigen Helfer zu machen, das/der jeden Befehl der »Vorgesetzten«, »Führer«, »Priester«, oder wie auch immer sich die Machthaber in solchen Gruppierungen nennen, mit absolutem Gehorsam und ohne Zögern befolgt. Hier soll nun im Einzelnen erläutert werden, was ein »Programm« ist, wie die Täter solche »Programme« installieren und wie sie in psychotherapeutischer Arbeit – oft in mühsamer Kleinarbeit – verändert bzw. gelöscht werden können.

Was ist ein »Programm«?

Ein »Programm« ist eine Art Automatismus, Zwang, Reflex etc. – eine Reaktion, die automatisch erfolgt, an der bewussten Kontrolle des Individuums vorbei. Wie der Lidschlagreflex oder der Patellarsehnenreflex unterhalb des Knies erfolgt die Reaktion, ohne dass das Individuum darüber nachdenken muss oder kann. Ein »Programm« soll zumindest so funktionieren wie ein Reflex. Dies ist natürlich schwierig herzustellen, denn »Programme« werden künstlich erzeugt, während natürliche Reflexe angeboren sind bzw. sich im Laufe der natürlichen Entwicklung von selbst ausprägen. Also bedienen sich die Täter, die ein Opfer »programmieren«, meist sehr grober Mittel. In der Regel koppeln sie starken Schmerz an bestimmte Aufforderungen und üben mit dem Opfer die Reaktion so lange unter regelrechten Folterbedingungen ein, bis dieses die gewünschten Gedanken, Gefühle und Verhaltensweisen äußert; anschließend wird das gesamte »Programm«, das in der Regel im Zustand der Dissoziation »gesetzt« wurde, mit einem oder mehreren vorher neutralen Auslösereizen gekoppelt, und zwar so, dass diese Außenreize später genügen, um die gesamte Sequenz, die das »Programm« ausmacht, auszulösen.

Dazu ein Beispiel:

Die fünfjährige Ellen wird von einem Täter in einem eigens dafür konstruierten Folterkeller systematisch für die Zwecke einer Tätergruppe zugerichtet. Der Täter trägt stets einen schwarzen Mantel und eine Maske. Inzwischen hat der Folterer, im Privatleben Psychiater, das Kind bereits mehrfach »programmiert«; begonnen hat er damit, als Ellen anderthalb Jahre alt war. Heute beginnt er mit dem Setzen eines »Suizidprogramms«; in der Folgezeit wird er die Prozedur noch einige Male wiederholen, bis er ganz sicher ist, dass das »Programm« sitzt.

Die Mutter bringt ihm das Kind, das sie unsanft aus dem Schlaf gerissen und ins Auto gezerrt hat, nachts um eins in den Keller und geht dann. Das Kind, das leichenblass ist und wimmert, erstarrt beim Anblick des Folterers und bekommt glasige Augen. Der Folterer erkennt daran, dass Ellen – die Ellen, die tagsüber die meiste Zeit die Kontrolle über den Körper hat – durch Dissoziation verschwunden ist und eine andere »Person« im Vordergrund ist: Lina, ein »gehorsames« Kind, das der Folterer in früheren Sitzungen geschaffen hat.

»Wer bist du?«, fragt der Folterer. »Lina«, flüstert das Kind. »Gut, Lina, du kannst gleich gehen«, sagt der Folterer sanft, »du weißt ja schon, was gleich kommt, die Kiste.« Er nimmt das Kind bei der Hand und geht mit ihm in einen Nebenraum, in dem nur eine schwarze Kiste steht. »Zieh dich schon mal aus und geh hinein, ich mache dann den Deckel zu, dann kannst du gehen und heraus kommt später eine andere, mit der ich arbeiten werde.« Lina weiß aus früheren Erfahrungen, dass schon der leiseste Versuch, sich zu wehren, fürchterliche Schmerzen zur Folge hat, also zieht sie ihr Kleidchen und ihre Unterhose aus, hebt den Deckel der Kiste hoch, legt sich zitternd hinein und schließt die Augen.

Zwei Stunden später holt der Folterer das Kind aus der Kiste. Abrupt macht er den Deckel auf, strahlt dem Kind mit einer starken Lampe ins Gesicht, reißt es heraus und vergewaltigt es. Jedes Mal, wenn das Kind in Ohnmacht zu fallen droht oder lange die Luft anhält, schlägt er es oder schüttelt es wieder wach. Dann hebt er das Kind auf und setzt es in eine Badewanne mit kaltem Wasser, wäscht es ab, spricht freundlich mit ihm – und taucht es plötzlich mit dem Kopf unter, wieder und immer wieder. Dabei fordert er zwischendurch das Kind auf, ihm zu antworten. »Du bist Lina Zwei«, sagt er, »nicht wahr? Sag mir, wie du heißt.« Das Kind ringt nach Luft, wimmert: »Nein, nein, bitte loslassen, bitte.« »Gleich ist es vorbei«, sagt der Folterer sanft. »Sag mir, wie du heißt.« – »Ellen, nein Lina.« – »Das stimmt nicht«, sagt der Folterer und taucht das Kind wieder ein. Reißt es an den Haaren wieder heraus, schüttelt es. »Wie heißt du?« – »Lina Zwei«, röchelt das Kind. »Gut, Lina Zwei. Hör mir gut zu, denn ich sage es nur einmal. Wenn du dich jemals an Männer in schwarzen Mänteln und Masken erinnerst, wirst du dir ein Messer holen. Was wirst du tun?« »Ein Messer holen«, haucht das Kind. »Gut, wann wirst du dir ein Messer holen?« Das Kind blickt verständnislos. Der Folterer packt das Kind bei den Haaren, zieht es daran halb aus der Wanne, ganz dicht vor sein maskiertes Gesicht. Ganz leise und langsam sagt er: »Wenn du jemals ein Bild vor Augen hast wie das hier jetzt: ein Mann in einem schwar-

zen Mantel mit einer Maske, Lina Zwei, dann wirst du dir ein Messer holen. So eins wie das hier«, er zieht ein scharfes Küchenmesser aus dem Mantel, drückt es dem zitternden und schwer atmenden Kind in die Hand, fährt mit der Spitze des Messers vom Handgelenk an den anderen Arm des Kindes entlang, bis ein schmaler Saum Blut austritt, wobei er dem Kind die Hand führt und den anderen Arm festhält. »Du wirst dir die Arme aufschneiden, Lina Zwei, viel tiefer noch, als ich es dir jetzt zeige.« Das Kind versucht sich loszureißen, ist aber viel zu schwach dazu. Der Folterer lacht, zieht das Kind wieder an den Haaren, lässt das Messer einen Augenblick los und schlägt dem Kind mit der flachen Hand mit voller Wucht aufs Ohr. Das Kind sackt in sich zusammen. »Ich habe viel Zeit«, flüstert der Folterer dem Kind ins andere Ohr. »Noch einmal: Du kannst es dir leicht machen, es kann gleich vorbei sein. Du bekommst gleich warme Sachen und kannst wieder schlafen gehen. Sag mir nur noch, wie du heißt.« —»Lina Zwei«, flüstert das Kind. »Gut, Lina Zwei. Was wirst du tun?« ...

Wozu dienen »Programme«?

Der wichtigste Zweck eines »programmierten« Opfers liegt in den Augen der Täter darin, dass es keinen Widerstand leistet: Es lässt sich vergewaltigen und quälen, ohne dass man seinen Widerstand jedes Mal vorher brechen muss. Es lässt sich dazu anleiten, anderen Lebewesen auf Kommando körperliche und seelische Gewalt anzutun, allein nach Zuruf des jeweiligen Codewortes (bzw. der Codezahl) des entsprechenden »Programmes« (im obigen Beispiel: »Lina« oder »Lina Zwei«). Dabei kann man es filmen, um es immer erpressen zu können. Das »programmierte« Opfer kann auch in einen »Selbstzünder« verwandelt werden: Auf das Stichwort hin, das irgendwann von den Tätern genannt oder gleich mit »programmiert« wird (»Sobald du dich an den Namen Kuno erinnerst«, »An deinem 30. Geburtstag« etc.), soll das Opfer dekompensieren, etwa rasende Schmerzen bekommen oder unbändigen Zorn; Halluzinationen oder eine Flut von Erinnerungsbildern sollen sein Bewusstsein überschwemmen. Oder es soll sich selbst verletzen bzw. töten (»Und du wirst dann ein Messer nehmen, wirst dir ein umgedrehtes Kreuz ins Handgelenk ritzen und anschließend längs die Pulsadern aufschneiden.« – »Und du wirst hinausgehen, dir ein hohes Gebäude suchen, hinauffahren, ein Fenster einschlagen und hinausspringen.«). Oder es soll jemanden (z.B. die TherapeutIn oder eine andere Vertrauens- bzw. Bezugsperson) verletzen bzw. töten. Zumindest soll es damit innerlich zwanghaft beschäftigt sein.

Sinn und Zweck ist also die absolute Beherrschbarkeit des Opfers durch die Täter, auch dann, wenn die Täter keinen direkten Zugang mehr zum Opfer haben. Am liebsten wäre es ihnen, wenn sie das Opfer in einen »Roboter« verwandeln könnten, mit dem sie nach Belieben schalten und walten können.

Wie entsteht ein »Programm«?

Dies ist die komplizierteste Frage. Rein technisch gesehen ist die Antwort für Behavioristen, also für Lerntheoretiker, recht einfach zu beantworten: durch klassisches und operantes Konditionieren.

Zunächst zur ersten Erklärung, die wohl fast alle LeserInnen kennen, die vom »Pawlow'schen Hund« gehört haben: Ein automatischer Reflex (beim Hund: Speichelfluss beim Anblick von Futter) wird benutzt, um einen automatischen Reiz (Futter) mit einem neutralen Reiz (Glockengeläut) zu koppeln. Bereits nach kurzer Zeit genügt es, die Glocke ertönen zu lassen, und das Tier wird mit Speichelfluss reagieren.

Täter können auf diese Weise jeden beliebigen neutralen Reiz (beispielsweise Telefonklingeln, Fingerschnippen, Händeklatschen, die Nennung oder optische Darbietung eines Wortes oder einer Zahl oder eines Symbols) mit einem natürlichen Reflex des Kindes koppeln (vom Lidschlag bis zum Verkriechen bzw. Um-sich-Schlagen als Schutz vor heftigen Schmerzen, Schwindel, Schwächegefühl etc.) und ihn so zu einem Auslösereiz machen.

Beim operanten Konditionieren wird ein Verhalten bzw. eine Reaktion (etwas Bestimmtes denken bzw. fühlen) dadurch verfestigt, dass es »verstärkt« wird; »Verstärkung« heißt hier, dass die Reaktion belohnt wird bzw. dass die Bestrafung (Schmerzen, Isolation, Hunger etc.) aufhört oder verhindert werden kann. Ein Beispiel: Um ein Kind an einen Täter zu koppeln und es dazu zu bringen, diesem Täter willig zu folgen und alles zu tun, was er sagt, bringt man das Kind zunächst in eine extrem schreckliche Situation: Es muss tagelang hungern oder viele Stunden lang dürsten bzw. in einem dunklen Behältnis (Kiste, »Sarg« oder Wassertank) verbringen, wobei man ihm sagt, es müsse jetzt sterben. Wenn dann irgendein Täter das Kind nach einer Weile »befreit«, wird dieses ihm so dankbar sein, dass es alles tut, was der Täter will.

Eine sehr gute Zusammenfassung der körperlichen, emotionalen und kognitiven Methoden, die Täter, insbesondere aus satanischen Kulten, verwenden, um ein Kind gefügig zu machen, liefert die Broschüre »Ritual Abuse«, die die staatliche Kommission gegen »Verbrechen gegen Frauen« in Los Angeles zusammengestellt hat.[165]

Zu den physischen Folterbedingungen, die gegen rituell missbrauchte Kinder benutzt werden – übrigens beginnen die Täter mit ihren Konditionierungen meist so früh wie möglich, in der Regel vor dem sechsten Lebensjahr –, *gehören*:
⤑ Hunger und Durst
⤑ Schlafentzug
⤑ Isolation (in Kellern, Käfigen, Särgen, Kisten, Wassertanks etc., in der Regel im Dunkeln)

···⟩ grelles Licht, laute Geräusche

···⟩ Schmerzen (zugefügt durch Schlagen, Treten, Elektroschocks, Stechen mit Nadeln, Brennen und Schneiden etc.)

···⟩ sexuelle Misshandlung

···⟩ psychisch wirksame Medikamente, Drogen und Alkohol (injiziert, per Zäpfchen verabreicht, versteckt in Nahrung oder Getränken etc.)

Zu den emotionalen Folterbedingungen gehören:

···⟩ Entsetzen. Die Kinder leben dauernd in Todesangst vor ihren Peinigern, müssen unsägliche Schmerzen und psychische Quälereien erleiden; werden gezwungen, bei Folterungen zuzusehen. Die Täter – die das Kind als übermächtig erlebt – erzählen dem Kind, dass sie durch Wände gehen können, zeigen ihm dies auch in Form von Trickaufnahmen in Videos, behaupten, sie könnten überall hinkommen und alles hören, was das Kind sagt, und könnten es jederzeit »bestrafen«. »Ungehorsame« Kinder und/oder Erwachsene werden vor den Augen des Kindes gefoltert und manchmal (anscheinend/scheinbar?) auch ermordet.

···⟩ Schuld- und Schamgefühle. Rituell missbrauchte Kinder werden gezwungen, demütigende und gewalttätige Handlungen auszuführen: Sie müssen Urin und Kot, Föten, Blut und Menschenfleisch anfassen, damit herumschmieren und davon trinken bzw. essen. Sie werden gezwungen, Tiere und Menschen sexuell zu befriedigen, ihnen Schmerzen zuzufügen und sie zu töten. Die Täter geben den Kindern stets das Gefühl, dass sie all dies freiwillig und gern tun und voll dafür verantwortlich sind; sie erzählen den Kindern, sie kämen dafür ins Gefängnis oder würden umgebracht, wenn »es herauskommt«.

···⟩ Emotionale Isolation und Verzweiflung. Täter erzählen den Kindern, ihre wirklichen Eltern seien tot oder wollten nichts von ihnen wissen, ihre derzeitigen Eltern würden nur so tun als ob und die Kultmitglieder seien ihre »wahre Familie«, die sie eines Tages von zu Hause holen und »retten« würden. Rituell missbrauchte Kinder ziehen sich meist vollständig von anderen Kindern und Erwachsenen in ihrer Umgebung zurück, sind im wahrsten Sinne des Wortes todtraurig und fühlen sich hoffnungslos verzweifelt. Der Kult erscheint ihnen dann nicht selten als einziger Ort, an dem sie »sein dürfen«, oder sie haben das Gefühl, nichts Besseres verdient zu haben. Aus Angst und Scham sowie Schuldgefühlen erzählen sie niemandem, was sie erlebt haben (außerdem versichern ihnen die Täter immer wieder, es würde ihnen ohnehin niemand glauben – was leider häufig genug der Wahrheit entspricht).

···⟩ Mörderische Wut. In ihr spiegeln sich die enormen Gewalterfahrungen des Kindes. Da es nicht über das Erlebte sprechen kann, wird es beeinflussbar für die Indoktrination der Tätergruppe, der das Ausagieren von Wut in gewalttätiger Form für richtig hält und belohnt. Das Kind hat als einzige Möglichkeit des Ausagierens die Anwendung von Gewalt gegen andere Lebewesen sowie sich selbst (bzw. bestimmte »Personen« in sich).

Zu den kognitiven Folterbedingungen gehören:

···⟩ Verzerrte oder unvollständige Informationen sowie das Vorenthalten von Informationen. Das Kind weiß nicht, dass das, was die Täter ihm erzählen, nicht stimmt, es kann logische Widersprüche noch nicht entdecken, glaubt – zunächst – alles, was ihm von den Tätern erzählt wird.

···⟩ Verwirrung. Durch Schmerzen und eventuell empfundene Lustgefühle, den dauernden Zwang, etwas tun zu müssen, von dem es weiß, dass es falsch ist, durch die dauernden Lügen und das Schweigegelübde gerät das Kind innerlich völlig durcheinander, sodass es empfänglicher wird für die Indoktrination der Tätergruppe.

Viele sadistische Zirkel bzw. destruktive Kulte setzen bei ihren Ritualen gezielt Hypnose bzw. Tranceinduktionen ein. Dazu gehört das ständige Wiederholen von Bewegungen vor den Augen des Kindes, systematisches Darbieten optischer und akustischer Symbole und Signale sowie Formeln wie: »Rot ist Blau, Böse ist Gut, Satan hat die Macht« etc. Die Rituale selbst enthalten zahlreiche trance-induzierende Elemente wie Singen, laute (z.B. sakrale oder Wagner-)Musik, Isolation, sensorische Deprivation, Schmerzen und andere Formen körperlicher Qualen. Ziel dieser systematischen Beeinflussung ist es, die unumgängliche Dissoziation des Kindes von verwirrenden bzw. gewaltsamen Erlebnissen steuern zu können.

Manche Täter sind geschult, gezielt »neue Personen« zu schaffen, wenn das Kind in Trance ist. Ich möchte hier nicht schildern, wie das genau gemacht wird – obwohl wir es inzwischen wissen –, damit es keinen Nachahmungseffekt gibt. Eine grobe Orientierung gibt das o.g. Beispiel. Das Perfide an diesen von den Tätern eingeschleusten »Programmen« besteht darin, dass sie sich oft an »Personen« binden und auf diese Weise ins Persönlichkeitssystem einfügen, dort lange als Teil der eigenen Gesamtidentität wahrgenommen werden, dabei aber gleichzeitig sozusagen nur der verlängerte Arm der Täter sind.

Gerade diese programmierten Anteile/»Personen« machen später der Multiplen zu schaffen. Denn sie sind zunächst, d.h. bevor es in der Psychotherapie zur »De-Programmierung« kommt, ausschließlich dem oder den Täter/n verpflichtet, nur ihnen gegenüber absolut loyal, betrachten die anderen Persönlichkeitsanteile als »andere, feindliche Leute«, die sie bekämpfen, bekommen kaum etwas vom »normalen Leben« der Multiplen mit, denken und fühlen nur das, was ihnen erlaubt bzw. als zu ihnen gehörig ein»programmiert« wurde. Sie wirken und fühlen sich nicht selten wie ein »Roboter«. Und sie können lebensgefährlich sein. Für die Betroffene, für andere Lebewesen, auch für die TherapeutIn. Von daher ist es äußerst wichtig, diese inneren »Minen« zu entschärfen. Das bedeutet: Die »Personen« müssen von den »Programmen« getrennt und in Sicherheit gebracht werden, anschließend können die »Programme« gelöscht bzw. neutralisiert werden.

Die verschiedenen Einzel-»Programme« werden von den Tätern häufig untereinander vernetzt, damit sie sich mit wenigen »Pass- bzw. Codewörtern« im Persönlichkeitssystem der Multiplen zurechtfinden und dort nach Belieben die gewünschten Effekte auslösen und bestimmte Elemente – »Programme« und »programmierte Personen« – umstellen können. Im Erleben der multiplen Persönlichkeit kann es auf diese Weise schon bei der Nennung eines »Hauptcodes« zu einem »Dominoeffekt« kommen: Ein »Programm« löst automatisch andere aus.

Dafür ein Beispiel:

Ein Mann, dessen Stimme die Frau noch nie gehört hat, ruft an und sagt am Telefon nur: »Ich will Eliza sprechen.« Sie denkt: Da hat sich jemand in der Nummer geirrt, antwortet: »Hier gibt es keine Eliza, Sie müssen sich verwählt haben« und legt auf Kurze Zeit später merkt sie, wie es in ihrem Innern anfängt zu brodeln. Unruhig läuft sie in der Wohnung auf und ab. Sie beginnt zu schwitzen, bekommt immer stärkere Schmerzen im Unterleib, Taubheitsgefühle in den Armen und ein unwiderstehliches Verlangen, sich die Arme aufzuschneiden. Sie geht in die Küche, zieht die Schublade auf, holt ein Küchenmesser heraus und – legt es wieder hinein, schiebt, wozu sie alle Kraft braucht, der Schweiß rinnt ihr vor Anstrengung in die Augen, die Schublade wieder zu, stützt sich am Schrank ab, rennt ins Bad, muss sich übergeben. Ihr wird schwindelig. Die Stimmen im Innern rufen, schreien, mahnen, säuseln: »Du Schwein, mach endlich Schluss.« – »Ruf jemanden an, los, schnell!« — »Geh schon, schneide dir das Zeichen ins Fleisch und dann mehr, mehr, den Bauch auf, die Kehle auf, lass Blut fließen, lass alles aus dir rauslaufen, dann ist Ruhe.« – »Es wird alles gut, hör nur auf deine innere Stimme, es hat ja doch alles keinen Zweck.« – »Du bist auserwählt, auserwählt von Satan, sein Werk zu vollenden. Nun geh hin und verrichte es!« – »Halt dir die Ohren zu, ruf jemanden an, deine Freundin, die TherapeutIn, irgendjemanden, schnell ...«

Es schießen ihr Bilder durch den Kopf: Dunkelheit, Feuer, maskierte Gestalten, einer hält ein Neugeborenes hoch, die Nabelschnur hängt ihm noch am Bauch. Die Luft ist flirrend heiß, die Musik wird immer lauter. Die Klinge eines Messers blitzt im Schein der flackernden Flammen. Schreie, lauter Gesang, plötzlich schneidet der »Oberpriester« den Bauch des Kindes auf, der Länge lang, greift hinein, schneidet wieder, holt das Herz des Babys heraus. Becher werden unter den Leichnam gehalten, um das Blut aufzufangen, das alle trinken werden, so wie sie das Baby essen werden, Stück für Stück werden sie den Leichnam zerstückeln und – während sie langsam im Kreis herumgehen – das Fleisch essen ...

Die Multiple rafft sich gerade hoch genug vom Badfußboden auf, um wieder in die Toilette zu erbrechen. Dann fällt sie wieder um; stundenlang bleibt sie so liegen, ohne zu wissen, wie die Zeit vergeht. Die Stimmen und die Bilder kommen und gehen wie Ebbe und Flut, ebenso die krampfartigen Schmerzwellen im Unterleib, im Kopf und das Lähmungsgefühl in Armen und Beinen. Immer stärker wird der Drang, sich in die Küche zu schleppen und endlich Schluss zu machen ...

Hier haben die Täter gründliche Arbeit geleistet, und die Betroffene kann froh sein, wenn sie es schafft, gegen den selbstzerstörerischen Sog »anzuleben«. Manchmal benötigt sie eine Menge Glück, um es schaffen zu können, z.B. indem jemand sie bald findet und ihr hilft, sich wieder zu beruhigen, sie sozusagen »in der Gegenwart ankert«, damit sie aus ihrem »Horrortrip«, der auf real Erlebtem aufbaut, herauskommt. Was noch lange nicht heißt, dass sie nicht in den nächsten Tagen, Wochen, Monaten oder gar Jahren immer wieder und möglicherweise immer heftiger mit den »angestoßenen Programmen« ringen muss.

In diesem Fall sind eine Reihe von miteinander vernetzten »Programmen« in Gang gesetzt worden: »Eliza« war sozusagen das Codewort für eine Gruppe miteinander vernetzter »Programme«, die damit der Reihe nach »losgingen« wie eine Serie innerer »Minen«: Schmerzen, Verwirrung, Erinnerungen, Suizidgedanken, Suizidaufforderungen, Gehorsamsaufforderungen; emotionale, kognitive und kinästhetische Begleiterscheinungen früherer Traumata wurden durch das Hören des Codewortes »angetickt«.

Welche Arten von »Programmen« gibt es?

Die Täter benutzen ihr Opfer zu ihrer sexuellen Befriedigung. Sie benutzen es, um ihre sadistischen und Machtgelüste an ihm auszutoben. Sie benutzen es, damit es andere Lebewesen (Tiere, Kinder, Erwachsene) quält bzw. sexuell befriedigt bzw. tötet oder glaubt, sie getötet zu haben. Sie benutzen ihr Opfer, um es zu erpressen und ggf. »fernzuzünden«, falls es ihnen zu gefährlich wird. Sie benutzen es, damit es für sie alle möglichen Dienste verrichtet: auf den (Baby-)Strich geht, Drogen und Waffen schmuggelt bzw. entsprechende Deals mit vorbereitet oder ausführt. Und wenn die Täter es nicht mehr benutzen können oder wollen, wird es »entsorgt« – ggf. von anderen, wobei noch Profit aus dem Mord zu schlagen ist, weil dieser, real gefilmt, auf dem Video-Schwarzmarkt viel Geld einbringt. »Programme« dienen den Tätern dazu, das Opfer beliebig in ihrem Sinne verwendbar zu machen und ggf. – falls die Täter es nicht mehr brauchen oder es ihnen zu gefährlich wird –, »implodieren« zu lassen. Die drei amerikanischen PsychiaterInnen David Neswald, Catherine Gould und Vicki Graham-Costain haben in einem Artikel[166] zusammengetragen, welchen Arten von »Programmen« sie im Laufe ihrer langjährigen Arbeit mit Überlebenden destruktiver Kulte begegnet sind:

»Selbstverletzungsprogramme«

Dazu gehört: sich zu schneiden, sich mit brennenden Gegenständen Wunden zuzufügen, »Unfälle« zu haben, nichts essen zu können, giftige oder sonst wie gefährliche (z.B. spitze) Materialien zu schlucken, nicht mehr schlafen zu können, notwendige Medikamente »automatisch« zu erbrechen, sich bewusst Hände, Füße, Arme oder Beine zu brechen.

»Todesprogramme«

Darunter fällt: sich selbst zu töten sowie bestimmte andere Menschen umzubringen. Häufig sind jeweils mehrere Persönlichkeitsanteile davon betroffen, es können auch mehrere dieser »Programme« in einer »Person« sein, und es gibt häufig mehr als einen Auslösereiz. »Einprogrammierte« Suizidformen sind u.a. sich erstechen, erhängen, aufschneiden, erschießen, vergiften, Überdosieren bestimmter Substanzen, einen »Autounfall« haben, von Gebäuden springen, sich zu Tode hungern etc.

Die »Programmierung«, eine außen stehende Person zu töten, wird in der Regel gegen nahestehende Menschen gerichtet, z.B. den Partner, die beste Freundin oder die TherapeutIn. Glücklicherweise funktionieren diese »Programme« oft nur so, dass sie die betroffene Persönlichkeit als Denk-, Gefühls-, oder Verhaltenszwang heimsuchen und ihnen Kraft rauben.

»Programme«, die der Kontrolle des Opfers durch den Kult (bzw. die Tätergruppe) dienen

Dazu gehören:
Kontakt-»Programme«, die das Opfer dazu zwingen sollen, regelmäßig mit den Tätern Kontakt aufzunehmen und ihnen Bericht zu erstatten. Die »Programme« sind eventuell mit zeitlichen Auslösereizen verbunden (etwa einem bestimmten Tag im Monat; bei Vollmond), mit bestimmten Daten (die sich z.B. nach den »Feiertagen« des Kultes richten) oder an Situationen gebunden (z.B. wenn die Alltags-Person sich in Psychotherapie begibt; ein bestimmtes »Kultgeheimnis« ausgesprochen wird etc.).

Ziel dieser »Programme« ist es, den Kult (bzw. die Tätergruppe) jederzeit über die Alltagsaktivitäten bzw. den Grad der Gefährdung der Täter durch das Opfer (Stichwort: »Ausplaudern« von Geheimnissen) ins Bild zu setzen. So haben die Täter die Gelegenheit, jederzeit »nachzuprogrammieren«, sog. »backup-programs« zu schaffen (Hintergrund- bzw. Auffrischungs-»Programme«), dazu werden u.U. auch neue »Hintergrund-Personen« geschaffen, für die die anderen »Personen« in der Regel amnestisch sind.

Die ExpertInnen raten in diesem Zusammenhang den TherapeutInnen: »Gehen Sie nie davon aus, alle berichterstattenden Alternativpersonen [alters] gefunden zu haben. Gehen Sie immer davon aus, dass den Tätern noch weiter Bericht erstattet wird.«

»Zugangs-Programme« dienen den Tätern als »Eintrittskarte« in das Persönlichkeits-system der Betroffenen durch bestimmte, in der Regel von den Tätern vorher »ge-schaffene« Persönlichkeitsanteile. Der Zugang wird durch eine Vielzahl ankonditio-nierter Auslösereize geschaffen, dazu gehören: Pfiffe, elektronische Töne, bestimmte ausgesprochene Worte oder Sätze, Berührungen etc. Haben die Täter auf diese Weise Zugang zum Persönlichkeitssystem der Betroffenen gewonnen, können beliebige an-dere, vom Kult gesetzte »Programme« ausgelöst werden.

»Rückkehr-Programme« sollen das Opfer dazu veranlassen, zu den Tätern zurückzu-kehren, um an weiteren Ritualen teilzunehmen, weiter »programmiert« zu werden und/oder die Therapie abzubrechen. Die Multiple kann darauf konditioniert worden sein, auf bestimmte Anrufe zu reagieren; einem bestimmten Täter oder Kultmitglied zu folgen, der/das sich ihr auf Sichtweite nähert; und/oder eine Kontaktperson der Tä-ter an einem bestimmten Ort zu treffen.

»Erinnerungs-Verstärkungs-Programme« sollen das Opfer an »Eide« erinnern, die es einmal den Tätern (bzw. dem Kult) gegenüber leisten musste. Solche »Programme« werden häufig über das Telefon oder durch Berührungs-Auslöser in Gang gesetzt (etwa drei kurze Berührungen am Knie oder der Schulter, eine rasche Folge von sechs elektronischen Tönen, bestimmte Worte oder Sätze etc.). Zu den Auslösereizen gehö-ren häufig auch bestimmte »Geschenke« (z.B. Kuscheltiere, Musik- oder Märchen-CDs etc.), die das Opfer als Kind von den Tätern erhalten hat. Zu den visuellen Auslö-sern gehören bestimmte Farben, die mit dem Kult in Verbindung gebracht werden (z.B. Rot, Violett oder Schwarz), die in Form bestimmter Gegenstände, Briefum-schläge, E-Mails, SMS etc. dem Opfer übermittelt werden.

»Therapiestörungs-Programme«

Dazu gehören:
»Scrambling programs«, ein schwierig zu übersetzender Begriff. »To scramble« bedeu-tet so viel wie »verquirlen, verrühren, vermengen«. Solche »Programme« greifen un-mittelbar in die erste Stufe der Wahrnehmungsverarbeitung des Opfers ein. Ihr Ziel besteht darin, das Persönlichkeitssystem der Betroffenen sowie heraufkommende Er-innerungen, Gedanken und/oder aufgenommene Informationen von außen zu ver-wirren, ein inneres Chaos auszulösen bzw. Informationsverarbeitungsprozesse zu blo-ckieren. Häufig haben die Täter zu diesem Zweck vorher eigens bestimmte »Personen« in der Multiplen geschaffen. In einer meiner multiplen KlientInnen gab es z.B. einen »Barriere-Bauer«, einen »Geschichtenerzähler«, eine »Therapeuten-Kille-rin« etc., die spezifisch die gerade umschriebene Aufgabe hatten. Hinweise für das Ausgelöst-Sein dieser »Programme« sind z.B. eine reduzierte Fähigkeit der Betroffe-nen zum »Personenwechsel«, zum Schreiben, Lesen, Sprechen und/oder Erinnern

dessen, was in therapeutischen Sitzungen stattfand. Manche dieser »Programme« zielen speziell auf die TherapeutIn. So kann es z.B. sein, dass die Worte oder der Anblick der TherapeutIn so »verdreht« werden, dass sie für die KlientIn bedrohlich, gleichgültig und/oder inkompetent klingen bzw. aussehen.

»*Überflutungs-Programme*« sollen dem Therapieprozess bzw. –fortschritt in die Quere kommen, indem die KlientIn von Eindrücken überwältigt wird. Durch bestimmte Auslösereize wird eine Flut von schmerzhaften und erschreckenden Gedanken und/oder Körper-Erinnerungen gleichzeitig ins Bewusstsein geschwemmt, wodurch die Symptome posttraumatischer Stressreaktion verstärkt werden und die KlientIn u.U. dekompensiert.

»*Recycling-Programme*«[167] sollen bereits in der Psychotherapie assoziierte und bearbeitete Traumaerfahrungen der Multiplen rasch wieder dissoziieren, was dazu führen kann, dass die TherapeutIn bei der nächsten Sitzung feststellt, dass die Traumabearbeitung noch einmal neu vorgenommen werden muss; solche »Programme« müssen erst identifiziert und neutralisiert werden, bevor die Traumabearbeitung wieder aufgenommen werden kann.

»*Cover-Programme*« sind von den Tätern »programmierte« Erinnerungen, die dazu dienen sollen, die tatsächlichen Erinnerungen zu überdecken, von ihnen abzulenken oder sie zu verzerren. Außerdem soll das Opfer auf diese Weise diskreditiert werden, indem es »Unglaubwürdiges« erzählt. So kann z.B. eine Quäl-Situation, bei dem bestimmte Medikamente verabreicht wurden, in der Erinnerung der Multiplen so verzerrt werden, dass sie glauben gemacht wird, ein UFO habe sie entführt und die Besatzung mit ihr Experimente durchgeführt.

»*Schutzbehauptungs-Programme*« sollen die Kultüberlebende dazu bringen, ggf. – etwa in der Therapie oder gegenüber Strafverfolgungsbehörden – »akzeptable« Geschichten erzählen zu können. Solche Antworten werden dem Opfer in der Regel immer wieder unter Zufügung starker Schmerzen »eingebläut«.

»*Schweige-Programme*« sollen das Opfer veranlassen, keine Informationen mehr über die Täter zu geben. Als Auslöser werden häufig Selbstberührungen (etwa: sich über die Augenbraue streichen) »einprogrammiert«. Manche dieser »Programme« sollen bestimmte »Innenpersonen« zum Schweigen bringen, andere zielen auf das gesamte Persönlichkeitssystem.

»*Albtraum-Programme*« dienen einem ähnlichen Ziel wie die »Überflutungs-Programme«: Die Betroffene soll von erschreckenden und/oder schmerzhaften Erinnerungen bzw. Bildern überflutet werden, und zwar während sie schläft. Solche »Programme« werden sehr tief im Persönlichkeitssystem verankert und werden vor allem zu »Bestrafungszwecken« ausgelöst, oft gekoppelt an das Auftauchen bestimmter Erinnerungen im Bewusstsein. Das Opfer wird daraufhin unter chronischer Erschöpfung leiden.

»*Isolations-Programme*« zielen entweder auf das Persönlichkeitssystem oder auf die Isolation von der Außenwelt. Innerhalb des Systems werden bestimmte Persönlichkeitsanteile durch amnestische Barrieren von helfenden bzw. in der Therapie kooperierenden »Personen« abgeschottet. Nach außen hin kann das Opfer konditioniert worden sein, sich auf bestimmte Auslösereize hin von ihm nahestehenden bzw. hilfreichen Personen und Instanzen zurückzuziehen.

»*Schmerz-Programme*« sollen das Opfer die erlittenen Qualen noch einmal im Körper nacherleben lassen. Diese »Programme« dienen der Bestrafung und sollen das Opfer dazu bringen, andere »einprogrammierte« Anweisungen auszuführen. Zum Setzen dieser »Programme« werden in der Regel Elektroschocks angewendet.

»*Schnell-Wechsel-Programme*«, bei deren Auslösung die hochdissoziative Betroffene nicht einmal einen Satz beenden kann, ohne mehrfach zwischen »Personen« zu »wechseln«. Diese »Programme« werden einkonditioniert, indem die Täter dem Opfer in den »Programmierungssitzungen« sehr rasch hintereinander die Auslösereize für bestimmte »Personen« präsentieren; anschließend wird die gesamte ursprüngliche »Programmierungserfahrung« mit einem neutralen Auslösereiz gekoppelt.

Andere »*Therapie-Störungsprogramme*«, die bei Kultüberlebenden entdeckt wurden und darauf abzielen, den psychotherapeutischen Erfolg zu blockieren bzw. zu verhindern. Dazu gehören »Programme«, durch die das Opfer darauf konditioniert wird, die TherapeutIn nicht aufzusuchen, nicht an eigene Interessen zu denken, distanziert zu bleiben bzw. der TherapeutIn ständig zu misstrauen, ihr Widerstand entgegenzusetzen bzw. sie zu belästigen.

»Programmierer-Programme«

Diese werden schließlich von den Tätern häufig an eigens dafür geschaffene »Programmierer-Personen« gekoppelt. Diese – eine meiner multiplen KlientInnen nannte sie »Netzebauer« – haben gewöhnlich einen guten Überblick über alle von den Tätern geschaffenen bzw. mit den Tätern direkt und indirekt in Verbindung stehenden Persönlichkeitsanteile. Sobald irgendwo in diesem Teil des Persönlichkeitssystems eine Veränderung stattfindet – in der Regel durch psychotherapeutische Intervention, gelegentlich auch durch spontane Selbstheilungsprozesse –, »flicken« diese »Programmierer-Anteile« die entstandene Lücke im Netz sofort wieder. Dabei werden entweder im System neue »Hilfs-Personen« geschaffen oder die Veränderungen wieder rückgängig gemacht. Außerdem können diese Anteile in Windeseile ganz neue Netzwerke von »Programmen« schaffen bzw. sie nur der TherapeutIn gegenüber vortäuschen. Dies ist u.a. bei solchen Betroffenen der Fall, die selbst als »Programmierer« im Kult gearbeitet haben bzw. dazu gezwungen wurden.

Wie lässt sich feststellen, ob jemand »programmiert« ist?

Sehr viele Kultüberlebende sind systematisch massiv beeinflusst worden. Doch auch bei anderen dissoziativen und schwer traumatisierten KlientInnen, die sadistische bzw. rituelle Misshandlungen erfahren haben, kann es zu – mehr oder weniger systematisch vorgenommenen – »Programmierungen« gekommen sein.

Die Faustregel lautet: Wer jahrelange sexuelle Misshandlungen erlebt hat, eine dissoziative Störung hat bzw. multipel ist, wird von dem oder den Täter/n mit schwersten Drohungen überzogen worden sein, falls sie bzw. er sich an bestimmte Einzelheiten der Misshandlungen erinnert. Je systematischer die Täter dem Opfer bestimmte Verhaltensweisen »eingetrichtert« haben, desto eher kann man von »Programmierungen« sprechen. Professionell arbeitende Tätergruppen und destruktive Kulte machen sich die Dissoziationsfähigkeit des Opfers sehr häufig zunutze, indem sie systematisch Anteile, »Personen« bzw. »Programme« schaffen und in das Persönlichkeitssystem einbringen. Je professioneller die Täter vorgegangen sind, desto tiefer haben sie die »Programme« in das Persönlichkeitssystem eingepflanzt. Diese Tätergruppen haben dann häufig auch noch »sich selbst weiterprogrammierende Programme« geschaffen, sodass sie davon ausgehen können, dass die Betroffene selbst ihre eigene Zerstörung betreiben wird, ohne es bewusst zu wissen.

Meist wird die Schicht innerhalb des Persönlichkeitssystems, die »Programme« und durch die Täter ins System eingeschleuste »Personen« enthält, erst entdeckt, wenn die Therapie mit der Betroffenen irgendwann ins Stocken kommt und über längere Zeit keine Fortschritte mehr erzielt werden. Die TherapeutIn hat dann in der Regel das Gefühl, dass »da noch etwas ist«, aber weder sie noch die bislang bekannten »Personen« in der Multiplen können sagen, was das ist. Wenn die TherapeutIn dann dazu übergeht, noch einmal ganz systematisch im Persönlichkeitssystem abzufragen, ob es noch weitere Persönlichkeitsanteile gibt, in der Art von: »Personen, Dinge, Tiere oder irgendetwas, das mich hören, fühlen oder sehen kann«, dann kann es sein, dass sich ein Anteil aus der rituell missbrauchten Seite der Persönlichkeit meldet. Kann sein, muss aber nicht. Ich habe es häufig erlebt, dass solche Anteile erst »greifbar« wurden, als sie gezielt entweder von den Tätern aktiviert oder durch Zufall bzw. systematisches Suchen mit dem richtigen »Codewort« angesprochen wurden. Im Folgenden muss ein wichtiger Unterschied in der Art der Aktivierung der »Programme« benannt werden:

Auslöser/Codes (cues) und Auslösereize (triggers)

Viele von den Tätern gesetzte »Programme« werden von diesen mit einem Code versehen. Dies kann ein Name sein (im anfangs geschilderten Beispiel »Lina Zwei«), ein – z.B. griechischer – Buchstabe (beliebt sind alpha, beta, gamma, delta und theta), eine Zahlenkombination (333, 246, 666 etc.) bzw. eine Kombination aus Namen/ Buchstaben und Zahlen. Es scheint zwischen den Kulten eine Übereinkunft zu geben, welche Art von »Programm« mit welchem Code versehen wird, sodass die Opfer auch dann, wenn sie an andere Tätergruppen ausgeliefert werden, mit demselben System »dechiffriert« werden können. So kann es z.B. sein, dass »alpha« immer ein »Anfangsprogramm« bedeutet, »beta« ein »Suizidprogramm« etc. Der Code bzw. Auslöser spricht dann das entsprechende »Programm« an, wenn er ausgesprochen bzw. aufgeschrieben und der Betroffenen dargeboten wird.

An die Codes gekoppelt werden dann – oft mehrere – Auslösereize (triggers). Das kann ein Satz sein, mit dem ein Täter einen Brief an das Opfer unterschreibt (»Denke daran, wir werden immer für Dich beten«), eine rote Rose, ein Symbol wie ein Turm oder ein Schiff, das von rechts nach links fährt, eine Selbstberührung (mit der Hand über die Stirn fahren), eine Fremdberührung (dreimal kurzes Klopfen auf die Schulter), der Anblick einer bestimmten Kontaktperson etc. Vor allem aber haben die Täter in der Regel bestimmte Erinnerungen als »trigger« gesetzt. Wenn also eine Multiple Traumaerinnerungen assoziiert und dabei ein bestimmter Auslösereiz angesprochen wird (z.B. »ein Mann im schwarzen Mantel mit einer Maske war auch dabei«), wird automatisch das »Programm« ausgelöst, das mit diesem Auslösereiz gekoppelt wurde, etwa ein Bestrafungs- oder Therapieabbruchs- oder Suizid-»Programm«.

Wie sich leicht vorstellen lässt, kann es – je nachdem, wie zahlreich die von den Tätern gesetzten oder wie häufig vorfindbar die Auslösereize im Alltag der Betroffenen sind – per Zufall zum Auslösen von »Programmen« kommen. Ist z.B. eine rote Rose als Auslösereiz für ein »Suizidprogramm« gesetzt worden, so kann eine Multiple mitten in einer fröhlichen Geburtstagsfeier von einem unwiderstehlichen Selbsttötungsdrang befallen werden – nur weil ein Freund ihr zum Fest eine rote Rose überreicht hat. In der Regel wird sie selbst nicht wissen, was »über sie gekommen« ist, sie wird sich wie »ferngesteuert« fühlen. Was das für das Selbstwertgefühl einer ohnehin durch ihr Multipel-Sein mit dem Leben ringenden Frau bedeuten kann, lässt sich kaum ermessen.

In der Psychotherapie mit einer »programmierten« Betroffenen wird es irgendwann entweder zum Stillstand bzw. zum Therapieabbruch kommen, was bei der TherapeutIn das unbefriedigte Gefühl zurücklässt, dass die Therapie nur einen Teilerfolg brachte. Sie kann, wenn sie nichts von »Programmen« weiß, nicht erkennen, dass dieser Stillstand und Therapieabbruch einen Schutz vor dem Auslösen der in einer tieferen Persönlichkeitsschicht verborgenen »Programme« sowie der Erinnerungen an den rituellen Missbrauch darstellt.

Oder es werden durch drei verschiedene Möglichkeiten »Programme« ausgelöst, was die Chance bietet, sie zu entziffern, das ganze System der »Programme« aufzuspüren und zu neutralisieren. Dies kann erstens per Zufall geschehen, wie oben beschrieben. Zweitens können die Täter die »Programme« auslösen (persönlich, brieflich, durchs Telefon etc.). Und drittens kann dies durch die in einer bestimmten Phase der Therapie einsetzende Assoziation von traumatischen Erlebnissen bewirkt werden.

Ich habe in meiner psychotherapeutischen Arbeit mit Menschen, die rituell missbraucht worden sind, schon sämtliche oben aufgezählten »Programm«arten in Aktion erlebt. Was mir dabei auffiel: Das durch »Programme« Ausgelöste (Gedanken, Gefühle, Schmerzen, Verhaltensweisen) ist oft deutlich unterscheidbar von »normalen« depressiven, suizidalen oder Therapiebeziehungs-Krisen. Wenn in einer Multiplen (oder einer anderen dissoziativen Persönlichkeit) ein »Programm« aktiviert ist, dann tritt alles, was im »Programm« enthalten ist, abrupt und ohne Zusammenhang mit dem heutigen Erleben oder der Alltags- bzw. Therapiesituation auf. Die KlientIn wirkt dann »wie weggetreten«, da sämtliche anderen Persönlichkeitsanteile dissoziiert sind; sie wirkt wie autistisch, ohne recht ansprechbar zu sein oder auf die Argumente der TherapeutIn anders als in der »Programm-Logik« eingehen zu können. Die anderen Persönlichkeitsanteile fühlen sich extrem bedroht, wie »ferngesteuert« und haben das Gefühl, keinerlei Einfluss auf das »Programm«-Geschehen nehmen zu können. Und bedroht sind sie in der Tat, denn ein »Programm« löst oft wie beim Dominospiel eine Fülle anderer »Programme« aus – sie wurden von den Tätern ja auch in der Regel miteinander vernetzt –, sodass die Betroffene das Gefühl hat, in einen unwiderstehlichen »Abwärtssog« gerissen zu werden aus heftigen (Trauma-)Schmerzen, Bildern, repetitiven Gedanken, Gefühlen von Verzweiflung und Aussichtslosigkeit, Wut und Schuld. Das wesentliche Gefühl aber ist Panik und die Angst, »nun völlig verrückt zu werden«; manche dekompensieren in dieser Phase auch; allerdings glücklicherweise nur vorübergehend, wenn ihnen geholfen wird.

Das PACEM-Modell

Für die Reassoziierung traumatischer Erinnerungen und die Neutralisierung von »Programmen« hat der in der Behandlung von Kultüberlebenden erfahrene amerikanische Psychiater Steven Ray das sogenannte PACEM-Modell entwickelt.[168] Die einzelnen Buchstaben dieser Abkürzung stehen für **P** = pain (Schmerzen), **A** = auditory (auditive Erinnerungen), **C** = context (Kontext der traumatischen Erfahrung), **E** = emotion (emotionale Erinnerungen) und **M** = medication (während des Traumas bzw. der »Programmierung« verwendete psychisch wirksame Substanzen). Diese fünf wesentlichen Bestandteile einer traumatischen bzw. »Programmierungs«-Situation werden in der Therapie, um unkontrollierte Abreaktionen des Traumas zu verhindern, einzeln identifiziert und in einen – durch Vorstellungskraft erzeugten – »Tresor« gepackt, um sie getrennt voneinander behandeln, d.h. herausholen, integrieren und ggf. wieder »wegpacken« zu können.

Die Vorstellung eines inneren »Tresors« ist relativ leicht herstellbar. Dissoziative Erfahrungen machen es der Multiplen leicht, in Konzentration (Trance) zu gehen und sich auszumalen, wie ein solcher sicherer Aufbewahrungsort für gefährliche Erinnerungen beschaffen sein muss: Möglicherweise ist er aus dickem Stahl, hat eine breite Tür mit einem Zahlenschloss, deren Kombination nur eine sehr verlässliche »Innenperson« (etwa die Alltags-Person oder ein/e BeschützerIn) kennt und anwenden darf. In der Imagination wird der Tresor geöffnet und alle »gefährlichen« Erinnerungen und »Programme« werden dort hineingepackt, anschließend wird die Tür sorgfältig verschlossen und das Zahlenschloss gedreht (bzw. der Schlüssel abgezogen und der »verlässlichen Person« zur Aufbewahrung übergeben). Möglich ist auch je ein Tresor pro »wegzupackender« Traumaerinnerung. Die Vorstellung eines solchen inneren sicheren Aufbewahrungsortes ist in jedem Fall von großem Nutzen, auch für die Traumabearbeitungen, wie sie im nächsten Kapitel geschildert werden.

Wird das PACEM-Modell benutzt, um »Programme« zu neutralisieren, ist es wichtig, dass die TherapeutIn der KlientIn zunächst dabei hilft, in ihrem Persönlichkeitssystem auf die Suche zu gehen nach der »Person«, die bei der ursprünglichen »Programmierung« anwesend war.[169] Häufig hat sich die Multiple während der traumatischen Situation der »Programmierung« mehrfach gespalten, sodass es wichtig ist, wirklich alle Anteile zu identifizieren, die »dabei« waren, und sie ihre Erinnerungen zusammentragen zu lassen, da sonst die Gefahr besteht, dass das »Programm« nicht vollständig gelöscht werden kann. Ist die Erinnerung komplett reassoziiert, kann das »Programm« gelöscht werden. Anschließend wird die vollständige »Programmierungserfahrung« einschließlich aller gesetzten Auslöser dem gesamten Persönlichkeitssystem mitgeteilt, und die Alltags-Person kann die vorher dissoziierte Erfahrung integrieren.

So weit die Theorie. Praktisch ist dies sehr schwierig umzusetzen. Zunächst muss nämlich erst einmal festgestellt werden, dass es sich überhaupt um ein »Programm« handelt, das um der Lebensqualität und der möglichen Therapiefortschritte willen geändert werden muss. Selbstzerstörungstendenzen, aggressive Anwandlungen, Suizidneigungen etc. können schließlich auch Merkmale einer »ganz normalen« Persönlichkeitsentwicklung bzw. von Therapie- oder Partnerschaftskrisen sein. Anders ist es, wenn deutlich wird: Hier ist etwas in der Betroffenen am Werk, das die bislang in ihr bekannten »Personen« als völlig abrupt auftauchend, sie im Griff haltend etc. erleben. Weitere Umschreibungen, die von den Betroffenen in so einem Fall häufig verwendet werden: »Wir gucken uns gerade nur zu, niemand im Innern weiß, wo das herkommt«; »Es ist nur noch absurd, ich weiß, aber wir können das derzeit nicht aufhalten«; »Es kostet uns gerade sämtliche Kraft, die wir haben, mit aller Anstrengung nur am Leben zu bleiben«; »Es ist wie ein psychisches Fieber«; »Es läuft ganz automatisch ab, immer in derselben Reihenfolge« etc.

Ist deutlich, dass wahrscheinlich ein oder mehrere »Programme« in Gang gesetzt wurden, dann muss zunächst identifiziert werden, an welcher Stelle dieses »Programm« im System eingepflanzt wurde. Mit großer Wahrscheinlichkeit ist es tief im System verortet, wahrscheinlich in der »Schicht« von »Personen«, die mit den schlimmsten (z.B. den rituellen Missbrauchs-)Traumata zu tun haben. In welcher Form es an die lebendige Persönlichkeitsstruktur der Multiplen angebunden wurde, muss erst herausgefunden werden. Es gibt zwei Möglichkeiten:

- »Programme«, die in von der Multiplen selbst durch Dissoziation geschaffene »Personen« eingepflanzt wurden bzw. »frei« im System »herumschwirren« und sich jeweils anderen »Personen« anheften;
- »Programme«, die in eigens dafür von den Tätern geschaffene »Personen« eingesetzt wurden.

Im letztgenannten Fall sind »Programm« und »Person« häufig identisch; mit der Neutralisierung des »Programms« wird automatisch auch die entsprechende »Person« verschwinden. Achtung: Es muss unbedingt geklärt sein, dass wirklich nur das »Programm« gelöscht wird; alles, was zur lebendigen Persönlichkeit der Multiplen gehört, jedoch »gerettet« wird! Wenn »Programme« an bereits bestehende »Personen« gekoppelt wurden bzw. »frei flottieren«, ist ebenfalls darauf zu achten, wie die »Personen« gesichert bzw. die entstehende »Leerstelle« gefüllt werden kann, wenn das entsprechende »Programm« (innerhalb bzw. außerhalb der »Personen«) gelöscht wird.

Besonders heikel ist das Löschen von sehr früh gesetzten »Programmen«. Auch hierfür hat der Psychiater Steven Ray ein Modell entwickelt, das ich im nächsten Abschnitt darstellen werde.

PDE-Reassoziation

PDE bedeutet **P**rimäre **D**issoziative **E**rfahrung und bezieht sich auf die in frühester Kindheit gesetzten »Programme« und die Art und Weise, wie sie identifiziert werden können, wie zu ihnen Zugang gewonnen wird, um sie zu reassoziieren und damit zu löschen. Es gibt eine Fülle von Hinweisen darauf, dass schon Kleinkinder von destruktiven Kulten auf Dissoziationen »trainiert« werden[170], manchmal sogar bereits als Säugling und gelegentlich auch schon im Mutterleib (etwa durch extrem laute Geräusche in regelmäßigem Rhythmus, gezielte Schläge gegen den Bauch der Mutter etc.). Auf diese Weise entstehen häufig ganze Gruppen von Anteilen, die im Alter von neugeboren, wenigen Tagen und einem Jahr sind. Diese bewusst von den Tätern geschaffene Dissoziation in einem unter einem Jahr alten Kleinkind nennt Ray Primäre Dissoziation. Zwei Techniken verwenden die Täter dazu:

- Zunächst werden die primitiven neurologischen Reflexe des Säuglings ausgebeutet, indem er bzw. seine Sinnesorgane und Reflexe überrascht und geschockt werden; dies führt auf die Dauer zu einer Art psychischen Betäubung und Dissoziation.
- Wiederholt werden dann die Wahrnehmungskanäle des Kleinkinds mit starken Reizen überflutet, auf diese Weise wird er auf Dissoziationen konditioniert. Darauf bauen die Täter dann ihre »Programme« auf und benutzen das Opfer sexuell sowie zu zahlreichen anderen kriminellen Aktivitäten – in der Regel, ohne dass die Alltags-Person davon etwas weiß.

PDEs werden so häufig zur Grundlage für »Programmierungen«. Dennoch können und sollten in der Psychotherapie – um Übungserfahrung zu bekommen – sekundäre »Programmierungen« zuerst gelöscht werden, bevor TherapeutIn und KlientIn sich an die Neutralisierung der PDEs machen, die auf dieselbe Weise, wie im PACEM-Modell geschildert, nach und nach reassoziiert und damit gelöscht werden. Erfreulicherweise weisen die therapeutischen Erfahrungen von Experten, wie Neswald und Gould berichten[171], darauf hin, dass sich das gesamte innere »Programmierungs-Netz« rasch identifizieren und anschließend löschen lässt, sobald die grundlegenden primären dissoziativen Erfahrungen reassoziiert sind.

(Ich persönlich habe allerdings die Erfahrung gemacht, dass dieser Prozess bei einer meiner multiplen KlientInnen fast anderthalb Jahre gedauert hat!)

Wie sich »Programme« zu therapeutischen Zwecken nutzen lassen

Dissoziationen sind ein Überlebensmechanismus eines extrem gequälten Kindes. Die beiden kalifornischen TherapeutInnen Neswald und Gould haben darauf hingewiesen, dass sie sich für die Therapie ebenso sinnvoll nutzen lassen wie die noch intakten »Programme«. So kann ein »Suizidprogramm«, das von den Tätern z.B. telefonisch oder durch verschlüsselte Mitteilung des Codes bzw. Auslösers in Gang gesetzt wurde, durch ein anderes »Programm«, z.B. ein »Vermischungs-(scrambling)Programm« in seiner Wirkungsweise gestoppt werden. Oder, wie ich es selbst schon einmal erlebt habe: Ein »Barriere-Bauer«, also eine »Person«, die von den Tätern darauf trainiert war, amnestische Barrieren zwischen den »Personen« im Innern zu errichten, kann – wenn er zur Mitarbeit gewonnen wird – seine ihm durch die Täter beigebrachte Fähigkeit dazu nutzen, die Barrieren (z.B. imaginäre Glas- oder undurchsichtige Wände) dort zu errichten, wo es für das Persönlichkeitssystem gerade sinnvoll ist, etwa um »Programmpersonen«, die noch nicht für die Mitarbeit gewonnen wurden, von den kooperativen »Personen« – vorübergehend – zu trennen; vielleicht kann diese »Person« sogar Barrieren gegenüber Tätern bzw. Codes und Auslösern errichten. Oder, um ein weiteres Beispiel zu nennen: Ist ein »Schmerzüberflutungsprogramm« in der Betroffenen gestartet, kann eine »Person« zu Hilfe gerufen werden, die kaum oder gar keine Schmerzen empfindet (solche Anteile gibt es in der Regel in jeder Betroffenen).

Solange »Programme« noch ausgelöst werden können, ist es wichtig, »Alarmanlagen« im Innern zu installieren. Dazu werden sich die Anteile bzw. »Personen« zu Gruppen zusammenschließen, von denen eine jeweils als »Wächter« dient und rasch dem Gesamtsystem rückmeldet, sobald ein »Programm« sich ankündigt, bzw. schnell geeignete Gegenmaßnahmen ergreifen kann (etwa Errichten einer »Glaswand«, gezieltes »Wegsehen« vom Auslösereiz etc.).

Häufig sind die »programmierten« Persönlichkeitsanteile, sobald sie identifiziert sind und angesprochen und »herausgeholt« werden können, bald zur Kooperation bereit.

Viele »Programme« haben nicht nur einen Auslöser, sondern auch einen »Stopper«. Dies wurde von den Tätern so installiert, damit sie gezielter »Programme« an- und ausschalten können. Nicht selten haben andere »Personen« das Codewort zum Ausschalten des »Programmes« als die »programmierten« »Personen« selbst. (Bei einer meiner multiplen KlientInnen waren sämtliche Informationen über die »An- und Abschalter« in der Alltags-Person verankert worden! Als diese erlebte, wie derart relevante »Programmierungs«-Informationen aus ihrem Mund hervorquollen, als wir endlich die Formel dafür kannten: »Du *weißt*, wie der Auslöser [Stopper] für... [jeweilige ›programmierte Person‹] lautet, ja?«, geriet sie in regelrechte Verzweiflung: »Jetzt bin ich ein Monster!«) Kann die »Person mit dem Ausknopf« gefunden werden, vielleicht sogar diejenige, die in der Lage ist, gleich ein ganzes »Programm-Netz« auszuschalten, dann ist es möglich, auch ohne Reassoziierung der einzelnen »Programmierungs-«Erinnerungen diese »Programme« unschädlich zu machen.

Dazu ist es erforderlich, immer wieder »in die Tiefe zu fragen«: Gibt es eine »Person«, ein »Ding«, eine »Kraft« oder was auch immer sich lebendig und angesprochen fühlt, die oder das die Macht hat, viele oder gar alle »Programme« an- bzw. auszuschalten? Falls ja, kann der ganze »Programm«-Spuk evtl. schnell vorbei sein, sobald diese »Person« kooperiert.

Wie werden »Programme« gelöscht?

Hier sollen einige Antworten noch einmal zusammengefasst werden:

1. Durch Reassoziierung nach dem PACEM-Modell.
2. Durch Reassoziierung der Primären Dissoziativen Erfahrungen.
3. Durch Kollabieren (eine Art »Selbstlöschung«), indem die Betroffene für die Auslösereize desensibilisiert wird bzw. andere »Programme« oder Schutzfunktionen immer wieder in Gang gesetzt werden.
4. Durch imaginäres »Drücken des Ausknopfes«, das kann sowohl bei einzelnen »Programmen« funktionieren als auch bei ganzen »Programm-Netzwerken«.
5. Durch ein »Programm-Vernichtungs-Ritual«. In diesem Fall müssen alle Persönlichkeitsanteile, an die die »Programme« gebunden waren, erst in der Vorstellung der Multiplen in Sicherheit gebracht werden (etwa an den »sicheren Ort«); anschließend werden die »Programme« zum Beispiel »geflutet« oder »in helles Licht getaucht« oder durch einen »Blitz«, »Kurzschluss« oder »Laserstrahl« – je nachdem, welche Imagination die Multiple bevorzugt – vernichtet. Manche Multiple haben auch die Vorstellung, dass sie einen zentralen »Ausknopf« drücken oder den »Stecker« aus den »Programmen« ziehen.

Anschließend ist es wichtig, immer wieder zu überprüfen, ob die »Programme« auch tatsächlich alle gelöscht sind; falls nicht, muss der Prozess der Neutralisierung so lange fortgesetzt werden, bis auch das letzte »Programm« nach der Vorstellung der Multiplen in einen für das System nützlichen Vorgang (Beispiel: »Barrieren gegenüber den Tätern oder gefährlichen inneren Prozessen bauen« oder »Keine Schmerzen empfinden« – was ja etwa beim Zahnarzt durchaus sinnvoll eingesetzt werden kann) verwandelt wurde.

Erst wenn alle »Programme« identifiziert und in der genannten Weise umgewandelt bzw. neutralisiert oder gelöscht wurden, kann mit der Traumabearbeitung weitergemacht werden, die ja das Ziel hat, durch die Reassoziierung der traumatischen Erlebnisse die dort entstandenen Persönlichkeitsspaltungen aufzuheben.

Kapitel 10:
Die Psychotherapie mit multiplen Persönlichkeiten

IV. TRAUMABEARBEITUNG

Dissoziative Identitätsspaltung (DIS) ist ein Ergebnis schwerer, wiederholter Traumatisierungen in der Kindheit. Die Aufspaltung der Identität in verschiedene Fragmente (»Personen«) begann während der Traumata. Ohne Bearbeitung der Traumata, so die logische Konsequenz, kann die Behandlung der Störung nicht erfolgreich sein.

Damit kommen wir zum Kernstück der Arbeit mit multiplen Persönlichkeiten. Traumabearbeitung mit einer Persönlichkeit, die in viele verschiedene »Ichs« gespalten ist, gestaltet sich schwierig. Das in der »normalen« psychoanalytischen Psychotherapie vorgesehene Verfahren »Regredieren, Erinnern, Durcharbeiten« setzt ein zusammenhängendes Ich voraus, das in seine Kindheit zurückgeht (regrediert), sich erinnert und das Erinnerte noch einmal durchlebt. Bei Multiplen jedoch sind die Traumata dissoziiert worden. Während des Traumas hat sich die Identität des Kindes gespalten: Die Gewalt geschieht nicht »mir«, sondern »der/dem da«. Das »Ursprungskind« kann sich also gar nicht erinnern, da sein Ich nicht die gesamte, sondern höchstens eine Teilerinnerung an das Trauma beherbergt.

Das Problem der »Nichtrealisierung«

Schon seit den 1880er-Jahren bis Mitte des 20. Jahrhunderts hat der französische Psychiater Pierre Janet mit schwer traumatisierten und auch mit multiplen Persönlichkeiten gearbeitet. Janet untersuchte, wie die psychische Entwicklung eines Menschen durch die »Nichtrealisierung« des erlebten schweren Traumas behindert werden kann.[172] Janet konnte nämlich beobachten, dass die traumatisierten Patienten das traumatische Ereignis nicht »realisieren« – innerlich begreifen, in Worte fassen, darüber sprechen und es in ihre Persönlichkeit und ihre persönliche Geschichte einfügen – konnten.

Stattdessen haben viele Traumaopfer zwar ein »unterschwelliges Bewusstsein« für ihre Traumatisierung, können es aber nicht ertragen, dies in Worte zu fassen, ja vermeiden alle Hinweise auf das Ereignis und bekommen große Angst (Janet sprach von »Phobie für die Erinnerung«), wenn sie damit konfrontiert werden. Sie fliehen also vor der »Realisierung« des Traumas. Und Janet beschrieb bereits die »hysterische Form der Nichtrealisierung«, am deutlichsten vorfindbar in multiplen Persönlichkeiten, die dann auftritt, wenn diese »keine Anspielungen mehr machen auf die verbale Formulierung, die das unterdrückte Ereignis ausdrückt, noch auf die Angst, die sie stoppt; für sie scheint das Ereignis ... nie stattgefunden zu haben«.[173]

Das traumatisierte Kind schafft in einem enorm anstrengenden psychischen Akt als Reaktion auf die fortgesetzte Traumatisierung abgespaltene Persönlichkeitsanteile (»Personen«), die allein die jeweiligen Traumata erlebt haben und erleben. Für andere »Personen« »selbst« aber findet die Gewalt nicht statt. Die abgespaltenen traumatisierten »Innenpersonen« jedoch »leben« im Trauma oder reaktivieren es ständig auf Auslösereize hin; oder sie haben die Traumaerfahrung ebenfalls dissoziiert, sodass auch für sie höchstens ein Bruchteil des Traumas als »eigene Erinnerung« existiert. Beides sind ebenfalls Formen der »Nichtrealisierung«.

Ein Beispiel:

Petra hat als Kind erlebt, dass ihr Vater ihr in den Keller nachgelaufen ist, sie bei den Beinen packte und mit voller Wucht gegen die Wand schleuderte. An diesem Trauma waren vier »Innenpersonen« beteiligt: Petra, die im Keller spielte, Petra II, die den Vater kommen hörte und wie immer versuchte, sich unter der Treppe zu verstecken, Petra III, die wie immer misshandelt wurde, in diesem Fall also bei den Beinen gepackt und gegen die Wand geschleudert wurde; und Petra IV, die aus der Ohnmacht erwachte und feststellte, dass »Blut aus der Wand« lief.

Petra IV war die Erste, die ihren Anteil des Traumas im Laufe der Psychotherapie hervorbrachte. Und zwar geschah dies zum ersten Mal in ihrer Wohnung. Die anderen »Personen« (außer Petra I bis III noch etwa 100 andere) hatten das Gefühl zu halluzinieren: Plötzlich sahen sie auf die Wand in ihrem Wohnzimmer und hatten das Gefühl, Blut liefe aus der Wand; dann tauchte »Petra IV« auf, ein zu Tode erschrockenes Kind, das diese Erinnerung mitbrachte. Entsetzt rief die KlientIn mich an, ich sprach mit dem Kind und holte es aus dem Trauma heraus, indem ich es aufforderte, zur Wand hinüberzugehen und sie anzufassen. »Kein Blut«, stammelte es fassungslos, »aber da ist doch Blut!« Mit Mühe gelang es mir, eine erwachsene »Person« in der KlientIn »herauszurufen«, die das Kind »in Sicherheit brachte«.

Es dauerte mehrere Monate, bis es uns gelang, Stück für Stück die restlichen Bestandteile des Traumas zu ergänzen, und noch weitere Monate gingen ins Land, bis wir in der Lage waren, in einer systematischen Form das Trauma durchzuarbeiten, woraufhin Petra IV – die nur bei diesem Trauma entstanden war – integriert werden konnte, während die ande-

ren »Kinder« erst noch weitere von ihnen durchlittene Traumata bearbeiten mussten und müssen, bevor sie in »Petra« integriert werden können.

Flashbacks verhindern bzw. unterbrechen

Traumatische Erinnerungen neigen dazu, spontan reassoziiert zu werden.[174] Die Betroffenen erleben das als ein »Flashback«, in der DIS-Literatur auch als »spontane Abreaktionen« bekannt. Diese sind in der Regel erneut traumatisierend: Die Betroffene gerät in dieselbe psychophysische Erregung wie mitten im Trauma, sie sieht die Bilder, hört das damals Gehörte, riecht und schmeckt und hat alle Schmerzen, wie sie im ursprünglichen Trauma auftraten, oder zumindest einen Teil davon. Da die Betroffene keinerlei Kontrolle über den Ablauf dieses »Flashbacks« hat, wird sie in der Regel mit großer Angst reagieren und entweder glauben, sie erlebe das jetzt gerade tatsächlich oder sie durchlebe einen Albtraum oder sie sei nun verrückt geworden; seltener ist ihr bewusst: »Das ist mir wirklich damals passiert, aber jetzt bin ich in Sicherheit.«

Ein Flashback ist also, um es noch einmal zu betonen, häufig nichts weiter als ein erneutes Trauma mit allen Kennzeichen desselben: Es überflutet und überfordert das Informationsverarbeitungssystem der Betroffenen, die weder dagegen ankämpfen noch davor fliehen kann. Daher wird sie es – wenn sie noch keine anderen psychischen Bewältigungsmechanismen gelernt hat – innerpsychisch auch als ein erneutes Trauma erleben und wiederum dissoziieren.

Therapeutische AnfängerInnen machen bei der Behandlung dissoziativer KlientInnen sehr häufig den Fehler, nach dem Motto vorzugehen: »Nur raus damit!« Sie glauben, das Wiedererleben des Traumas in Form einer »Katharsis« sei psychisch befreiend und heilend. Tatsächlich ist das Gegenteil der Fall: Die Gesamtpersönlichkeit ist zu diesem frühen Zeitpunkt noch gar nicht in der Lage, mit dem Trauma umzugehen, geschweige denn, die dabei stattgefundenen Aufspaltungen (Dissoziationen) rückgängig zu machen. Die spontane Abreaktion wird als etwas Entsetzliches, Überflutendes erlebt, das darin Erlebte erneut massiv verdrängt und aufgespalten, und fortan lebt die Betroffene in dem Gefühl: »Bei meiner TherapeutIn bin ich nicht sicher. Da passieren entsetzliche Sachen in mir, das verkrafte ich gar nicht.«

Und häufig ist auch die TherapeutIn entsetzt über die Wucht, mit der die KlientIn in der Abreaktion agiert: Sie schreit, wimmert, krümmt sich, schlägt mit dem Kopf gegen die Wand oder um sich. Oder es kommt zu einer Art Implosion mit einer »Out-of-body-Erfahrung«: Die KlientIn dissoziiert erneut, verlässt dabei in ihrer Vorstellung ihren Körper, sitzt da wie versteinert, die Augen auf einen Punkt im Unendlichen gerichtet, und ist völlig unansprechbar. In beiden Fällen ist die KlientIn nur mit großer Mühe aus der Trauma-Erinnerung wieder heraus- bzw. in ihren Körper wieder hineinzuholen.

Im Prozess der »Realisierung«, also des Gewahrwerdens und der Integration der traumatischen Erfahrungen in die Gesamtpersönlichkeit, sind verschiedene Stadien zu unterscheiden, wie sie Sachs et al. 1988 prototypisch in fünf Schritte eingeteilt und beschrieben haben[175]. Mehrere davon wurden in diesem Buch bereits behandelt:

1. Diagnostik und Diskussion der Diagnose mit der Betroffenen.
2. Herstellen der »inneren Landkarte«, einschließlich der Aufgabe und Fähigkeiten der einzelnen »Innenpersonen« sowie ihrer Verbindungen untereinander.
3. Mitteilen der spezifischen Traumata der einzelnen »Personen« an die anderen »Personen« und die TherapeutIn, was einer Modifikation der traumatischen Erinnerungen gleichkommt.
4. Integrieren der verschiedenen Persönlichkeitsanteile (»Personen«) zu einer Gesamtpersönlichkeit.
5. Erlernen neuer Bewältigungsstrategien, die der Gesamtpersönlichkeit ermöglichen, weitere Dissoziation und Persönlichkeitsspaltungen zu verhindern.

Hier werde ich mich vor allem auf das dritte Stadium konzentrieren. Dabei stütze ich mich neben meinen eigenen therapeutischen Erfahrungen vor allem auf zwei sehr empfehlenswerte Arbeiten: auf die Arbeiten von Van der Hart et al. ab 1993[176] sowie u.a. das Handbuch von Sachs und Peterson von 1992[177]. Die Erstgenannten sprechen bei der hier vorgestellten systematischen Traumabearbeitung von »Traumasynthese«, die beiden amerikanischen Autorinnen von »planned abreaction«, also geplanter Abreaktion. Beide Autorengruppen unterscheiden das von ihnen vorgestellte Verfahren von Flashbacks; denn es ist ein sehr sorgfältiges und systematisches Vorgehen erforderlich, um der Multiplen wirklich dabei zu helfen, ihre Traumata erfolgreich bearbeiten und integrieren zu können.

Von der Terminologie her bevorzuge ich den Begriff »Traumasynthese«. Denn Van der Hart et al. weisen zu Recht darauf hin, dass der Begriff »Abreaktion« für den hier gemeinten Prozess in sich falsch ist. Abreaktion ist ein Begriff des Psychoanalytikers Breuer, der damit die kathartische Entladung emotionaler Erinnerungen in Verbindung mit aktuellen neurotischen Symptomen (besonders hysterischen Symptomen) meinte. Genau das aber bewirkt bei Schwertraumatisierten die oben genannte erneute Traumatisierung. Oder, in den Worten der Arbeitsgruppe um den niederländischen Traumaspezialisten Van der Hart: »Abreaktion oder unkontrollierte Katharsis der überwältigenden traumatischen Affekte führt zu einem Zustand des Hyperarousals [physiologische Übererregung, M. H.] und gelegentlich zu vollständiger psychischer Dekompensation. Die hydraulische Betrachtungsweise von Affekten (› Es ist da drin und muss herauskommen!‹) steht im Gegensatz zur Vorstellung von Janet, dass der Affekt, ebenso wie die anderen Elemente des Traumas, realisiert und integriert (› metabolisiert‹) werden muss.«[178]

Zur Traumasynthese gehört mehr als das pure Wiedererleben dessen, was an emotionalem Geschehen während des Traumas stattfand. Sie vervollständigt das Erleben auch durch die Anteile, die während des Traumas nicht erlebt werden konnten. So wird die KlientIn ermutigt, Schritt für Schritt auch die Emotionen zu durchleben, die unvollständig oder gar nicht gelebt werden konnten, während das Trauma geschah. Während der Traumasynthese darf sie die Tränen weinen, vielleicht sogar die Schreie ausstoßen, die Wut und Verzweiflung herauslassen und ggf. alle anderen Gefühle empfinden, die sie hätte empfinden können und müssen, die aber durch die Umstände bzw. die Täter verhindert wurden. Und sie lernt, diese gesamte Palette von Empfindungen, einschließlich der Schmerzen und anderer Körpergefühle, ihrer Gedanken etc., mit allen am Trauma beteiligten »Personen« zu teilen und sie in die Gesamtpersönlichkeit zu integrieren.

Traumasynthese ist also ein sehr absichtsvolles und sorgfältiges Vorgehen, das eine gute Planung, Vorbereitung, eine Fülle von Sicherheitsmaßnahmen und häufig eine ganze Reihe von Sitzungen erfordert.

Im Folgenden werde ich schildern, wie eine solche sorgfältige Traumabearbeitung aussehen kann. Doch ich möchte ausdrücklich darauf hinweisen: TherapeutInnen, die so arbeiten wollen, sollten bereits Erfahrung in der Anwendung hypnotherapeutischer Techniken haben, da diese in der genannten Arbeit unbedingt erforderlich sind. Ich empfehle hierzu eine Ausbildung z.B. bei der Milton-Erickson-Gesellschaft, da diese – im Gegensatz zu der sehr direktiven sog. »klassischen Hypnose« – hypnotherapeutische Techniken lehrt, die bei dem Vorgehen »Traumasynthese« erforderlich sind.[179]

Vorbereitung der Traumasynthese

Bevor mit der sehr schwierigen Arbeit der Traumasynthese begonnen werden kann, muss viel vorbereitende Arbeit in der Therapie geleistet worden sein. Dazu gehören folgende Stadien:

- Es ist ein tragfähiges und stabiles therapeutisches Bündnis entstanden, bei dem sich TherapeutIn und KlientIn gut kennengelernt haben, sich sicher fühlen und sich über die Bedingungen des »Settings« (Länge, Dauer, Grenzen der therapeutischen Arbeit) einig sind.
- Die KlientIn (einschließlich aller »Personen« in ihr) hat einen »Gewaltverzichtsvertrag« mit der TherapeutIn geschlossen, in der Art: »Ich werde/wir werden keine Gewalt anwenden, weder nach innen noch nach außen.« Möglicherweise muss dieser Vertrag in der Phase der Traumabearbeitungen immer wieder erneuert werden.

···⟩ Es gibt eine »innere Landkarte« der »Personen« mit allen bisher bekannten Persön-lichkeitsanteilen, ihren Konflikten und Verbindungen untereinander, ihren spe-ziellen Aufgaben und Fähigkeiten, die immer wieder auf den neuesten Stand ge-bracht wird.

···⟩ Die »Innenpersonen« haben bereits ein gewisses Ausmaß an interner Kooperation erreicht; sie können sich selbst bzw. andere (z.B. »Kinder«) an einen »sicheren Ort« im Innern bringen; die Alltags-Person und wichtige »Innenpersonen« haben ein si-chereres und stabileres Ich-Gefühl, können sich um sich selbst und andere im In-nern besser kümmern, sich untereinander trösten, Einsamkeit ertragen und mit in-nerer Überlastung einigermaßen fertig werden.[180]

···⟩ Es wurde bereits mit hypnotherapeutischen Techniken gearbeitet. Dazu gehört die Induktion von »Konzentration« (Trance), die imaginative Arbeit mit dem Herstel-len und Aufsuchen des »sicheren Ortes«, evtl. ein Training in Autohypnose inner-halb und außerhalb der therapeutischen Sitzungen (etwa die in Kapitel 8 beschriebe-ne »Stunde für sich«, das Verpacken an die Oberfläche kommender »gefährlicher« Erinnerungen in einen »Tresor«, das Errichten imaginativer »Schutzwände« gegen Inhalte, die das Bewusstsein bzw. einzelne »Personen« zu überfluten drohen etc.).[181]

Ideomotorische Fingersignale

Spätestens in diesem Stadium der Therapie sollte, vorbereitend zur Traumabearbei-tung, während der (hypno-)therapeutischen Arbeit mit *ideomotorischen Fingersignalen* gearbeitet werden.

Hierzu einige Hinweise:

Die KlientIn hat inzwischen gelernt, sich zu konzentrieren. Übrigens: Den Begriff Konzentration mögen viele KlientInnen lieber als »Trance« oder »Hypnose«, da sie entweder früher hypnotisiert wurden und Angst davor haben, was dann passiert, und/oder glauben, dann willenlos der TherapeutIn ausgeliefert zu sein. Vorsichtige erste Erfahrungen haben der KlientIn jedoch gezeigt, dass es sich bei der »Konzentra-tion« lediglich um eine Art »innerer Sammlung und konzentrierter Arbeit« handelt, bei der ihr Bewusstsein nicht ausgeschaltet ist, sondern nur sozusagen »beiseitetritt«, um Elemente ihres inneren Erlebens besser wahrnehmen zu können.

Ideomotorische Fingersignale dienen dazu, das kann die TherapeutIn auch zur Ein-führung erläutern, der KlientIn die *Kontrolle* über das Geschehen noch mehr und noch besser zu ermöglichen.

Häufig nämlich kann nur der Anteil auf eine Frage der TherapeutIn antworten, der gerade »da« ist, also die Kontrolle über Gedanken, Gefühle und Handlungen hat.

Doch es kann sehr sinnvoll sein, einmal sozusagen »nach innen zu fragen«, ob noch jemand mehr dazu weiß und vielleicht bereit wäre herauszukommen. Oder beispielsweise, ob »alle, die mich (die TherapeutIn) hören«, mit einem bestimmten Vorschlag einverstanden sind. Und die Fingersignale ermöglichen es, auch dann jederzeit ein »Stopp« zu signalisieren, wenn irgendein Anteil im Innern sich gefährdet bzw. überfordert fühlt oder aus einem sonstigen Grund die Sitzung unterbrechen möchte.

Die Einführung der Fingersignale wird – am besten mit der Alltags-Person – etwa wie folgt eingeübt: »Gehen Sie in den konzentrierten Zustand, wie Sie das ja schon gut gelernt haben. *(Ich warte, bis die KlientIn entspannt dasitzt.)* Es kann ja manchmal Situationen geben, in denen Sie so mit dem inneren Erleben beschäftigt sind, dass Sie gar nicht mit mir sprechen können oder wollen. Um trotzdem mit Ihnen in Verbindung zu bleiben, werde ich Ihnen dann manchmal eine Frage stellen, die Sie mithilfe ihrer Hände mit Ja oder Nein beantworten können. Und es kann auch sein, dass Sie selbst denken, wir könnten noch weitermachen, aber andere ›Personen‹ in Ihrem Innern fühlen sich überfordert. Auch die können Sie und ich dann befragen, und wir sollten ein Signal haben, welches Sie oder die anderen in Ihrem Innern dazu benutzen können, um ein ›Stopp‹ zu signalisieren.

> »Ich möchte Sie nun bitten, Ihre Hände ganz entspannt so nebeneinander ruhen zu lassen, dass sich die Finger unabhängig voneinander bewegen können und ich sie gut sehen kann. *(Falls die KlientIn dieser Bitte nachkommt:)* So ist es gut.

Nun möchte ich Sie und alle in Ihrem Innern, die mich hören können, bitten, einmal ganz aufmerksam zuzuhören. Falls ich eine Frage stelle und ich Sie bzw. euch bitte, diese Frage mit Ja oder Nein zu beantworten, ist es auch möglich, dafür je einen Finger auszusuchen. Zunächst konzentrieren wir uns auf den ›Ja-Finger‹. Spüren Sie doch einmal genau in Ihre Hände. Es könnte sein, dass Sie und die anderen in Ihrem Innern sich einen Finger aussuchen, der sich dann ganz von selbst heben wird, ohne dass Sie bewusst etwas dazu tun müssen, falls die Antwort Ja lautet. Stellen Sie sich vor, an irgendeinem Ihrer Finger ist ein Luftballon an einer kleinen Schnur befestigt. Und wenn ein Ja signalisiert werden soll, wird sich der Finger mit dem Luftballon ganz leicht und immer leichter anfühlen, bis er sich von selbst hebt. Lassen Sie sich Zeit, die ganz leichte Veränderung in einem Ihrer Finger zu fühlen. Sie brauchen gar nichts dafür zu tun, Sie werden merken, dass die Veränderung ganz von selbst eintritt. Es könnte sein, dass zunächst mehrere Finger durchprobiert werden, die sich dann etwas taub oder kribbelig anfühlen; es dauert eine Weile, bis ein Finger ausgesucht wurde, der sich am besten dafür eignet, das Ja zu signalisieren. Dieser Finger wird sich dann leichter und immer leichter anfühlen, bis er sich möglicherweise ganz von der Unterlage hebt und wie von selbst nach oben geht.«

In der Regel wird sich nach einer Weile ein Finger langsam und in kleinen, ruckartigen Bewegungen – das Kennzeichen für unwillkürliche, also nicht vom Bewusstsein gesteuerte Motorik – von der Unterlage heben. Manchmal sind es auch mehrere Finger. Dann muss nachgefragt werden, welcher Finger von der gerade »anwesenden Person« als Ja-Finger gehoben und welcher Finger möglicherweise von anderen »Innenpersonen« ausgewählt wurde. Es sollte sichergestellt sein, dass ein Finger eindeutig als »Ja-Finger« für die gerade anwesende »Person« identifiziert werden kann und ob der oder die anderen Finger als Ja-Signal der »Innenpersonen« gelten sollen.

Anschließend: »Gut, danke. Jetzt stellen Sie sich vor, Sie schneiden den Faden, an dem der Luftballon hängt, wieder ab und der Finger kann sich wieder senken. *(Wenn dies geschehen ist:)* Ich möchte jetzt noch einmal sichergehen, dass das ›Ja-Signal‹ deutlich ausgewählt wurde. Ich bitte Sie jetzt also noch einmal, sich zu konzentrieren und zu spüren, welcher Finger sich heben wird, wenn Sie ein Ja signalisieren wollen. Das Gleiche gilt für alle › Innenpersonen‹ , die mich jetzt hören können. Also bitte noch einmal ein deutliches Zeichen: Welcher Finger ist der ›Ja-Finger‹?«

Wenn der »Ja-Finger« für die gerade »anwesende Person« etabliert wurde und die anderen »Innenpersonen« entweder denselben oder einen anderen Finger eindeutig gewählt haben, wird der gleiche Vorgang für den »Nein-Finger« wiederholt, der natürlich ein anderer Finger sein sollte. Beispiel: Als »Ja-Finger« hebt sich der Zeigefinger der linken Hand für die gerade »anwesende« Alltags-Person sowie der Daumen der rechten Hand für die »Innenpersonen«. Als »Nein-Finger« wählt die Alltags-Person (unbewusst) den kleinen Finger der linken Hand, die »Innenpersonen« den Zeigefinger der rechten Hand. Es ist wichtig, dass die TherapeutIn sich diese Merkmale notiert.

Anschließend: »Und nun noch etwas ganz Wichtiges. Es kann sein, dass irgendjemand im Innern oder Sie, die Sie gerade im Vordergrund sind, irgendwann eine Situation erleben, in der Sie den Prozess, an dem wir gerade arbeiten, unterbrechen wollen. Ich verspreche Ihnen, dass ich – sobald ich dieses ›Stopp-Signal‹ bemerke – sofort mit Ihnen daran arbeiten werde, dass Sie langsam und ruhig aus der Tiefenentspannung zurückkehren und sich wieder voll orientieren können. Ich werde dann in der Regel Sie (die Alltags-Person) bitten, an die Oberfläche zu kommen und die Kontrolle über den Körper zu übernehmen. Sind Sie damit einverstanden, dass wir ein solches ›Stopp-Signal‹ vereinbaren, dann bitte ich Sie um das ›Ja-Zeichen‹ mit dem entsprechenden Finger.« *(Falls dies klappt – eventuell nach einigen Erläuterungen:)* »Gut, danke. Ich möchte, dass Sie, ganz ohne sich bewusst darauf zu konzentrieren, das regelt schon Ihr Unbewusstes von ganz allein, mir ein gutes, deutliches Signal mit der ganzen Hand geben, falls Sie wollen, dass wir sofort innehalten in dem, was wir gerade tun, und Sie wieder von mir an die Oberfläche geholt werden, wo Sie sich ganz im Hier und Jetzt orientieren können. Lassen Sie sich ruhig Zeit. Es kann sein, dass sich wie von selbst eine Hand zu einem deutlichen Signal formen wird, das ich nicht übersehen kann.«

In der Regel wählt die KlientIn unbewusst ein Signal mit einer oder sogar beiden Hän-den aus, indem Sie eine Faust bildet oder die ganze Hand in einer abwehrenden Geste nach hinten oder zur Seite klappt. Auch dieses Signal wird noch einmal wiederholt, bevor die KlientIn aus der tiefen Konzentration zurückgeholt und reorientiert wird.

Die ideomotorischen Fingersignale können sich mit der Zeit verändern. Es empfiehlt sich also immer wieder, am besten jedes Mal, wenn damit gearbeitet werden soll, noch einmal nachzufragen, welches der »Ja-Finger«, welches der »Nein-Finger« und welches das »Stopp-Signal« ist. Es kann auch sein, dass unterschiedliche »Personen« unterschied-liche Signalfinger verwenden, auch das muss sorgfältig abgefragt und geklärt sein.

Noch eine Nebenbemerkung: Dissoziative KlientInnen sind häufig ohne langwierige formale Tranceinduktionen schnell in Trance, da ja die dissoziativen Zustände (etwa »Personen«) selbst im Grunde nichts anderes sind als verschiedene Trancezustände. Ich habe schon bei multiplen KlientInnen ohne jegliche vorherige Entspannungsin-duktionen die ideomotorischen Fingersignale eingeübt. Diese waren eindeutig an ih-ren ruckartigen unwillkürlichen Bewegungen erkennbar, wobei die KlientIn nicht selten überrascht auf ihre Hände schaute, da sie nicht das Gefühl hatte, den jeweiligen Finger »selbst« bewegt zu haben.

Zur weiteren Vorbereitung sollte die Arbeit mit der KlientIn dahingehend gestaltet werden, dass sie lernt, die traumatischen Erinnerungen auf *kontrollierte* Art und Weise hervorzubringen und zu behandeln bzw. sie wieder in tiefere Schichten des Unbe-wussten (bzw. zu den einzelnen »Personen«, die die Erinnerungen beherbergen) »zu-rückzuschieben«.

Schließlich neigen traumatische Erinnerungen ja dazu, durch innere oder äußere Aus-löser hervorgerufen zu werden; und die Multiple erlebt dies zunächst als unkontrol-lierbar. Van der Hart et al. empfehlen neun Techniken, die entweder allein oder in Kombination angewendet werden können, um dieses Ziel zu erreichen[182]:

1. Herausfinden, welche Auslösereize es für bestimmte Traumaerinnerungen gibt; Beispiel: Postkarten oder Anrufe der Täter (evtl. bestimmte Familienangehörige).
2. Den Auslösereiz entfernen; Beispiel: Der/die PartnerIn oder FreundIn holt die Post aus dem Briefkasten und hält entsprechende Postkarten zurück bzw. hört zu-erst den Anrufbeantworter ab und löscht entsprechende »Auslöse-Anrufe«.
3. Den Auslösereiz neutralisieren bzw. die KlientIn dafür desensibilisieren; Beispiel: Erkennen und durcharbeiten, welche Auswirkungen der Auslösereiz hat bzw. ha-ben soll, unterscheiden zwischen dem, was »damals« war, und dem, wie es heute ist, da die Bedrohung nicht mehr vorhanden ist bzw. etwas dagegen unternommen werden kann.
4. In der Gegenwart sichere Lebensumstände schaffen.
5. Durch Imaginationen eine teilweise Amnesie für die traumatischen Inhalte schaf-fen oder eine Distanz zu ihnen herstellen; Beispiele: Suggestion, sich von dem

(wiedererlebten) traumatischen Geschehen so weit zu entfernen, dass die KlientIn es nur »wie auf einer Kinoleinwand« oder »wie auf dem Fernsehbildschirm« sieht (sogenannte »Screen-Technik«); Hilfe durch erwachsene innere »BeobachterInnen« bzw. »BeschützerInnen«; Einschalten von bewussten Denkprozessen, um vom emotionalen Gehalt Abstand zu gewinnen (»Wenn Sie sich das heute so anschauen, was denken Sie, was das zu bedeuten haben könnte?« etc.).

6. Vereinbarte Hinweisreize für das sofortige Auftauchen in die Realität der Gegenwart schaffen; Beispiel: »Wenn ich sage: Elke, kommen Sie zurück, dann werden Sie bitte sofort an die Oberfläche kommen und sich im Hier und Jetzt orientieren«; evtl. unterstützt durch eine kurze Berührung durch die TherapeutIn am Arm. Weitere Hinweisreize können sein: ein Wort (»Aufwachen!«), ein Schnippen, Händeklatschen etc. durch die TherapeutIn. Solche Hinweisreize müssen rechtzeitig mit der KlientIn vereinbart und eingeübt werden.

7. Traumatisierte »Innenpersonen« von der Außenwelt abschirmen; Beispiel: Sie durch »BeschützerInnen« an ihren inneren »sicheren Ort« bringen lassen.

8. Eine innere »Co-TherapeutIn« ernennen; Beispiel: Eine hilfreiche und therapiekooperative »Innenperson«, die regulierend und koordinierend in das innere Geschehen eingreifen kann.

9. Eventuell Medikamente und stationäre Aufenthalte als Krisenintervention; dies setzt allerdings voraus, Kliniken bzw. Stationen auszuwählen, die sich mit der speziellen Behandlung Multipler auskennen.

Das Trauma explorieren

Als Nächstes, oft schon parallel zu den genannten Sicherungsmaßnahmen, sollte das jeweils zu bearbeitende *Trauma exploriert* werden. Dazu gehören zum einen die äußeren Lebensumstände der KlientIn zum Zeitpunkt der Traumatisierung: Wie alt war sie, wer lebte damals im Haushalt, welche äußeren situativen Umstände waren am Trauma beteiligt etc.

Von großer Bedeutung ist es, die wichtigsten Elemente der Geschichte des Traumas zusammenzutragen. Dabei kann es hilfreich sein, eine erwachsene »Beobachter-Person« im Persönlichkeitssystem der Multiplen zu finden, die das Ereignis – eventuell auch nur teilweise – kognitiv erfassen kann, ohne selbst emotional beteiligt (gewesen) zu sein. Diese »Person« kann dann die Geschichte des Traumas aufschreiben bzw. sie der TherapeutIn erzählen, wobei sie sich möglicherweise die »Bruchstücke« von den einzelnen am Trauma beteiligten »Personen« »berichten« lässt. Dabei ist besondere Vorsicht geboten, um eine unkontrollierte Traumaabreaktion zu verhindern; möglichst ist dafür zu sorgen, dass wirklich immer nur einzelne »Personen« ihren Teil des Traumas berichten. Dies kann zunächst auch in nonverbaler Form erfolgen. So haben z.B. viele traumatisierte Kinder große Angst davor, das Erlebte zu erzählen, und es fällt ihnen leichter, es aufzumalen oder mit Spielfiguren darzustellen.

Bei dieser Gelegenheit ein allgemeiner Hinweis: Forschungen haben gezeigt, dass ein schweres Trauma, bei dem sehr starke Schmerzen erlebt wurden, die verbale Ausdrucksfähigkeit – auch von Erwachsenen! – stark behindert.[183]

Häufig kann es also die einzige Möglichkeit sein, durch das Spielen mit Puppen bzw. das Zeichnen und Malen der traumatisierten Szenen die verbale Kommunikation mit dem traumatischen Geschehen einzuleiten.

Es kann gar nicht genug betont werden, wie wichtig es ist, wirklich *alle* am Trauma beteiligten Anteile bzw. »Personen« ausfindig zu machen und ihre Rolle während des Traumas zu identifizieren. Denn sonst könnte es sein, dass bestimmte am Trauma beteiligte »Personen« es vorziehen, sich der Traumabearbeitung zu entziehen, ihren Anteil am Trauma nicht beizutragen und so zu verhindern, dass das gesamte Trauma effektiv bearbeitet und in seiner Auswirkung auf die Persönlichkeit »neutralisiert« werden kann. Stattdessen würden dann bestimmte dissoziierte Traumabestandteile weiterhin unaufgelöst in der Persönlichkeit existieren und könnten eine erneute Reaktivierung der traumatischen Erinnerung auslösen.

Als Hinweis darauf, welche Traumabestandteile herausgefunden werden müssen, kann das sogenannte BASK-Modell von Braun dienen.[184] BASK steht für **B**ehavior (Verhalten), **A**ffect (Affekt, beteiligte Gefühle), **S**ensation (Körperempfindung) und **K**nowledge (Wissen und Gedanken). Diese Traumabestandteile des inneren Erlebens wurden dissoziiert und müssen in der Bearbeitung des Traumas wieder assoziiert werden.

Es sollten »erwachsene« »Personen« bzw. Persönlichkeitsanteile gewonnen werden, die bereit und in der Lage sind, das Trauma mit zu integrieren.

Weiterhin muss festgestellt werden, welche »Innenpersonen« an der Traumabearbeitung nicht teilzunehmen brauchen und davon abgeschirmt werden können bzw. müssen, um ein inneres Chaos zu verhindern. (Dies betrifft nur »Personen«, die am Trauma nicht beteiligt waren!) Hierzu kann die KlientIn ihre Dissoziationsfähigkeit bewusst einsetzen, etwa indem sie eine innere »Mauer« schafft, die diese zu schützenden »Personen« von der Traumabearbeitung und dem Wissen darum abschirmt.

Und schließlich ist es wichtig herauszufinden, ob es noch »Personen« gibt, die der Bearbeitung und Reassoziierung des Traumas bzw. der »Enthüllung« dieser »Geheimnisse« ablehnend gegenüberstehen. Durch Verhandlungen mit diesen »Personen« muss sichergestellt werden, dass sie zumindest die Traumabearbeitung tolerieren, wenn möglich sogar kooperieren, auf jeden Fall aber keinerlei »Bestrafung« gegen die beteiligten »Innenpersonen« oder die TherapeutIn im Sinn haben.

Korrektur kognitiver Verzerrungen

Ein weiterer Vorbereitungsschritt besteht in der *Korrektur kognitiver Verzerrungen*. Hierzu hat besonders die amerikanische TraumatherapeutIn Cathy Fine viel geforscht, und ich empfehle die Lektüre ihrer Arbeiten.[185] Das traumatische Erleben hat die Betroffene bzw. die eine oder andere ihrer am Trauma beteiligten »Innenpersonen« dazu gebracht, zahlreiche Gedanken als »Wahrheiten« zu akzeptieren, etwa: »Das kann mir jederzeit wieder passieren«; »Es hat ewig gedauert«; »Er (der Täter) wird mich bestrafen, wenn ich das Geheimnis verrate«; »Es war alles meine Schuld«; »Das ist nur ein Beweis dafür, dass ich verrückt bin«; »Das ist mir nicht passiert«.

Durch interne Kooperation und durch die Diskussion mit der TherapeutIn können und müssen solche Gedankenverzerrungen bearbeitet werden, und zwar immer wieder im Verlauf der gesamten Therapie, oft auch noch nach der Traumasynthese. Solche gedanklichen Verzerrungen schaffen Überzeugungen, die sich auf die gesamten Einstellungen der Multiplen zu ihrem Leben, ihrem »Charakter« und der »Welt da draußen« ausgewirkt haben. Sie zu ändern gleicht oft dem Einreißen eines Gedankengebäudes, woraufhin jeder »Stein« noch einmal »in die Hand genommen« und entweder »beiseitegelegt« oder an einen neuen, angemessenen Platz gesetzt wird.

Ein Beispiel:

Sehr viele Multiple haben eine oder mehrere »Innenpersonen«, die täteridentifiziert sind. Diese »Personen« wurden entweder von der Betroffenen selbst unbewusst abgespalten, um die seelischen und körperlichen Qualen durch Umdeutung (»Es ist genau richtig, was passiert«) erträglich zu machen. Oder sie wurden gezielt von Tätern in das Persönlichkeitssystem eingeschleust, um dort deren Werk fortzusetzen (etwa zu »bestrafen«). Diese täteridentifizierten »Personen« fühlen sich zunächst oft im Recht und sehr mächtig; sie glauben, den anderen »Personen« in ihrem Innern ungestraft Gewalt antun zu können bzw. zu müssen. Wenn sie lernen, dass sie zu einem großen Ganzen gehören und welche Qualen sie den anderen Anteilen in sich zugefügt haben, fühlen sie sich oft »schlecht« und »böse«. Die anderen »Innenpersonen« wiederum fürchten sich vor ihnen oder stehen ihnen feindlich gegenüber (»Der/die gehört/gehören nicht zu uns«). Erst im weiteren Verlauf der Therapie lernen die täteridentifizierten Anteile, warum sie so geworden sind, und können sich ändern; die anderen »Innenpersonen« müssen lernen, diese abgespalten Persönlichkeitsanteile zu akzeptieren und zu integrieren.

Das Vorgehen bei der Traumasynthese planen und erklären

Der letzte Vorbereitungsschritt besteht darin, das Vorgehen bei der Traumasynthese zu *planen* und zu *erklären*. Eine einfache Erklärung, die zunächst der Alltags-Person oder der zurzeit besonders aktiven »Person«, dann den »BeobachterInnen«, »BeschützerInnen« und anderen »helfenden Personen« sowie den am Trauma beteiligten »Personen« gegeben wird, kann etwa wie folgt lauten: »Um das Trauma zu überleben, haben Sie es in viele Bestandteile und viele ›Personen‹ aufgespalten. Das war damals die bestmögliche Reaktion. Heute jedoch kann sich etwas ändern. Denn wenn das Trauma weiterhin aufgespalten bleibt, kann es sich jederzeit wieder – ohne dass Sie die Kontrolle darüber haben, das haben Sie ja schon erlebt – durch bestimmte Auslöser so zusammenfügen, dass es Sie als Flashback heimsucht. Wenn alle Bestandteile des Traumas jedoch sorgfältig und kontrolliert zusammengefügt werden, können alle daran beteiligten ›Personen‹ das Wissen darum miteinander teilen, werden entlastet, das Trauma kann in die Gesamtpersönlichkeit integriert werden und seine zerstörerischen Auswirkungen können, zumindest für die Zukunft, neutralisiert werden. Sie werden dann wissen, dass dies geschehen ist, doch Sie werden es nicht mehr als ›heute‹ erleben. Der Erfolg unserer Traumasynthese-Arbeit hängt jedoch davon ab, dass wirklich alles Wesentliche, das bei dem Trauma eine Rolle gespielt hat, noch einmal zusammengefügt werden kann.«

In der Regel hat die KlientIn, zumindest aber die am Trauma beteiligten »Personen«, große Angst vor der Traumasynthese. Es ist wichtig, diese Angst nicht zu übergehen, sondern so lange mit der Betroffenen bzw. allen beteiligten »Innenpersonen« zu sprechen, bis ein Einvernehmen hergestellt werden kann und alle Sicherungsmaßnahmen für das sofortige Zurückholen in die Realität ausreichend eingeübt wurden. Es kann für die Betroffene eine große Erleichterung sein, wenn ihr gesagt wird, dass die Traumasynthese jederzeit unterbrochen werden kann und dass sie Schritt für Schritt durchgeführt wird. Manchmal kann eine Sitzung genügen, um die gesamte Traumasynthese zu erreichen. Bei schweren Traumata jedoch sind häufig mehrere Sitzungen erforderlich. Wichtig ist, der KlientIn zu sagen, dass sie nicht etwa das gesamte Trauma in derselben Länge noch einmal durchleiden muss, in der es stattfand. Sondern dass eine solche Bearbeitungssitzung häufig im Kern – der Traumasynthese selbst – immer nur wenige Sekunden bis Minuten andauern wird.

Durchführen der Traumasynthese

Ein Trauma ist ein endlos erscheinendes Grauen, bei dem die Betreffende keinerlei Kontrolle darüber hat, was und wie ihr geschieht. Die Traumasynthese mithilfe der TherapeutIn gibt der Betroffenen das Gefühl zurück, die Kontrolle über das Geschehen zu haben und es integrieren, also gut verarbeiten zu können. Die TherapeutIn begleitet die Betroffene durch das Geschehen, hilft der Multiplen, ihre verschiedenen »Personen«, die das Trauma unter sich aufgespalten haben, miteinander in Kontakt zu bringen, das Trauma noch einmal kurz in Einzelheiten zu durchleben, und zwar so, dass es zum ersten Mal »verstanden« das Bewusstsein der daran Beteiligten durchläuft, und es anschließend mit allen wesentlichen Persönlichkeitsanteilen zu teilen und zu neutralisieren. Ein Hinweis an dieser Stelle: Ein solches Vorgehen empfiehlt sich auch bei KlientInnen, die schwer traumatisiert wurden, aber keine dissoziative Störung entwickelt haben.

Dazu ist es sinnvoll, genau herauszufinden: Was war unmittelbar *vorher*, was genau geschah *während* des Traumas und was war *nachher*, als das Trauma zu Ende war? Auf diese Weise kann die KlientIn ein Gefühl dafür bekommen, dass das Trauma eine zeitliche Begrenzung hatte und hat. Es ist sozusagen in einer »Portion« ihrer Zeit geschehen und keineswegs »endlos«, wie es in ihrem Unbewussten (bzw. in den traumatisierten »Personen«) gespeichert ist.

Für ein solches Trauma kann folgendes Beispiel stehen:

Die achtjährige Klara spielt am Fuß der Bodentreppe. Oben hört sie ihren Vater ihren Namen rufen. (Das, was unmittelbar vorher geschah.) Sie bekommt Angst und wechselt zu:

Sandra, die folgsam die Treppe heraufläuft, in das Zimmer, wo – wie sie weiß – immer die Männer sind. Sie hat Angst, ist aber auch ein wenig neugierig. Der Vater holt sie auf den Dachboden, wo fünf Männer sitzen, Alkohol trinken und rauchen. Der Vater schließt hinter ihr die Tür ab. Einer der Männer dreht den Knopf auf dem Ghettoblaster lauter, knöpft sich das Hemd auf, dann die Hose, langt hinter sich nach einer Tafel Schokolade und grinst das Kind an: »Mach schön ›Hoppe-hoppe-Reiter‹, dann kriegst du was Süßes.« Sandra zögert, der Vater schubst sie in die Richtung des Mannes, die anderen lachen grölend. »Mach schnell«, ruft einer der anderen, »sie soll mir meinen blasen, solange er heiß ist«. – »Immer schön der Reihe nach«, brummt der Vater, »erst mal die Kohle.« Die Männer greifen in ihre Taschen, legen das Geld in die Mitte, während der Vater Sandra beim Ausziehen hilft. Der Mann mit der Schokolade bricht einen Riegel ab, steckt ihn sich in den Mund, zieht ihn heraus und streicht sich zerlaufene Schokolade auf den steifen Penis. »Komm her, ablecken, schmeckt erst süß, dann salzig«, lacht er. Sandra schaut auf den Rest Schokolade. »Krieg ich die?« Ihr Herz klopft immer stärker. Irgendetwas stimmt nicht, das weiß sie, aber sie will die Schokolade. »Erst ablecken«, sagt der Mann. Er packt sie, zieht sie zu sich hinunter und drückt ihren Mund auf sein Geschlecht. »Los jetzt«, fordert der Vater einen Mann auf, der aufgestanden und hinter eine Kamera getreten ist. »Pass bloß auf, dass mein Gesicht nicht drauf ist, hörst du!«, ruft der Mann, der dem Kind gerade seinen Penis in den Mund zwingt. »Los, lutschen, aber schön langsam.« Sandra würgt, schmeckt und riecht den Penis, die Schokolade, ihr wird schlecht und sie wechselt zu:

Ria, die sich wie immer mitten in einer Gewaltsituation wiederfindet, einen Penis im Mund, den sie gehorsam lutscht, während ihr von hinten ein anderer Mann seinen Penis in den After schiebt. Die Männer stöhnen und lachen, Ria spürt keine Schmerzen, sie spürt gar nichts. Einer nach dem anderen befriedigen sich die Männer in ihr, sie wird herumge-

stoßen, einer ruft: »Das gefällt dir, nicht, du kleine Sau, komm her, ich geb's dir, du kleine Nutte!« Plötzlich sieht sie das gefährliche Glitzern in den Augen von einem der Männer. Sie bemerkt, dass ihre Hände nach hinten gerissen werden, einer der Männer hat eine Peitsche in der Hand, ein anderer ein Messer. Sie wird von den Füßen gerissen und umgekehrt aufgehängt. Ria wird ohnmächtig und wechselt zu:

Olaf, dem Gekreuzigten. Er taucht immer auf, wenn die Täter das Kind mit dem Kopf nach unten aufhängen. Auch er spürt keine Schmerzen, aber er ist hellwach. Er hört die dröhnende Musik, riecht den Zigarettenqualm, den Schweiß und den Sperma- und Blutgeruch, sieht die grellen Scheinwerfer, hört das Surren der Kamera. Jetzt kommt sein Vater (den er nicht als solchen erkennt, für ihn ist das nur irgendein Mann) an die Reihe. Er ritzt ihm ein wenig mit dem Messer die Haut auf, murmelt und stöhnt, rammt ihm dabei seinen Penis in den Mund. Er sagt immer dasselbe: »Du bist ein schönes, saftiges Schwein«, dabei knetet er seine Beine, dann schneidet er ihn los, legt ihn auf den Bauch und vergewaltigt ihn von hinten. »Bist mein kleiner Bub«, sagt er dann, streichelt ihm mit der einen Hand übers Haar, während er mit der anderen wieder ganz sacht kleine Muster in die Haut von Olafs Rücken schneidet. Als er fertig ist, beugt er sich über Olaf und sagt ihm leise ins Ohr: »Ich schneid dich auf und reiß dir das Herz raus, wenn du etwas sagst, hast du verstanden?« Olaf nickt und weiß, es ist jetzt vorbei. Für diesmal. Er wechselt zu:

Erna, die zu sich kommt und gewaltige Schmerzen hat. Alles tut ihr weh, sodass sie laut schreien möchte, stattdessen wimmert sie nur. Sie weiß nicht, wo sie ist, das weiß sie nie. Sie lebt nur im »Zwischen«, in dem Zeitraum zwischen der Gewalt und dem Bett, in das sie später gelegt wird. »Wo ist Klara?«, ist das Einzige, was sie denken kann. Klara ist die Freundin des Kindes, ihre einzige Vertraute. Doch Klara wird nie etwas von Ernas Qual erfahren, denn Erna ist nie da, wenn das Kind Klara sieht. Und doch löst der Gedanke an Klara ein warmes, tröstliches Gefühl in Ernas Bauch aus, der von innen so schmerzt. Irgendwelche Männer, die sie schon einmal vage gesehen zu haben glaubt, sind gerade dabei, sich anzuziehen und die Kamera und Scheinwerfer einzupacken; immer noch plärrt der Ghettoblaster. Ein Mann (ihr Vater, aber das weiß auch sie nicht) kommt mit einem Eimer Wasser und einem Waschlappen, murmelt etwas teils Bedrohendes, teils Beruhigendes und wäscht sie ab. Zwar ist er grob und das Wasser kalt, aber Erna ist ihm dankbar. Sie kann sich gar nicht selbst bewegen. Sie hat einen schlechten Geschmack im Mund und spürt eine Wunde in der Wange; ihr Bauch und ihr Po schmerzen fürchterlich; die Schnitte in Bauch und Rücken spürt sie dagegen kaum. Sie fühlt, wie sie hochgehoben und die Treppe hinuntergetragen wird in ihr Bett.

Erna schläft ein. (Ende des Traumas.)

Am nächsten Morgen wacht Klara auf. Sie hat Schmerzen und fühlt sich krank. Ihre Mutter wird ihr wie immer eine Entschuldigung für die Schule schreiben, und sie ist froh, dass sie im Bett bleiben darf. (Was nach dem Trauma geschah.)

Dies ist ein Beispiel für ein wiederholtes Trauma. Klaras Vater hat sie wiederholt gegen Geld von Männern missbrauchen und filmen lassen und sich selbst häufig an dem Kind in einer solchen oder ähnlichen Form vergangen. Bei einer solchen wiederholten Traumatisierung ist es bei der Traumabearbeitung sinnvoll, in der Vorbereitung herauszuarbeiten: Wann und wie war *das erste Mal, das schlimmste Mal und das letzte Mal.*

Außerdem ist sinnvoll, nach dem oben genannten BASK-Modell herauszuarbeiten, was genau das Kind getan hat (Verhalten), was es gefühlt und welche Gefühle es verdrängt hat (Affekte), welche Körperempfindungen es hatte und welche es dissoziiert hat (Empfindungen) und was es gedacht und als Wissen gespeichert hat (Wissen). Zusätzlich ist alles von Bedeutung, was es gehört, gesehen, gerochen und geschmeckt hat, dabei kann es sinnvoll sein, bei allen am Trauma beteiligten »Personen« die wichtigsten Sinnesqualitäten abzufragen. Und schließlich sind alle mit dem Trauma in Verbindung stehenden Gedanken und Gefühle von Bedeutung (»Der bringt mich um, wenn ich etwas verrate«, »Das ist mir nicht passiert«, »Das ist zu schrecklich, um es irgendjemandem zu erzählen«, »Ich bin selber schuld, hätte ja nicht hinzugehen brauchen«, »Das hat mir bestimmt Spaß gemacht« etc.) und alle Schlussfolgerungen, die daraus gezogen wurden (»Ich bin schlecht«, »So was passiert nur mir«, »Das hab ich mir nur ausgedacht«, »Die kommen wieder und holen mich« etc.).

Ein solches Trauma stellt für die Betroffene eine *existenzielle* Krise dar.[186] Wenn das real Erlebte so unerträglich wird, dass eine Todesangst bzw. die Angst vor dem Zerfall des Ichs auftritt, ist – wie im Beispiel gezeigt – Dissoziation bis hin zur Spaltung der Persönlichkeit die häufige Konsequenz. Außerdem wird der Glaube des Kindes an das »Gute« in anderen Menschen und in der Welt zerstört ebenso wie sein Glaube an seine Unverletzlichkeit und seinen positiven Selbstwert.[187] Wenn das Trauma schon sehr früh in das Leben des Kindes eingreift, können sich solche Vorstellungen gar nicht erst entwickeln. Die Konsequenz ist in beiden Fällen, so Van der Hart et al.[188], eine: »Neigung zu existenziellen Krisen. Der Augenblick der Krise ist unerträglich und wird im traumatischen Gedächtnis fixiert, ohne zeitlichen oder bedeutungsvollen Kontext. Dies wird begleitet durch eine Angst vor dem psychischen bzw. physischen Zerfall und einem Entsetzen, das diffus, intensiv und nonverbal ist«, also Elemente enthält, wie sie die klassische Traumaforschung beschreibt: als Zustand des »Hyperarousals«, der physiologischen Übererregung also,[189] die wir gemeinhin als »Todesangst« kennen. Aus diesen Ausführungen wird deutlich: Eine Traumasynthese muss sehr behutsam angegangen werden, um die genannten Bestandteile auf eine Art und Weise zusammenzufügen, die es der Betroffenen ermöglicht, sie nicht nur zu ertragen, sondern auch konstruktiv und integrativ mit ihnen umzugehen.

Van der Hart et al. unterscheiden die »parallele Traumasynthese«, bei der alle Bestandteile in einer Sitzung bearbeitet werden, von der »seriellen Traumasynthese«, die

Schritt für Schritt vorgeht. Meiner Ansicht nach ist bei vielen schweren Traumata wie dem oben zitierten eine serielle Bearbeitung angezeigt, um eine Überflutung der Psyche der KlientIn und damit eine Retraumatisierung zu verhindern.

a) Serielle Traumasynthese

Der erste Grundsatz bei der Therapie mit einer multiplen KlientIn lautet auf jeden Fall: Folgen Sie der KlientIn, und passen Sie Ihr Vorgehen ihrem Zeitgefühl an; das bedeutet: Versuchen Sie nicht, aufs Tempo zu drücken, auch nicht, wenn Sie glauben, damit der KlientIn zu helfen, ihr Trauma »schneller loszuwerden«![190]

Der nächste Grundsatz jedoch könnte heißen: Behalten Sie als TherapeutIn den Überblick, und steuern Sie das Geschehen, wenn die KlientIn – vielleicht aufgrund der Reaktivierung traumatischen Erlebens in einzelnen »Personen« und/oder rascher »Personenwechsel« – einfach nur noch »weitermacht«, da dies möglicherweise in einem unkontrollierten Flashback endet.

Bei der Traumasynthese – ob seriell oder parallel – beginnt die Sitzung damit, dass die KlientIn, nachdem sie gut vorbereitet und bereit dazu ist, sich innerlich und in Konzentration in ihrer Vorstellung zurückbegibt zu dem Zeitpunkt unmittelbar *vor dem Trauma*. Gleichzeitig jedoch bleibt sie ständig in Kontakt mit der TherapeutIn und in der Gegenwart verankert. Die TherapeutIn geleitet die KlientIn durch die traumatische Erfahrung, und zwar in chronologischer Reihenfolge der Ereignisse (etwa indem sie immer wieder fragt: »Und was geschah dann?«). Gleichzeitig behält die TherapeutIn im Kopf, dass die KlientIn ihre Sinnesqualitäten und alle Erfahrungsmodalitäten (Verhalten, Emotionen, Körperempfindungen und Gedanken) ergänzt.

Dieses Vorgehen kann bei allen Behandlungen Schwertraumatisierter sinnvoll sein. Bei dissoziativ gestörten und multiplen KlientInnen ist zusätzlich zu beachten, dass der Prozess allein deswegen oft schon mehrfach wiederholt werden muss, weil die verschiedenen »Innenpersonen« Verschiedenes erlebt haben.

Im o.g. Beispiel wissen mehrere »Innenpersonen« (Sarah, Olaf, Ria) nicht, dass einer der Männer, die ihnen Gewalt antaten, ihr leiblicher Vater war. Ria hielt diesen Mann (den Vater) sogar trotz seiner Grobheit für einen Wohltäter. Und es kann sogar sein (und könnte eventuell durch die TherapeutIn abgefragt werden), dass manche der »Kinder« sexuelle Lust gefühlt haben.

Klara, das Ursprungskind, weiß von dem ganzen Trauma nichts und wird möglicherweise zunächst aus der Traumabearbeitung herausgehalten, da es (außer Angst und Herzklopfen am Fuß der Treppe, als der Vater ihren Namen rief) keine Verbindung zum Trauma hat. Andererseits stellt sie die Verbindung her zu dem, was unmittelbar *vor* dem Trauma geschah, sodass die TherapeutIn und die KlientIn entscheiden müssen, ob Klara auch schon bei der ersten Sitzung der Traumasynthese anwesend sein soll. Letztlich wird es natürlich darauf ankommen, alle durch die Traumatisierung abgespaltenen »Kinder« wieder mit Klara zu vereinen.

Im Grunde gleicht das serielle Vorgehen einem komplizierten fotomechanischen Vorgang, etwa bei der Herstellung eines »Hologramms«: Immer wieder wird eine Schicht über das bereits bestehende Bild überblendet, indem eine am Trauma beteiligte »Person« nach der anderen ihre Sicht der Dinge ergänzt, bis schließlich ein dreidimensionales Bild entsteht: das Trauma, »so wie es war«.

Ich schreibe das in Anführungsstrichen, denn selbstverständlich kommt auf diese Weise nicht die reine, objektive Wahrheit heraus, so wie sie etwa eine Filmaufnahme der Ereignisse zeigen würde (wobei dieser auch die Gedanken, Körperempfindungen und Gefühle der Beteiligten fehlen würden). Es ist die *subjektive Wahrheit* der KlientIn, die durch die Überblendung der einzelnen »Wahrheiten« der »Personen« ein vollständiges Bild ergibt. Korrekterweise könnte die KlientIn also nach der Traumasynthese sagen: »So habe bzw. hatte ich das Trauma gespeichert.«

Bei der Traumasynthese ist es immer wieder sinnvoll, Imaginations-Techniken einzusetzen, etwa diejenigen »Personen« innerlich an den »sicheren Ort« zu bringen (oder hinter eine »Glas-« bzw. »eine undurchdringliche Wand«), die noch nicht bereit oder in der Lage sind, an der Traumabearbeitung teilzunehmen. Dabei sind in der Regel die »BeobachterInnen« bzw. »BeschützerInnen« gefordert, sich einen entsprechenden Überblick im Innern zu verschaffen und diese »Abschottung« der zu schützenden »Innenpersonen« vorzunehmen.

Des Weiteren kann es sich als sinnvoll erweisen, sich dem Trauma Schritt für Schritt zu nähern (ein Vorgehen, das ich bei schweren Traumata nur empfehlen kann). So ist es z.B. üblich, sich die Dissoziationsfähigkeit der KlientIn so zunutze zu machen, dass diese – in der Regel erfolgreich – aufgefordert werden kann, sich das Trauma (von dem, was unmittelbar vorher war, bis zu dem, was unmittelbar nach Beendigung des Traumas geschah) auf einer Kinoleinwand oder einem Fernsehbildschirm anzuschauen. Und zwar wirklich nur zuzusehen, ohne Gefühle. (Überraschenderweise gelingt dies auch vielen anderen KlientInnen, die sexuelle Misshandlung in der Kindheit oder Vergewaltigung als Erwachsene und andere schwere Traumata erlebt haben – auch wenn diese KlientInnen keine ausgeprägte Dissoziationsstörung entwickelt haben!)

Anschließend wird in mehreren Durchgängen – entweder indem eine »Innenperson« nach der anderen ihr Erleben beiträgt oder indem ein Gefühl nach dem anderen hinzugefügt wird – ein Gesamtbild des Traumas entworfen.

Schon allein das Anschauen des Traumas von Anfang bis Ende kann mehrere Sitzungen beanspruchen (obwohl versucht werden sollte, in einer Sitzung zu schaffen, die KlientIn auch wieder aus dem Trauma »herauszubegleiten«); doch es kann sein, dass

beim ersten Anschauen vieles noch nicht erkennbar ist bzw. durch unbewusste Ab-
wehrbarrieren gehindert wird, ins Bewusstsein der KlientIn zu treten. Wenn die
KlientIn das Gefühl hat, das Trauma – soweit erkennbar – vollständig auf dem Bild-
schirm bzw. der Leinwand »gesehen« zu haben, kann damit begonnen werden, eine
Liste der (möglicherweise) am Trauma beteiligten Gefühle zu erstellen und mit der
KlientIn gemeinsam festzulegen, in welcher Reihenfolge diese Gefühle in die Traumasynthese integriert werden sollen. Eine solche Liste kann z.B. wie folgt aussehen:

···⟩ Angst
···⟩ Panik
···⟩ Schmerzen
···⟩ Wut
···⟩ Verzweiflung
···⟩ Scham
···⟩ Schuldgefühle
···⟩ Lust
···⟩ Trauer

Ähnlich können die Verhaltensweisen aufgeteilt werden, etwa:
···⟩ Was der/die Täter getan hat/haben
···⟩ Was ich (nach »Personen« aufgeschlüsselt) getan habe
···⟩ Was der/die Täter gesagt hat/haben
···⟩ Was ich (je »Person«) gesagt habe

Und auch die Gedanken, etwa:
···⟩ Was ich (je »Person«) über mich gedacht habe
···⟩ Was ich (je »Person«) über den/die Täter dachte
···⟩ Welche Schlüsse ich (je »Person«) aus dem gezogen habe, was ich erlebt habe

Dabei kann das jeweils nicht bearbeitete, aber schon in der Vorbereitungszeit zutage
geförderte Traumamaterial »weggepackt« werden, etwa in einen imaginär geschaffenen »Tresor«, den nur eine bestimmte »Person« (etwa die Alltags-Person oder ein/e
sehr vertrauenswürdige/r »BeschützerIn«) öffnen darf. Auf diese Weise können die
Traumabestandteile Stück für Stück hervorgeholt und bearbeitet werden. (Etwa: nur
die Empfindungen, die mit Wut zu tun hatten, oder: nur alle Schuldgefühle etc.)[191]
Bei der Traumasynthese ist es von großer Bedeutung, dass die KlientIn – die selbstverständlich aufgeregt in die Sitzung kommt und große Angst davor hat, es könne lediglich zu einer unkontrollierten Abreaktion kommen oder sie könne in einen psychischen Zustand geraten, der dem »Verrücktsein« entspricht, vor dem sie sich ohnehin
ständig fürchtet – ruhiger werden kann.

Abgesehen von der Aufteilung des Traumas und dem schrittweisen Hinzufügen we-
sentlicher Bestandteile und »Personen« ist dazu eine weitere Dimension nötig: Die
zeitliche Begrenzung der Phase der Traumasynthese.

> Eine gut vorbereitete Traumasynthese-Sitzung dauert jeweils nur wenige Sekunden, höchstens etwa fünf Minuten. Je strukturierter die Synthese angegangen wird, desto kürzer und erfolgreicher kann sie sein.

Beispiel:

Die TherapeutIn kündigt an, von 1 bis 10 zu zählen. In dieser Zeit soll ein bestimmter begrenzter Teil des Traumas von der KlientIn durchlebt werden, der vorher vereinbart wurde. Die Zahl 1 bedeutet dabei: unmittelbar vor dem Trauma. Die Zahl 10 bedeutet: unmittelbar nach dem Trauma. Möglicherweise wird auch jede Zahl einem bestimmten Ereignis in der chronologischen Reihenfolge des Traumageschehens zugeordnet, das nach der Nennung der Zahl angesprochen wird.

1. *Der Vater öffnet die Tür und Sandra tritt ein.*
2. *Sandra sieht den Mann mit der Schokolade.*
3. *Es wechselt von Sandra zu Ria, Ria wird vergewaltigt.*
4. *Ria hört, was die Männer sagen, während sie ihr Gewalt antun.*
5. *Ria sieht das Messer, wird gefesselt, fällt in Ohnmacht, und Olaf kommt.*
6. *Olaf wird vom Vater gequält.*
7. *Olaf hört, was der Vater sagt.*
8. *Erna löst Olaf ab.*
9. *Erna wird vom Vater gewaschen und hört, was er sagt. Der Vater trägt sie ins Bett.*
10. *Erna liegt im Bett und schläft ein.*

b) Parallel-Synthese

Was die Einbettung der Synthese-Sitzung in eine Vor- und Nachbereitungsphase angeht, so ist die Vorgehensweise hier ähnlich wie bei der Seriellen Synthese, nur wird hier noch strukturierter vorgegangen. Nachdem ungefähr geklärt wurde, was vor dem Trauma geschah, was während des Traumas passierte und was unmittelbar danach, und nachdem mit einer »Innenperson«, die einen guten Überblick über das innere Geschehen hat, abgesprochen wurde, welche »Innenpersonen« an der Traumabearbeitung teilnehmen sollen und welche vorläufig von der Teilnahme und dem Wissen davon abgeschirmt werden müssen, erklärt die TherapeutIn die einzelnen Schritte des Vorgehens und betont, dass der Erfolg der Sitzung davon abhängt, dass wirklich möglichst alles Wesentliche, was von Bedeutung war, mit einbezogen wird.

Zu Beginn der Parallel-Synthese-Sitzung versetzt sich die KlientIn – wie sie es inzwischen schon gelernt hat – in einen Zustand von innerer Sammlung und Konzentration, wobei ihr die TherapeutIn hilft. Anschließend werden diejenigen »Personen«, die ihre jeweiligen Anteile an der Traumaerinnerung zusammensetzen sollen, gebeten, an die Oberfläche zu kommen (es kann sinnvoll sein, wenn die Therapeutin sie zunächst der Reihe nach wirklich »herausbittet« und kurz mit ihnen spricht, um sicherzugehen, dass sie auch wirklich alle bereit sind); außerdem werden die »Personen« gebeten, an die Oberfläche zu kommen, die sich bereit erklärt haben, das Trauma mit zu tragen. Und die »Personen«, die abgeschirmt werden sollen, werden gebeten, sich an ihren »sicheren Ort« zu begeben, eventuell noch abgesichert durch eine imaginäre innere »Wand«. Anschließend kann die TherapeutIn die »Personen«, die das Trauma miteinander teilen wollen, bitten, sich so im Innern zu sortieren (etwa imaginär in einen Kreis zu stellen und sich an die Hand zu nehmen), dass sie sich gegenseitig spüren und unterstützen können.

Die Geschichte des Traumas, die möglichst in schriftlicher Form (Stichworte) der TherapeutIn vorliegt, wird in z.B. zehn Teile geteilt. Die TherapeutIn zählt dann z.B. von 1 (Beginn) bis 10 (Ende des Traumas) und liefert nach jeder Zahl das Stichwort zu der entsprechenden Traumasequenz (wie im obigen Beispiel). Dies schafft eine klare Struktur, die der KlientIn zu jedem Augenblick deutlich macht, dass das Trauma (und auch das jetzige Wiedererleben) ein Ende hat. Während der Synthese fordert die TherapeutIn die am Trauma beteiligten »Personen« immer wieder auf, jetzt ihre Erfahrungen miteinander zu teilen.

Nach dem Durchgang ermutigt die TherapeutIn alle »Personen«, sich auszuruhen. Dabei lässt sich in kurzer Zeit eine tiefe Entspannung herstellen, indem die TherapeutIn eine hypnotische Zeitverzerrung anwendet und in die Aufforderung zur tiefen Entspannung Suggestionen einstreut wie: »Sekunden dehnen sich zu Minuten, Minuten werden zu Stunden, nach kurzer Zeit kann es sein, dass Sie sich zutiefst entspannt, erfrischt und regeneriert fühlen, so als hätten Sie sich lange ausgeruht.«

Anschließend erkundigt sich die TherapeutIn nach dem Befinden der jeweiligen »Personen« und fragt z.B. nach, wie viel Prozent der Erfahrung miteinander geteilt wurde. Häufig bleibt nach dem ersten Durchgang noch ein beträchtlicher Prozentsatz der schlimmsten Empfindungen (etwa Todesangst und Schmerzen), die noch unbearbeitet sind und explizit im nächsten Durchgang angesprochen werden. In einer therapeutischen Sitzung sollten höchstens drei dieser Parallel-Synthese-Sitzungen durchgeführt werden, dazwischen jeweils eine Entspannungszeit, da ein solches Vorgehen für die KlientIn mit großer Anstrengung und Erschöpfung verbunden ist.

Der dann noch verbliebene Prozentsatz an noch nicht geteilten Traumabestandteilen kann in der Folgesitzung bearbeitet werden.

c) Variationen in der Aufteilung des zu bearbeitenden Traumamaterials

Im Laufe jahrelanger Erfahrung mit solchen kontrollierten Traumabearbeitungen haben viele TherapeutInnen ein jeweils begründetes eigenständiges Vorgehen gewählt. Dies betrifft insbesondere die Aufteilung des zu bearbeitenden Materials. Fine[192] empfiehlt, zunächst mit ähnlichen »Clustern« von »Personen« zu arbeiten, also jeweils mit einer »Gruppe« von am Trauma beteiligten und unterstützenden »Innenpersonen« eine Sitzung durchzuführen, die sich ähnlich sind in ihrer Emotionalität und ihrer Gedankenwelt, um so das Trauma noch strukturierter bearbeiten zu können. Kluft[193] erläutert den »Personen«, dass sie ihren Part während des Traumas nicht in vollem Ausmaß durchleben müssen, sondern z.B. nur im Ausprägungsgrad vier auf einer Skala von eins bis fünf. Außerdem müssten sie »nur das erleben, was wichtig ist zum Verständnis, zum Wissen und zum Heilen«. Diese Ansicht teile ich.

Manchmal erweist es sich auch als unumgänglich, zunächst eine »Person« auszulassen, die am Trauma beteiligt war, und ihre Erfahrung zu einem späteren Zeitpunkt zu ergänzen. Und schließlich kann man auch das Trauma in bestimmte Abschnitte einteilen und jeweils in einer Sitzung einen nach dem anderen behandeln.

Die Erfahrung mit Traumasynthesen zeigt, dass viele KlientInnen mit der Zeit so intensiv arbeiten, dass sie auch die Aspekte während der Bearbeitung innerlich ergänzen können, über die sie mit der TherapeutIn noch nicht gesprochen haben, und diese selbstständig integrieren. Oft brauchen sie es nach einer Weile auch nicht mehr, dass die TherapeutIn von 1 bis 10 zählt, sondern gehen in ihrem eigenen Tempo durch die entsprechende Erfahrung, wobei sie das Ende z.B. mit dem »Ja-Finger« (siehe ideomotorische Fingersignale) anzeigen.

Und was ist mit der Alltags-Person (falls es eine solche im Innern der KlientIn eindeutig erkennbar gibt)? Muss sie unbedingt während der Traumabearbeitung innerlich »anwesend« sein? Die Antwort lautet: Es kommt darauf an. Wenn sie am Trauma beteiligt war, ja. Wenn nicht, hängt es von ihrem Zustand, ihrem derzeitigen Ausmaß an Ich-Stärke ab. Falls sie befürchtet, im Alltag nicht mehr funktionieren zu können, kann sie so lange »draußen« bleiben, bis sie sich stark genug fühlt, das Trauma zu erfahren. Auch hier gilt der anfangs genannte Grundsatz: Die TherapeutIn sollte sich nach den Möglichkeiten und Bedürfnissen der KlientIn richten. Es ist jedoch wichtig, mit der Alltags-Person darüber zu sprechen, dass sie nicht etwa »ihre Unschuld verliert«, wenn sie das Trauma integriert, sondern dass sie die Erfahrung in ihrem Innern braucht, um wachsen zu können.

d) Beendigung der Synthese-Sitzung

Noch während die KlientIn in einem veränderten Bewusstseinszustand der »Konzentration« ist, versichert die TherapeutIn allen »Personen«, dass sie jetzt in Sicherheit sind, dass das Trauma vorüber ist, dass sie gut gearbeitet und viel dafür getan haben, sich gegenseitig zu helfen. Sie ermutigt die »Personen«, nachdem sie so viel miteinander durchgestanden haben, sich nun gegenseitig anzuschauen, sich zu trösten, gut füreinander zu sorgen und auch allen anderen »Innenpersonen« etwas von ihrer Wärme und ihrer Stärke zu vermitteln. Eine von der KlientIn oft als sehr angenehm wahrgenommene Imagination lautet, sich vorzustellen, dass sie alle in ein heilendes, helles und warmes Licht getaucht sind, das sie näher zusammenbringt. Oft entsteht durch diese gemeinsame Erfahrung ein Gefühl der Zusammengehörigkeit, das die folgende Integration und Fusion der »Personen« fördert.

Schließlich bittet die TherapeutIn die KlientIn, alle »Personen« in ihr mögen sich an einen Ort begeben, an dem sie sich sicher und geborgen fühlen; und die »Person«, die vorher dazu bestimmt wurde, am Ende der Sitzung an die Oberfläche zu kommen (z.B. die Alltags-Person oder eine andere »erwachsene Person«), möge nun herauskommen und sich voll im Hier und Jetzt orientieren. Falls diese »Person« nicht bei der Traumabearbeitung beteiligt war, bietet die TherapeutIn an, sie über das zu informieren, was geschehen ist, soweit diese »Person« das möchte.

Es ist wichtig, dass die TherapeutIn und die KlientIn wissen: Was gerade geschah (die Traumasynthese), wird im Innern noch nachwirken. Es ist also dafür Sorge zu tragen, dass die KlientIn sicher nach Hause kommt, vielleicht sogar von jemandem abgeholt wird, und sich kurze Zeit später zu einem vereinbarten Zeitpunkt noch einmal meldet, oder es wird ein Termin für eine nächste Sitzung vereinbart, der zeitlich nicht allzu weit entfernt ist.

Wenn die Synthese erfolgreich verlaufen ist, hat sich das Trauma verändert. Was bedeutet das? Das Trauma hat z.B. seine Macht verloren, die Betroffene in einen psychophysiologischen Zustand extremer Unruhe und Todesangst zu versetzen und sie das Traumageschehen in Form unkontrollierter »Flashbacks« noch einmal durchleiden zu lassen. Nach Pierre Janet bedeutet es: Das Trauma wird »realisiert«, es wird als wirkliches Geschehen, als tatsächliche Erinnerung anerkannt und in die persönliche Lebensgeschichte eingegliedert. In der Folge ändert die Betroffene ihre Einstellung zu ihren »Innenpersonen« und diese verständigen sich untereinander besser. Auch die Einstellungen zu dem oder den Täter/n ändern sich, die Gedanken und Bewertungen und Schlussfolgerungen in Zusammenhang mit dem Trauma ebenso. Schließlich kann die Betroffene das Trauma erzählen, ohne es emotional wiederzuerleben.

Dieses Geschehen zieht sich meist über eine längere Zeit hin. Selbst nach erfolgreich abgeschlossener Traumasynthese fällt es vielen KlientInnen schwer, anderen Menschen von dem Trauma zu berichten, ohne noch emotional stark betroffen zu sein. Noch schwerer fällt es ihnen, diese Erfahrung (besonders bei wiederholter schwerer Traumatisierung, bei der unter Umständen zahlreiche Traumasynthesen erforderlich sind) in ihre Vorstellung von sich selbst zu integrieren.

Dies gilt besonders für die Alltags-Person, die häufig glaubte, eine »glückliche« oder zumindest eine »normale« Kindheit gehabt zu haben, und von den Traumata nichts wusste. Wenn sie feststellen muss, dass ihre Mutter sie in Wirklichkeit vernachlässigt und an Täter verkauft hat, wenn sie realisieren soll, dass ihr Vater sie sadistisch gequält und über Jahre sexuell misshandelt hat, dass sie stundenweise an fremde Männer vermietet wurde, auf »Kinderpornofilmen« zu sehen ist, selbst gezwungen wurde, anderen Lebewesen Gewalt anzutun – dann kann das bis an die äußerste Grenze dessen gehen, was eine Persönlichkeit ertragen kann. Doch ohne diese Erkenntnis kann keine Integration und Fusion der »Personen« zu einer Gesamtpersönlichkeit erfolgen.

Ich kenne multiple Persönlichkeiten, die nach Traumasynthesen zwar die Spaltung der durch das Trauma entstandenen »kindlichen Personen« aufheben und diese integrieren konnten (was nicht selten spontan während oder nach der Traumasynthese erfolgte), die es dann aber vorzogen, nicht mit der Integration weiterzumachen. Sie leben weiterhin als multiple Persönlichkeit, aber ohne aktuellen Zeitverlust, da keine weiteren Traumatisierungen mehr auftraten. Ich vermute, dass manche von ihnen wieder in die Psychotherapie zurückkehren werden, wenn sie bereit sind, den nächsten Schritt zu tun: sich voll zu integrieren und zu einer Gesamtpersönlichkeit zusammenzuwachsen.

Kapitel 11:
Die Psychotherapie mit multiplen Persönlichkeiten

V. Integration und Fusion der »Persönlichkeitsanteile«, nachintegrative Arbeit

In der Folgestunde nach einer Traumasynthese-Sitzung scheint mir die multiple KlientIn anders auszusehen als sonst. Ich äußere mein Erstaunen und frage: »Mit wem spreche ich denn jetzt gerade?«—»Mit Barbara, Monika und Johan!« (Barbara ist die Alltags-Person, Monika eine »Siebenjährige« und Johan »erwachsener Beschützer«. Monika und Johan waren bei der Traumasynthese beteiligt, Barbara als »zuschauende Helferin« dabei gewesen.) Sie strahlt mich an. »Wir haben uns nämlich integriert.« Ich frage nach, wie das geschehen ist. »Nach der letzten Sitzung hatte ich – also Barbara – so ein komisches Gefühl. Irgendwie kamen mir meine Arme und Beine viel kürzer vor als sonst. Meine Stimme hörte sich auch viel höher an. Und dann merkte ich: Das ist Monika. Und dicht bei Monika war Johan. Monika rutschte einfach in mich rein, es gab richtig ein Ziehen und Ruckeln in mir, und dann war sie in mir. Und dann spürte ich, dass auch Johan in mich hineinkommen wollte. Erst dachte ich: Aber das ist doch ein Mann, das geht doch gar nicht! Aber er meinte, wir könnten es ja mal versuchen. Das war vielleicht komisch! Ich spürte seine Stärke, seine Kraft, und mir kam es vor, als würden mir Muskeln wachsen. Jetzt ist alles noch ziemlich neu, und ich merke, dass die Kleine in mir noch viel zittert und traurig ist. Also, wie soll ich sagen: Dass ich zittere und jetzt weiß, das ist ja mir passiert. Ich bin froh, dass Johan auch da ist, er hat so etwas Tröstendes und Starkes. Wir gehören jetzt zusammen. Ich habe noch das Gefühl, dass wir wieder auseinandergehen könnten, ich merke sie noch als unterschiedlich von mir, aber sie sind in mir, anders als die anderen in meinem Kopf.«

Integration ist ein langwieriger Prozess. Er erfordert das Zusammenkommen von verschiedenen Persönlichkeitsanteilen, und zwar auf eine Weise, in der die einzelnen Anteile (»Personen«) ihre Erfahrungen und Eigenheiten intensiv miteinander teilen. So intensiv, dass sie schließlich miteinander verschmelzen, vielleicht sogar zu einem Wissen und einer »Person«. Das dauerhafte Verschmelzen, wenn die einzelnen Anteile aufhören, ein Eigenleben zu führen, wird »Fusion« genannt. Häufig jedoch werden die Begriffe »Integration« und »Fusion« synonym verwendet bzw. auch der Prozess der

»Fusion« als »Integration« bezeichnet. Es ist auch tatsächlich nicht einfach, die verschiedenen Phasen voneinander zu trennen, weil es, wie gesagt, lange dauert, bis eine unumkehrbare Verschmelzung eingetreten ist. Und selbst dann kann – etwa durch eine erneute existenzielle Krise oder ein neues Trauma oder auch durch Flashbacks früherer, noch nicht bearbeiteter Traumata, bei denen die schon integrierten bzw. fusionierten »Personen« noch getrennt waren – eine Aufspaltung eintreten und die schon verschmolzenen »Personen« wieder separat auftauchen.

Das Prinzip ist einfach. Die Aufspaltung in verschiedene »Personen« erfolgte:
a) durch Traumata,
b) durch die Notwendigkeit, aufgrund des Multipel-Seins diverse Funktionen, die in einem komplexen Persönlichkeitssystem erforderlich sind, zu besetzen: Auf diese Weise entstehen »BeobachterInnen«, »Beziehungs-ExpertInnen«, »BeschützerInnen« etc.,
c) durch die Neigung der multiplen Persönlichkeiten, die Aufspaltung/Dissoziation als wichtigsten Abwehrmechanismus einzusetzen, d.h., in Krisen und unübersichtlichen Situationen wird hauptsächlich mit dem »Wechsel« (Switch) bereits bestehender »Personen« oder mit der Schaffung einer neuen »Person« reagiert.

Durch die Bearbeitung der Traumata, in deren Verlauf »Personen« abgespalten wurden, kann die unter a) genannte Form der Abspaltung rückgängig gemacht werden. Außerdem können die im Trauma abgespaltenen »Personen« – wie im Fall von »Monika« – in die Alltags-Person integriert werden. Gewöhnlich dauert es länger als im oben geschilderten Beispiel, bis die unter b) genannten »Funktionsträger« – hier der »Beschützer Johan« – integriert werden können. Und schließlich: Die Tendenz, immer wieder mit Spaltung auf neue, unübersichtliche oder traumatische Situationen zu reagieren (c), ist ein durchgängiges Prinzip von multiplen Persönlichkeiten. Ihre Veränderung setzt voraus, dass die Betroffene zahlreiche neue Bewältigungsstrategien erlernt und andere psychische und physische Abwehrformen einsetzen kann; dies dauert gewöhnlich am längsten.

Um auf das oben zitierte Beispiel zurückzukommen: Nach der ersten Integration kam es noch mehrfach zur Trennung der integrierten »Personen«, und es dauerte schließlich noch über ein Jahr, bis die Fusion stattfand. Im Verlauf der häufigen »Re-Integration« erlebte die Alltags-Person Barbara, dass es für sie viel leichter war, den »Beschützer Johan« in sich zu fühlen als die kleine, traumatisierte »Monika«. Durch »Johans« Gegenwart fühlte sie sich gestärkt und spürte zum ersten Mal, dass sie sich vielleicht erfolgreich gegen Angriffe wehren könnte, was sie u.a. veranlasste, einem Kampfsport-Verein beizutreten. Doch »Monikas« Trauma wirklich zu integrieren fiel ihr sehr viel schwerer. Immer wieder wurde es ihr zu viel: »Ich will das nicht erlebt haben«, rief sie einmal, »ich halte das nicht aus!«

Im Laufe der Integration ihrer traumatisierten »Personen« werden Betroffene vor allem eines durchmachen: einen *Prozess des Trauerns*.[194] Van der Hart et al. (1993) haben dies anschaulich beschrieben: »Die KlientIn muss lernen, zutiefst um die verlorene Kindheit zu trauern, die sie nie ›wiedergutmachen‹ kann; um die Einsamkeit und den Schmerz, die da waren und dauerhaft ertragen werden müssen; um verlorene Zeit, Geld, Ausbildung, Jobs, Beziehungen und die Energie, die sie damit zubringen muss/te, das Trauma zu verdrängen oder mit seinen Auswirkungen zu kämpfen; und schließlich um die schreckliche Tatsache, dass sie dies den Rest ihres Lebens mit sich herumtragen muss. Doch die Trauer, mit all ihren Schmerzen und ihrer Qual, bedeutet letztlich Heilung. Sie ermöglicht es der Überlebenden, unrealistische Erwartungen aufzugeben, anzuerkennen, was ›ist‹, und sich daher voll in der Gegenwart zu orientieren, mit neuer Klarheit und Bewusstheit, aber auch mit neu gefundener Weisheit.«

Anerkennen, was (geschehen) ist

Eine wichtige Aufgabe der TherapeutIn besteht darin, die KlientIn durch diesen Trauerprozess zu begleiten. Sie wird ihr zuhören, wie sie ihren Zorn, ihren Kummer, ihre Qual herausschreit, wieder und immer wieder mit ihrem Schicksal hadert, schluchzt und wimmert oder stumm dasitzt und am liebsten tot sein möchte, nur um nicht »anzuerkennen, was ist«.

Für das erlebte Grauen gibt es keinen billigen Trost. Es ist daher wichtig, dass die TherapeutIn nicht versucht, einen solchen anzubieten. Auch sie wird auf ihre Weise ähnliche Gefühle durchmachen müssen. Sie möchte auch oft am liebsten, das Ganze möge nicht wahr (gewesen) sein; sie möchte nicht, dass die KlientIn so gelitten hat und noch einmal so leidet. Auch sie wird Zorn empfinden auf die Täter und es wird ihr manchmal schier das Herz zerreißen, die Qualen der KlientIn mitanzusehen. Doch auch sie muss »anerkennen, was ist«. Eine TherapeutIn, die ihre eigenen Traumata noch nicht aufgearbeitet hat, wird spätestens an dieser Stelle merken, wie wichtig es für sie ist, dies jetzt zu tun – in einer eigenen Therapie und/oder Supervision. Sonst besteht die Gefahr, dass sie die KlientIn in dieser Phase in ihrer Leugnung, Verdrängung und (Wieder-)Abspaltung unterstützt statt in der Integration.

Für die KlientIn ist in dieser Phase wichtig, dass die TherapeutIn Stärke und Empathie gleichermaßen zeigt. Die Stärke ist wichtig, weil die KlientIn es braucht, dass sie in ihrem inneren Aufbäumen einen Halt im Gegenüber findet. Die TherapeutIn vermittelt der KlientIn das Gefühl: »Da müssen Sie durch, und ich halte Sie aus, auch wenn Sie zwischendurch toben, heulen oder mit den Zähnen knirschen. Der einzige Weg heraus führt mitten hindurch. Ja, es ist schwer, beinahe unerträglich schwer. Aber Sie schaffen es, und ich bin hier, um Sie dabei zu begleiten.«

Empathie ist jedoch ebenso notwendig. Die KlientIn braucht das Gefühl: »Sie versteht mich. Ich bin nicht allein mit meiner Qual. Und sie hilft mir, damit fertig zu werden.« Deshalb ist es wesentlich, dass die TherapeutIn innerlich ausreichend »nah« bleibt, auch wenn sie versucht sein mag, sich von der Qual der KlientIn zu distanzieren, um selbst nicht so viele negative Gefühle erleben zu müssen. Die TherapeutIn muss spüren, wie weit sie »hart bleiben« muss und wann es wirklich unerträglich für die KlientIn wird und sie ihr dabei helfen muss, sich von dem Erlebten – vorübergehend wieder – ein Stück zu distanzieren. Etwa indem sie ihr erlaubt, sich an den »sicheren Ort« im Innern zurückzuziehen oder amnestische Barrieren zu errichten; indem sie stark kognitiv orientiert mit ihr arbeitet (»Wie denken Sie darüber?«) und/oder indem sie es ihr gestattet, vorübergehend andere, weniger heikle Themen mit ihr zu behandeln.

Doch das Sprechen über das Trauma ist oft von entscheidender Bedeutung für die KlientIn. Durch das Erzählen wird das Trauma aus der inneren Realität herausgeholt und zur »objektiven Wahrheit«, sodass es nicht nur eine subjektive Dimension bekommt, sondern auch eine zwischenmenschliche und soziale Bedeutung erhält. Dadurch werden auch die kognitiven Verzerrungen (»So etwas passiert nur mir«, »Es kann mir jederzeit wieder passieren«, »Ich war selbst schuld« etc.) korrigierbar. Und schließlich verhilft es der KlientIn dazu, liebevoller mit sich selbst und ihren traumatisierten »Innenpersonen« umzugehen, sie und sich selbst zu beschützen, fürsorglich und tröstend mit ihnen zu sein. Dies hebt ihr Selbstwertgefühl und ihr Selbstvertrauen.

Überblendung von »Personen«

Eine Möglichkeit, diese Entwicklung zu erleichtern, besteht in der »Überblendung« (amerik.: blending) von »Personen«.[195] Überblendung bedeutet eine zeitweise Integration, während der die daran beteiligten »Personen« ihre Gedanken, Gefühle, Körperempfindungen und/oder Verhaltensweisen ganz oder teilweise miteinander teilen. Den Nutzen dieser Möglichkeit beschreibt die amerikanische PsychotherapeutIn und Forscherin Cathy Fine so: »Eine zeitweilige Überblendung zwischen zwei oder mehr Innenpersonen kann hilfreich sein, um Abreaktionen zu erleichtern, indem sie die mit einigen der Erinnerungen verbundenen Ängste, Befürchtungen und Gefühle des Entsetzens vermindert. Persönlichkeitsanteile, die ein gewisses Ausmaß an gefühlsmäßiger oder gedanklicher Bewältigung eines traumatischen Ereignisses erreicht haben, können sich überblenden mit einer oder mehreren Innenpersonen, für die diese Erfahrung neu ist, um diesen dabei zu helfen, besser ihren Weg durch diese Gefühle hindurchzufinden. Durch Überblendung lernen die daran beteiligten Innenpersonen, mächtige und/oder schmerzhafte Gefühle langsam aufzunehmen, zu integrieren bzw. zurückzuhalten.«[196]

Viele Multiple überblenden Persönlichkeitsanteile im Laufe der Therapie spontan. Die TherapeutIn kann ihnen jedoch dabei helfen, ganz gezielt solche Überblendungen (eventuell auch nur in Teilen, also z.B. nur die Gefühle, nur die Gedanken oder nur die Körperempfindungen etc.) vorzunehmen, falls sie die dazu notwendigen hypnotherapeutischen Techniken beherrscht.

Die »Innenpersonen« können auf diese Weise lernen, dass sie nicht alles auf einmal bewältigen müssen, dass ihnen von anderen »Personen« in ihrem Innern geholfen wird, auch und gerade, wenn sie Schwierigkeiten haben und es ihnen schlecht geht. Außerdem können sie lernen, zumindest vorübergehend einen anderen Standpunkt (nämlich denjenigen der anderen überblendeten »Personen«) einzunehmen, und kommen dadurch von ihren »Alles oder nichts«-Gedanken weg, können eingefahrene Denk-, Gefühls- und Verhaltensmuster verändern und neue Erfahrungen machen. »Kinder« und »Jugendliche« können auf diese Weise auch schneller »wachsen«, also das lernen, was »die Großen« schon können; umgekehrt können die »Großen« deutlicher wahrnehmen und spüren, wie es den »Kindern« geht, wie sie wahrnehmen und denken; »Männer« können die Erfahrung machen, in einem Frauenkörper zu leben, und die »Frauen«, wie sich die »Männer« in ihrem Körper fühlen etc. Während jede »Person« zuvor reflexartig in ihrer jeweils typischen Weise reagierte, ist es nun möglich, einander zu verstehen und selbst auszuprobieren, wie man noch denken, fühlen und sich verhalten kann. Dies verstärkt das Zusammengehörigkeitsgefühl, die gegenseitige Empathie und Kooperation.

Substitution

Damit ein Trauma besser akzeptiert und integriert werden kann, ist es manchmal angezeigt, bestimmte Aspekte des Traumas zu verändern. Reaktionen, die während des Traumas nicht möglich waren – etwa schreien, weinen, den/die Täter beschimpfen, sich wehren oder sie bestrafen etc. –, können dadurch eingefügt werden, dass die TherapeutIn noch einmal mit der KlientIn durch das Trauma hindurchgeht und vorher besprochene Reaktionen von dieser an der entsprechenden Stelle ausagiert werden. Wobei darauf geachtet werden muss, dass dies *nach* der Verarbeitung der ursprünglichen Traumaerinnerung geschieht, da sonst die Gefahr besteht, dass das Trauma »beschönigt« wird und nicht angemessen bearbeitet werden kann. Substitution kann also nur eine Ergänzung sein, niemals ein Ersatz für die Realisierung des eigentlichen Traumas, so wie es nun einmal war, also z.B. in vollständiger oder teilweiser Hilflosigkeit und Ohnmacht des Opfers und ohne die in der Substitution ausagierten Reaktionen. Es ist also Vorsicht geboten, um die Traumaüberlebende nicht zu verwirren. Die Betonung liegt immer auf der Realisierung des real erlebten, nicht des substituierten Traumas.

Lösung der existenziellen Krise

Eine multiple Persönlichkeit hat in der Regel zahlreiche schwere Traumata durchlitten. Jedes davon war eine erneute existenzielle Krise, wie sie im vorigen Kapitel beschrieben wurde, jedes hat u.a. zu einem physiologischen Zustand von Übererregung (hyperarousal) geführt und »affektive Stürme« ausgelöst. Diesen Zustand erlebt die Multiple später immer wieder; je mehr Auslöser es dafür gibt, umso öfter. Gefühle von Todesangst, Schwindel, »Schwarz-Werden« und Kontrollverlust führen zu einer stets präsenten Empfindung latenter oder offener Panik. Existenzielle Krisen vernichten das Gefühl des Selbstwerts, den Glauben an das Gute im Menschen und an den Sinn des eigenen Lebens. Die meisten Multiplen müssen gegen ein ständiges Gefühl der Bedeutungslosigkeit alles dessen, was sie tun, ankämpfen, das häufig mit Todessehnsucht (»dann wäre endlich Ruhe«) verbunden ist.

Erst wenn die Traumata und die damit verbundenen »Personen« integriert werden, kann die existenzielle Krise gelöst werden. Zwei Gefühle müssen sich dauerhaft im Persönlichkeitssystem etablieren:
> »Ich habe überlebt.«
> »Ich bin jetzt in Sicherheit.«

Viele »Personen«, die während eines Traumas entstanden und in folgenden Traumata immer wieder in ähnlichen Situationen »auftauchten«, haben weder das eine noch das andere Gefühl, selbst wenn die Betroffene schon lange keine weiteren Traumata mehr erlebt hat und sich in (verhältnismäßig) sicheren Lebensumständen befindet. In der Phase der Integration ist es daher wesentlich, gerade diesen »Innenpersonen« zu vermitteln, dass die Gesamtpersönlichkeit, und damit auch sie, überlebt hat und jetzt alles getan wird, in Sicherheit zu leben. Denn sonst wird die Betroffene ständig weiterhin Selbstmordimpulse oder selbstzerstörerische Tendenzen haben oder es wird weiterhin Anteile geben, die andere »Innenpersonen« mundtot zu machen bzw. zu töten versuchen, und dementsprechend »Innenpersonen«, die das Gefühl haben, zu sterben oder tot zu sein.

Was es bedeutet, die existenzielle Krise zu überwinden, hat eine KlientIn sehr anschaulich beschrieben: »Ich konnte mich sehr lange überhaupt nicht erinnern; ich konnte es nicht ertragen, mich daran zu erinnern, dass ich so häufig dem Tod so nahe war. Als ich schließlich zu dem Punkt kam, mich erinnern zu können, wurde eines überdeutlich: Ich war nicht tot, und ich war nicht mehr dabei, zu sterben. Ich stellte fest: Der Grund, warum ich mich immer umbringen wollte, war, weil ich irgendwie immer dem Tod nahe sein musste. Irgendwie blieb ich in dem Augenblick stecken, an dem ich dachte, jetzt sterbe ich. Entsetzen ist eine schrecklich klebrige Sache, wissen Sie, es klebt dich wie Leim an das, was passiert, genau an den Teil, vor dem du dich am meisten fürchtest. Als ich davon erst einmal losgekommen war, musste ich nicht mehr dauernd sterben. Jetzt kann ich mich auf das Leben konzentrieren, und ich habe eine ganze Menge aufzuholen.«[197]

Genau in dem Moment der Erfahrung, dem Tod sehr nahe zu sein, entstand eine jeweils neue »Person«, ein neuer Anteil. Kein Wunder also, dass die Todesnähe jeder abspaltenden und abgespaltenen »Person«, ein neuer Anteil inhärent, also von Anfang an mitgegeben war. Durch die Kontrolle der Dissoziationen und die Integration von »Personen« kann dieses dauernde Gefühl der Todesnähe, ja das Hingezogen-Sein zum Tod, wie es die KlientIn im obigen Zitat beschrieb, sich verändern und einem Gefühl der Lebensfreude und der persönlichen Entwicklung Platz machen.

Ähnliches gilt für den erlebten körperlichen Schmerz. Häufig war er so unerträglich, dass er eine existenzielle Krise und das Gefühl auslöste, das Leben nicht ertragen zu können. Schwerste Schmerzen, wie sie viele multiple Persönlichkeiten während der Kindheitstraumata erlebten, haben ihnen das Gefühl der Selbstkontrolle genommen und auch das Empfinden, dass sie gut für sich sorgen und liebevoll mit sich umgehen können und sollten.

Die Schmerztoleranz in multiplen Persönlichkeiten ist sehr verschieden. Es gibt »Personen«, bei denen schon ein kleiner Schmerz genügt, sie in eine Krise zu stürzen und einen »Wechsel« (Switch) auszulösen; andere ertragen Schmerzen besser, wieder andere spüren sie überhaupt nicht. Bei der Integration vermischen sich diese verschiedenen Schmerzempfindungen. Ich habe erlebt, dass ein »Beschützer« in einer Multiplen, der sich vor meinen Augen durch Hantieren mit einem Gerät einen tiefen Schnitt im Finger zuzog, überhaupt nicht darauf reagierte und nur, weil ihm »das Geblute« lästig war, widerwillig ein Pflaster akzeptierte. Monate später, während der Integrationsphase, beklagte er sich: »... dass ich jetzt nicht nur Schmerzen in einem Organ habe, von dem ich immer dachte, dass ich es überhaupt nicht habe (die KlientIn hatte eine Brustdrüsenentzündung), sondern überhaupt, dass mir dauernd etwas weh tut.« Aber er tröstete sich ein wenig: »Na ja, dafür haben die anderen jetzt oft weniger Schmerzen, wenn sie mich mehr spüren.«

Die Bedeutung der Traumatisierung erkennen

Multiple Persönlichkeiten haben aufgrund erheblicher Gewalteinwirkung (Traumata) eine zersplitterte Identität. Zur Integration der Traumata und der durch sie entstandenen »Personen« ist es unerlässlich, die Bedeutung, die das Trauma für die Gesamtpersönlichkeit hatte, zu erkennen und zu bearbeiten. In der ersten Zeit dieser Phase der Integration wechselt die Betroffene ständig zwischen »Das ist nicht wahr, das ist mir gar nicht passiert!« und »Doch, es stimmt, genauso war es«; ebenso zwischen »Das ist nicht mir passiert, sondern jemand anderem in mir« und »Das ist (auch) mir passiert«. Und eine kurze, aber bedeutungsschwere Frage drängt sich ihr auf: *» Warum?«*

Die amerikanische Traumaforscherin Judith Herman beschreibt in ihrem Buch »Trauma and Recovery« (deutsch: »Die Narben der Gewalt«) das Dilemma der Gewaltopfer so: »In jedem Zeitalter und in jedem Kulturkreis gelangen Opfer von Gewalttaten während ihrer Zeugenaussagen irgendwann an einen Punkt, an dem sich alle Fragen nur noch auf die eher bestürzt als zornig geäußerte Frage nach dem Warum reduzieren. Die Antwort darauf übersteigt das menschliche Vorstellungsvermögen.«[198]

Warum konnte ihr das geschehen? Warum gerade ihr? Warum etwas so Schreckliches, so oft, immer wieder? Oder wie es eine meiner multiplen KlientInnen formulierte: »Ist die Welt so böse, oder bin ich das geborene Opfer?« Es sind Fragen nach dem Sinn dessen, was geschah.

Wir alle sind gezwungen, unseren Erlebnissen ständig einen Sinn beizumessen. Dies ist Bestandteil unseres Selbstkonzepts: »Heute verstehe ich, warum ich das durchmachen musste« oder: »Dieses Ereignis hat für mich eine besondere Bedeutung, nämlich ...« oder: »Ich bin eine, die dies überlebt hat.« Wenn es nur um die Integration eines einzelnen Traumas geht, kann diese Bedeutung leichter gefunden werden, als wenn eine multiple Persönlichkeit jahrelange schwerste Gewalterlebnisse verarbeiten und ihnen die Bedeutung in ihrem Leben zuweisen muss.

Bislang hatte die Multiple kognitive Schemata entwickelt, die z.B. zahlreiche Erlebnisse als entsetzlich, gefährlich oder feindselig einordneten. Diese Schemata wirken sich auch im gegenwärtigen Erleben aus und vermitteln der Betroffenen ein Gefühl, ständig in Gefahr zu sein und jederzeit erneut traumatisiert werden zu können. Dies bewirkt, dass sie ständig in Angst lebt und sich hilflos und hoffnungslos fühlt. Die Welt erscheint ihr bösartig, chaotisch und unberechenbar, sie misstraut allen und jedem. Und es wirkt sich auch auf ihre Spiritualität aus: »Gott? Da kann ich nur lachen. Den kann es nicht geben, oder er ist ein Sadist«, meinte eine meiner KlientInnen. Eine andere sagte mit Bitterkeit in der Stimme: »Wenn es einen Gott gibt, dann schaut er zu und greift nicht ein. Wie könnte er so etwas zulassen, ohne gleichgültig zu sein?« (Hier zeigt sich die negative Übertragung: Gott ist wie ein Misshandler oder wie die gleichgültige und ausliefernde Mutter.)

Ohne eine Veränderung dieser kognitiven Schemata geht der Teufelskreis weiter. Die Betroffene kann dann nicht von ihrer einzigen Rettung lassen: immer wieder in für sie als schrecklich erlebten Situationen zu dissoziieren. Wenn aber Integration erreicht werden soll, müssen neue kognitive Bewertungen des Geschehenen und der Zukunft möglich sein. Und ohne eine Erkenntnis der Bedeutung des Vergangenen gibt es keine Bedeutung der Zukunft; erst wenn die Betroffene erkannt hat, was die Traumatisierung in ihrem Leben bedeutet hat, kann sie ihrer Zukunft mehr Sinn verleihen: Lebensfreude, Hoffnung, Sicherheit, Vertrauen, Entwicklung und Würde.

Der Sinn des zukünftigen Lebens lässt sie Ziele finden, die in Kooperation und Integration der dissoziierten Teile erreicht werden können und ein Aufgeben ihres wichtigsten Abwehrmechanismus – ihres ehemals einzigen Schutzes! – bedeuten können: der ständigen Dissoziation.

Damit wird sie sich lösen von ihrer Identität als früheres und möglicherweise permanentes Opfer. Und von ihrer – aufgrund des lückenhaften Wissens durch die Dissoziation fälschlich geglaubten – (Mit-)Täterschaft: »Das habe ich gewollt« oder »Daran bin ich selbst schuld«. Sie wird lernen, sich angemessen für das verantwortlich zu fühlen, was sie bewusst entscheiden konnte bzw. kann und was sie zu verantworten hat – nicht mehr, aber auch nicht weniger.

Dieser Prozess bedeutet: Die Betroffene gewinnt ein Gefühl dafür, wer sie ist. Bislang hat sie sich innerlich leer oder zersplittert gefühlt und gar nicht gewusst, wer sie ist. Bestenfalls wusste sie: »Ich bin viele.« Nun lernt sie diese vielen allmählich kennen, entwickelt eine zusammenhängende Identität, ein Selbst. »Ich bin nicht Nichts, ich bin nicht nur ein Teil vom Ganzen, das alles ist – ich«, so formulierte es eine Multiple in dieser Phase, vorsichtig und noch stockend. Und eine chronisch suizidale »Person« in einer KlientIn kam eines Tages strahlend in die Sitzung und verkündete: »Es gibt so viel Lebenswillen in mir! Die Mehrzahl von uns will leben. Nie habe ich das verstanden. Jetzt bekomme ich ein Gefühl dafür. Die anderen sagen mir: Ich darf leben! Und zum ersten Mal spüre ich: Das stimmt.«

Die Bedeutung der Traumatisierung zu erkennen und einzuordnen bewirkt, dass Scham- und Schuldgefühle sich auflösen können und Zorn auf die Täter wächst. »Das hätten die nicht tun dürfen!« Wie oft habe ich diesen Ausruf von einer Multiplen gehört, die erkannte: Sie wurde als Kind ohne ihr Zutun und ohne es irgendwie »verdient« zu haben gequält. Weil die Eltern ihren Frust an ihr ausließen; weil sie schwer gestört waren; weil der Vater ein Sadist war; weil die Mutter selbst in ihrer Kindheit sexuell misshandelt worden war; weil die Täter alle Kinder misshandelten, deren sie habhaft wurden; weil in unserer Gesellschaft viele Kinder misshandelt werden; weil …

Wie auch immer die Antworten auf die Frage »Warum?« aussehen – sie machen deutlich: »Ich bin nicht schuld. Menschen haben mir etwas angetan, und damals konnte ich mich nicht wehren.« Daraus folgt: »Aber jetzt kann ich etwas tun, um aus meinem Leben so viel zu machen, wie nur möglich ist. Und jetzt kann ich versuchen, mich so gut es geht zu schützen und zu wehren. So etwas soll mir nie wieder geschehen, und ich will mir ein lebenswerteres Leben aufbauen!«

Integration als sozialer Akt

Einsamkeit ist ein Grundgefühl multipler Persönlichkeiten. Jede »Person« hat sich allein gefühlt: allein im Körper, allein den verwirrenden Alltagserfahrungen ausgesetzt, allein inmitten des Infernos der Traumatisierung. Die Identitätsspaltungen wurden nötig, weil während der schlimmen Ereignisse niemand Äußeres da war, der das Kind beschützte, niemand es tröstete, niemand ihm half, das Geschehen zu verarbeiten. Es wurde vernachlässigt, stets wurde ihm die Schuld von den Erwachsenen zugeschrieben, wenn es irgendetwas gesagt oder getan hatte, an das es sich nicht erinnern konnte. Es wurde ausgeschimpft, geschlagen, sexuell misshandelt. Und war damit auf eine fundamentale Weise allein in seinem Entsetzen und seiner Verwirrung.

Es gab auch keinen Ort, an den sich das Kind in seiner Einsamkeit zurückziehen konnte. Es »kam heraus«, weil bestimmte Auslöser es dazu zwangen; es konnte sich nicht wieder in das Innere der Persönlichkeit zurückbegeben, weil es dazu keine psychischen Möglichkeiten hatte. Es musste »draußen« bleiben, bis »automatisch« ein »Wechsel« (Switch) stattfand und eine andere »Person« die Kontrolle über das Denken, Fühlen und Verhalten übernahm. Integration und Fusion sind Prozesse, während deren die Betroffenen zum ersten Mal in ihrem Leben ihre Einsamkeit überwinden. Innerpsychisch und nach außen hin.

Im Innern lernen die »Personen« einander kennen. Manches ist ihnen zunächst fremd oder erscheint ihnen sogar feindselig. Die »Männer« wollen nichts mit den »Weibern« zu schaffen haben, die immer »flennen«, oder verachten die Anteile, die Ähnlichkeiten mit der Mutter haben; die »Frauen« finden die »Männer« erschreckend, wenn sie an Täter erinnern oder »mackerhaft« in Erscheinung, Gefühlswelt und Verhalten. Die »Kinder«, die keine Traumaerinnerung haben, fürchten sich vor den anderen »Kindern«, die so viele schreckliche Dinge erlebt haben, und vor den »Großen« und deren Erlebniswelt sowie deren Beziehungen zu anderen Menschen. Die »Erwachsenen« wollen nichts mit den (traumatisierten oder »kindischen«) »Kindern« zu tun haben. Die »Jugendlichen« werden ihres »pubertären Gehabes« wegen abgelehnt oder lächerlich gemacht.

Und alle konkurrieren um die »Zeit da draußen« und wollen dann jeweils nur das machen, was sie können oder wonach ihnen der Sinn steht: Bilderbücher anschauen oder am Motorrad basteln, kochen oder renovieren, Freunde sehen oder allein sein. Viele Tätigkeiten bleiben bruchstückhaft, weil nach einem »Wechsel« die jeweils »herausgekommene Person« etwas anderes beginnt.

Erst allmählich lernen die »Personen«, miteinander zu kooperieren. Ältere »Kinder« bringen den »jüngeren« das Schreiben und Lesen bei; kleinere »Jungs« helfen den »Großen« bei handwerklichen Tätigkeiten; »BeschützerInnen« vermitteln anderen

»Personen«, wie man sich verbal oder körperlich wehren kann; liebevolle »Erwachsene« und »Jugendliche« kümmern sich um die »Kleinen« und sorgen dafür, dass diese schöne Erlebnisse haben (in den Zoo gehen, Kuscheltiere kaufen, malen etc.).

Und das Wichtigste: Alle beginnen, einander zuzuhören und zu sehen, was die anderen ihnen zeigen und emotional vermitteln können. Was ihnen vorher als »unverständliches oder bedrohliches Gebrabbel« erschien, bekommt jetzt Sinn. Bilder, die vorher »im D-Zug-Tempo« an ihnen »vorbeirauschten«, werden verstanden. Gefühle, die vorher mit Fassungslosigkeit einfach hingenommen wurden, erhalten ihren Stellenwert und können interpretiert und bestimmten Erlebnissen zugeordnet werden.

Auf diese Weise erhält die Betroffene eine Geschichte. Und begreift: Es ist unsere Geschichte. Meine und unsere. Schließlich: meine.

Dies lässt sie zwar nicht unbedingt das Gute in den Menschen anerkennen; doch sie erkennt: »Meine Truppe ist schon ein toller Haufen.« War sie vorher davon überzeugt: »Ich bin nicht liebenswert« oder »Wenn man mich nur lange genug kennt und wirklich durchschaut, wird jede/r merken, wie schlecht ich bin«, so lernt sie zunächst einige andere in sich kennen und lieben und schließlich sich selbst wertzuschätzen und zu mögen. Blieb vorher vieles unverstanden und wurde im Zweifelsfall abgelehnt und geleugnet (»Das/So bin ich nicht«), erkennt die Betroffene schließlich: »Das alles gehört zu mir.«

Manches wird ihr auch weiterhin Probleme bereiten (etwa ihre Ess- und Schlafstörungen, ihre Wutanfälle, ihr trauriges Grundgefühl, ihr Misstrauen anderen Menschen gegenüber), doch sie beginnt, sich zu akzeptieren. Dadurch verliert sie ihr fundamentales Einsamkeitsgefühl nicht ganz, aber ihr Verständnis, ihre Empathie und ihre Fürsorglichkeit werden gestärkt – und das gegenüber den »eigenen Leuten« (anderen Menschen und anderen Lebewesen gegenüber haben viele Gewaltüberlebende diese Empfindungen oft ohnehin!) und letztlich sich selbst gegenüber. Ihr Einsamkeitsgefühl wird dadurch erheblich gemildert.

In der Interaktion mit der TherapeutIn lernt die Betroffene: »Da ist eine, die mich mag, die mir zuhört, die versteht, die mich nicht verlässt, auch wenn ich die schrecklichsten Seiten in mir zum Vorschein bringe. Sie akzeptiert jede/n von uns und hilft uns dabei, uns zusammenzuraufen.«

Die TherapeutIn ihrerseits vermittelt ihr aber auch: »Ich bin anders als du und ihr. Ich habe das alles nicht erlebt. Mein Verständnis wächst, aber es muss immer Grenzen haben. Und auch ich habe Grenzen, die du/ihr nicht überschreiten dürft.«

Dieses Anerkennen des Andersseins in Empathie ist etwas, das multiple Persönlichkeiten so noch nie erlebt haben. Sie lernen, Zurückweisung durch die TherapeutIn (etwa in Form der zeitlichen Begrenzung ihrer Fürsorge) nicht als fundamentale Ablehnung zu interpretieren. Sie können sich mit der TherapeutIn streiten, ohne dafür brutal bestraft zu werden. Sie lernen, Nähe und Distanz zuzulassen und darüber zu verhandeln. Sie müssen nicht länger in »Gut« und »Böse« spalten, weder in sich noch der Therapeutin und schließlich auch anderen Menschen gegenüber.

Viele Multiple schließen sich in dieser Phase mit anderen Betroffenen zu Selbsthilfegruppen zusammen. Hier tauschen sie sich aus und lernen, dass nicht nur sie allein viel Gewalt erlebt haben, sondern dass auch anderen nur die Aufspaltung in viele »Personen« blieb, um die Traumata zu überleben. Die »Kinder« können verstanden werden und auch andere »Personen« können sich untereinander verständigen. Erstaunt lernen viele, dass Multiple ganz unterschiedliche Persönlichkeiten sein können. Das ist zunächst oft mit herben Enttäuschungen verbunden (»Die sind so ganz anders als wir!«); doch auch dies ist ein notwendiger Prozess, während dessen zum einen die »eigene Truppe« in ihrer Einzigartigkeit kennen- und schätzen gelernt wird, zum anderen ein Anerkennen des Andersseins anderer Multipler stattfinden kann. Manche erkennen traurig: Multipel-Sein allein ist noch kein Grund, jemanden zu mögen. So differenzieren sie allmählich und schließen Freundschaften mit solchen, die ihnen von der Gesamtpersönlichkeit her gefallen und zu ihnen passen, während andere ihnen zwar aufgrund ihres Multipel-Seins nahestehen, aber doch nicht für eine enge Freundschaft ausgewählt werden.

Ein ähnlicher Prozess findet in Bezug auf Partnerschaft, Freundschaft zu Nicht-Multiplen und innerhalb der Familie statt. War vorher ein ständiges Misstrauen und Versteckspiel nötig, so zeigt sich die Multiple zunehmend in ihrer innerpsychischen Unterschiedlichkeit und lernt, mit dem entgegengebrachten Unverständnis umzugehen. Sie begreift jetzt, warum andere Menschen sie für »schwierig«, »launisch«, »anstrengend« oder »unberechenbar« und »unzuverlässig« gehalten haben. Jetzt beginnt eine Zeit der Prüfung: Kann der/die andere damit leben, wie ich »auch noch« bin? Sie lernt das unterschiedliche Verhalten von »Personen« in ihr zu erklären und fordert auch für sie einen Platz in der Beziehung ein. Es ist eine Zeit der Verhandlungen, in der die Multiple zunehmend klarer und eindeutiger darauf besteht: »Nimm mich/nimm uns so, wie ich bin/wie wir sind.«

Häufig muss jedoch auch gelernt werden: Nach außen muss eine »erwachsene Person« die Verantwortung übernehmen. Es geht nicht, dass immer und überall die »Kinder« »draußen« sind, und es kann von anderen Menschen auch nicht erwartet werden, dass sie die verschiedenen »Personen« in einer Multiplen akzeptieren, sie jeweils unterschiedlich behandeln, sie nur dafür zur Verantwortung ziehen, was sie jeweils »selbst« getan haben, und sie mit den jeweiligen Innen-Namen ansprechen. Mit der Zeit muss die Multiple erkennen: »Ich werde als Gesamtpersönlichkeit verantwortlich gemacht. Und so muss ich mich auch anderen Menschen gegenüber verhalten.« Dies ist ein längerer Prozess, der oft mit vielen innerpsychischen Spannungen, Enttäuschungen und inneren wie äußeren Verhandlungen verbunden ist.

Viele verlieren in dieser Zeit ihre/n PartnerIn, ihre FreundInnen und Bekannten, weil diese nicht bereit sind, auch die anderen Persönlichkeitsanteile in ihr zu akzeptieren. Dies ist eine schwierige Zeit, denn meist dauert es eine Weile, bis neue, akzeptierende und akzeptable Beziehungen eingegangen werden können. Und dennoch ist es auch eine Zeit des Stolzes und der zunehmenden Überwindung von Einsamkeit, denn die Betroffene besteht darauf, in ihrem So-Sein anerkannt zu werden. Lieber beschränkt sie sich zunächst auf wenige Kontakte, in denen sie sich aber aufgehoben und akzeptiert fühlt, als solche Beziehungen aufrechtzuerhalten, in denen sie leidet und die in ihrem Innern Angst und erneute Schuldgefühle auslösen. So lernt sie, sich selbst zu beschützen und gut für sich zu sorgen, sich zu respektieren und auch von anderen Menschen diesen Respekt zu verlangen.

Eine multiple Persönlichkeit, die nach ihrem »Coming-Out als Multiple« fast ihren gesamten Freundeskreis verloren hatte, meinte einmal mit ruhigem Stolz: »Ich bin jetzt zwar mehr allein, aber weniger einsam.«

Therapeutische Hilfen bei der Integration

Viele Integrationen von »Personen« erfolgen spontan. Entweder in/nach Traumabearbeitungen oder weil sich die speziellen »Aufträge« der jeweiligen »Personen« erledigt haben, seien es nun »Programmierungen« (siehe das entsprechende Kapitel) oder Anteile, die aufgrund des Multipel-Seins entstanden waren (»bestrafende und/oder zerstörerische ›Personen‹, ›BeschützerInnen‹, die um sich schlugen« etc.).

In der Regel schließen sich diejenigen »Innenpersonen«, die vorher schon in einer gemeinsamen Persönlichkeitsschicht vorhanden waren, enger zusammen und bilden »Cluster« (Gruppen). Oft gibt es eine Zeit lang noch »Verbindungspersonen« zwischen diesen Gruppierungen, die Informationen übermitteln und interpretieren. Dafür werden selten neue »Personen« durch Dissoziation geschaffen, sondern die Aufgabe wird von »BeobachterInnen« und »BeschützerInnen« übernommen, die auch vorher schon die Fähigkeit besaßen, innerpsychische Kommunikation herzustellen. Innerhalb einer »Gruppe« werden nach und nach die Erfahrungen miteinander geteilt. Oft »wachsen« dann auch die »Kinder«.

Für mich ist es immer ein sehr eindrucksvolles Erlebnis, diese Veränderung im äußeren Erscheinungsbild der KlientIn gespiegelt zu sehen: Plötzlich sitzen »Jugendliche« vor mir, in denen ich noch die vorherigen »Kinder« erkennen kann, mit ihrer spezifischen Mimik, Gestik, ihrem Tonfall und ihrem Verhalten. Und doch sind sie verändert: Sie sind »älter« geworden, haben einen reichhaltigeren Wortschatz, ihre vorher »kindlichen« Bewegungen und Verhaltensweisen erscheinen gereift.

Allmählich wird es auch schwieriger, die einzelnen »Personen« auseinanderzuhalten, sodass ich öfter nachfragen muss, mit wem ich denn gerade spreche, und häufig bekomme ich in dieser Phase zur Antwort: »Das weiß ich auch gerade nicht so genau.«

Hin und wieder fällt es der Betroffenen jedoch schwer, eine Integration ohne Hilfe von außen zu vollziehen, etwa wenn die Alltags-Person eine Zentralfigur aus einer »unteren«, d.h. weiter von ihr und ihrem Erleben entfernten Persönlichkeitsschicht integrieren soll bzw. will. Wobei »Zwangsintegrationen« vermieden werden sollten, aber manchmal durchaus vorkommen, etwa wenn eine psychisch besonders gefährdete »Person« gerettet werden muss und eine stabilere »Innenperson« sie sozusagen »unter ihre Fittiche nimmt«. Solche unter Zwang entstandenen Integrationen sind jedoch in der Regel nicht von Dauer. Stabile Integration setzt Freiwilligkeit aller daran beteiligten »Personen« voraus. Und auch dann noch sind die o.g. Prozesse von Trauerarbeit und Bearbeitung der jeweiligen Konflikte der Beteiligten erforderlich.

Die TherapeutIn kann bei einer Integration assistieren, indem sie:
- ⟶ mit allen »Personen« spricht, um festzustellen, dass die Integration keine negativen Auswirkungen haben wird; evtl. müssen Ängste anderer »Innenpersonen« vor der dann so mächtigen integrierten »Person« geklärt werden;
- ⟶ dabei hilft, die »Personen« so zu ordnen und innerpsychisch in Sicherheit zu bringen, dass der Integrationsprozess nicht gestört wird;
- ⟶ mit der KlientIn bespricht, welche Anteile bzw. »Innenpersonen« bei der Integration helfen können;
- ⟶ die beiden »Personen«, also diejenige, in die integriert wird, und diejenige, die integriert wird, »herausbittet« und mit ihnen klärt, dass sie beide für das gesamte Persönlichkeitssystem sehr wertvoll waren, dass kein Merkmal und keine Eigenheit von ihnen verschwinden wird, sondern dass es darum geht, dass beide diese miteinander teilen und sich noch zugehöriger fühlen können;
- ⟶ die anderen »Personen«, die bei der Integration »zusehen« bzw. helfen wollen, bittet, sich in einer für die beiden angenehmen Weise um sie zu versammeln und ihnen liebevolle und fürsorgliche Energie zu schenken;
- ⟶ die beiden »Personen« bittet, einander nahezukommen, so nahe, dass sie schließlich miteinander verschmelzen können; wobei sie darauf hinweist, dass dieser Prozess jederzeit gestoppt oder rückgängig gemacht werden kann;
- ⟶ alle Beteiligten bittet, sich Zeit zu nehmen, diesen Integrationsprozess intensiv zu erleben und sich daran zu freuen, dass diese beiden für alle so wichtigen »Personen« jetzt eins werden können;
- ⟶ die integrierte »Person« bittet, anzuzeigen, wann sie den Prozess (für heute) für abgeschlossen hält, und sich zu äußern, wie es ihr jetzt geht;
- ⟶ (bei gelungener Integration) alle Beteiligten auffordert, wenn sie mögen, ein Fest für die integrierte »Person« zu feiern und ihr zu helfen, sich im Persönlichkeitssystem und in ihrer Interaktion mit der Außenwelt zurechtzufinden;

⋯⇢ (bei nur teilweiser Integration oder beim Misslingen) die Beteiligten bittet, herauszufinden, warum der Prozess unterbrochen oder abgebrochen werden musste, und evtl. vorschlägt, es zu einem späteren Zeitpunkt noch einmal zu versuchen und in der Zwischenzeit die noch vorhandenen Widersprüche und Schwierigkeiten zu klären.

Nicht selten nämlich stellt es sich dann heraus, dass die »Person«, in die integriert wird (das Gleiche gilt für zwei gleichwertige »Personen«, die miteinander verschmelzen wollen), noch Schwierigkeiten hat, einen oder mehrere bestimmte Anteile der anderen »Person« aufzunehmen. Etwa bestimmte Eigenarten, Denkweisen, Gefühle, Erinnerungen etc. In diesem Fall ist es sinnvoll, darauf hinzuweisen, dass der/die Multiple jahrzehntelang mit dieser Aufspaltung gelebt hat und es einfach Zeit braucht, bis alle Schwierigkeiten und Unklarheiten, die aufgrund der verschiedenen Identitäten dieser »Personen« entstanden sind, bearbeitet sind.

Wie gesagt, Integration ist ein lang dauernder Prozess; immer wieder kommt es vor, dass bereits integrierte »Personen« wieder auseinanderfallen und nach einer Weile wieder zusammenfinden, manchmal erst, nachdem sie sich mit anderen »Personen« enger zusammengeschlossen haben.

Fusion oder Co-Bewusstheit?

Co-Bewusstheit ist der Zustand, den eine DIS-KlientIn oft schon als das Beste empfindet, was ihr je passieren konnte: Sie kennt ihre »Anteile«, sie weiß um sie, sie kann sie fragen, wenn sie das möchte, und sie bitten, ihr zu helfen. Sie kann einzelne Persönlichkeitsanteile (»Personen«) gezielt nach außen bringen und andere zurückhalten. Und das Wichtigste: *Sie verliert keine Zeit mehr.*

Sie kann »dabei bleiben«, wenn ein anderer Anteil nach außen agiert, sie spürt, was dieser Anteil fühlt und denkt, und sie hat keine »Blackouts«, keine Amnesien mehr im Tagesbewusstsein. Im engeren Sinne der klinischen Definition hat sie damit aufgehört, multipel zu sein.

Co-Bewusstheit stellt sich allmählich her. Erst zwischen den »Personen« einer »Gruppe«, dann zwischen immer mehr Persönlichkeitsanteilen, bis schließlich die Amnesien ganz aufhören. Dies bedeutet nicht, dass die KlientIn jederzeit alles weiß, was die »Innenpersonen« gespeichert haben – das würde ihr Bewusstsein ebenso überfordern, wie es bei jedem anderen Menschen der Fall wäre: Niemand weiß jederzeit über alles Bescheid, was er oder sie je gedacht, gefühlt oder erlebt hat. Doch viele Menschen, die sich mit ihrer Lebensgeschichte auseinandergesetzt haben, können, wenn auch manchmal mit Mühe, »hervorkramen«, was sie einmal gedacht und empfunden und wie sie die Welt einmal wahrgenommen haben, etwa als sie klein waren. Ähnlich ergeht es Multiplen, nur dass diese oft sehr viel mehr erinnern können, weil diese Erinnerungen in Form der »Personen« in ihnen lebendig sind.

Co-Bewusstheit ist ein Zustand, in dem es noch »Personen« in der DIS-KlientIn gibt, die oft auch noch nach außen hin deutlich in ihrer Andersartigkeit zutage treten. Der Unterschied liegt in der mentalen Kontrolle, die die Betroffene auf das Geschehen ausüben kann: Mit einer gewissen Anstrengung schafft sie es, jederzeit eine »Person« hervorholen oder wieder »nach innen gehen« zu lassen. Und sie weiß um das, was geschieht.

Allerdings ist auch hier eine gewisse Vorsicht geboten: Es gibt die berühmte »Amnesie für die Amnesie«, d.h., eine Multiple kann den Eindruck haben, alles zu wissen und keine Zeit zu verlieren, doch sie weiß vielleicht nicht, dass sie etwas nicht weiß. Daher ist diese Phase immer noch eine labile: In Krisensituationen können wieder Amnesien auftreten, da Dissoziation immer noch der Hauptabwehrmechanismus ist.

Optimal ist auf jeden Fall die Gesamtfusion, also die stabile Vermischung aller »Personen« zu einer einheitlichen Gesamtpersönlichkeit. Doch es gibt zahlreiche (ehemalige) Multiple, die eine Fusion zwischen etlichen »Personen« hergestellt haben, dennoch aber die eine oder andere »Person« bestehen lassen. Beliebt sind »das nette Mädchen« und »der starke Beschützer«, manchmal auch »die, die keine Schmerzen fühlt«. Dies kann durchaus sinnvoll sein, solange es die Persönlichkeit noch nicht schafft, sie zu integrieren. Häufig jedoch ist dies eine Art Selbstbetrug: Weil Dissoziation noch gebraucht wird bzw. weil die anderen Persönlichkeitsanteile (noch) nicht wollen, dass sie »kindlich« oder »männlich« wirken, und weil sie im Zweifelsfall wollen, dass sie keine Schmerzen fühlen, sollen diese Anteile abgespalten bleiben. Außerdem haben viele Multiple sich als »etwas ganz Besonderes« gefühlt aufgrund ihres Multipel-Seins. Diesen Sonderstatus wollen sie nicht so gern aufgeben. Also möchten sie wenigstens gern »ein bisschen multipel« bleiben.

Bevor also eine Psychotherapie an dieser Stelle beendet wird, sollte mit der Betroffenen ausführlich darüber gesprochen werden, dass erst eine stabile Fusion aller »Personen« die Gesamtpersönlichkeit davor bewahren kann, »blinde Flecken« zu entwickeln, etwa Gefahren nicht rechtzeitig zu bemerken und sich im Krisenfall doch wieder (weiter) aufzuspalten. Allerdings ist es in der Regel, wie Nachuntersuchungen multipler Persönlichkeiten zeigen, nicht schwierig, neue oder wieder aufgetretene Abspaltungen aufs Neue zu integrieren, wenn die KlientIn dazu noch einmal einige Stunden in die Psychotherapie zurückkehrt.

Nachintegrative Arbeit

Auch wenn die KlientIn nicht mehr multipel ist, bleibt in der Regel noch viel zu bearbeiten. Es können noch Ess-, Schlaf- und andere Störungen vorhanden sein, die nicht automatisch durch die Integration bzw. Fusion verschwinden. Einige behalten ihre Borderline-Persönlichkeitsstruktur, neigen also weiterhin dazu, andere Menschen erst zu idealisieren und dann abzuwerten, agieren spalterisch, drohen verzweifelt mit Suizid, wenn sie nicht weiterwissen etc. Auch eine Reihe psychosomatischer Beschwerden kann erhalten bleiben, etwa die Neigung zu Kopfschmerzen, zu »Phantomschmerzen«, wenn Erinnerungen angesprochen werden etc. Oft müssen die körperlichen Folgen der jahrelangen Misshandlungen und des selbstzerstörerischen Verhaltens – nun von der integrierten Gesamtpersönlichkeit – getragen werden.

Ein wichtiges Thema bleibt die Trauerarbeit um die verletzte und zerstörte Kindheit. Ein weiteres Thema ist die Schuldfrage, insbesondere wenn deutlich wird, dass vorher abgespaltene Persönlichkeitsanteile zu Tätern geworden waren und die Gesamtpersönlichkeit jetzt die Verantwortung dafür übernehmen muss. Dabei muss deutlich gemacht werden, dass »damals« die jeweilige »Person« im Zustand der Spaltung und unter Zwang gehandelt hat, dass jetzt aber die Möglichkeit besteht, daran zu arbeiten, dass zerstörerische Impulse kontrolliert werden können.

Im Grunde ist das, was nun an psychotherapeutischer Arbeit geleistet werden muss, »therapeutische Alltagsarbeit«; nur dass meist mit Affekten und mit Erlebtem umgegangen werden muss, das die grausamen Erfahrungen und die Todesnähe der Betroffenen widerspiegelt und in Rechnung stellen muss.

Von großer Bedeutung für die Betroffene ist es, dass sie andere Abwehrmöglichkeiten lernt, denn bislang hat sie sich auf die Dissoziation verlassen. Wurde es schwierig, so folgte ein Switch (»Personenwechsel«), und schon übernahm eine andere »Person«. Jetzt gilt es für die Gesamtpersönlichkeit, Bewältigungsstrategien für Krisen und Stresssituationen zu erlernen, sodass sie »da bleiben« kann. Es wird ihr keineswegs leichtfallen, dies zu tun, denn es bedeutet, die Verantwortung für das zu übernehmen, was sie bzw. ein Anteil von ihr macht. Sie muss also lernen, zu dem zu stehen, was sie sagt und tut, es zu verteidigen, zu verhandeln, Kompromisse zu schließen, nachzugeben oder die negativen Konsequenzen ihres Verhaltens zu ertragen. Viele ehemals multiple Persönlichkeiten müssen da einiges nachholen, insbesondere im sozialen Umgang mit Außenstehenden. Aber auch innerpsychisch: Sie müssen mit den zahllosen Reizen erst einmal fertig werden, die nun auf sie als »Gesamtperson« einstürmen. Ehemalige Auslöser für z.B. (selbst)zerstörerische Impulse werden immer noch als Stressoren empfunden und erfordern viel kognitive und emotionale Arbeit.

Es ist sinnvoll, diesen Prozess noch in der Psychotherapie zu bearbeiten, da er für (ehemalige) Multiple mit zahlreichen Schwierigkeiten verbunden ist. Viele Betroffene haben nur bis zur Co-Bewusstheit oder Integration gedacht. Sie haben nicht bedacht, dass sie auch als Gesamtpersönlichkeit noch so viele Probleme haben würden; für manche stellt diese Erkenntnis eine regelrechte narzisstische Kränkung dar.

»Ich dachte immer, wenn ich nicht mehr multipel bin, bin ich die Ruhe selbst, die perfekte Frau, die alles weiß und alles geschafft hat. Manchmal fällt es mir schwer einzusehen, dass ich ein ganz gewöhnlicher Mensch mit ganz gewöhnlichen Problemen bin, irgendwie Durchschnitt«, sagte eine KlientIn einmal.

Es dauerte noch eine Weile, bis sie verstand: Sie ist nicht nur »irgendwie Durchschnitt«, sondern ein wunderbarer Mensch und eine ganz besondere Frau – auch wenn sie nicht mehr multipel ist. Eine Frau, die unsägliche Qualen überstanden hat und noch einmal unsägliche Qualen durchlitt, als sie das alles realisierte. Eine Frau, die sagen kann: »Jetzt beginnt mein neues Leben danach.«

Nachwort

Wenn Sie das gesamte Buch bis hierhin durchgelesen haben, werden Sie dabei vermutlich eine Vielzahl von Gedanken und Gefühlen gehabt haben: Interesse, Entsetzen, Verwirrung, Zweifel, Ablehnung, Nachdenklichkeit und sicher manches mehr. Möglicherweise auch: ein Wiedererleben eigener Erfahrungen bzw. besorgte Gedanken an Menschen, die Gewalt erfahren haben und denen Sie sich liebevoll und fürsorglich verbunden fühlen. Vielleicht auch spirituelle Fragen.

Was bleibt mir am Schluss dieses Buches zu sagen – dieses ersten Sachbuches, das im deutschsprachigen Raum zum Thema »Multiple Persönlichkeiten« erschienen ist?

Zunächst dieses: Das Buch ist ein Anfang. Viele Fragen mussten offen bleiben, viel bleibt zu tun. Wir benötigen dringend mehr gut ausgebildete TherapeutInnen für die Diagnostik und Behandlung multipler Persönlichkeiten. Wir benötigen dringend mehr erprobte Diagnoseinstrumente. Wir benötigen dringend Zufluchtsstätten für Multiple, die sich noch in der Gewalt der Täter befinden: Privatunterkünfte zum »Untertauchen« – wobei die HelferInnen im Umgang mit DIS geschult sein müssen. Und vor allem: Mehr Klinikplätze zur Krisenintervention und Langzeittherapie; am besten eigene Stationen in psychosomatischen bzw. psychiatrischen Kliniken, in denen ein spezielles Behandlungsprogramm für DIS entwickelt, erprobt und angewandt wird.

Ja, wir benötigen das alles dringend. Multiple Persönlichkeiten haben zahlreiche Gewalterfahrungen überlebt. Nun ist das Gesundheitssystem gefordert, ihnen angemessene Diagnostik- und Behandlungsmöglichkeiten anzubieten.

Meine Bitte daher an alle – Professionelle, Betroffene und Laien -, die dieses Buch gelesen haben: Setzen Sie sich dafür ein, dass über die Gewalt, die Kindern hierzulande angetan wird, gesprochen und geschrieben wird. Sprechen Sie mit allen Menschen, die hier etwas bewirken können. Unterstützen Sie multiple Persönlichkeiten dabei, angemessene Hilfe zu finden.

Und was BeraterInnen und TherapeutInnen anbetrifft: Werden Sie aufmerksam für Signale einer möglichen dissoziativen Identitätsspaltung. Bilden Sie sich fort, sprechen Sie mit Ihren KollegInnen und Vorgesetzten darüber. Setzen Sie sich dafür ein, dass die Diagnose DIS bekannter und die Psychotherapie der Betroffenen von deren Krankenkasse ausreichend lange finanziert wird.

Wenn Sie selbst mit einer zu tun haben, die »viele ist«: Helfen Sie ihr dabei, ihre zersplitterte Identität zusammenzufügen. Auch wenn Sie in dieser Arbeit bis an die Grenze dessen gelangen, was Sie können und zu ertragen bereit sind. Die amerikanische PsychotherapeutIn Kathy Steele hat sich in einem Aufsatz dem Thema zugewandt, wie es ist, einer durch schwere Gewalterfahrung »zersplitterten Seele« beizustehen.[210] Ihr Rat soll dieses Buch beschließen; ich finde, er gilt für die HelferIn ebenso wie für die Multiple selbst: »Wie also stehen Sie einer zersplitterten Seele bei? Sanft, mit dankbarem und tiefem Respekt. Geduldig, denn die Zeit steht für die Erschütterten still, und der Impuls des Heilens wird zunächst langsam sein. Mit der zärtlichen Stärke, die einer Offenheit für Ihre eigene tiefste Verwundung entstammt und Ihrem eigenen tiefen Heilungsprozess dient. Fest und sicher, in nie nachlassender Grundüberzeugung, dass das Böse mächtig ist, es aber ein Gutes gibt, das noch mächtiger ist. Bleiben Sie mit diesem Guten in all Ihrem Sein verbunden, wie auch immer es sich Ihnen zeigt. Machen Sie sich vertraut mit den Schatten tief in Ihrem Innern. Und dann: Öffnen Sie sich – alles, was Sie sind – für das Licht. Geben Sie freizügig. Nehmen Sie reichlich in sich auf. Finden Sie Ihre Sicherheit, Ihre Zuflucht, und gehen Sie dorthin, wenn Sie es brauchen. Hören Sie zu, so gut Sie können, und seien Sie ehrlich um jeden Preis. Worte werden nicht immer kommen; manchmal gibt es keine Worte angesichts des Bösen. Doch in Ihrer Bereitschaft, bei der anderen zu sein, wird sie Sie hören; von Seele zu Seele wird sie hören, wofür es keine Worte gibt.

Wenn Sie können, wenden Sie sich in Ihrem eigenen Tempo um und konfrontieren Sie sich mit dem tiefen Abgrund in Ihrem Innern. Und dann lassen Sie los. Kummer, Wut, allein und gemeinsam vergossene Tränen. Finden Sie jene, denen Sie vertrauen, und erlauben Sie es ihnen, bei Ihnen zu sein. Lernen Sie lachen, vertrauen Sie der heilenden Kraft des Humors. Vertrauen Sie sich selbst. Vertrauen Sie dem Prozess. Heißen Sie diese Welt willkommen, die Ihnen jetzt Sicherheit bietet. Halten Sie die kleinen, zarten Glücksmomente fest. Lassen Sie zu, dass Sie geliebt werden. Lassen Sie zu, dass Sie lieben. Die zersplitterte Seele wird heilen.«

Anmerkungen

1 Ross, C.A.: Multiple Personality Disorder. Diagnosis, Clinical Features, and Treatment, New York: John Wiley & Sons, 1989, S. 55.
Alle Textzitate aus dem Amerikanischen sind von der Autorin ins Deutsche übertragen worden.
2 Putnam, F.W.: Diagnosis and Treatment of Multiple Personality Disorder, New York/London: The Guilford Press, 1989, S. 27.
3 Ronquillo, E.B.: The influence of »Esperitismo« on a case of multiple personality disorder, in: *Dissociation*, Vol. 4 (1), 1991, S. 39-45;
Richeport, M.M.: The interface between multiple personality, spirit mediumship, and hypnosis, in: *American Journal of Clinical Hypnosis*, Vol. 34 (3), 1992, S. 168-177;
Mulhern, S.: Embodied alternative identities: Bearing witness to a world that might have been, in: *Psychiatric Clinics of North America*, Vol. 14 (3), 1991, S. 769-786;
Martinez-Taboas, A.: Multiple personality disorder as seen from a social constructionist viewpoint, in: *Dissociation*, Vol. 4 (3), 1991, S. 129-133;
Hankoff, L.D.: Religious healing in first-century Christianity, in: *Journal of Psychohistory*, Vol. 19 (4), 1992, S. 387-407;
Akolkar, V.V.: Search for Sharada: Report of a case and its investigation, in: *Journal of the American Society for Psychical Research*, Vol. 86 (3), 1992, S. 209-247;
Krippner, S.: Cross-cultural approaches to multiple personality disorder: Therapeutic practices in Brazilian spiritism, in: *Humanistic Psychologist*, Vol. 14 (3), 1986, S. 176-193.
4 Ellenberger, H.F.: Die Entdeckung des Unbewussten, Zürich: Diogenes, 1985, S. 186 f.
5 Gmelin, E.: Materialien für die Anthropologie, Tübingen: Cotta, 1791, Bd. 1, S. 3-89.
6 Ellenberger, Die Entdeckung des Unbewussten, S. 187.
7 Siehe unter anderem: Janet, P.: L'automatisme psychologique, Paris: Alcan, 1889;
Janet, P.: L'Evolution Psychologique de la Personnalité, Paris: Chahine, 1929.
8 Prince, M.: Dissociation of a Personality, New York: Longman, Green, 1906.
9 Siehe Putnam, Diagnosis and Treatment of Multiple Personality Disorder, S. 31.
10 Freud, S.: Zur Ätiologie der Hysterie (1896), in: ders.: Gesammelte Werke, hg. von A. Freud et al., Imago-Ausgabe, Bd. 1, London, 1952, S. 439, zitiert in: Herman, J.: Die Narben der Gewalt, München: Kindler, 1994, S. 25.
11 Herman, J.: Die Narben der Gewalt, S. 26.
12 Thigpen, C.H.; Cleckley, H.: The Three Faces of Eve, New York: McGraw-Hill, 1957.
13 Sizemore, C.C.; Pittillo, E.S.: Fm Eve, Garden City: Doubleday, 1977.
14 Rosenbaum, M.: The role of the term schizophrenia in the decline of multiple personality, in: *Archives of General Psychiatry*, Vol. 37, 1980, S. 1383-1385.
15 Ross, C.A.: Multiple personality disorder patients with a prior diagnosis of schizophrenia, in: *Dissociation*, Vol. 1 (2), 1988, S. 39-42.
16 Putnam, F.W.: Diagnosis and Treatment of Multiple Personality Disorder, S. 34.
17 Boor, M.; Coons, P.M.: A comprehensive bibliography of literature pertaining to multiple personality, in: *Psychological Reports*, Vol. 53 (1983), S. 295-310.
18 Schreiber, F.R.: Sybil (deutsch: Frankfurt: Fischer, 1976).

19   Kontakt: ISSD, 5700 Old Orchard Road, First Floor, Skokie, IL 60077-1057, USA.

20   Ross, C.A.: Epidemiology of multiple personality disorder and dissociation, in: *Psychiatric Clinics of North America,* Vol. 14 (3), 1991, S. 503-517.

21   Bliss, E.L.; Jeppsen, E.A.: Prevalence of multiple personality among inpatients and outpatients, in: *American Journal of Psychiatry,* Vol. 145 (2), 1985, S. 250-251;
Ross, CA., et al.: The frequency of multiple personality disorder among Psychiatric inpatients, in: *American Journal of Psychiatry,* Vol. 148 (12), 1991, S. 1717-1720;
Ross, CA., et al.: Dissociative experiences among Psychiatric inpatients, in: *General Hospital Psychiatry,* Vol. 14 (5), 1992, S. 350-354.

22   Diagnostisches und Statistisches Manual Psychischer Störungen, DSM-III-R, Weinheim: Beltz, 1989, S. 332.
Im DSM IV wird statt von »Multipler Persönlichkeitsstörung« von »Dissoziativer Identitätsstörung« gesprochen. Kennzeichen hierfür sind (Übersetzung aus dem amerikanischen DSM-IV von M.H.):
A. Anwesenheit von zwei oder mehr getrennten Identitäten oder Persönlichkeitszuständen (jeder mit einem eigenen, relativ überdauernden Muster, die Umgebung und das Selbst wahrzunehmen, sich auf sie zu beziehen und darüber nachzudenken).
B. Zumindest zwei dieser Identitäten oder Persönlichkeitszustände übernehmen abwechselnd die Kontrolle über das Verhalten der Person.
C. Unfähigkeit, bedeutsame persönliche Information zu erinnern, die zu ausgeprägt ist, um durch gewöhnliche Vergesslichkeit erklärbar zu sein.
D. Die Störung ist nicht auf die direkten physiologischen Auswirkungen einer Substanz (z.B. Blackouts oder chaotisches Verhalten während Alkoholintoxikation) oder eine allgemeinmedizinische Erkrankung (z.B. Anfallsleiden) zurückzuführen. *Anmerkung:* Bei Kindern sind die Symptome nicht auf imaginäre Spielgefährten oder anderes Fantasiespiel zurückzuführen.

23   Siehe u.a. Gergen, K.H.: The Saturated Self. Dilemmas of Identity in Contemporary Life, New York: Basic Books, 1991;
Vom Scheidt, J.: Ich bin viele – überfordertes Dasein und Identität in der Rollenvielfalt, in: Fuchtmann, E.: Identität und Sexualität, Freiburg: Lambertus, 1988, S. 9-22.

24   Ross, C.A.: Multiple Personality Disorder, S. 61.

25   Lerner, G.: Die Entstehung des Patriarchats, Frankfurt: Campus, 1991.

26   Titus, M.A.; Smith, W.H.: Contemporary issues in the psychotherapy of women, in: *Bulletin of the Menninger Clinic,* Vol. 56 (1), 1992, S. 48-61.

27   Fink, D.: The comorbidity of multiple personality disorder and DSM-III-R Axis II disorders, in: *Psychiatric Clinics of North America,* Vol. 14 (3), 1991, S. 547-566;
Levin, A.P., et al.: Multiple personality in eating disorder patients, in: *International Journal of Eating Disorders,* Vol. 13 (2), 1993, S. 235-239;
Vanderlinden, J.: Dissociative Experiences, Trauma and Hypnosis. Research Findings & Clinical Applications in Eating Disorders, Delft: Eburon, 1993.

28   Ross, C.A.; Norton, G.R.; Wozney, K.: Multiple personality disorder: A review of 236 cases, in: *Canadian Journal of Psychiatry,* Vol. 34 (5), 1989, S. 413-418.

29   Ross, C.A.: Multiple Personality Disorder, S. 68.

30   Ebd., S. 97.

31   Teegen, F.: Sexuelle Kindesmisshandlung durch Frauen, in: *Verhaltenstherapie und psychosoziale Praxis,* Nr. 3, 1993, S. 330.

32   Diagnostisches und Statistisches Manual Psychischer Störungen, S. 329.

33   Ebd., S. 339.

34   Ebd., S. 339.

35   Ross, C.A.: Multiple Personality Disorder, S. 87.

36   Ebd., S. 87 f.

37   Ebd., S. 80.

38   Kluft, R.P.: Clinical presentations of multiple personality disorder, in: *Psychiatric Clinics of North America,* Vol. 14 (3), 1991, S. 605-629.

39   In: J.F. Casey: Ich bin viele, Reinbek: Rowohlt, 1992, S. 434.

40   Ebd., S. 436 f.

41   Siehe die Arbeiten der amerikanischen Entwicklungspsychologin Margaret Mahler, u.a.: Mahler, M.S., Pine, F.; Bergman, A.: Die psychische Geburt des Menschen, Frankfurt: Fischer, 1975.

42   Putnam, F.W.: Recent Research on multiple personality disorder, in: *Psychiatric Clinics of North America,* Vol. 14 (3), 1991, S. 489-502.

43   Howland, in: J.F. Casey, Ich bin viele, S. 435.

44   Coons, P.M.: Psychophysiologic aspects of multiple personality disorder: A review, in: *Dissociation,* Vol. 1 (1), 1988, S. 47-53;
Li, D.; Spiegel, D.: A neural network model of dissociative disorders, in: *Psychiatric Annals,* Vol. 22, 1992, S. 144-147;
Miller, S.D.; Triggiano, P.J.: The psychophysiological investigation of multiple personality disorder: Review and update, in: *American Journal of clinical Hypnosis,* Vol. 35 (1), 1992, S. 47-61;
Putnam, F.W.: The psychophysiological investigation of multiple personality disorder: A review. In: *Psychiatric Clinics of North America,* Vol. 7, 1984, S. 31-41;
Putnam, F.W.: The scientific investigation of multiple personality disorder, in: J.M. Quen (Hg.): Split Minds/Split Brain, New York: New York University Press, 1986;
Ross, C.A., et al.: Somatic Symptoms in multiple personality disorder, in: *Psychosomatics,* Vol. 30 (2), 1989, S. 154-160;
Saxe, G.N., et al.: SPECT imaging and multiple personality disorder, in: *Journal of Nervous & Mental Disease,* Vol. 180 (10), 1992, S. 662-663; Sternlicht, H.C., et al.: Multiple personality disorder: A neuroscience and cognitive psychology perspective, in: *Psychiatric Annals,* Vol. 19 (8), 1989, S. 448-455.

45   Sanders, B.: The imaginary companion experience in multiple personality disorder, in: *Dissociation,* Vol. 5 (3), 1992, S. 159-162.

46   Ross, C.A.: Suicide and parasuicide in multiple personality disorder, in: *Psychiatry,* Vol. 52 (3), 1989, S. 365-371.

47   Ross, C.A.: Dissociation and abuse among multiple-personality patients, prostitutes, and exotic dancers, in: *Hospital & Community Psychiatry,* Vol. 41 (3), 1990, S. 328-330.

48   Wyre, R.; Swift, A.: Und bist du nicht willig ... Die Täter, Köln: Volksblatt Verlag, 1991, S. 67.

49   Ross, C.A.: Multiple Personality Disorder, S. 144.

50   Trube-Becker, E.: Missbrauchte Kinder, Heidelberg: Kriminalistik Verlag, 1992, S. 20.

51   Masson, J.M.: Mit Freud fing es an, in: *Emma,* Sept./Okt. 1993.

52   Falsche Kinderfreunde, in: *Emma,* Sept./Okt. 1993, S. 51.

53   Bernard, J.L.; Bernard, M.L.: The abusive male seeking Treatment: Jekyll and Hyde, in: *Family Relations,* Vol. 33 (4), 1984, S. 543-547;
Coons, P.M.: Iatrogenesis and malingering of multiple personality disorder in the forensic evaluation of homicide defendants, in: *Psychiatric Clinics of North America,* Vol. 14 (3), 1991, S. 757-768;
Dinwiddie, S.H., et al.: Multiple personality disorder: Scientific and medicolegal issues, in: *Bulletin of the American Academy of Psychiatry & the Law,* Vol. 21 (1), 1993, S. 69-79;
Hall, P.E.: Multiple personality disorder and homicide: Professional and legal issues, in: *Dissociation,* Vol. 2 (2), 1989, S. 110-115;
Kluft, R.P.: The Simulation and dissimulation of multiple personality disorder, in: *American Journal of Clinical Hypnosis,* Vol. 30 (2), S. 104-118; Leavitt, F.; Braun, B.: Historical reliability: A key to differentiating populations among patients presenting signs of multiple personality disorder, in: *Psychological Reports,* Vol. 69 (2), 1991, S. 499-510;
Lewis, D.O.; Bard, J.S.: Multiple personality and forensic issues, in: *Psychiatric Clinics of North America,* Vol. 14 (3), 1991, S. 741-756;

Perr, I.N.: Crime and multiple personality disorder: A case history and discussion, in: *Bulletin of the American Academy of Psychiatry & the Law,* Vol. 19 (2), 1991, S. 203-214;
Serban, G.: Multiple Personality: an issue for forensic psychiatry, in: *American Journal of Psychotherapy,* Vol. 46 (2), 1992, S. 269-280.

54 Wirtz, U.: Seelenmord, Zürich: Kreuz, 1989.

55 »Eine ehrenwerte Gesellschaft«, in: *Emma,* Sept./Okt. 1993.

56 Kavemann, B.; Lohstöter, I.: Väter als Täter, Reinbek: Rowohlt, 1984, S. 28.

57 Finkelhor, S.: Child sexual abuse, New York: The Free Press, 1984, S. 164.

58 Trube-Becker, E.: Missbrauchte Kinder, S. 27.

59 Ebd., S. 26.

60 Steinhage, R.: Sexueller Missbrauch an Mädchen, Reinbek: Rowohlt, 1989, S. 14 f.

61 Trube-Becker, E.: Missbrauchte Kinder, S. 23.

62 Ebd., S. 46.

63 Peters, J.: Children Who are Victims of Assault and the Psychology of Offenders, in: *American Journal of Psychotherapy,* 1976, S. 398-421; Groth, A.N.; Burgess, A.W.: Male rape: Offenders and victims, in: *American Journal of Psychiatry,* Vol. 137, 1980, S. 806-810.

64 Trube-Becker, E.: Missbrauchte Kinder, S. 46.

65 Ebd., S. 50.

66 Eine in *Emma* (Sept./Okt. 93, S.46) zitierte amerikanische Untersuchung ergab, dass von 403 verurteilten Pädophilen in den USA jeder im Schnitt 166 Kinder sexuell misshandelt hatte. Alle zusammen hatten 67.000 Kinder missbraucht. In derselben Ausgabe von *Emma* (S. 52) behauptet Ursula Enders, Mitbegründerin der Beratungsstelle »Zartbitter« in Köln, in einem Interview, es sei »nicht übertrieben, wenn man bei einem einzelnen Täter von bis zu tausend Opfern in seinem Leben ausgeht«.

67 Enders, U. (Hg.): Zart war ich, bitter war's. Sexueller Missbrauch an Mädchen und Jungen, Köln: Kölner Volksblatt-Verlag, 1990.

68 In: *Emma,* Sept./Okt. 1992, S. 52 f.

69 In: *FOCUS,* Nr. 36/1993, S. 108.

70 WDR III Fernsehen: Kinderpornografie in Deutschland, Sendung am 13.9.1993.

71 *Die Woche,* 23. September 1993, S. 1.

72 In: *Focus,* Nr. 36/1993, S. 109.

73 Persönliche Mitteilung von Felix Olthuis, Direktor von Atlantis, einer Klinik in Den Haag, die zwei Stationen für Multiple eingerichtet hat, Februar 1994.

74 Zitiert in: Heyne, C.: Täterinnen, Zürich: Kreuz, 1993, S. 270.

75 Elliott, M.: Tip of the Iceberg? in: *Social Work Today,* 12.3.1992; Faller, K.: Women who sexually abuse children, in: *Violence and Victims,* Vol. 2 (4), 1989, S. 264-276.

76 Honig, M.S.: Kindesmisshandlung, Frankfurt: Juventa, 1982.

77 Wodak, R.: Hilflose Nähe? Mütter und Töchter erzählen, Wien: Deuticke, 1984, S. 19.

78 Was dies für die Mutter-Tochter-Beziehung und für die Beziehung von Frauen untereinander im späteren Leben bedeutet (für Freundschaften und Liebesbeziehungen unter Frauen) habe ich versucht, in einer früheren Monografie zu beschreiben: Huber, M.; Rehling, L: Dein ist mein halbes Herz. Was Freundinnen einander bedeuten, Frankfurt/M: Fischer, 1989.

79 Ross, C.A., et al.: Abuse histories in 102 cases of multiple personality disorder, in: *Canadian Journal of Psychiatry,* Vol. 36 (2), 1991, S. 97-101.

80 Braun, B.G.: The Transgenerational Incidence of Dissociation and Multiple Personality Disorder: A Preliminary Report, in: Kluft, R.P. (Hg.): Childhood Antecedents of Multiple Personality, Washington: American Psychiatric Press, 1985, S. 127-150; Spiegel, D.: Dissociation, Double Binds, and Posttraumatic Stress in Multiple Personality Disorder, in: Braun, B.G. (Hg.): Treatment of Multiple Personality Disorder, Washington: American Psychiatric Press, 1988, S. 61-77.

81   Teegen, F.: Sexuelle Kindesmisshandlung durch Frauen, in: *Verhaltenstherapie und psychosoziale Praxis,* Nr. 3, 1993, S. 332.

82   Ebd.; vgl. auch Marvasti, J.: Incestuous mothers, in: *American Journal of Forensic Psychiatry,* Vol. 7 (4), 1986, S. 63-69;
      Mathews, R., et al.: Female sexual off enders, Orwell: Safer Society Press, 1989;
      McCarthy, D.: Mother-child incest. Characteristics of the offender, in: *Child Welfare,* Vol. 65 (5), 1986, S. 447-458.

83   Andrew Vachss, Interview von Ulla Fröhling, unveröff. Ms., 1994.

84   Young, W.C.: Sadistic Ritual Abuse. An Overview in Detection and Management, in: *Primary Care,* Vol. 20 (2), 1993, S. 447-458.

85   Dvorak, J.: Satanismus. Schwarze Rituale, Teufelswahn und Exorzismus, Frankfurt: Eichborn, 1989;
      Haack, F.W.: Wotans Wiederkehr. Blut-Boden-und-Rasse-Religion, München: Claudius, 1981;
      AK Neue Rechte (Hg.): Thule-Seminar. Spinne im Netz der Neuen Rechten, Kassel: Selbstverlag, 1992.

86   Das beste Fachbuch zum Thema: Sakheim, D.K.; Devine, S. (Hg.): Out of Darkness. Exploring Satanism and Ritual Abuse, New York: Lexington Books, 1992;
      siehe auch: Gould, C: Satanic ritual abuse: Child victims, adult survivors, system response, in: *California Psychologist,* Vol. 22, 1987;
      Hicks, R.E.: In Pursuit of Satan: The police and the Occult, New York: Prometheus Books, 1991;
      Jones, D.: Ritualism and child sexual abuse, in: *Child Abuse & Neglect,* Vol. 15 (3), 1991, S. 163ff.;
      Jonker, F.; Jonker-Bakker, P.: Experiences with ritualistic child sexual abuse: A case study from the Netherlands, in: *Child Abuse & Neglect,* Vol. 15, 1991, S. 191 ff.;
      Kelly, S.J.: Stress responses of children to sexual abuse and ritualistic abuse in day care centers, in: *Journal of Interpersonal Violence,* Vol. 4, 1989, S. 502 ff.;
      Putnam, F.W.: The satanic ritual abuse controversy, in: *Child Abuse & Neglect,* Vol. 15, 1991, S. 175 ff.;
      Rhoades, G.F.: Sadistic ritualistic abuse, unveröff. Ms., erscheint in: R.J. Corsini (Hg.): Wiley Encyclopedia of Psychology, 2 Bde.
      Ryder, D.: Breaking the Circle of Satanic Ritual Abuse, Minneapolis: CompCare Publishers, 1992;
      Shaffer, R.; Cozolino, L.: Adults who report childhood ritualistic abuse, in: *Journal of Psychology and Theology,* Vol.20 (3), S. 188-193;
      Smith, M.: Ritual Abuse: What it is, Why it happens, How to help, San Francisco: Harper Collins, 1993;
      Snow, B.; Sorensen, T.: Ritualistic child abuse in a neighborhood setting, in: *Journal of Interpersonal Violence,* Vol. 5 (4), 1990, S. 474-487;
      Tennant-Clark, R,; Beauvais, F.: Occult participation: Its impact on adolescent development, in: *Adolescence,* Vol. 24, 1989, S. 757 ff.;
      Terry, M.: The Ultimate Evil: An Investigation of America's Most Dangerous Satanic Cult, Garden City: Doubleday, 1987;
      Van Benschoten, S.C.: Multiple personality disorder and satanic ritual abuse: The issue of credibility, in: *Dissociation,* Vol. 3, 1990, S. 22 ff.

87   Spencer, J.: Suffer the Child, New York: Pocket Books, 1989, S. 7-10.

88   Ebd., S. xxii.

89   Ebd., S. xix.

90   Salley, R.D.: Subpersonalities with dreaming functions in a patient with multiple personalities, in: *Journal of Nervous & Mental Disease,* Vol. 176 (2), 1988, S. 112-11.

91   Young, W.C; Sachs, R.G.; Braun, B.G.; Watkins, R.T.: Patients reporting ritual abuse in childhood: A clinical Syndrome report of 37 cases, in: *Child Abuse & Neglect,* Vol. 15, 1991, S. 181-189.

92   Kahaner, L.: Cults that Kill. Probing the Underworld of Occult Crime, New York: Warner Books, 1989.

93   Ebd., S. 56.
94   Gnostizismus ist eine Sammelbezeichnung für alle Religionen und religiösen Strömungen, die ihre Erlösung durch die »Erkenntnis« Gottes anstreben.
95   Ebd., S. 57.
96   Um die gleiche Zeit wurde das Tarot entwickelt, das heute wieder sehr beliebt ist. Es enthält zahlreiche okkulte Symbole, die von der Kabbala abgeleitet sind. Siehe auch: Fortune, D.: Die mystische Kabbala, Freiburg: Bauer, 1989;
     Richardson, A.: Einführung in die mystische Kabbala, Basel: Sphinx, 4. Aufl. 1989;
     Wolff, K.: Der kabbalistische Baum, München: Knaur, 1981.
97   Kahaner, L.: Cults that Kill, S. 57.
98   Ebd., S. 59.
99   Ebd., S. 59.
100 Ebd., S. 59.
101 Ebd., S. vii.
102 Siehe u.a.: Jonker, F.: Erfahrungen mit rituellem Missbrauch in großem Rahmen, Vortrag auf der 5. Internationalen Konferenz über Inzest und damit zusammenhängende Probleme, Biel-Bienne/Schweiz, 12.-14. August 1991;
     Richardson, J.T.; Best, J.; Bromley, D.G.: The satanism scare, New York: Alsine De Gruyter, 1991.
103 Young, W.C: Recognition and Treatment of Survivors Reporting Ritual Abuse, in: D. Sakheim; S. Devine (Hg.): Out of Darkness, S. 249-278.
104 Huber, M.: MPS, in: *Emma*, September 1992, S. 16-20.
105 Serdahely, W.J.: Similarities between near-death experiences and multiple personality disorder, in: *Journal of Near-Death Studies*, Vol. 11 (1), 1992, S. 19-38.
106 Braun, B.G.: Iatrophilia and iatrophobia in the diagnosis and treatment of MPD, in: *Dissociation*, Vol. 2 (2), 1989, S. 66-69;
     Coons, P.M.: Iatrogenic factors in the misdiagnosis of multiple personality disorder, in: *Dissociation*, Vol. 2 (2), 1989, S. 70-76;
     Coons, P.M.: Iatrogenesis and malingering of multiple personality disorder in the forensic evaluation of homicide defendants, in: *Psychiatric Clinics of North America*, Vol. 14 (3), 1991, S. 757-768;
     Coons, P.M.: Use of the MMPI to distinguish genuine from factitious multiple personality disorder, in: *Psychological Reports*, Vol. 73 (2), 1993, S. 401-402;
     Leavitt, F.; Braun, B.: Historical reliability: A key to differentiating populations among patients presenting signs of multiple personality disorder, in: *Psychological Reports*, Vol. 69 (2), 1991, S. 499-510;
     Kluft, R.P.: The Simulation and dissimulation of multiple personality disorder, in: *American Journal of Clinical Hypnosis*, Vol. 30 (2), 1987, S. 104-118;
     Ross, C.A., et al.: Differences between multiple personality disorder and other diagnostic groups on structured interview, in: *Journal of Nervous & Mental Disease*, Vol. 177 (8), 1989, S. 487-491;
     Ross, C.A., et al.: Evidence against the iatrogenesis of multiple personality disorder, in: *Dissociation*, Vol. 2 (2), 1989, S. 61-65.
107 Coons, P.M.: Psychophysiologic aspects of multiple personality disorder: A review, in: *Dissociation*, Vol. 1 (1), 1988, S. 47-53.
108 Putnam, F.W.: Recent Research on multiple personality disorder, in: *Psychiatric Clinics of North America*, Vol. 14 (3), 1991, S. 489-502.
109 Saxe, G., et al.: SPECT imaging and multiple personality disorder, in: *Journal of Nervous & Mental Disease*, Vol. 180 (10), 1992, S. 662-663.
110 Loewenstein, R.J.: Rational psychopharmacology in the treatment of multiple personality disorder, in: *Psychiatric Clinics of North America*, Vol. 14 (3), 1991, S. 721-740.
111 Siehe z.B. die Schilderung der Psychiaterin Frances Howland über einen ihrer Patienten, in: Casey, J.F.: Ich bin viele, S. 435.

112 Siehe auch: Miller, S., et al.: Optical differences in multiple personality disorder: A second look, in: *Journal of Nervous & Mental Disease,* Vol. 179 (3), 1991, S. 132-135.

113 Loewenstein, R.J.; Ross, D.R.: Multiple personality and psychoanalysis: An introduction, in: *Psychoanalytic Inquiry,* Vol. 12 (1), 1992, S. 3-48.

114 Coons, P.M.: Children of Parents with Multiple Personality Disorder, in: R.P. Kluft (Hg.): The Childhood Antecedents of Multiple Personality Disorder, Washington: American Psychiatric Press, 1985, S. 151-166, Zitat S. 161, zitiert in: J.L. Herman: Die Narben der Gewalt, S. 159.

115 Ross, C.A.: Multiple Personality Disorder, S. 184.

116 Fink, D.: The comorbidity of multiple personality disorder and DSM-III-R Axis II disorders, in: *Psychiatric Clinics of North America,* Vol. 14 (3), 1991, S. 547-566;
Kluft, R.P.: An update on multiple personality disorder, in: *Hospital & Community Psychiatry,* Vol. 38 (4), 1987, S. 363-373.

117 Franklin, J.: Diagnosis of covert and subtle forms of multiple personality disorder through dissociative signs, in: *Dissociation,* Vol. 1 (2), 1988, S. 27-33.

118 Diagnostisches und Statistisches Manual Psychischer Störungen, S. 332 f.

119 Ross, C.A.: Multiple Personality Disorder, S. 102.

120 Dell, P.F.: Adolescent multiple personality disorder: A preliminary study of eleven cases, in: *Journal of the American Academy of Child & Adolescent Psychiatry,* Vol. 29 (3), 1990, S. 359-366;
Hornstein, N.L.; Tyson, S.: Inpatient treatment of children with multiple personality/dissociative disorders and their families, in: *Psychiatric Clinics of North America,* Vol. 14 (3), 1991, S. 631-648;
Hornstein, N.L.; Putnam, F.W.: Clinical phenomenology of child and adolescent dissociative disorders, in: *Journal of the American Academy of Child & Adolescent Psychiatry,* Vol. 31 (6), S. 1077-1085;
Kluft, R.P.: Hypnotherapy of childhood multiple personality disorder, in: *American Journal of Clinical Hypnosis,* Vol. 27 (4), 1985, S. 201-210;
Kluft, R.P.; Schultz, R.: Multiple personality disorder in adolescence, in: *Adolescent Psychiatry,* Vol. 19, 1993, S. 259-279;
LaPorta, L.D.: Childhood trauma and the multiple personality disorder: The case of a 9-year-old girl, in: *Child Abuse & Neglect,* Vol. 16 (4), 1992, S. 615-620;
McCullough, A.E.: Multiple personality and dissociative disorders in children, in: *Dissertation Abstracts International,* Vol. 51 (3-B), 1990, S. 1506;
McElroy, L.P.: Early indicators of pathological dissociation in sexually abused children, in: *Child Abuse & Neglect,* Vol. 16 (6), 1992, S. 833-846; Peterson, G.: Diagnosis of childhood multiple personality disorder, in: *Dissociation,* Vol. 3 (1), 1990, S. 3-9;
Putnam, F.W.: Dissociative disorders in children and adolescents: A developmental perspective, in: *Psychiatric Clinics of North America,* Vol. 14 (3), 1991, S. 519-531;
Putnam, F.W.: Dissociative disorders in children: Behavioral profiles, in: *Child Abuse & Neglect,* Vol. 17 (1), 1993, S. 39-45;
Putnam, F.W., et al.: Development, reliability, and validity of a child dissociation scale, in: *Child Abuse & Neglect,* Vol. 17(6), 1993, S. 731-741; Reagor, P.A., et al.: A checklist for Screening dissociative disorders in children and adolescents, in: *Dissociation,* Vol. 5 (1), 1992, S. 4-19;
Stewart, J.A.: Childhood multiple personality disorder: Signs, Symptoms, and etiology, in: *Dissertation Abstracts International,* Vol. 52 (5-B), 1991, S. 2760-2761;
Vincent, M.; Pickering, M.R.: Multiple personality disorder in childhood, in: *Canadian Journal of Psychiatry,* Vol. 33 (6), 1988, S. 524-529;
Weiss, M.; Sutton, P.J.: Multiple personality in a 10-year-old girl, in: *Journal of the American Academy of Child Psychiatry,* Vol. 24 (4), 1985;
Whitman, B.Y.; Munkel, W.: Multiple personality disorder: A risk indicator, diagnostic marker and Psychiatric outcome for severe child abuse, in: *Clinical Paediatrics,* Vol. 30 (7), 1991, S. 422-428.

121 Siehe Putnam, F.W: Dissociative disorders in children: Behavioral profiles, in: *Child Abuse* & *Neglect,* Vol. 17 (1), 1993, S. 39-45.

122 Coons, P.M.: Dissociative Disorder Not Otherwise Specified: A Clinical Investigation of 50 Cases with Suggestions for Typology and Treatment, in: *Dissociation,* Vol. 5 (4), 1992, S. 187-195.

123 Kluft, R.P.: The phenomenology and treatment of extremely complex multiple personality disorder, in: *Dissociation,* Vol. 1 (4), 1988, S. 47-58.

124 Rivera, M.: Multiple personality disorder and the social Systems: 185 cases, in: *Dissociation,* Vol. 4 (2), 1991, S. 79-82.

125 Ross, C.A., et al.: Multiple Personality Disorder, S. 38.

126 Coons, P.M.: Schneiderian first rank Symptoms in schizophrenia and multiple personality disorder, in: *Acta Psychiatrica Scandinavica,* Vol. 77 (2), 1988, S. 235;
Kluft, R.P.: First-rank Symptoms as a diagnostic clue to multiple personality disorder, in: *American Journal of Psychiatry,* Vol. 144 (3), 1987, S. 293-298;
Ross, C.A., et al.: Schneiderian Symptoms in multiple personality disorder and schizophrenia, in: *Comprehensive Psychiatry,* Vol. 31 (2), 1990, S. 111-118;
Ross, C.A.: Multiple personality disorder patients with a prior diagnosis of schizophrenia, in: *Dissociation,* Vol. 1 (2), 1988, S. 39-42.

127 Armstrong, J.: The psychological Organization of multiple personality disordered patients as revealed in psychological testing, in: *Psychiatric Clinics of North America,* Vol. 14 (3), S. 533-546;
Kemp, K., et al.: The differential diagnosis of multiple personality disorder fröm borderline personality disorder, in: *Dissociation,* Vol. 1 (4), 1988, S. 41-46.

128 Diagnostisches und Statistisches Manual Psychischer Störungen, S. 419 f.

129 Lauer, J., et al.: Multiple personality disorder and borderline personality disorder: Distinct entities or variations on a common theme? in: *Annals of Clinical Psychiatry,* Vol. 5 (2), 1993, S. 129-134.

130 Ross, C.A.: Suicide and parasuicide in multiple personality disorder, in: *Psychiatry,* Vol. 52 (3), 1989, S. 365-371.

131 Das amerikanische Original des DDIS ist vollständig abgedruckt im Lehrbuch von Ross (Ross, C.A.: Multiple Personality Disorder, S. 313-334).

132 Weitere Informationen erhältlich bei der Autorin: Marlene Steinberg, www.drmsteinberg.com.

133 Structured Clinical Interview for DSM-IV Dissociative Disorders, hg. von M. Steinberg, Washington: American Psychiatric Press, 1993.

134 Bernstein, E.M.; Putnam, F.W.: Development, reliability, and validity of a dissociation scale, in: *Journal of Nervous* & *Mental Disease,* Vol. 174 (12), 1986, S. 727-735.

135 Coons, P.M.; Fine, C.G.: Accuracy of the MMPI in identifying multiple personality disorder, in: *Psychological Reports,* Vol. 66 (3), 1990, S. 831-834;
Coons, P.M.: Use of the MMPI to distinguish genuine from factitious multiple personality disorder, in: *Psychological Reports,* Vol. 73 (2), 1993, S. 401-402.

136 Erhältlich über das Hartgrove Hospital, www.hartgrovehospital.com.

137 Benjamin, L.R.; Benjamin, R.: An overview of family treatment in dissociative disorders, in: *Dissociation,* Vol. 5 (4), 1992, S. 236-241;
Panos, P., et al.: The need for marriage therapy in the treatment of multiple personality disorder, in: *Dissociation,* Vol. 3 (1), 1990, S. 10-14;
Sachs, R.G., et al.: Marital and family therapy in the treatment of Multiple Personality Disorder, in: *Journal of Marital & Family Therapy,* Vol. 14 (3), 1988, S. 249-259.

138 Siehe u.a.: Coons, P.M.: Child abuse and Multiple Personality Disorder: Review of the Literature and Suggestions for Treatment. In: *Child Abuse* & *Neglect,* Vol. 10, 1986, S. 453-462; sowie die anderen Literaturangaben aus der Anmerkung 120.

139 Roth, J.C.: Neue Lebensformen: Herausforderung für Psychotherapeuten, in: *Psychologie heute,* Nr. 8/1993, S. 17.

140 Wie egoistisch sind Helfer? in: *Psychologie heute,* Nr. 2/1994, S. 8.

141 Ross, C.A.: Twelve cognitive errors about multiple personality disorder, in: *American Journal of Psychotherapy*, Vol. 44 (3), 1990, S. 348-356.

142 Alpher, V.S.: Introject and identity: Structural-interpersonal analysis and psychological assessment of multiple personality disorder, in: *Journal of Personality Assessment*, Vol. 58 (2), 1992, S. 347-367;
Loewenstein, R.J.; Ross, D.R.: Multiple personality and psychoanalysis: An introduction, in: *Psychoanalytic Inquiry*, Vol. 12 (1), 1992, S. 3-48;
Marmer, S.S.: Multiple personality disorder: A psychoanalytic perspective, in: *Psychiatric Clinics of North America*, Vol. 14 (3), 1991, S. 677-693;
Noll, R.: Multiple personality, dissociation, and C.G. Jung's complex theory, in: *Journal of Analytic Psychology*, Vol. 34 (4), 1989, S. 353-370;
Reis, B.E.: Toward a psychoanalytic understanding of multiple personality disorder, in: *Bulletin of the Menninger Clinic*, Vol. 57 (3), 1993, S. 309-318;
Wilbur, C.B.: Psychoanalysis and Multiple Personality Disorder, in: B.G. Braun (Hg.): The Treatment of Multiple Personality Disorder, Washington: American Psychiatric Press, 1988, S. 135-143.

143 Armstrong, J.: Keeping one's balance in a moving system: The effects of a multiple personality disordered patient on the cognitive development of the therapist, in: J.D. Sinnott; J.C. Cavanaugh (Hg.): Bridging paradigms: Positive development in adulthood and cognitive aging, New York: Praeger, 1991, S. 11-17;
Kluft, R.P.: The rehabilitation of therapists overwhelmed by their work with MPD patients, in: *Dissociation*, Vol. 2 (4), 1989, S. 243-249;
Olson, J., et al.: Secondary post-traumatic stress and counter-transference: Responding to victims of severe violence, in: B. Braun (Hg.): Dissociative Disorders, Chicago: Rush, 1988;
Snider-Lotz, B.J.: Case management and countertransference responses of therapists treating MPD clients, in: *Dissertation Abstracts International*, Vol. 51 (12-B), 1991, S. 6120;
Wilbur, C.B.: Multiple personality disorder and transference, in: *Dissociation*, Vol. 1 (1), 1988, S. 73-76.

144 Perry, N.E.: Therapists' Experiences of the Effects of Working with Dissociative Patients, unveröff. Ms., 1993.

145 Siehe: Danieli, Y.: Psychotherapists participation in conspiracy of silence, in: *Psychoanalytic Psychology*, 1984, S. 23-42.

146 Dell, P.F.: Professional skepticism about multiple personality, in: *Journal of Nervous & Mental Disease*, Vol. 176 (9), 1988, S. 528-531.

147 Ich erinnere noch einmal daran, dass ich stets die weibliche Form für die KlientIn und die TherapeutIn verwende. Männliche Betroffene und Therapeuten mögen sich mitgemeint fühlen.

148 Putnam, F.W.: Diagnosis and Treatment of Multiple Personality Disorder, S. 134.

149 Chu, J.A.: Some aspects of resistance in the treatment of multiple personality disorder, in: *Dissociation*, Vol. 1 (2), 1988, S. 34-38.

150 Putnam, F.W.; Loewenstein, R.J.: Treatment of multiple personality disorder: A survey of current practices, in: *American Journal of Psychiatry*, Vol. 150 (7), 1993, S. 1048-1052.

151 Finch, J.E.: Trust issues with multiple personality clients, in: *Journal of Mental Health Counseling*, Vol. 12 (1), 1990, S. 99-101.

152 Adams, M.A.: Internal self helpers of persons with multiple personality disorder, in: *Dissociation*, Vol. 2 (3), 1989, S. 138-143;
Gabel, S.: Dissociative phenomena and monitoring of self: Experimental, clinical and theoretical considerations, in: *Integrative Psychiatry*, Vol. 6 (1), 1988, S. 53-68;
Rosik, C.H.: Conversations with an internal self helper. Special issue: Satanic ritual abuse: The current State of knowledge, in: *Journal of Psychology & Theology*, Vol. 20 (3), 1992, S. 217-223.

153 Andorfer, J.C.: Multiple personality in the human information-processor: A case history and theoretical formulation, in: *Journal of Clinical Psychology*, Vol. 41 (3), 1985, S. 309-324;

Hendrickson, K.M., et al.: Animal alters: Case reports, in: *Dissociation,* Vol. 3 (4), 1990, S. 218-221; Smith, S.G.: Multiple personality disorder with human and non-human subpersonality components, in: *Dissociation,* Vol. 2 (1), 1989, S. 52-56.

154 Comstock, C.M.: Counter-transference and the suicidal MPD patient, in: *Dissociation,* Vol. 4 (1), 1991, S. 25-35.

155 Putnam, F.W.: Diagnosis and Treatment of Multiple Personality Disorder, S. 167 f.

156 Ebd., S. 168.

157 Kluft, R.P.: Basic Principles in Conducting the Psychotherapy of Multiple Personality Disorder, in: R.P. Kluft; C.G. Fine (Hg.): Clinical Perspectives on Multiple Personality Disorder, Washington: American Psychiatric Press, 1993, S. 19-50, Zitat S. 40.

158 Kluft, R.P.: Hypnotherapeutic crisis Intervention in multiple personality, in: *American Journal of Clinical Hypnosis,* Vol. 26, 1993, S. 73-83.

159 FMS-Foundation (Hg.): The False Memory Syndrome Phenomenon, Broschüre, Philadelphia, 1992; FMS-Foundation: Memory and Reality: Emerging Crisis, Konferenz in Pennsylvania/USA, April 1993;
Calof, D.L.: A Conversation with Pamela Freyd, in: *Treating Abuse Today,* Vol. 3 (3), S. 25-35.

160 Salter, A.C.: Accuracy of Expert Testimony in Child Sexual Abuse Cases: A Case Study of Ralph Underwager and Holida Wakefield; www.annasalter.com.

161 Greaves, G.B.: False Memory Syndrome: What AAVCSAs (Alleged Adult Victims of Child Sexual Abuse) have to say, Vortrag auf der 10th International Conference on Multiple Personality and Dissociative States, Chigaco 1ll., Oktober 1993; siehe auch: Bass, E.; Davis, L.: Honoring the Truth, 60-seitiger Beitrag zum Thema »False Memory Syndrome«, erscheint in der dritten überarbeiteten Auflage von »The Courage to Heal« (deutsch: Trotz allem), unveröff. Ms., 1994.

162 Ross, C.A.: Multiple Personality Disorder, S. 217.

163 Cohen, B.M.; Cox, C.T.: Breaking the code: Identification of multiplicity through art productions, in: *Dissociation,* Vol. 2 (3), 1989, S. 132-137;
Frye, B.: Art and multiple personality disorder: An expressive framework for occupational therapy. Special issue: Multiple personality disorder, in: *American Journal of Occupational Therapy,* Vol. 44 (11), 1990, S. 1013-1022;
Shapiro, J.: Moments with a multiple personality disorder patient, in: *Pratt Institute Creative Arts Therapy Review,* Vol. 9, 1988, S. 61-72.

164 Sachs, R.G.: The sand tray technique in the treatment of patients with dissociative disorders: Recommendations for occupational therapists, in: *American Journal of Occupational Therapy,* Vol. 44 (11), 1990, S. 1045-1047.

165 Report of the Ritual Abuse Task Force, hg. von der Los Angeles County Commission for Women, 4. überarbeitete Auflage, Juli 1993, S. 19 ff.

166 Neswald, D.W., et al.: Common »Programs« Observed in Survivors of Satanic Ritualistic Abuse, in: *The California Therapist,* Sept./Oct. 1991, S. 47-S0.

167 Zu dieser und der nächsten »Programm« Art siehe auch den Vortrag von S. Ray und P. Reagor auf der *Western Regional Conference for Multiple Personality and Ritual Abuse* in Newport Beach/USA, 1991.

168 Ray, S.: Psychotherapy for dissociative disorders. Vortrag auf der 4th Annual Western Clinical Conference on Multiple Personality and Dissociation, Newport Beach, USA, 1991.

169 Ich beziehe mich in meinen folgenden Ausführungen auf den ausgezeichneten Artikel von Neswald, D.W.; Gould, C: Basic Treatment and Program Neutralization Strategies for Adult MPD Survivors of Satanic Ritual Abuse, in: *Treating Abuse Today,* Vol. 2 (3), S. 5-10;
siehe auch: Gould, C; Cozolino, L.J.: Ritual abuse, multiplicity, and mind-control. Special issue: Satanic ritual abuse: The current State of knowledge, in: *Journal of Psychology & Theology,* Vol. 20 (3), 1992, S. 194-196.

170 Siehe z.B. Gould, C.; Graham-Costain, V.: Play therapy with ritually abused children. Vortrag auf der 7th International Conference on Multiple Personality and Dissociative States, Chicago, 1991.

171 Neswald, D.W.; Gould, C: Basic Treatment and Program Neutralization Strategies for Adult MPD Survivors of Satanic Ritual Abuse, in: *Treating Abuse Today,* Vol. 2 (3), 1992, S. 6.

172 Siehe u.a.: Janet, P.: Les medications psychologiques, 3 Bde., Reprint: New York: Arno Press, 1976.

173 Janet, P.: La croyance délirante, in: *Schweizerische Zeitschrift für Psychologie,* Nr. 4, 1945, S. 164.

174 Sehr gut beschrieben von der Traumaforscherin Judith L. Herman in ihrem – inzwischen auch auf Deutsch erschienenen – Buch »Trauma and Recovery« (deutsch: Die Narben der Gewalt), siehe hier besonders Kapitel 2.

175 Sachs, R.G.; Braun, B.G.; Shepp, E.: Techniques for planned abreactions with MPD patients. In: B.G. Braun (Hg.): Dissociative Disorders 1988: Proceedings of the Fifth International Conference on Multiple Personality and Dissociative States, Chicago: Rush, 1988, S. 85.

176 Van der Hart, O.; Steele, K.; Boon, S.; Brown, P.: The Treatment of Traumatic Memories: Synthesis, Realization and Integration, in: *Dissociation,* Vol. 4 (1), 2-3, 1993.

177 Sachs, R.G.; Peterson, J.A.: Mastering Traumatic Memories, dreiteiliges Handbuch zur Lehrvideo-Serie derselben Autorinnen, Chicago: Rush, 1992.

178 Van der Hart, O., et al.: The Treatment of Traumatic Memories. Siehe dazu auch den Grundsatzartikel von Van der Hart, O.; Brown, P.: Abreaction Re-evaluated, in: *Dissociation,* Vol. 5 (3), 1992, S. 127-140.

179 Die Autorin hat ein spezielles Fortbildungsprogramm »Psychotherapeutische Arbeit mit Schwertraumatisierten« für TherapeutInnen entwickelt.

180 Siehe McCann, I.L.; Perlman, L.A.: Psychological trauma and the adult survivor: Theory, therapy, and transformation, New York: Brunner/Mazel, 1990.

181 In allen Lehrbüchern über MPS werden solche Techniken beschrieben, vgl. Bliss, E.L.: Multiple Personality, Allied Disorders, and Hypnosis, New York: Oxford University Press, 1986;
Kluft, R.P.: The Childhood Antecedents of Multiple Personality Disorder, Washington: American Psychiatric Press, 1985;
Kluft, R.P.; Fine, G.G. (Hg.): Clinical Perspectives on Multiple Personality Disorder, Washington: American Psychiatric Press, 1993;
Putnam, F.W.: Diagnosis and Treatment of Multiple Personality Disorder; Ross, C.A.: Multiple Personality Disorder;
außerdem siehe Crawford, C.L.: Using images, metaphor, and hypnosis in integrating multiple personality and dissociative states: A review of the literature, in: *Journal of Mental Health Counseling,* Vol. 12 (4), 1990, S. 416-433;
Kluft, R.P.: Using hypnotic inquiry protocols to monitor treatment progress and stability in multiple personality disorder, in: *American Journal of Clinical Hypnosis,* Vol. 27 (4), 1985, S. 201-210;
Ross, C.A.; Gahan, P.: Techniques in the treatment of multiple personality disorder, in: *American Journal of Psychotherapy,* Vol. 42 (1), 1988, S. 40-52;
Vesper, J.H.: The use of healing ceremonies in the treatment of multiple personality disorder, in: *Dissociation,* Vol. 4 (2), 1991, S. 109-114.

182 Van der Hart, O.; Friedman, B.: Trauma, dissociation and triggers: their role in treatment and emergency psychiatry, in: J.B. van Luyn et al. (Hg.): Emergency psychiatry today, Amsterdam: Elsevier, 1992, S. 137-142.

183 Scarry, E.: The body in pain: The making and unmaking of the world, New York: Oxford University Press, 1985.

184 Braun, B.G.: The BASK (behavior, affect, Sensation, knowledge) model of dissociation, in: *Dissociation,* 1 (1), 1984, S. 4-23.

185 Fine, C.G.: The cognitive sequelae of incest, in: R.P. Kluft (Hg.): Incest related Syndromes of adult psychopathology, Washington: American Psychiatric Press, 1990, S. 161-182;

Dies.: A tactical integrationalist perspective on the treatment of multiple personality disorder, in: R.P. Kluft; C.G. Fine (Hg.): Clinical Perspectives on Multiple Personality Disorder, S. 135-153.

186 Yalom, I.D.: Existential psychotherapy, New York: Basic Books, 1980, S. 8.

187 Siehe: Janoff-Bulman, R.: Shattered assumptions: Towards a new psychology of trauma, New York: Free Press, 1992.

188 Van der Hart, O., et al.: The Treatment of Traumatic Memories, in: *Dissociation,* Vol. 4 (1), 1993.

189 Van der Kolk, B.A.: The psychobiology of the trauma response: Hyperarousal, constriction, and addiction to traumatic re-exposure, in: B.A. van der Kolk (Hg.): Psychological trauma, Washington: American Psychiatric Press, 1987, S. 63-88;
Van der Kolk, B.A.: The biological response to psychic trauma, in: F.M. Ochberg (Hg.): Post-traumatic therapy and victims of violence, New York: Brunner/Mazel, 1988, S. 25-38;
Krystal, H.: Integration and self-healing: Affect, alexithymia, and trauma, Hillsdale: The Analytic Press, 1988.

190 Putnam, F.W.: Using hypnosis for therapeutic abreactions, in: *Psychiatric Medicine,* 10 (1), 1992, S. 51-65;
Kluft, R.P.: Playing for time: Temporizing techniques in the treatment of Multiple Personality Disorder, in: *American Journal of Clinical Hypnosis,* Vol. 32 (2), 1989, S. 90-98.

191 Im Literaturverzeichnis finden Sie zahlreiche Artikel und Bücher, die solche und viele andere hypnotherapeutische Techniken beschreiben, die bei der Traumabearbeitung hilfreich sein können, u.a. die MPS-Lehrbücher: Brown, D.P.; From, E.: Hypnotherapy and hypnoanalysis, Hillsdale: Lawrence Erlbaum Ass., 1986;
Putnam, F.W.: Diagnosis and Treatment of Multiple Personality Disorder; Ross, C.A.: Multiple Personality Disorder.

192 Fine, C.G.: Treatment stabilization and crisis prevention;
Fine, C.G.: A tactical integrationalist perspective on the treatment of multiple personality disorder.

193 Kluft, R.P: On treating the older patient with multiple personality disorder: »Race against time« or »Make haste slowly?«, in: *American Journal of Clinical Hypnosis,* 30 (4), 1988, S. 257-266;
Kluft, R.P.: Playing for time: Temporizing techniques in the treatment of Multiple Personality Disorder, in: *American Journal of Clinical Hypnosis,* 1989, Vol. 32 (2), S. 90-98.

194 Siehe Herman, J.L.: Die Narben der Gewalt.

195 Fine, C.G.; Comstock, C.M.: Completion of cognitive Schemata and affective realms through the temporary blending of personalities in the treatment of multiple personality disorder, in: B.G. Braun (Hg.): Dissociative Disorders, Chicago: Rush University, 1989, S. 17.

196 Fine, C.G.: A Tactical Integrationalist Perspective on the Treatment of Multiple Personality Disorder, S. 145.

197 Zit. in: Van der Hart, O., et al.: The Treatment of Traumatic Memories.

198 Herman, J.L.: Die Narben der Gewalt, S. 251.

199 Siehe die Literaturangaben unter Anmerkung 21.

200 Kluft, R.P. (Hg.): Special issue on multiple personality disorder, in: *Psychiatric Annals, Vol.* 14 (1), 1984;
Kluft, R.P.: An update on multiple personality disorder, in: *Hospital & Community Psychiatry,* Vol. 38 (4), 1987, S. 363-373;
Kluft, R.P.: Hospital treatment of multiple personality disorder: An overview, in: *Psychiatric Clinics of North America,* Vol. 14 (3), 1991, S. 695-719;
Kluft, R.P.: Enhancing the hospital treatment of dissociative disorder patients by developing nursing expertise in the application of hypnotic techniques without formal trance induction, in: *American Journal of Clinical Hypnosis,* Vol. 34 (3), 1992, S. 158-167;
Kluft, R.P.; Fine, C.G. (Hg.): Clinical Perspectives on Multiple Personality Disorder, Washington: American Psychiatric Press, 1993.

201 Siehe Kluft, R.P.: Hospital treatment of multiple personality disorder: An overview.

202 Es handelt sich um eine Klinik für Psychotherapie und Psychosomatische Medizin mit 25 teil- und 25 vollstationären Plätzen.

203 Zu der damaligen Zeit, so sagte Van der Hart später, wählte er bewusst diesen »Umweg« über einen allgemeinen Seminartitel, um interessierte TeilnehmerInnen zu finden. Mit einer Ankündigung zu einem MPS-Workshop hätte er, da war er sich sicher, keine Resonanz gefunden..

204 Putnam, F.W.: Diagnosis and Treatment of Multiple Personality Disorder.

205 Ross, C.A.: Multiple Personality Disorder.

206 Die folgenden Aussagen beziehen sich auf Informationen, die ich von F. Olthuis erhielt. Kontakte bestanden durch einen Workshop Mitte 1993, den Olthuis in unserer Klinik hielt, und ein persönliches Gespräch Anfang 1994 in der niederländischen Klinik. Siehe hierzu auch: Young, W.C.; Olthuis, F.H.: Inpatient treatment. Workshop auf der International Conference on Multiple Personality Disorder and Dissociative States, Mai 1992, Amsterdam.

207 Zu den genannten therapeutischen Techniken siehe die Kapitel 8 bis 11 in diesem Buch.

208 Braun, B.G.: Aids to the treatment of multiple personality disorder on a general Psychiatric inpatient unit, in: R.P. Kluft; C.G. Fine (Hg.): Clinical Perspectives of Multiple Personality Disorder, S. 155-175;
Davidson, J., et al.: Complexities in the hospital treatment of a patient with multiple personality disorder, in: *Bulletin of the Menninger Clinic,* Vol. 51 (6), 1987, S. 561-568;
Ganaway, G.K.: The benefits of psychoanalytically informed hospital treatment on a specialized dissociative disorders unit, Vortrag auf der Sixth International Conference on Multiple Personality and Dissociative States, Chigaco, Ill., 12. Oktober 1989;
Hicks, R.E.: Discussion: A Clinician's Perspective, in: R.P. Kluft (Hg.): The Childhood Antecedents of Multiple Personality Disorder, Washington: American Psychiatric Press, 1985, S. 239-258;
Kelly, K.A.: Multiple personality disorders: Treatment coordination in a partial hospital setting, in: *Bulletin of the Menninger Clinic,* Vol. 57 (3), 1993, S. 390-398;
Lewin, R.A.: Preliminary thoughts on milieu treatment of patients with multiple personality disorder, in: *Psychiatric Hospital,* Vol. 22 (4), 1991, S. 161-163;
Ross, C.A., et al.: Multiple personality disorder: A review of 236 cases, in: *Canadian Journal of Psychiatry,* Vol. 34 (5), 1989, S. 413-418;
Sakheim, D.K., et al.: General principles for short-term inpatient work with multiple personality disorder patients, in: *Psychotherapy,* Vol. 25 (1), 1988, S. 117-124;
Saxe, G.N., et al.: Dissociative Disorders in Psychiatric Inpatients, Vortrag auf dem 144th Annual Meeting of the American Psychiatric Association, New Orleans, Mai 1991;
Steinmeyer, S.M.: Some hard-learned lessons in milieu management of multiple personality disorder, in: *Psychiatric Hospital,* Vol. 22 (1), 1991, S. 1-4.

209 Kluft, R.P.: Hospital treatment of multiple personality disorder.

210 Steele, K.: Sitting with the shattered soul, in: *Pilgrimage: Journal of Personal Exploration and Psychotherapy,* Vol. 15 (6), 1989, S. 19-25.

Literatur[*]

Adams, M. A.: Internal self helpers of persons with multiple personality disorder, in: *Dissociation,* Vol. 2 (3), 1989, S. 138-143.

Ager, I.; Jensen, S.B.: Testimony as ritual and evidence in psychotherapy for political refugees, in: *Journal of Traumatic Stress,* Vol. 3, 1990, S.115-130.

AK Neue Rechte (Hg.): Thule Seminar. Spinne im Netz der Neuen Rechten.

Akolkar, V.V.: Search for Sharada: Report of a case and its investigation, in: *Journal of the American Society for Psychical Research,* Vol. 86 (3), 1992, S. 209-247.

Alderman, B.; Clark, N.H.: Shatter: The Story of Kathy Roth's Eight Separate Personalities, New York: Bantam Books, 1986.

Allen, J.G.; Smith, W.H.: Diagnosing dissociative disorders, in: *Bulletin of the Menninger Clinic,* Vol. 57 (3), 1993, S. 328-343.

Alpher, V.S.: Assessment of ego functioning in multiple personality disorder, in: *Journal of Personality Assessment,* Vol. 56 (3), 1991, S. 373-387.

Alpher, V.S.: Introject and identity: Structural-interpersonal analysis and psychological assessment of multiple personality disorder, in: *Journal of Personality Assessment,* Vol. 58 (2), 1992, S. 347-367.

Anderson, G.; Yasenik, L.; Ross, C.A.: Dissociative experiences and disorders among women who identify themselves as sexual abuse survivors, in: *Child Abuse & Neglect,* Vol. 17 (5), 1993, S. 677-686.

Andorfer, J.C.: Multiple personality in the human information-processor: A case history and theoretical formulation, in: *Journal of Clinical Psychology,* Vol. 41 (3), 1985, S. 309-324.

Andreason, P.J.; Seidel, J.A.: Behavioral techniques in the treatment of patients with multiple personality disorder, in: *Annals of Clinical Psychology,* Vol. 4 (1), 1992, S. 29-32.

Angel, S.L.: Toward becoming one self. Special issue: Multiple personality disorder, in: *American Journal of Occupational Therapy,* Vol. 44 (11), 1990, S. 1037-1043.

Apter, P.A.: Depersonalization, the experience of prosthesis and our cosmic insignificance: The experimental phenomenology of an altered State, in: *Philosophical Psychology,* Vol. 5, 1993, S. 257-285.

Armstrong, J.: The psychological Organization of multiple personality disordered patients as revealed in psychological testing, in: *Psychiatric Clinics of North America,* Vol. 14 (3), S. 533-546.

Armstrong, J.: Keeping one's balance in a moving system: The effects of a multiple personality disordered patient on the cognitive development of the therapist, in: J.D. Sinnott; J.C. Cavanaugh (Hg.): Bridging paradigms: Positive development in adulthood and cognitive aging, New York: Praeger, 1991, S. 11-17.

Atlas, G.; Fine, C.G.; Kluft, R.P.: Multiple personality disorder misdiagnosed as mental retardation: A case report, in: *Dissociation,* Vol. 1 (1), 1988, S. 77-83.

Barach, P.M.M.: Multiple personality disorder as an attachment disorder, in: *Dissociation,* Vol. 4, 1991, S. 117-123.

Bass, E.; Davis, L.: Honoring the Truth, 60-seitiger Beitrag zum Thema »False Memory Syndrome«, erscheint in der dritten überarbeiteten Auflage von »The Courage to Heal« (deutsch: Trotz allem), unveröff. Ms., 1994.

Baum, E.Z.: Movement therapy with multiple personality disorder patients, in: *Dissociation,* Vol. 4 (2), 1991, S. 99-104.

Benjamin, L.R.; Benjamin, R.: An overview of family treatment in dissociative disorders, in: *Dissociation,* Vol. 5 (4), 1992, S. 236-241.

---

[*]   Hier ist die Literatur aus dem Originalband. Literatur aus der Zeit danach bis heute im Folgeband.

Bennetts, L.: Nightmares on Main Street, in: *Vanity Fair,* Juni 1993, S. 42-62.

Bernard, J.L.; Bernard, M.I..: The abusive male seeking Treatment: Jekyll and Hyde, in: *Family Relations,* Vol. 33 (4), 1984, S. 543-547.

Bernstein, E.M.; Putnam, F.W.: Development, reliability, and validity of a dissociation scale, in: *Journal of Nervous & Mental Disease,* Vol. 174 (12), 1986, S. 727-735.

Bliss, E.L.: Multiple Personality, Allied Disorders, and Hypnosis, New York: Oxford University Press, 1986.

Bliss, E.L.; Jeppsen, E.A.: Prevalence of multiple personality among inpatients and outpatients, in: *American Journal of Psychiatry,* Vol. 145 (2), 1985, S. 250-251.

Boon, S.; Draijer, N.: Diagnosing dissociative disorders in the Netherlands: A pilot study with the Structured Clinical Interview for DSM-III-R Dissociative Disorders, in: *American Journal of Psychiatry,* Vol. 148 (4), 1991, S. 458-462.

Boor, M.; Coons, P.M.: A comprehensive bibliography of literature pertaining to multiple personality, in: *Psychological Reports,* Vol. 53, 1983, S. 295-310 Bowers, K.S.: Dissociation in hypnosis and multiple personality disorder, in: *International Journal of Clinical & Experimental Hypnosis,* Vol. 39 (3), 1991, S. 155-176.

Bowman, E.S.: Understanding and responding to religious material in the therapy of multiple personality disorder, in: *Dissociation,* Vol. 2 (4), 1989, S. 231-238.

Bowman, E.S., et al.: Religious psychodynamics in multiple personalities: Suggestions for treatment, in: *American Journal of Psychotherapy,* Vol. 41 (4), 1987, S. 542-554.

Braude, S.E.: First Person Plural. Multiple Personality & the Philosophy of Mind, New York: Routledge, 1991.

Braun, B.G.: The BASK (behavior, affect, Sensation, knowledge) model of dissociation, in: *Dissociation,* 1 (1), 1984, S. 4-23.

Braun, B.G. (Hg.): The Treatment of Multiple Personality Disorder, Chicago: American Psychiatric Press, 1986.

Braun, B.G.: The Transgenerational Incidence of Dissociation and Multiple Personality Disorder: A Preliminary Report, in: R.P. Kluft (Hg.): Childhood Antecedents of Multiple Personality, Washington: American Psychiatric Press, 1985, S. 127-150.

Braun, B.G.: Psychotherapy of the survivor of incest with a dissociative disorder, in: *Psychiatric Clinics of North America,* Vol. 12 (2), 1989, S. 307-324.

Braun, B.G.: Iatrophilia and iatrophobia in the diagnosis and treatment of MPD, in: *Dissociation,* Vol. 2 (2), 1989, S. 66-69.

Braun, B.G.: Aids to the treatment of multiple personality disorder on a general Psychiatric inpatient unit, in: R.P. Kluft; C.G. Fine (Hg.): Clinical Perspectives on Multiple Personality Disorder, Washington: American Psychiatric Press, 1993, S. 155-175.

Braun, B.G.; Frischolz, E.J.: Remembering and forgetting in patients suffering from multiple personality disorder, in: S.A. Christianson (Hg.): Handbook of emotion and memory, Hillsdale: Lawrence Erlbaum Ass., 1993, S. 411-427.

Brown, D.P.; Fromm, E.: Hypnotherapy and hypnoanalysis, Hillsdale: Lawrence Erlbaum Ass., 1986.

Bürgerkrieg im Innern, in: *Der Spiegel,* Nr. 16, 1994, S. 122-130.

Calof, D.L.: A Conversation with Pamela Freyd, in: *Treating Abuse Today,* Vol. 3 (3), 1993, S. 25-35.

Carlson, E.B., et al.: Validity of the dissociative experiences scale in Screening for multiple personality: A multicenter study, in: *American Journal of Psychiatry,* Vol. 150, 1993, S. 1030-1036.

Casey, J.F.: Ich bin viele. Eine ungewöhnliche Heilungsgeschichte, Reinbek: Rowohlt, 1992.

Caul, D.: Prognosis in the treatment of multiple personality disorder, in: *Dissociation,* Vol. 1 (2), 1988, S. 24-26.

Chase, T.: Aufschrei. Das erschütternde Zeugnis einer Persönlichkeitsspaltung, Bergisch Gladbach: Lübbe, 1988.

Chu, J.A.: Some aspects of resistance in the treatment of multiple personality disorder, in: *Dissociation,* Vol. 1 (2), 1988, S. 34-38.

Chu, J.A.: Criminal Responsibility and MPD, in: *ISSMP&D News,* Dezember 1993, S. 3-4.

Classen, C, et al.: Trauma and dissociation, in: *Bulletin of the Menninger Clinic,* Vol. 57, 1993, S. 178-194.

Cohen, B.M.; Cox, C.T.: Breaking the code: Identification of multiplicity through art productions, in: *Dissociation,* Vol. 2 (3), 1989, S. 132-137.

Comstock, C.M.: Counter-transference and the suicidal MPD patient, in: *Dissociation,* Vol. 4 (1), 1991, S. 25-35.

Comstock, C.M.: The inner self-helper and concepts of inner guidance: Historical antecedents, its role within dissociation, and clinical utilization, in: *Dissociation,* Vol. 4, 1991, S. 165-177.

Coons, P.M.: Children of Parents with Multiple Personality Disorder, in: R.P. Kluft (Hg.): The Childhood Antecedents of Multiple Personality Disorder, Washington: American Psychiatric Press, 1985, S. 151-166.

Coons, P.M.: Child abuse and Multiple Personality Disorder: Review of the Literature and Suggestions for Treatment, in: *Child Abuse & Neglect,* Vol. 10, 1986, S. 453-462.

Coons, P.M.: Treatment progress in 20 patients with multiple personality disorder, in: *Journal of Nervous & Mental Disease,* Vol. 174 (12), 1986, S. 715-721.

Coons, P.M.: Psychophysiologic aspects of multiple personality disorder: A review, in: *Dissociation,* Vol. 1 (1), 1988, S. 47-53.

Coons, P.M.: Schneiderian first rank Symptoms in schizophrenia and multiple personality disorder, in: *Acta Psychiatrica Scandinavica,* Vol. 77 (2), 1988, S. 235.

Coons, P.M.: Iatrogenic factors in the misdiagnosis of multiple personality disorder, in: *Dissociation,* Vol. 2 (2), 1989, S. 70-76.

Coons, P.M.: Iatrogenesis and malingering of multiple personality disorder in the forensic evaluation of homicide defendants, in: *Psychiatric Clinics of North America,* Vol. 14 (3), 1991, S. 757-768.

Coons, P.M.: Dissociative Disorder Not Otherwise Specified: A Clinical Investigation of 50 Cases with Suggestions for Typology and Treatment, in: *Dissociation,* Vol. 5 (4), 1992, S. 187-195.

Coons, P.M.: The use of carbamazepine for episodic violence in multiple personality, in: *Biological Psychiatry,* Vol. 32 (8), 1992, S. 717-720.

Coons, P.M.: Use of the MMPI to distinguish genuine from factitious multiple personality disorder, in: *Psychological Reports,* Vol. 73 (2), 1993, S. 401-402.

Coons, P.M.; Bradley, K.: Group psychotherapy with multiple personality patients, in: *Journal of Nervous & Mental Disease,* Vol. 173 (9), 1985, S. 515-521.

Coons, P.M.; Fine, C.G.: Accuracy of the MMPI in identifying multiple personality disorder, in: *Psychological Reports,* Vol. 66 (3), 1990, S. 831-834.

Coons, P.M.; Milstein, V.: Psychosexual disturbances in multiple personality. Characteristics, etiology, and treatment, in: *Journal of Clinical Psychiatry,* Vol. 47 (3), 1986, S. 106-110.

Coons, P.M.; Milstein, V.: Psychogenic amnesia: A clinical investigation of 25 cases, in: *Dissociation,* Vol. 5 (2), 1992, S. 73-79.

Coons, P.M.; Sterne, A.L.: Initial and follow-up psychological testing on a group of patients with multiple personality disorder, in: *Psychological Reports,* Vol. 58 (1), 1986, S. 43-49.

Coons, P.M., et al.: The cross-cultural occurrence of MPD: Additional cases from a recent survey, in: *Dissociation,* Vol. 4, 1991, S. 124-128.

Crawford, C.L.: Using images, metaphor, and hypnosis in integrating multiple personality and dissociative states: A review of the literature, in: *Journal of Mental Health Counseling,* Vol. 12 (4), 1990, S. 416-433.

Danieli, Y.: Psychotherapists participation in conspiracy of silence, in: *Psychoanalytic Psychology,* 1984, S. 23-42.

Davidson, J., et al.: Complexities in the hospital treatment of a patient with multiple personality disorder, in: *Bulletin of the Menninger Clinic,* Vol. 51 (6), 1987, S. 561-568.

Dawson, P.L.: Understanding and Cooperation among alter and host personalities, in: *American Journal of Occupational Therapy,* Vol. 44 (11), 1990, S. 994-997.

Dell, P.F.: Professional sceptizism about multiple personality, in: *Journal of Nervous & Mental Disease,* Vol. 176 (9), 1988, S. 528-531.

Dell, P.F: Adolescent multiple personality disorder: A preliminary study of eleven cases, in: *Journal of the American Academy of Child & Adolescent Psychiatry,* Vol. 29 (3), 1990, S. 359-366.

Diagnostisches und Statistisches Manual Psychischer Störungen, DSM-III-R, Weinheim: Beltz, 1989.

Dinwiddie, S.H., et al.: Multiple personality disorder: Scientific and medicolegal issues, in: *Bulletin of the American Academy of Psychiatry & the Law,* Vol. 21, 1993, S. 69-79.

Dunn, G.E., et al.: Dissociative Symptoms in a substance abuse population, in: *American Journal of Psychiatry,* Vol. 150, 1993, S. 1043-1047.

Dvorak, J.: Satanismus. Eine Religion des Lebens? München: Heyne, 1989.

Dwyer, S.M., et al.: Dissociative experiences of sexual offenders: A comparison between two outpatient groups and those found to be false accused, in: *Journal of Offender Rehabilitation, Vol.* 18 (3-4), 1992, S. 49-58.

»Eine ehrenwerte Gesellschaft«; in: *Emma,* Sept./Okt. 1993.

Ellenberger, H.R: Die Entdeckung des Unbewussten, Zürich: Diogenes, 1985.

Elliott, M.: Tip of the Iceberg?, in: *Social Work Today,* 12. 3. 1992.

Enders, U. (Hg.): Zart war ich, bitter war's. Sexueller Missbrauch an Mädchen und Jungen., Köln: Kölner Volksblatt-Verlag, 1990.

Erkwoh, R.; Sass, H.: Multiple Persönlichkeitsstörung: Alte Konzepte in neuem Gewande, in: *Der Nervenarzt,* Bd. 64, 1993, S. 169-174.

Faller, K.: Women who sexually abuse children, in: *Violence and Victims,* Vol. 2 (4), 1989, S. 264-276.

Falsche Kinderfreunde, in: *Emma,* Sept./Okt. 1993, S. 51.

Figley, C.R. (Hg.): Trauma and its Wake, New York: Brunner/Mazel, 1985.

Finch, J.E.: Trust issues with multiple personality clients, *In: Journal of Mental Health Counseling,* Vol. 12 (1), 1990, S. 99-101.

Fine, C.G.: The cognitive sequelae of incest, in: R.P. Kluft (Hg.): Incest related Syndromes of adult psychopathology, Washington: American Psychiatric Press, 1990, S. 161-182.

Fine, C.G.: Treatment stabilization and crisis prevention: Pacing the therapy of the multiple personality disorder patient, in: *Psychiatric Clinics of North America,* Vol. 14 (3), 1991, S. 661-675.

Fine, C.G.: A tactical integrationalist perspective on the treatment of multiple personality disorder, in: R.P. Kluft; C.G. Fine (Hg.): Clinical Perspectives on Multiple Personality Disorder, Washington: American Psychiatric Press, 1993, S. 135-153.

Fine, C.G.; Comstock, C.M.: Completion of cognitive schemata and affective realms through the temporary blending of personalities in the treatment of multiple personality disorder, in: B.G. Braun (Hg.): Dissociative Disorders, Chicago: Rush University, 1989, S. 17.

Fink, D.: The comorbidity of multiple personality disorder and DSM-III-R Axis II disorders, in: *Psychiatric Clinics of North America,* Vol. 14 (3), 1991, S. 547-566.

Finkelhor, S.: Child sexual abuse, New York: The Free Press, 1984, S. 164.

Finkelhor, S.; Williams, L.M.: Nursery Crimes. Sexual Abuse in Day Care, Newbury Park: Sage Productions, 1988.

FMS-Foundation (Hg.): The False Memory Syndrome Phenomenon, Broschüre, Philadelphia, 1992.

FMS-Foundation: Memory and Reality: Emerging Crisis, Konferenz in Pennsylvania/USA, April 1993.

Fortune, D.: Die mystische Kabbala, Freiburg: Bauer, 1989.

Franklin, J.: Diagnosis of covert and subtle forms of multiple personality disorder through dissociative signs, in: *Dissociation,* Vol. 1 (2), 1988, S. 27-33.

Frazer, G.A.: The Dissociative Table Technique: A strategy for working with ego states in dissociative disorders and ego-state therapy, in: *Dissociation,* Vol. 4 (4), 1991, S. 205-213.

Freud, S.: Zur Ätiologie der Hysterie (1896), in: S. Freud: Gesammelte Werke, hg. von A. Freud et al., Bd. 1, London: Imago, 1952.

Fröhling, U.: Ich bin viele, in: *Cosmopolitan,* Nr. 10, 1993, S. 254-260.

Frye, B.: Art and multiple personality disorder: An expressive framework for occupational therapy. Special issue: Multiple personality disorder, in: *American Journal of Occupational Therapy,* Vol. 44 (11), 1990, S. 1013-1022.

Gabel, S.: Dissociative phenomena and monitoring of self: Experimental, clinical and theoretical considerations, in: *Integrative Psychiatry,* Vol. 6 (1), 1988, S. 53-68.

Gainer, M.J.; Torem, M.S.: Ego-state therapy for self-injurious behavior, in: *American Journal of Clinical Hypnosis,* Vol. 35 (4), 1993, S. 257-266.

Ganaway, G.K.: The benefits of psychoanalytically informed hospital treatment on a specialized dissociative disorders unit, Vortrag auf der Sixth International Conference on Multiple Personality and Dissociative States, Chicago, Ill., 12. Oktober 1989.

Ganaway, G.K.: Historical truth versus narrative truth: Clarifying the role of exogenous trauma and the etiology of multiple personality disorder and its variants, in: *Dissociation,* Vol. 2, 1989.

Garfinkle, E.: Remembering and repeating in multiple personality, in: *Psychoanalytic Psychotherapy,* Vol. 4 (2), 1989, S. 169-181.

Gergen, K.H.: The Saturated Self. Dilemmas of Identity in Contemporary Life, New York: Basic Books, 1991.

Gillett, G.: Multiple personality and irrationality, in: *Philosophical Psychology,* Vol. 4, 1991, S. 103-118.

Gmelin, E.: Materialien für die Anthropologie, Bd. I, Tübingen: Cotta, 1791, S. 3-89.

Goff, D.C.; Simms, C.A.: Has multiple personality disorder remained consistent over time? A comparison of past and recent cases, in: *Journal of Nervous & Mental Disease,* Vol. 181 (10), 1993, S. 601-605.

Goodwin, J.: Münchhausen's Syndrome as a dissociative disorder, in: *Dissociation,* Vol. 1 (1), 1988, S. 54-60.

Der Gott des Grauens, Dokumentarfilm über die Eschner-Sekte, NDR 3 Fernsehen, Sendung am 26.3.1992.

Gould, C: Satanic ritual abuse: Child victims, adult survivors, System response, in: *California Psychologist,* Vol. 22, 1987.

Gould, C; Cozolino, L.J.: Ritual abuse, multiplicity, and mind-control. Special issue: Satanic ritual abuse: The current State of knowledge, in: *Journal of Psychology & Theology,* Vol. 20 (3), 1992, S. 194-196.

Gould, C; Graham-Costain, V.: Play therapy with ritually abused children. Vortrag auf der 7th International Conference on Multiple Personality and Dissociative States, Chicago, 1991.

Grame, C.J.: Internal Containment in the treatment of patients with dissociative disorders, in: *Bulletin of the Menninger Clinic,* Vol. 57 (3), 1993, S. 355-361.

Greaves, G.B.: Common errors in the treatment of multiple personality disorder, in: *Dissociation,* Vol. 1 (1), 1988, S. 61-66.

Greaves, G.B.: Precursors of Integration in the treatment of multiple personality disorder: Clinical reflections, in: *Dissociation,* Vol. 2 (4), 1989, S. 224-230.

Greaves, G.B.: False Memory Syndrome: What AAVCSAs (Alleged Adult Victims of Child Sexual Abuse) have to say, Vortrag auf der 10th International Conference on Multiple Personality and Dissociative States, Chicago, Ill., Oktober 1993.

Groth, A.N.; Burgess, A.W.: Male rape: Offenders and victims, in: *American Journal of Psychiatry,* Vol. 137, 1980, S. 806-810.

Haack, F.W.: Wotans Wiederkehr. Blut-Boden-und-Rasse-Religion, München: Claudius, 1981.

Hall, P.E.: Multiple personality disorder and homicide: Professional and legal issues, in: *Dissociation,* Vol. 2 (2), 1989, S. 110-115.

Hammond, D.C: Handbook of Hypnotic Suggestions and Metaphors, New York/London: W.W. Norton, 1990.

Halleck, S.L.: Dissociative phenomena and the question of responsibility, in: *International Journal of Clinical and Experimental Hypnosis,* Vol. 38 (4), 1990, S. 298-314.

Hankoff, L.D.: Religious healing in first-century Christianity, in: *Journal of Psychohistory,* Vol. 19 (4), 1992, S. 387-407.

Helmke, L.: Multiple Persönlichkeitsstörung: Erklärungsansätze, Erscheinungsformen und Interventionsmöglichkeiten, Diplomarbeit im Studiengang Sozialwesen an der Fachhochschule Kiel, 1992.

Hendrickson, K.M., et al.: Animal alters: Case reports, in: *Dissociation,* Vol. 3 (4), 1990, S. 218-221.

Henninger, P.: Conditional handedness: Handedness changes in multiple personality, in: *Consciousness & Cognition,* Vol. 1 (3), 1992, S. 265-287.

Herman, J.L.: Trauma and recovery, New York: Basic Books, 1992 (deutsch: Die Narben der Gewalt. Traumatische Erfahrungen verstehen und überwinden), München: Kindler, 1994.

Heyne, C: Täterinnen. Offene und versteckte Aggression von Frauen, Zürich: Kreuz, 1993.

Hicks, R.E.: Discussion: A Clinician's Perspective, in: R.P. Kluft (Hg.): The Childhood Antecedents of Multiple Personality Disorder, Washington: American Psychiatric Press, 1985, S. 239-258.

Hicks, R.E.: In Pursuit of Satan: The Police and the Occult, New York: Prometheus Books, 1991.

Hilgard, E.: The hidden observer and multiple personality, in: *International Journal of Clinical & Experimental Hypnosis,* Vol. 32, 1984, S. 248-253.

Hilgard, E.: Divided Consciousness: Multiple Controls in Human Thought and Action, New York: John Wiley & Sons, 1977 (erweiterte Neuausgabe 1986).

Hill, S.; Goodwin, J.: Satanism: Similarities between patient accounts and pre-inquisition historical sources, in: *Dissociation,* Vol. 2 (1), 1989.

Höhn, M.: Sympathie für den Teufel. Kritischer Ratgeber Okkultismus, Köln: PapyRossa, 1993.

Honig, M.S.: Kindesmisshandlung, Frankfurt: Juventa, 1982.

Hornstein, N.L.; Tyson, S.: Inpatient treatment of children with multiple personality/dissociative disorders and their families, in: *Psychiatric Clinics of North America,* Vol. 14 (3), 1991, S. 631-648

Hornstein, N.L.; Putnam, E.W.: Clinical phenomenology of child and adolescent dissociative disorders, in: *Journal of the American Academy of Child & Adolescent Psychiatry,* Vol. 31 (6), S. 1077-1085.

Huber, M.; Rehling, I.: Dein ist mein halbes Herz. Was Freundinnen einander bedeuten, Frankfurt/M.: Fischer: 1989.

Huber, M.: MPS, in: *Emma,* September 1992, S. 16-20.

Huber, M.: Multiple Persönlichkeitsstörung, in: *Verhaltenstherapie und psychosoziale Praxis,* Nr. 1, 1994, S. 61 –71.

Hutzell, R.R.; Jerkins, M.E.: The use of logotherapy technique in the treatment of multiple personality disorder, in: *Dissociation,* Vol. 3 (2), 1990, S. 88-93.

Idel, R.: Folgen sexuellen Missbrauchs von Kindern, besonders im Hinblick auf multiple Persönlichkeitsstörung, Diplomarbeit, Fachbereich Philosophie/Pädagogik, Johannes Gutenberg-Universität Mainz, 1993.

Janet, P.: L'automatisme psychologique, Paris: Alcan, 1889.

Janet, R: L'Evolution Psychologique de la Personnalité, Paris: Chahine, 1929.

Janet, P.: La croyance delirante, in: *Schweizerische Zeitschrift für Psychologie,* Nr. 4, 1945, S. 164.

Janet, P.: Les medications psychologiques, 3 Bde., Reprint: New York: Arno Press, 1976.

Janoff-Bulman, R.: The aftermath of victimization: Rebuilding shattered asumptions, in: C.R. Figley (Hg.): Trauma and its Wake, New York: Brunner/Mazel, 1985.

Janoff-Bulman, R.: Shattered assumptions: Towards a new psychology of trauma, New York: Free Press, 1992.

Jones, D.P.H.: Ritualism and child sexual abuse, in: *Child Abuse & Neglect,* Vol. 15 (3), 1991, S. 163-170.

Jonker, F.: Erfahrungen mit rituellem Missbrauch in großem Rahmen, Vortrag auf der 5. Internationalen Konferenz über Inzest und damit zusammenhängende Probleme, Biel-Bienne/Schweiz, 12.-14. August 1991.

Jonker, F.; Jonker-Bakker, P.: Experiences with ritualistic child sexual abuse: A case study from the Netherlands, in: *Child Abuse & Neglect,* Vol. 15, 1991, S. 191 ff..

Kahaner, L.: Cults that Kill. Probing the Underworld of Occult Crime, New York: Warner Books, 1989.

Kaplan, L.J.: Weibliche Perversionen: Von befleckter Unschuld und verweigerter Unterwerfung, Hamburg: Hoffmann und Campe, 1991.

Kavemann, B.; Lohstöter, I.: Väter als Täter. Sexuelle Gewalt gegen Mädchen. Erinnerungen sind wie eine Zeitbombe, Reinbek: Rowohlt, 1984.

Kelly, K.A.: Multiple personality disorders: Treatment coordination in a partial hospital setting, in: *Bulletin of the Menninger Clinic,* Vol. 57 (3), 1993, S. 390-398.

Kelly, S.J.: Stress responses of children to sexual abuse and ritualistic abuse in day care centers, in: *Journal of Interpersonal Violence,* Vol. 4, 1989, S. 502 ff.

Kemp, K., et al.: The differential diagnosis of multiple personality disorder from borderline personality disorder, in: *Dissociation,* Vol. 1 (4), 1988, S. 41-46.

Kernberg, O.F.; Selzer, M.A.; Koenigsberg, H.W.; Carr, A.C; Appelbaum, A.H.: Psychodynamische Therapie bei Borderline-Patienten, Bern: Huber, 1993 Kihlstrom, J.F.: Dissociative and conversion disorders, in: D.H. Stein; J.E. Young (Hg.): Cognitive Science and Clinical Disorders, San Diego: Academic Press, 1992.

Kind, J.: Suizidal. Die Psychoökonomie einer Suche, Göttingen: Vandenhoeck & Ruprecht, 1992.

Kinderpornografie in Deutschland, WDR 3 Fernsehen, Sendung am 13.9.1993.

Kirsch, I.; Barton, R.D.: Hypnosis in the treatment of multiple personality: A cognitive-behavioral approach, in: *British Journal of Experimental and Clinical Hypnosis,* Vol. 5 (3), 1988, S. 131-137.

Kluft, R.P. (Hg.): Special issue on multiple personality disorder, in: *Psychiatric Annals,* Vol. 14 (1), 1984.

Kluft, R.P.: The Childhood Antecedents of Multiple Personality Disorder, Washington: American Psychiatric Press, 1985.

Kluft, R.R: Hypnotherapy of childhood multiple personality disorder, in: *American Journal of Clinical Hypnosis,* Vol. 27 (4), 1985, S. 201-210.

Kluft, R.P.: Using hypnotic inquiry protocols to monitor treatment progress and stability in multiple personality disorder, in: *American Journal of Clinical Hypnosis,* Vol. 28, 1985, S. 63-75.

Kluft, R.P: High-functioning multiple personality patients: Three cases, in: *Journal of Nervous & Mental Disease,* Vol. 174 (12), 1986, S. 722-726.

Kluft, R.P.: Preliminary observations on age regression in multiple personality disorder patients before and after Integration, in: *American Journal of Clinical Hypnosis,* Vol. 28 (3), 1986, S. 147-156.

Kluft, R.P.: The Simulation and dissimulation of multiple personality disorder, in: *American Journal of Clinical Hypnosis,* Vol. 30 (2), 1987, S. 104-118.

Kluft, R.P.: First-rank Symptoms as a diagnostic clue to multiple personality disorder, in: *American Journal of Psychiatry,* Vol. 144 (3), 1987, S. 293-298.

Kluft, R.P: An update on multiple personality disorder, in: *Hospital & Community Psychiatry,* Vol. 38 (4), 1987, S. 363-373.

Kluft, R.P: On treating the older patient with multiple personality disorder: »Race against time« or »Make haste slowly?«, in: *American Journal of Clinical Hypnosis,* 30 (4), 1988, S. 257-266.

Kluft, R.P.: The phenomenology and treatment of extremely complex multiple personality disorder, in: *Dissociation,* Vol. 1 (4), 1988, S.47-58.

Kluft, R.P.: Playing for time: Temporizing techniques in the treatment of Multiple Personality Disorder, in: *American Journal of Clinical Hypnosis,* Vol. 32 (2), 1989, S. 90-98.

Kluft, R.P.: The rehabilitation of therapists overwhelmed by their work with MPD patients, in: *Dissociation,* Vol. 2 (4), 1989, S. 243-249.

Kluft, R.P.: Clinical presentations of multiple personality disorder, in: *Psychiatric Clinics of North America,* Vol. 14 (3), 1991, S. 605-629.

Kluft, R.P.: Hospital treatment of multiple personality disorder: An overview, in: *Psychiatric Clinics of North America,* Vol. 14 (3), 1991, S. 695-719.

Kluft, R.P.: Enhancing the hospital treatment of dissociative disorder patients by developing nursing expertise in the application of hypnotic techniques without formal trance induction, in: *American Journal of Clinical Hypnosis,* Vol. 34 (3), 1992, S. 158-167.

Kluft, R.P.: Basic Principles in Conducting the Psychotherapy of Multiple Personality Disorder, in: R.P. Kluft; C.G. Fine (Hg.): Clinical Perspectives on Multiple Personality Disorder, Washington: American Psychiatric Press, 1993, S. 19-50.

Kluft, R.P.: Hypnotherapeutic crisis Intervention in multiple personality, in: *American Journal of Clinical Hypnosis,* Vol. 26, 1993, S. 73-83.

Kluft, R.P.; Fine, C.G. (Hg.): Clinical Perspectives on Multiple Personality Disorder, Washington: American Psychiatric Press, 1993.

Kluft, R.P; Schultz, R.: Multiple personality disorder in adolescence, in: *Adolescent Psychiatry,* Vol. 19, 1993, S. 259-279.

Kolak, D.: Finding our selves: Identification, identity, and multiple personality, in: *Philosophical Psychology,* Vol. 6 (4), 1993, S. 363-386.

Krippner, S.: Cross-cultural approaches to multiple personality disorder: Therapeutic practices in Brazilian spiritism, in: *Humanistic Psychologist,* Vol. 14 (3), 1986, S. 176-193.

Kruse, P.; Gheorghiu, V: Suggestion, Hypnose, die Kategorie des Unbewussten und das Phänomen der Dissoziation: Ordnungsbildung in kognitiven Systemen, in: *Hypnose und Kognition,* Bd. 6, Heft 2, 1989, S. 49-61.

Krystal, H.: Integration and self-healing: Affect, alexithymia, and trauma, Hillsdale: The Analytic Press, 1988.

Lanning, K.V: Ritual Abuse: A Law Enforcement View or Perspective, in: *Child Abuse & Neglect,* Vol. 15 (3), 1991, S. 171-173.

LaPorta, L.D.: Childhood trauma and the multiple personality disorder: The case of a 9-year-old girl, in: *Child Abuse & Neglect,* Vol. 16 (4), 1992, S. 615-620 Larue, D.: Child abuse and multiple personality disorder, in: *Child Abuse & Neglect,* Vol. 10 (4), 1986, S. 455-462.

Laub, D.; Auerhahn, N.C: Knowing and not knowing massive psychic trauma: Forms of traumatic memory, in: *International Journal of Psychoanalysis,* Vol. 74, 1993, S. 287-302.

Lauer, J., et al.: Multiple personality disorder and borderline personality disorder: Distinct entities or variations on a common theme? in: *Annals of Clinical Psychiatry,* Vol. 5 (2), 1993, S. 129-134.

Leavitt, F.; Braun, B.: Historical reliability: A key to differentiating populations among patients presenting signs of multiple personality disorder, in: *Psychological Reports,* Vol. 69 (2), 1991, S. 499-510.

Lerner, G.: Die Entstehung des Patriarchats, Frankfurt: Campus, 1991.

Levin, A.P., et al.: Multiple personality in eating disorder patients, in: *International Journal of Eating Disorders,* Vol. 13 (2), 1993, S. 235-239.

Lew, M.: Victims no longer: Men Recovering from Incest and Other Sexual Child Abuse, New York: Harper & Row, 1988.

Lewin, R.A.: Preliminary thoughts on milieu treatment of patients with multiple personality disorder, in: *Psychiatric Hospital,* Vol. 22 (4), 1991, S. 161-163.

Lewis, D.O.; Bard, J.S.: Multiple personality and forensic issues, in: *Psychiatric Clinics of North America,* Vol. 14 (3), 1991, S. 741-756.

Li, D.; Spiegel, D.: A neural network model of dissociative disorders, in: *Psychiatric Annals,* Vol. 22, 1992, S. 144-147.

Lindsley, H.L.: Multiple personality disorder: Concepts and cases, in: *Journal of Mental Health Counseling, Vol.* 14, 1992, S. 115-126.

Loewenstein, R.J.: An office mental Status examination for complex chronic dissociative Symptoms and multiple personality disorder, in: *Psychiatric Clinics of North America,* Vol. 14 (3), 1991, S. 567-604.

Loewenstein, R.J.: Rational psychopharmacology in the treatment of multiple personality disorder, in: *Psychiatric Clinics of North America,* Vol. 14 (3), 1991, S. 721-740.

Loewenstein, R.J.; Ross, D.R.: Multiple personality and psychoanalysis: An introduction, in: *Psychoanalytic Inquiry,* Vol. 12 (1), 1992, S. 3-48.

Lund, L.; Lund, D.: Many Minds. Information for people who have multiple Personalities, Pueblo: Soft Words Publishing, 1992.

Mahler, M.S.; Pine, F.; Bergman, A.: Die psychische Geburt des Menschen. Symbiose und Individuation, Frankfurt: Fischer, 1975.

Malenbaum, R.; Russell, A.T.: Multiple personality in an 11-year-old boy and his mother, in: *Journal of the American Academy of Child & Adolescent Psychiatry,* Vol. 26 (3), 1987, S. 436-439.

MANY VOICES, Ressource Guide to MPD/DD Treatment, Education, and Support.

Markowitsch, H.J.: Transient global amnesia and related disorders, Toronto: Hogrefe & Huber, 1990.

Marmer, S.S.: Multiple personality disorder: A psychoanalytic perspective, in: *Psychiatric Clinics of North America,* Vol. 14 (3), 1991, S. 677-693.

Martinez-Taboas, A.: Multiple personality disorder as seen from a social constructionist viewpoint, in: *Dissociation,* Vol. 4 (3), 1991, S. 129-133.

Marvasti, J.: Incestuous mothers, in: *American Journal of Forensic Psychiatry,* Vol. 7 (4), 1986, S. 63-69.

Masson, J.M.: Mit Freud fing es an, in: *Emma,* Sept./Okt. 1993.

Mathews, R., et al.: Female sexual offenders, Orwell: Safer Society Press, 1989.

Mayer, R.: Through divided minds. Probing the Mysteries of Multiple Personalities, New York: Doubleday, 1988.

THE MAZE/S. H. A. R. E., zwei jeweils zweimonatlich erscheinende Zeitschriften, eine für multiple Persönlichkeiten, die andere für deren PartnerIn.

McCann, I.L.; Perlman, L.A.: Psychological trauma and the adult survivor: Theory, therapy, and transformation, New York: Brunner/Mazel, 1990.

McCarthy, D.: Mother-child incest. Characteristics of the offender, in: *Child Welfare,* Vol. 65 (5), 1986, S. 447-458.

McCullough, A.E.: Multiple personality and dissociative disorders in children, in: *Dissertation Abstracts International,* Vol. 51 (3-B), 1990, S. 1506.

McElroy, L.P.: Early indicators of pathological dissociation in sexually abused children, in: *Child Abuse & Neglect,* Vol. 16 (6), 1992, S. 833-846.

Miller, S., et al.: Optical differences in multiple personality disorder: A second look, in: *Journal of Nervous & Mental Disease,* Vol. 179 (3), 1991, S. 132-135.

Miller, S.D.; Triggiano, P.J.: The psychophysiological investigation of multiple personality disorder: Review and update, in: *American Journal of clinical Hypnosis,* Vol. 35 (1), 1992, S. 47-61.

Modestin, J.: Multiple personality disorder in Switzerland, in: *American Journal of Psychiatry,* Vol. 149 (1), 1992, S. 88-92.

Money, J.: Two names, two wardrobes, two personalities, in: *Journal of Homosexuality,* Vol. 1 (1), 1974, S. 65-70.

Morris, D. (Hg.): Multiple facets, Dallas: Dissociative Disorders Foundation, 1991.

Mulhern, S.: Embodied alternative identities: Bearing witness to a world that might have been, in: *Psychiatric Clinics of North America,* Vol. 14 (3), 1991, S. 769-786.

Mulhern, S.: Satanism and psychotherapy: A rumor in search of an inquisition, in: J.T. Richardson et al.: The satanism scare, New York: Aldine De Gruyter, 1991, S. 145-172.

Murray, J.B.: Relationship of childhood sexual abuse to borderline personality disorder, posttraumatic stress disorder, and multiple personality disorder, in: *Journal of Psychology,* Vol. 127 (6), S. 657-676.

Nash, M.R., et al.: Long-term sequelae of childhood sexual abuse: Perceived family environment, psychopathology, and dissociation, in: *Journal of Clinical and Consulting Psychology,* Vol. 61, 1993, S. 276-283.

Neswald, D.W.: Working with primal dissociative experiences in adult MPD survivors of satanic ritualistic abuse, Vortrag auf der 5th Annual Western Clinical Conference on Multiple Personality and Dissociation, Costa Mesa, Kalifornien, April 1992.

Neswald, D.W.; Gould, C: Basic Treatment and Program Neutralization Strategies for Adult MPD Survivors of Satanic Ritual Abuse, in: *Treating Abuse Today,* Vol. 2 (3), 1992, S. 5-10.

Neswald, D.W., et al.: Common »Programs« Observed in Survivors of Satanic Ritualistic Abuse, in: *The California Therapist,* Sept./Okt. 1991, S. 47-50.

Noll, R.: Multiple personality, dissociation, and C.G. Jung's complex theory, in: *Journal of Analytic Psychology',* Vol. 34 (4), 1989, S. 353-370.

O'Dwyer, J.M.; Friedman, T.: Multiple personality disorder following childbirth, in: *British Journal of Psychiatry,* Vol. 162, 1993, S. 831-833.

Olson, J., et al.: Secondary post-traumatic stress and counter-transference: Responding to victims of severe violence, in: B. Braun (Hg.): Dissociative Disorders, Chicago: Rush, 1988.

Ondrovic, J.; Hamilton, D.: Credibility of victims diagnosed as multiple personality: A case study, in: *American Journal of Forensic Pschology,* Vol. 9 (2), 1991, S. 13-18.

Paley, K.S.: Dream wars: A case study of a woman with multiple personality disorder, in: *Dissociation,* Vol. 5 (2), 1992, S. 111-116.

Paltin, C: The relationship between integration of traumatic memories and psychosocial adjustment in patients with multiple personality disorder, in: *Dissertation Abstracts International,* Vol. 53 (3-B), 1992, S. 1616.

Panos, P., et al.: The need for marriage therapy in the treatment of multiple personality disorder, in: *Dissociation,* Vol. 3 (1), 1990, S. 10-14.

Perr, I.N.: Crime and multiple personality disorder: A case history and discussion, in: *Bulletin of the American Academy of Psychiatry & the Law,* Vol. 19 (2), 1991, S. 203-214.

Perry, N.E.: Therapists' Experiences of the Effects of Working with Dissociative Patients, unveröff. Ms., 1993.

Peters, J.: Children Who are Victims of Assault and the Psychology of Offenders, in: *American Journal of Psychotherapy,* 1976, S. 398-421.

Peterson, G.: Diagnosis of childhood multiple personality disorder, in: *Dissociation,* Vol. 3 (1), 1990, S. 3-9.

Porter, S., et al.: Family treatment of spouses and children of patients with multiple personality disorder, in: *Bulletin of the Menninger Clinic,* Vol. 57 (3), 1993, S. 371-379.

Power, E.: Managing our Selves: Building a Community of Caring, Baltimore: Sidran Foundation Press, 1991.

Price, R.: Dissociative disorders of the self: A continuum extending into multiple personality, in: *Psychotherapy*, Vol. 24 (3), 1987, S. 387-391.

Price, R.: Of multiple personalities and dissociated selves: The fragmentation of the child, in: *Transactional Analysis*, Vol. 18 (3), 1988, S. 231-237.

Prince, M.: Dissociation of a Personality, New York: Longman, Green, 1906 Putnam, F.W.: The psychophysiological investigation of multiple personality disorder: A review, in: *Psychiatric Clinics of North America*, Vol. 7, 1984, S. 31-41.

Putnam, F.W.: The scientific investigation of multiple personality disorder, in: J.M. Quen (Hg.): Split Minds/Split Brain, New York: New York University Press, 1986.

Putnam, F.W.: Diagnosis and Treatment of Multiple Personality Disorder, New York/London: The Guilford Press, 1989.

Putnam, F.W.: Recent Research on multiple personality disorder, in: *Psychiatric Clinics of North America*, Vol. 14 (3), 1991, S. 489-502.

Putnam, F.W.: Dissociative disorders in children and adolescents: A developmental perspective, in: *Psychiatric Clinics of North America*, Vol. 14 (3), 1991, S. 519-531.

Putnam, F.W.: The satanic ritual abuse controversy, in: *Child Abuse & Neglect*, Vol. 15, 1991, S. 175 ff.

Putnam, F.W.: Using hypnosis for therapeutic abreactions, in: *Psychiatric Medicine*, 10 (1), 1992, S. 51-65.

Putnam, F.W.: Dissociative disorders in children: Behavioral profiles, in: *Child Abuse & Neglect*, Vol. 17 (1), 1993, S. 39-45.

Putnam, F.W.; Loewenstein, R.J.: Treatment of multiple personality disorder: A survey of current practices, in: *American Journal of Psychiatry*, Vol. 150 (7), 1993, S. 1048-1052.

Putnam, F.W., et al.: Development, reliability, and validity of a child dissociation scale, in: *Child Abuse & Neglect*, Vol. 17 (6), 1993, S. 731-741.

Quen, J. (Hg.): Split Minds/Split Brains, New York: New York University Press, 1986.

Ray, S.; Reagor, R: *Vortrag auf der Western Regional Conference for Multiple Personality and Ritual Abuse* in Newport Beach/USA, 1991.

Reagor, P.A., et al.: A checklist for Screening dissociative disorders in children and adolescents, in: *Dissociation*, Vol. 5 (1), 1992, S. 4-19.

Reis, B.E.: Toward a psychoanalytic understanding of multiple personality disorder, in: *Bulletin of the Menninger Clinic*, Vol. 57 (3), 1993, S. 309-318.

Report of the Ritual Abuse Task Force, hg. von der Los Angeles County Com-mission for Women, 4. überarbeitete Auflage, Juli 1993, S. 19 ff.

Rhoades, G.F.: Sadistic ritualistic abuse, unveröff. Ms., erscheint in: R.J. Corsini (Hg.): Wiley Encyclopedia of Psychology, Bd. 2.

Rhue, J.W.; Lynn, S.J.: Fantasy proneness, hypnotizability, and multiple personality, in: J.F. Schumaker (Hg.): Human Suggestibility: Advances in theory, research, and application, New York: Routledge, 1991.

Richardson, A.: Einführung in die Mystische Kabbala. Geheimnisse des Baums des Lebens, Basel: Sphinx, 4. Aufl. 1989.

Richardson, J.T.; Best, J.; Bromley, D.G.: The satanism scare, New York: Alsine De Gruyter, 1991.

Richeport, M.M.: The interface between multiple personality, spirit mediumship, and hypnosis, in: *American Journal of Clinical Hypnosis*, Vol. 34 (3), 1992, S. 168-177.

Rivera, M.: Multiple personality disorder and the social Systems: 185 cases, in: *Dissociation*, Vol. 4 (2), 1991, S. 79-82.

Ronquillo, E.B.: The influence of »Esperitismo« on a case of multiple personality disorder, in: *Dissociation*, Vol. 4 (1), 1991, S. 39-45.

Rosenbaum, M.: The role of the term schizophrenia in the decline of multiple personality, in: *Archives of General Psychiatry*, Vol. 37, 1980, S. 1383-1385.

Rosik, C.H.: Conversations with an internal self helper. Special issue: Satanic ritual abuse: The current State of knowledge, in: *Journal of Psychology & Theology*, Vol. 20 (3), 1992, S. 217-223.

Ross, C.A.: Multiple personality disorder patients with a prior diagnosis of schizophrenia, in: *Dissociation*, Vol. 1 (2), 1988, S. 39-42.

Ross, C.A.: Multiple Personality Disorder. Diagnosis, Clinical Features, and Treatment, New York: John Wiley & Sons, 1989.

Ross, C.A.: Suicide and parasuicide in multiple personality disorder, in: *Psychiatry*, Vol. 52 (3), 1989, S. 365-371.

Ross, C.A.: Schneiderian Symptoms in multiple personality disorder and schizophrenia, in: *Comprehensive Psychiatry*, Vol. 31 (2), 1990, S. 111-118.

Ross, C.A.: Dissociation and abuse among multiple-personality patients, prostitutes, and exotic dancers, in: *Hospital & Community Psychiatry*, Vol. 41 (3), 1990, S. 328-330.

Ross, C.A.: Twelve cognitive errors about multiple personality disorder, in: *American Journal of Psychotherapy*, Vol. 44 (3), 1990, S. 348-356.

Ross, C.A.: Epidemiology of multiple personality disorder and dissociation, in: *Psychiatric Clinics of North America*, Vol. 14 (3), 1991, S. 503-517.

Ross, C.A.: Anne Sexton: Iatrogenesis of an alter personality in an undiagnosed case of MPD, in: *Dissociation*, Vol. 5 (3), 1992, S. 141-149.

Ross, C.A.; Gahan, P.: Techniques in the treatment of multiple personality disorder, in: *American Journal of Psychotherapy*, Vol. 42 (1), 1988, S. 40-52.

Ross, C.A.; Gahan, P.: Cognitive analysis of multiple personality disorder, in: *American Journal of Psychotherapy*, Vol. 42 (2), 1988, S. 229-239.

Ross, C.A.; Joshi, S.: Schneiderian Symptoms and childhood trauma in die general population, in: *Comprehensive Psychiatry*, Vol. 33 (4), 1988, S. 269-273.

Ross, C.A.; Norton, G. R.: Multiple personality disorder patients with a prior diagnosis of schizophrenia, in: *Dissociation*, Vol. 1 (2), 1988, S. 39-42.

Ross, C.A.; Norton, G.R.: Effects of hypnosis on the features of multiple personality disorder, in: *American Journal of Clinical Hypnosis*, Vol. 32 (2), 1989, S. 99-106.

Ross, C.A.; Norton, G.R.; Wozney, K.: Multiple personality disorder: A review of 236 cases, in: *Canadian Journal of Psychiatry*, Vol. 34 (5), 1989, S. 413-418.

Ross, C.A., et al.: Differences between multiple personality disorder and other diagnostic groups on structured interview, in: *Journal of Nervous & Mental Disease*, Vol. 177 (8), 1989, S. 487-491.

Ross, C.A., et al.: Evidence against the iatrogenesis of multiple personality disorder, in: *Dissociation*, Vol. 2 (2), 1989, S. 61-65.

Ross, C.A., et al.: Somatic Symptoms in multiple personality disorder, in: *Psychosomatics*, Vol. 30 (2), 1989, S. 154-160.

Ross, C.A., et al.: Schneiderian Symptoms in multiple personality disorder and schizophrenia, in: *Comprehensive Psychiatry*, Vol. 31 (2), 1990, S. 111-118.

Ross, C.A., et al.: High and low dissociators in a College Student population, in: *Dissociation*, Vol. 4, 1991, S. 147-151.

Ross, C.A., et al.: Abuse histories in 102 cases of multiple personality disorder, in: *Canadian Journal of Psychiatry*, Vol. 36 (2), 1991, S. 97-101.

Ross, C.A., et al.: The frequency of multiple personality disorder among Psychiatric inpatients, in: *American Journal of Psychiatry*, Vol. 148 (12), 1991, S. 1717-1720.

Ross, C.A., et al.: Dissociative experiences among Psychiatric inpatients, in: *General Hospital Psychiatry*, Vol. 14 (5), 1992, S. 350-354.

Roth, J.C.: Neue Lebensformen: Herausforderung für Psychotherapeuten, in: *Psychologie heute*, Nr. 8/1993, S. 17.

Roth, S.: A psychoanalyst's perspective on multiple personality disorder, in: *Psychoanalytic Inquiry*, Vol. 12 (1), 1992, S. 112-123.

Rowan, J.: Subpersonalities: The people inside us, New York: Routledge, 1990.

Ryder, D.: Breaking the Circle of Satanic Ritual Abuse, Minneapolis: Comp-Care Publishers, 1992.

Sachs, R.G.: The sand tray technique in the treatment of patients with dissociative disorders: Recommendations for occupational therapists, in: *American Journal of Occupational Therapy*, Vol. 44 (11), 1990, S. 1045-1047.

Sachs, R.G.; Braun, B.G.; Shepp, E.: Techniques for planned abreactions with MPD patients, in: B.G. Braun (Hg.): Dissociative Disorders 1988: Proceedings of the Fifth International Conference on Multiple Personality and Dissociative States, Chicago: Rush, 1988.

Sachs, R.G.; Peterson, J.A.: Mastering Traumatic Memories, dreiteiliges Handbuch zur Lehrvideo-Serie derselben Autorinnen, Chicago: Rush, 1992.

Sachs, R.G., et al.: Marital and family therapy in the treatment of Multiple Personality Disorder, in: *Journal of Marital & Family Therapy,* Vol. 14 (3), 1988, S. 249-259.

Sakheim, D.K., et al.: General principles for short-term inpatient work with multiple personality disorder patients, in: *Psychotherapy,* Vol. 25 (1), 1988, S. 117-124.

Sakheim, D.K.; Devine, S. (Hg.): Out of Darkness. Exploring Satanism and Ritual Abuse, New York: Lexington Books, 1992.

Saks, E.R.: Multiple personality disorder and criminal responsibility, in: *University of California Davis Law Review,* Vol. 25, 1992, S. 383-461.

Salley, R.D.: Subpersonalities with dreaming functions in a patient with multiple personalities, in: *Journal of Nervous & Mental Disease,* Vol. 176 (2), 1988, S. 112-115.

Salter, A.C.: Accuracy of Expert Testimony in Child Sexual Abuse Cases: A Case Study of Ralph Underwager and Holida Wakefield; www.annasalter.com.

Sanders, B.: The imaginary companion experience in multiple personality disorder, in: *Dissociation,* Vol. 5 (3), 1992, S. 159-162.

Satel, S.L.; Howland, F.C: Multiple personality disorder presenting as Postpartum depression, in: *Hospital & Community Psychiatry,* Vol. 43 (12), 1992, S. 1241-1243.

Savitz, D.B.: The legal defense of persons with the diagnosis of multiple personality disorder, in: *Dissociation,* Vol. 3 (4), 1990, S. 195-203.

Saxe, G.N., et al: Dissociative Disorders in Psychiatric Inpatients, Vortrag auf dem 144th Annual Meeting of the American Psychiatric Association, New Orleans, Mai 1991.

Saxe, G.N., et al.: SPECT imaging and multiple personality disorder, in: *Journal of Nervous & Mental Disease,* Vol. 180 (10), 1992, S. 662-663.

Saxe, G.N., et al.: Dissociative disorders in Psychiatric inpatients, in: *American Journal of Psychiatry,* Vol. 150, 1992, S. 1037-1042.

Scarry, E.: The body in pain: The making and unmaking of the world, New York: Oxford University Press, 1985.

Schafer, D.W.: Recognizing multiple personality patients, in: *American Journal of Psychotherapy,* Vol. 40 (4), 1986, S. 500-510.

Schreiber, F.R.: Sybil. Persönlichkeitsspaltung einer Frau, Frankfurt/M.: Fischer, 1976.

Schwartz, P.G.: A case of concurrent multiple personality disorder and trans-sexualism, in: *Dissociation,* Vol. 1 (2), 1988, S. 48-51.

Seligman, M.E.P: Erlernte Hilflosigkeit, Weinheim: Psychologie Verlags Union, 4. Aufl. 1992.

Serban, G.: Multiple Personality: an issue for forensic psychiatry, in: *American Journal of Psychotherapy,* Vol. 46 (2), 1992, S. 269-280.

Serdahely, W.J.: Similarities between near-death experiences and multiple personality disorder, in: *Journal of Near-Death Studies,* Vol. 11 (1), 1992, S. 19-38.

Sex mit Kindern. Psychogramm der Täter, in: *Focus,* Nr. 36, 1993, S. 106-112.

Shaffer, R.; Cozolino, L.: Adults who report childhood ritualistic abuse, in: *Journal of Psychology and Theology,* Vol. 20 (3), 1990, S. 188-193.

Shapiro, J.: Moments with a multiple personality disorder patient, in: *Pratt Institute Creative Arts Therapy Review,* Vol. 9, 1988, S. 61-72.

Shapiro, M.K.: Bandaging a › broken heart‹: Hypnoplay therapy in the treatment of multiple personality disorder, in: *American Journal of Clinical Hypnosis,* Vol. 34 (1), 1991, S. 1-10.

Sheingold, L.: Soul murder: The effects of childhood abuse and deprivation, New York: Yale University Press, 1989.

Sizemore, C.C; Pittillo, E.S.: I'm Eve, Garden City: Doubleday, 1977.

Skinner, S.T: Multiple personality disorder: Occupational therapy Intervention in acute care psychiatry, in: *Occupational Therapy in Mental Health,* Vol. 7 (3), 1987, S. 93-108.

Slovenko, R.: The multiple personality and the criminal law, in: *Medicine and Law,* Vol. 12 (3-5), 1993, S. 329-340.

Smith, M.: Gewalt und sexueller Missbrauch in Sekten. Wo es geschieht, wie es geschieht und wie man den Opfern helfen kann, Zürich: Kreuz, 1994.

Smith, R.D., et al.: An integrative treatment technique in multiple personality disorder, in: *Medical Psychotherapy,* Vol. 2, 1989, S. 1-10.

Smith, S.G.: Multiple personality disorder with human and non-human subpersonality components, in: *Dissociation,* Vol. 2 (1), 1989, S. 52-56.

Smith, W.H.: Incorporating hypnosis into the psychotherapy of patients with multiple personality disorder, in: *Bulletin of the Menninger Clinic,* Vol. 57 (3), 1993, S. 344-354.

Snider-Lotz, B.J.: Case management and countertransference responses of therapists treating MPD clients, in: *Dissertation Abstracts International,* Vol. 51 (12-B), 1991, S. 6120.

Snow, B.; Sorensen, T.: Ritualistic child abuse in a neighborhood setting, in: *Journal of Interpersonal Violence,* Vol. 5 (4), 1990, S. 474-487.

Spencer, J.: Suffer the Child, New York: Pocket Books, 1989.

Spiegel, D.: The treatment accorded those who treat patients with multiple personality disorder, in: *Journal of Nervous* & *Mental Disease,* Vol. 176, 1988, S. 535-536.

Spiegel, D.: Dissociation, Double Binds, and Posttraumatic Stress in Multiple Personality Disorder, in: B.G. Braun (Hg.): Treatment of Multiple Personality Disorder, Washington: American Psychiatric Press, 1988, S. 61-77.

Spiegel, D.; Cardena, E.: Disintegrated experience: The dissociative disorders revisited, in: *Journal of Abnormal Psychology,* Vol. 100 (3), 1991, S. 366-378 Spiegel, D., et al.: Functional disorders of memory, in: *American Psychiatric Press Review of Psychiatry,* Vol. 12, 1993, S. 747-782.

Spiegel, H.; Spiegel, D.: Trance and Treatment, New York: Basic Books, 1978 Steele, K.: Sitting with the shattered soul, in: *Pilgrimage: Journal of Personal Exploration and Psychotherapy,* Vol. 15 (6), 1989, S. 19-25.

Steele, K.; Colrain, J.: Abreactive work with sexual abuse survivors: Concepts and techniques, in: M.A. Hunter (Hg.): The sexually abused male, Vol. 2, Lexington: Lexington Books, 1990, S. 1-55.

Steinberg, M.: Coexistence of Münchhausen's Syndrome and multiple personality disorder, in: *Psychiatry,* Vol. 54 (2), 1991, S. 184-186.

Steinberg, M. (Hg.): Structured Clinical Interview for DSM-IV Dissociative Disorders und: Interviewer's Guide to the Structured Clinical Interview for DSM-IV Dissociative Disorders, Washington: American Psychiatric Press, 1993.

Steinhage, R.: Sexueller Missbrauch an Mädchen. Ein Handbuch für Beratung und Therapie, Reinbek: Rowohlt, 1989, S. 14 f.

Steinmeyer, S.M.: Some hard-learned lessons in milieu management of multiple personality disorder, in: *Psychiatric Hospital,* Vol. 22 (1), 1991, S. 1-4.

Stern, C.R.: The etiology of multiple personalities, in: *Psychiatric Clinics of North America,* Vol. 7, 1984, S. 149-159.

Sternlicht, H.C, et al.: Multiple personality disorder: A neuroscience and cognitive psychology perspective, in: *Psychiatric Annals,* Vol. 19 (8), 1989, S. 448-455.

Stewart, J.A.: Childhood multiple personality disorder: Signs, Symptoms, and etiology, in: *Dissertation Abstracts International,* Vol. 52 (5-B), 1991, S. 2760-2761.

Stowe, R.: Bloß ein böses Mädchen. Roman, München: dtv, 1993.

Sutcliffe, J.P; Jones, J.: Personal identity, multiple personality, and hypnosis, in: *International Journal of Clinical and Experimental Hypnosis,* Vol. 10, 1962, S. 231-269.

SURVIVORSHIP, Monatszeitschrift für Überlebende ritueller Misshandlungen und Folterungen.

Taylor, W.S.; Martin, M.F.: Multiple personality, in: *Journal of Abnormal and Social Psychology,* Vol. 39, 1944, S. 281-300.

Teegen, F.: Sexuelle Kindesmisshandlung durch Frauen, in: *Verhaltenstherapie und psychosoziale Praxis,* Nr. 3, 1993, S. 329-347.

Tennant-Clark, R.; Beauvais, F.: Occult participation: Its impact on adolescent development, in: *Adolescence,* Vol. 24, 1989, S. 757 ff.

Terr, L.: Too Scared to Cry: Psychic Trauma in Childhood, New York: Harper & Row, 1990.

Terry, M.: The Ultimate Evil: An Investigation of America's Most Dangerous Satanic Cult, Garden City: Doubleday, 1987.

Thigpen, C.H.; Cleckley, H.: The Three Faces of Eve, New York: McGraw-Hill, 1957.

Thigpen, C.H.; Cleckley, H.: On the incidence of multiple personality disorder, in: *International Journal of Clinical and Experimental Hypnosis,* Vol. 32, 1984, S. 63-66.

Torem, M.S.: Iatrogenic factors in the perpetuation of Splitting and multiplicity, in: *Dissociation,* Vol. 2 (2), 1989, S. 92-98.

Torem, M.S.: Covert multiple personality underlying eating disorders, in: *American Journal of Psychotherapy,* Vol. 44 (3), 1990, S. 357-368.

Torem, M.S.; Gainer, M.J.: Ego-state therapy for self-injurious behavior, in: *American Journal of Clinical Hypnosis,* Vol. 35, 1993, S. 1-9.

Trube-Becker, E.: Mißbrauchte Kinder. Sexuelle Gewalt und wirtschaftliche Ausbeutung, Heidelberg: Kriminalistik Verlag, 1992.

Van Benschoten, S.C: Multiple personality disorder and satanic ritual abuse: The issue of credibility, in: *Dissociation,* Vol. 3, 1990, S. 22-30.

Van der Hart, O.: The State of Diagnosis and Treatment of Multiple Personality Disorder in Europe: Impressions, unveröff. Ms. (erscheint in *Dissociation),* 1993.

Van der Hart, O.; Brown, R: Abreaction Re-evaluated, in: *Dissociation,* Vol. 5 (3), 1992, S. 127-140.

Van der Hart, O.; Friedman, B.: Trauma, dissociation and triggers: their role in treatment and emergency psychiatry, in: J.B. van Luyn et al. (Hg.): Emergency psychiatry today, Amsterdam: Elsevier, 1992, S. 137-142.

Van der Hart, O.; Steele, K.; Boon, S.; Brown, P.: The Treatment of Traumatic Memories: Synthesis, Realization and Integration, in: *Dissociation,* Vol. 4 (1), 1993.

Van der Kolk, B.A.: The psychobiology of the trauma response: Hyperarousal, constriction, and addiction to traumatic reexposure, in: B.A. van der Kolk (Hg.): Psychological trauma, Washington: American Psychiatric Press, 1987, S. 63-88.

Van der Kolk, B.A.: The biological response to psychic trauma, in: F.M. Ochberg (Hg.): Post-traumatic therapy and victims of violence, New York: Brunner/Mazel, 1988, S. 25-38.

Vanderlinden, J.: Dissociative Experiences, Trauma and Hypnosis, Research Findings & Clinical Applications in Eating Disorders, Delft: Eburon, 1993.

Vanderpool, D.: An alternative approach to the treatment of multiple personality disorder: Intensive Group Psychotherapy and managed self-care program, A follow-up study, Vortrag auf der 10th International Conference on Multiple Personality and Dissociative States, Chicago, Oktober 1993.

Varma, V.K., et al.: Multiple personality in India: Comparison with hysterical possession State, in: *American Journal of Psychotherapy,* Vol. 35, 1981, S. 113-120.

Vesper, J.H.: The use of healing ceremonies in the treatment of multiple personality disorder, in: *Dissociation,* Vol. 4 (2), 1991, S. 109-114.

Die vielen Ichs der Andrea B., in: *Brigitte,* Heft 7, 1994, S. 163 –172.

Vincent, M.; Pickering, M.R.: Multiple personality disorder in childhood, in: *Canadian Journal of Psychiatry,* Vol. 33 (6), 1988, S. 524-529.

Volkman, S.: Music therapy and the treatment of trauma-induced dissociative disorders, in: *Arts in Psychotherapy,* Vol. 20 (3), 1993, S. 243-251.

Vom Scheidt, J.: Ich bin viele – überfordertes Dasein und Identität in der Rollenvielfalt, in: E. Fuchtmann: Identität und Sexualität, Freiburg: Lambertus, 1988, S. 9-22.

Von Braunsberg, M.J.: Multiple Personality Disorder: An Investigation of Prevalence in Three Populations, Vortrag auf der 10th International Conference on Multiple Personality and Dissociative States, Chicago, Oktober 1993.

Waid, K.M.: An occupational therapy perspective in the treatment of multiple personality disorder, in: *American Journal of Occupational Therapy,* Vol. 47 (10), 1993, S. 872-876.

Walker, E.A., et al.: Dissociation in women with chronic pain, in: *American Journal of Psychiatry,* Vol. 149, 1992, S. 534-537.

Watkins, H.H.: Ego-state therapy: An overview, in: *American Journal of Clinical Hypnosis,* Vol. 33 (4), 1993, S. 232-240.

Watkins, J.G.: The Bianchi (L.A. Hillside Strangler) case: Sociopath or multiple personality? in: *International Journal of Clinical and Experimental Hypnosis,* Vol. 32, 1984, S. 67-101.

Watkins, J.G.; Watkins, H.H.: The management of malevolent ego states in multiple personality disorder, in: *Dissociation,* Vol. 1 (1), 1988, S. 67-72.

Weiss, M.; Sutton, P.J.: Multiple personality in a 10-year-old girl, in: *Journal of the American Academy of Child Psychiatry,* Vol. 24 (4), 1985, S. 495-501.

Whitman, B.Y.; Munkel, W: Multiple personality disorder: A risk indicator, diagnostic marker and psychiatric outcome for severe child abuse, in: *Clinical Paediatrics,* Vol. 30 (7), 1991, S. 422-428.

Wie egoistisch sind Helfer? in: *Psychologie heute,* Nr. 2/1994, S. 8.

Wilbur, C.B.: Multiple personality and child abuse, in: *Psychiatric Clinics of North America,* Vol. 7, 1984, S. 3-7.

Wilbur, C.B.: The effect of child abuse on the psyche, in: R.P. Kluft (Hg.): The Childhood Antecedents of Multiple Personality Disorder, Washington: American Psychiatric Press, 1985, S. 21-31.

Wilbur, C.B.: Psychoanalysis and Multiple Personality Disorder, in: B.G. Braun (Hg.): The Treatment of Multiple Personality Disorder, Washington: American Psychiatric Press, 1986, S. 133-142.

Wilbur, C.B.: Multiple personality disorder and transference, in: *Dissociation,* Vol. 1 (1), 1988, S. 73-76.

Wilcox, C.F.: Criteria for the identification of childhood multiple personality disorder based on psychological test data and behavioral signs, in: *Dissertation Abstracts International,* Vol. 53 (4-B), 1992, S. 2078.

Williams, M. B.: Clinical work with families of MPD patients: Assessment and issues for practice, in: *Dissociation,* Vol. 4 (2), 1991, S. 92-98.

Wilson, W.P.: Hysteria and demons, depression and oppression, good and evil, in: J.W. Montgomery (Hg.): Demon possession, Minneapolis: Bethany House, 1976, S. 223-231.

Wirtz, U.: Seelenmord. Inzest und Therapie, Zürich: Kreuz, 1989.

Witzum, E.; Van der Hart, O.: Possession and persecution by demons: Janet's use of hypnotic techniques in treating hysterical psychosis, in: J.M. Goodwin (Hg.): Rediscovering childhood trauma: Historical casebook and clinical applications, Washington: American Psychiatric Press, 1993, S. 65-88.

Wodak, R.: Hilflose Nähe? Mütter und Töchter erzählen, Wien: Deuticke, 1984, S. 19.

Wolff, K.: Der kabbalistische Baum, München: Knaur, 1981.

Wyre, R.; Swift, A.: Und bist du nicht willig ... Die Täter, Köln: Volksblatt-Verlag, 1991, S. 67.

Yalom, I.D.: Existential psychotherapy, New York: Basic Books, 1980 (deutsch: Existenzielle Psychotherapie, Köln: Edition Humanistische Psychologie, 1989).

Yank, J.R.: Handwriting variations in individuals with MPD, in: *Dissociation,* Vol. 4 (1), 1991, S. 2-12.

Young, L.: Sexual abuse and the problem of embodiment, in: *Child Abuse & Neglect,* Vol. 16 (1), 1992, S. 89-100.

Young, W.C: Restraints in the treatment of a patient with multiple personality, in: *American Journal of Psychotherapy,* Vol. 40, 1986, S. 601-606.

Young, W.C: Psychodynamics and dissociation: All that Switches is not split, in: *Dissociation,* Vol. 1 (1), 1988, S. 33-38.

Young, W.C: Recognition and Treatment of Survivors Reporting Ritual Abuse, in: D.K. Sakheim; S. Devine (Hg.): Out of Darkness. Exploring Satanism and Ritual Abuse, New York: Lexington Books, 1992, S. 249-278.

Young, W.C.: Sadistic Ritual Abuse. An Overview in Detection and Management, in: *Primary Care,* Vol. 20 (2), 1993, S. 447-458.

Young, W.C; Sachs, R.G.; Braun, B.G.; Watkins, R.T.: Patients reporting ritual abuse in Childhood: A clinical Syndrome report of 37 cases, in: *Child Abuse & Neglect,* Vol. 15, 1991, S. 181-189.

Zerbe, K.J.: Selves that starve and suffocate: The continuum of eating disorders and dissociative phenomena, in: *Bulletin of the Menninger Clinic,* Vol. 57 (3), 1993, S. 319-327.

Stimmen zum Buch

„Liebe Michaela, ich freue mich, dass dieser Klassiker in Neuauflage erscheint. Es war das Buch, das mir vor Jahren die Welt der schwer Dissoziativen eröffnet hat, in der Theorie und für die Praxis. Ich weiß noch genau, wie ich es in Italien in schöner Umgebung gelesen und mehr als einmal darüber gestutzt habe, wie gegensätzlich unsere Welt sein kann. Vieles kannte ich als TherapeutIn, kam mir bekannt vor, aber Du hast es auf den Punkt gebracht, achtsam, packend und in wie immer hervorragend lesbarer Sprache. Mit diesem Buch gebührt Dir für immer das Verdienst, in kompakter und übersichtlicher Form die führenden Autoren dieses Themenbereiches dem deutschen Sprachraum zugänglich gemacht zu haben, verbunden mit Deiner eigenen fundierten Praxis." – *Susanne Leutner,* Dipl.-Psych., Bonn

„Seit Beginn meiner psychotherapeutischen Tätigkeit hat mich die 1995 erschienene Erstauflage dieses Buches begleitet. Sie hat mich bekräftigt, in einem würdigen und adäquat-unterstützenden therapeutischen Kontakt mit schwer traumatisierten Menschen zu arbeiten." – *Bettina Mombauer,* Dipl.-Psych., München

„Es ist wirklich toll, dass das Multiplen-Buch wieder erscheint, ich habe es schon regelrecht vermisst, da es vergriffen war und Patientinnen es lesen wollten." – *Caroline von Heusinger,* Clemens-August-Klinik, Neuenkirchen-Vörden

Multiple Persönlichkeiten von Michaela Huber ist schon als ‚Klassiker' für Ärzt/innen, Therapeut/innen, Betroffene und alle am Thema Interessierten anzusehen. Mir bot es bei Erscheinen – als damals Multiple – deutschlandweit die erste und einzige Möglichkeit, mich sachlich mit mir und meinen Problemen auseinanderzusetzen. Das Kapitel über Multiple Persönlichkeiten sowie die Informationen über Täter und rituelle Misshandlungen gaben mir Orientierung, um mein damaliges ‚Verrücktsein' als normal ansehen und einordnen zu können.
Durch den Verlauf der Therapie und den Prozess der Veränderung, welche auch in Michaela Hubers Buch sehr gut erläutert werden, konnte ich, begleitet durch die Unterstützung von Freundinnen, Schritt für Schritt gesunden und führe heute ein freies und durchweg gutes, glückliches und lebenswertes ‚normal-neurotisches' Leben, für das ich sehr dankbar bin.
Multiple Persönlichkeiten hat seit der ersten Auflage nichts von seiner Aktualität und Brisanz verloren und ist nach wie vor ein Glücksfall für Betroffene mit der Botschaft: Du kannst es schaffen!" – *F.L.*

„Ich bekam vor ca. zwei Jahren die Diagnose komplexe dissoziative Störung. Viele Jahre hatte ich immer wieder neue Diagnosen gestellt bekommen, von Borderline bis Zwangsstörung war da eine Menge vertreten. Ich wusste vor zwei Jahren mit der MPS gar nichts anzufangen. Ich habe Fachbücher zum Thema gesucht, gefunden und enttäuscht weggelegt, weil ich eigentlich gar nichts verstanden habe. Viel Fachchinesisch. Dann fiel mir Ihr Buch in die Hände und endlich konnte ich sagen: ‚Mensch das ist genau das, was ich auch so erlebe.'

Was mir auch noch gefällt: Man muss nicht das ganze Buch lesen, um es zu verstehen. Ich konnte Kapitel weglassen, die mich höchstwahrscheinlich getriggert hätten. Auch meine ständigen Zweifel und Schwierigkeiten zu akzeptieren sind in dem Buch sehr gut erklärt. Ich weiß, dass ich damit nicht alleine bin. Ich weiß, dass es vielen Menschen so geht wie mir und auch, dass meine Zweifel dazugehören.

Ich möchte mich bei Ihnen dafür bedanken." – *Silvia Dreher* (Betroffene)

Zur Wiederauflage von Multiple Persönlichkeiten

Wie soll man einen Klassiker bewerten? Es gelten zur Beurteilung hier nicht dieselben Kriterien wie zur Zeit seines Erscheinens: Erkenntniswert, Neuigkeit, Einbindung des Gegenwärtigen, Aufzeigen von Entwicklungsmöglichkeiten. Stattdessen zählen die geschichtliche Dimension und die Frage, ob das Buch der selbst gestellten Aufgabe gerecht geworden ist. Und ob es im aktuellen Kontext einen neuen Zweck erhalten kann. Ganz so, wie die neuere Traumatheorie es uns lehrt: Es ist wichtig zu unterscheiden, was vergangen ist, was sich geändert hat und was so bleiben soll.

Wir wissen mittlerweile viel über die Zusammenhänge zwischen physiologischen, psychologischen, neurophysiologischen, sozialen, transgenerativen und entwicklungspsychologischen Forschungsergebnissen. Vielleicht noch nie waren Forschung und Praxis so eng verzahnt wie in der Traumaarbeit, noch nie die Arbeitsbereiche und Disziplinen so überlappend. Es ist der Erfolg einer Arbeit, die sich die Schaffung von wohltuenden Verbindungen zum Ziel gesetzt hat und an der Michaela Huber maßgeblichen Anteil hat.

Multiple Persönlichkeiten wurde zu einer Zeit veröffentlicht, als all das noch Zukunftsmusik war. Obschon im angelsächsischen Raum zunehmend angedacht und diskutiert, war in Deutschland die Dissoziationstheorie noch eine sehr wenig anerkannte Form der Beschreibung von Traumafolgestörungen. Der tiefenpsychologische Denkstil war dem inneren Konflikt verpflichtet und eine so starke Trennung von unterschiedlichen Selbstwahrnehmungen wie in der multiplen Persönlichkeit konnte nur als gravierende histrionische Symptomatik beschrieben werden – wenn denn überhaupt jemand sich zumutete, entsprechende Symptomatiken einem Kliniker vorzutragen. Und die TherapeutInnen, die es wagten hinzuhören und mit den KlientInnen nachzudenken, mussten sich Scharlatanerie und Verwicklung in die Symptomatiken der KlientInnen vorwerfen lassen. So war das Buch von Michaela Huber eines, das Erkenntnisse, die in anderen Ländern länger schon diskutiert wurden, ins Deutsche übertrug, akzentuierte und für den Diskurs und damit erst einmal für die Diskussion verfügbar machte. Es ging ihr darum, sich neben die Menschen zu stellen, die von unvorstellbaren Qualen und Arten der Misshandlung sprachen, die eine bundesrepublikanische Öffentlichkeit hinter sich gelassen zu haben glaubte. Es ging darum zu sagen: Ja, das gibt es.

Michaela Huber hat mit ihrem Buch nicht nur den Überlebenden Mut gemacht, sondern auch einer neuen Gruppe von TherapeutInnen das Leben erleichtert, indem sie sich hinter die gestellt hat, die wussten: Das gibt es. Nur keine Sprache dafür. Es ging auch darum, in der Sprache Freuds zu benennen, dass es Menschen gibt, die nicht in das Schema des „one mind – one body" passen, ganz entgegen der Psychoanalyse, die unseren Denkstil geprägt hat. Freud hatte eine lange Auseinandersetzung mit dem Konzept der double personality im Englischen und Französischen mit der Festsetzung beendet, dass eine solche Vorstellung unerträglich und ein zweites oder drittes Bewusstsein nicht mit dem psychoanalytischen Grundverständnis vereinbar sei (1913/1923). Dass nicht sein kann, was nicht verstanden wird, ist nicht Freud vorzuwerfen, sondern jeder Zeit und jeder (Sprach-)Kultur gemein. Dass mehrere Persönlichkeiten in einem Körper Platz haben, ist mit einem tiefenpsychologischen Modell rein theoretisch nicht denkbar.

Den Menschen zu glauben, obwohl man es nicht verstehen kann, das ist der Verdienst der ersten TerapeutInnengeneration der Multiplen Persönlichkeiten. Es laut gesagt zu haben, ist das Verdienst dieses Buches von Michaela Huber.

So ist das Buch nun zum Zeitdokument geworden. Es nach gründlicher Durchsicht so stehen zu lassen, wie es geschrieben war und durch eine Beleuchtung dessen zu ergänzen, was in den nachfolgenden 15 Jahren an Wissen in Theorie und Praxis entstanden ist, erscheint mir ein richtiger Schritt. Die tiefenpsychologische Sprache geht in jedem Buch von Michaela Huber mehr in die dissoziationstheoretische über. Viele andere haben Diskussionsbeiträge eingebracht, Studien verfasst und neue Ideen beigesteuert. Michaela Huber hat sie immer wieder vermittelnd zusammengefasst und in die deutsche Diskussion eingebracht, in Büchern, Stellungnahmen und Vorträgen begleitet, gespiegelt, vorangetrieben und über unermüdliche Netzwerkarbeit organisiert. Die unterschiedlichen Positionen wertzuschätzen und den verschiedenen Stimmen eine „innere Bühne" zu geben: Durch diese Arbeit von Michaela Huber verfügen wir in Deutschland über ein organisiertes Netzwerk von Trauma-ArbeiterInnen, keine zersprengte Landschaft von Einzel- und GuerillakämpferInnen. Der geplante zweite Band zu diesem Buch wird eine andere Zeit und eine konzeptionelle Entwicklung abbilden, die vor dem Hintergrund all dieser Arbeit zu einem neuen Verständnis und vor allem zu einer neuen Verständigungsmöglichkeit geführt hat.

Vielleicht erzählt der neue Band auch, wie wir in den letzten Jahren der Arbeit mit schweren dissoziativen Störungen langsam lernen, auch in deutscher Sprache zu benennen, dass Opfer und Täter oft nicht weit voneinander entfernt sind. Dass der eine Teil oft eine Seite des anderen ist, dass die Ignorierung des einen oft seine noch stärkere Ausprägung bewirkt. Dass die Grauen des Nationalsozialismus nicht mit der Entnazifizierung beendet waren, sondern dass Traumatisierung sich fortsetzt über die Grenzen von Generationen hinweg – gerade dann, wenn Leid nicht benannt werden darf. Dass nicht gesehene Opfer leicht wieder zu TäterInnen werden. Dass nicht das Vorhandensein von organisierter Kriminalität und sadistischen Netzwerken verwunderlich ist, sondern die Verwunderung darüber. Dass es eigenartig wäre, wenn die vielen im Nationalsozialismus aufgebauten sozialen, kirchlichen, politischen und ökonomischen Netzwerke der Kontrolle, Entmachtung und Zerstörung keine strukturellen Nachfolger hätten. Sie sind ja auch nicht aus dem Nichts entstanden, sondern auf dem Boden einer langen Tradition von Autoritarismus und Unterwerfung, Rassismus und Sexismus. Multiplizität ist Mittel, Auswirkung und Ausweg zugleich. Heute gibt es zunehmend Möglichkeiten, auszusteigen, zu heilen und einer Weitergabe traumatisierender Strukturen vorzubauen. Michaela Huber wird uns mit jeder weiteren Veröffentlichung dazu ermutigen.

Lydia Hantke, Berlin

Dissoziation & Trauma

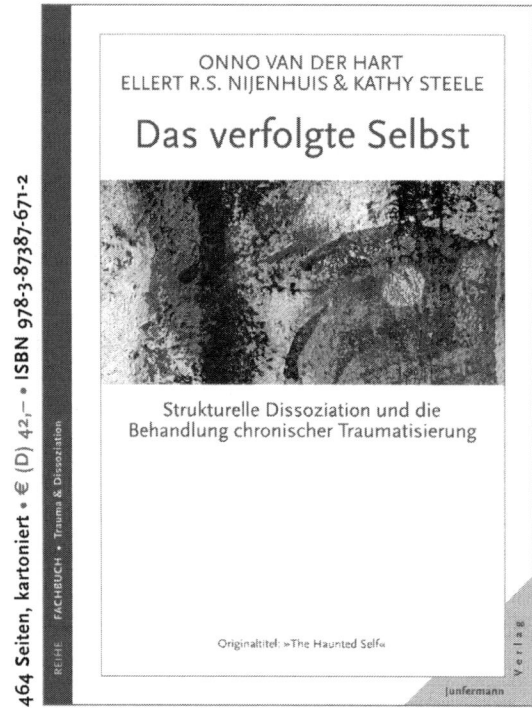

464 Seiten, kartoniert • € (D) 42,– • ISBN 978-3-87387-671-2

REIHE: FACHBUCH • Trauma & Dissoziation

ONNO VAN DER HART, ELLERT R.S. NIJENHUIS & KATHY STEELE

»Das verfolgte Selbst«

»Die Autoren haben einen bahnbrechenden Beitrag zur Erforschung von Traumata geleistet, und ihnen ist mit ihrem Buch auf Anhieb ein Klassiker zum Thema Dissoziation und dissoziative Störungen gelungen. Dieses äußerst konstruktive, sehr klar und gut lesbar geschriebene Buch regt zum Nachdenken an, vereinigt es doch Pierre Janets Beobachtungen und Ideen mit modernen Theorien des Traumas und der Dissoziation und mit den neuesten Erkenntnissen der Neurowissenschaft.« – Richard P. Kluft

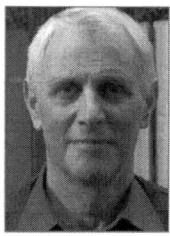
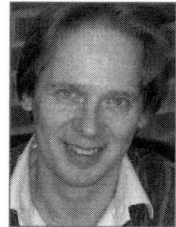

Onno van der Hart, Ph. D., Professor für die Psychopathologie chronischer Traumatisierung an der Universität Utrecht, Niederlande.
Ellert R.S. Nijenhuis, Ph. D., Psychologe, Psychotherapeut und Forscher. Er arbeitet u.a. mit der Psychiatrischen Klinik in Drenthe in den Niederlanden zusammen.
Kathy Steele, MN, CS, klinische Leiterin der Metropolitan Counseling Services in Atlanta, Georgia.

Weitere erfolgreiche Titel:

»Somatoforme Dissoziation«
ISBN 978-3-87387-623-1
»Trauma und die Folgen«
ISBN 978-3-87387-510-4
»Die Narben der Gewalt«
ISBN 978-3-87387-525-8

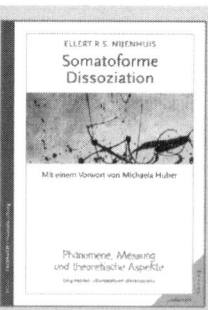
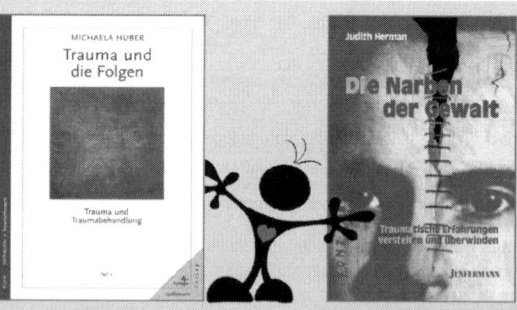

www.junfermann.de

Junfermann

Wachstum und Reifung

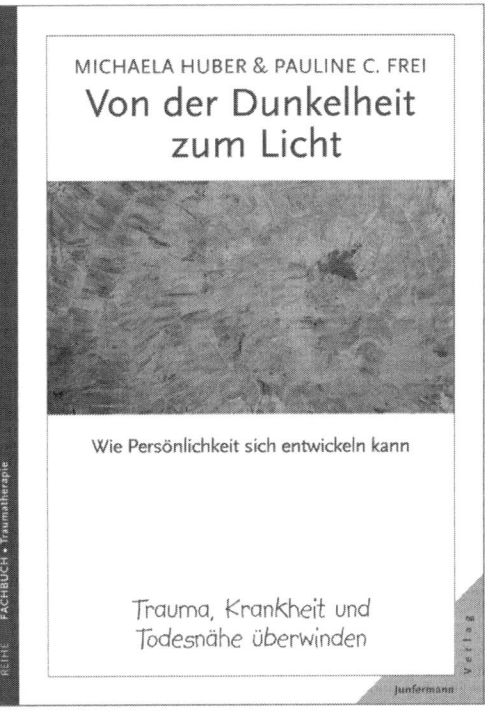

MICHAELA HUBER & PAULINE C. FREI

Von der Dunkelheit zum Licht

Wie Persönlichkeit sich entwickeln kann

Trauma, Krankheit und Todesnähe überwinden

304 Seiten • € (D) 28,90 • ISBN 978-3-87387-686-6

REIHE FACHBUCH • Traumatherapie

MICHAELA HUBER &
PAULINE C. FREI

»Von der Dunkelheit zum Licht«

Trauma, Krankheit und
Todesnähe überwinden

Dies ist das Buch von zwei Expertinnen:
Die eine hat viel durchlitten und ist daraus
als gereifte Frau hervorgegangen, die
wunderbare Gedichte und anrührende
Texte schreibt. Die andere ist Traumatherapeutin und trägt in diesem Buch
einige ihrer Erkenntnisse und die ihrer
Fachkolleg/inn/en zu mehreren Themen
vor. Beide Bereiche des Buches stehen
selbstständig nebeneinander.

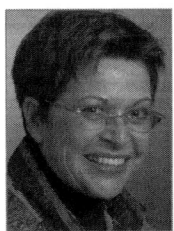

Michaela Huber (links), geb. 1952, psychologische Psychotherapeutin,
Supervisorin und Ausbilderin in Traumabehandlung, 1. Vorsitzende der
deutschsprachigen Sektion der ISSD (International Society for the Study
of Dissociation).
Pauline C. Frei, geb. 1964, 2 Kinder. Zahlreiche ihrer Gedichte wurden in
den letzten Jahren veröffentlicht, u.a. bei Junfermann: »Leiden hängt von
der Entscheidung ab«.

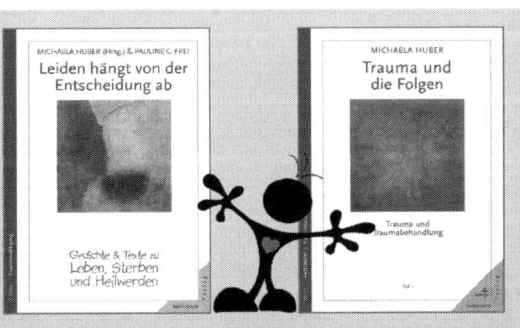
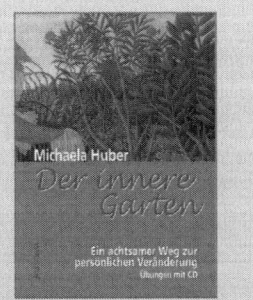
Verlag

Junfermann

»Jetzt packe ich es an!«

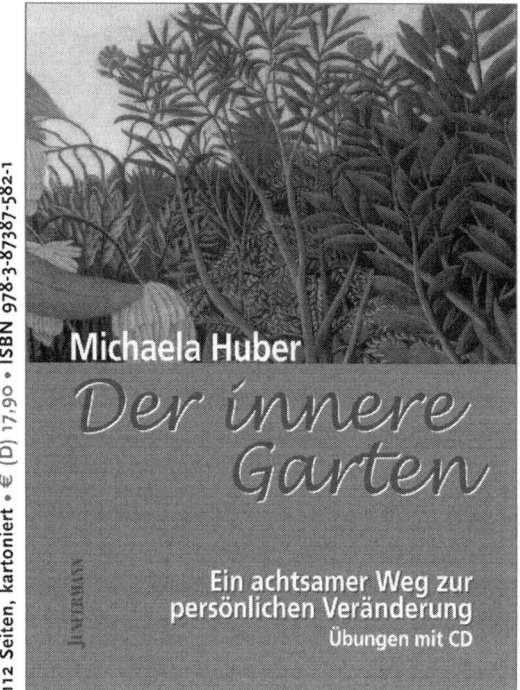

112 Seiten, kartoniert • € (D) 17,90 • ISBN 978-3-87387-582-1

MICHAELA HUBER

»Der innere Garten«
Ein achtsamer Weg zur
persönlichen Veränderung

Das richtige Buch für alle, die sich verändern möchten, aber noch einen Anstoß
suchen. In 14 Übungen – von denen sich
sechs auf einer beiliegenden CD befinden –
leitet Michaela Huber ihre LeserInnen durch
einen Prozess der persönlichen Veränderung. Wesentlich dabei ist, erlernte Hilflosigkeit zu überwinden und eigene Fähigkeiten
und Ressourcen wieder zu entdecken oder
weiter zu entwickeln.

»Michaela Huber hat die Fähigkeit, in lebendi-
ger und verständlicher Sprache das Verhalten
und Erleben von Menschen zu erklären, um-
setzbare Tipps zu geben, wirklich tröstende
Worte zu finden – und das ganze Durcheinander in einem selbst vom Kopf wieder auf die
Füße zu stellen ...« – Monika Gerstendörfer,
Lobby für Menschenrechte

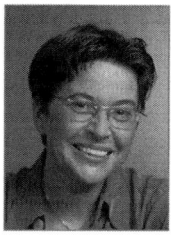

Michaela Huber,
Jahrgang 1952, ist psychologische Psychotherapeutin,
Supervisorin und Ausbilderin in Traumabehandlung.

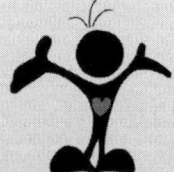

Das komplette
Junfermann-Angebot
rund um die Uhr –
Schauen Sie rein!

Sie möchten mehr zu unseren aktuellen Titeln &
Themen erfahren? Unsere Zeitschriften kennenlernen? Veranstaltungs- und Seminartermine
nachlesen? In aktuellen Recherchen blättern?

Besuchen Sie uns im Internet!

www.junfermann.de

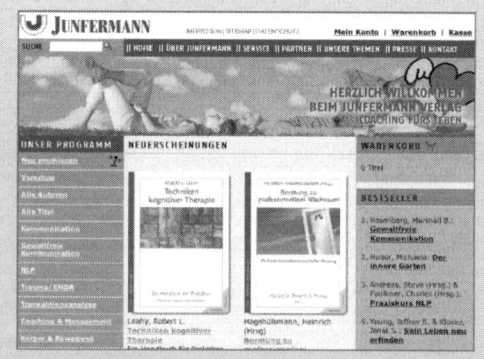

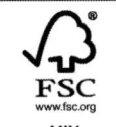

FSC
www.fsc.org

MIX

Papier aus ver-
antwortungsvollen
Quellen
Paper from
responsible sources

FSC® C141904

Druck:
Canon Deutschland Business Services GmbH
im Auftrag der KNV-Gruppe
Ferdinand-Jühlke-Str. 7
99095 Erfurt